淋巴组织增生性病变

良恶性鉴别诊断

Differential diagnosis between benign and malignant of lymphoid tissues proliferative lesions

主　编　朱梅刚　〔美〕詹姆斯·黄（James Huang）
副主编　高子芬　张乃鑫　林汉良

廣東省出版集團
广 东 科 技 出 版 社
·广 州·

图书在版编目（CIP）数据

淋巴组织增生性病变良恶性鉴别诊断/朱梅刚，（美）詹姆斯·黄主编.
—广州：广东科技出版社，2012.10
ISBN 978-7-5359-5686-6

Ⅰ. ①淋…　Ⅱ. ①朱…②詹…　Ⅲ. ①淋巴瘤—鉴别诊断
Ⅳ. ①R733.404

中国版本图书馆 CIP 数据核字(2012）第 072422 号

责任编辑：丁嘉凌
责任校对：蒋鸣亚
责任印制：任建强
封面设计：李康道
出版发行：广东科技出版社
（广州市环市东路水荫路 11 号　邮政编码：510075）
http://www.gdstp.com.cn
E-mail: gdkjyxb@gdstp.com.cn（营销部）
E-mail: gdkjzbb@gdstp.com.cn（总编办）
经　　销：广东新华发行集团股份有限公司
印　　刷：广州伟龙印刷制版有限公司
（广州从化太平经济开发区创业路 31 号　邮政编码：510990）
规　　格：889mm×1194mm　1/16　印张 22.5　字数 630 千
版　　次：2012 年 10 月第 1 版
2012 年 10 月第 1 次印刷
定　　价：210.00 元

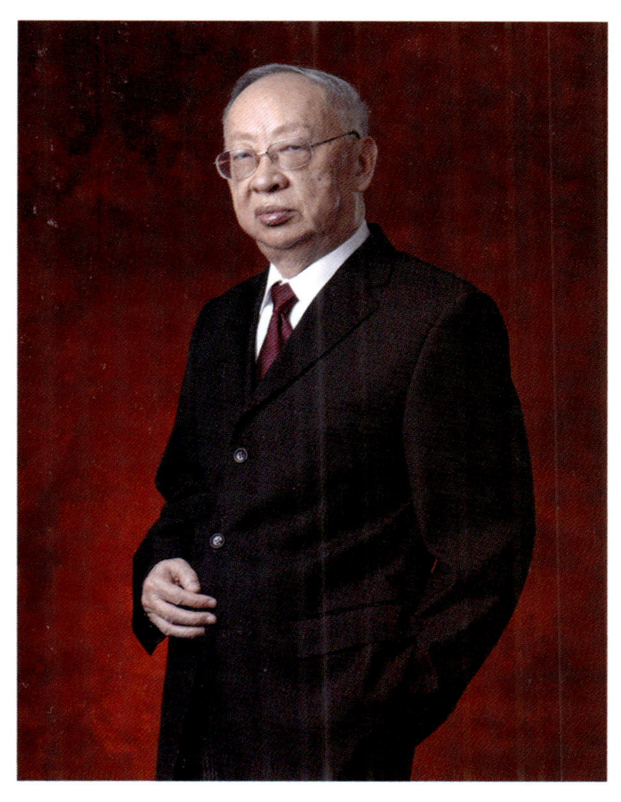

朱梅刚教授 1956年毕业于第三军医大学临床医学本科。留校任教，从事临床病理诊断、教学、科研工作50余年。自20世纪80年代起重点探索淋巴组织增生性病变的病理诊断与鉴别诊断，特别是良恶性鉴别诊断，取得了创新性成果。先后发表有关学术论文50余篇，主编《淋巴瘤病理诊断》专著5部，参编7部。于1992年在国内首先开展PCR基因重排技术应用于淋巴瘤诊断，共举办淋巴瘤病理诊断专题学习班7期，学员遍及全国各地，为我国淋巴瘤病理事业的发展作出了贡献。曾先后获总后勤部科技进步二等奖2项、三等奖3项，为国务院特殊津贴享有者。曾任全国淋巴瘤研究委员会委员，《癌症》与《诊断病理学杂志》编委，《中华血液学杂志》与《临床皮肤病杂志》特约淋巴瘤审稿专家，广东省病理学会副主任委员。

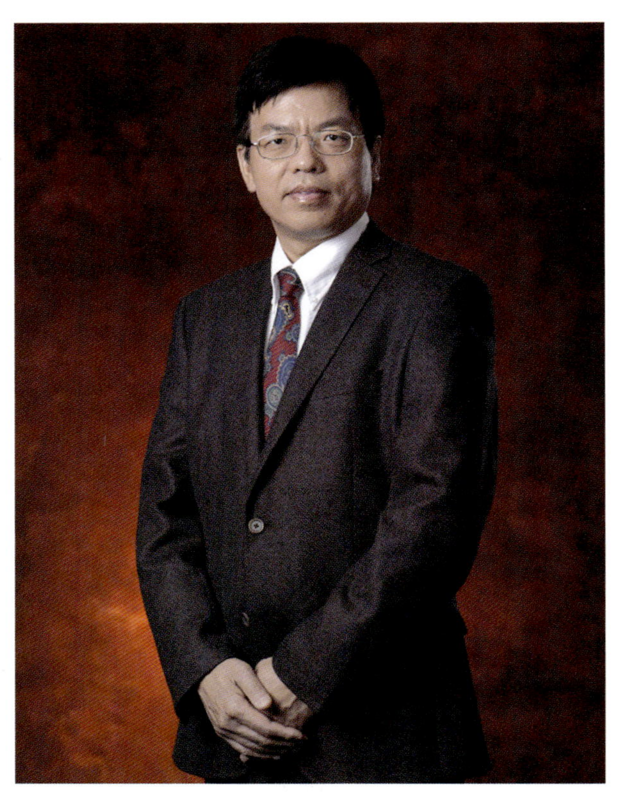

詹姆斯·黄（James Huang，黄志严）医学博士美国病理执业医师。现为 William Beaumont 医学院的病理学副教授，金域特邀淋巴造血系统肿瘤诊断中心顾问。毕业于湖南医科大学医学系。曾在 Colorado 大学医学院和 Harvard 大学医学院从事博士后实验医学研究，在 Dartmouth-Hitchcock 医学中心做病理住院医师和在 Nebraska 大学医学接受血液病理专科培训。先后为 Oregon Health & Science 大学医院和 William Beaumont 医院的血液病理专科医师。热衷于淋巴造血系统肿瘤的病理诊断、教学和临床研究。在生物学和血液病理学领域发表论文 20 多篇，参与英文教科书 *Essentials of Anatomic Pathology* 的第二版和第三版的编写。其科研曾获得多项奖励，包括美国血液病理学学会（Society for Hematopathology）的 Pathologist-in-Training 奖，美国和加拿大学院病理学院（The United States & Canadian Academy of Pathology）的 Stowell-Orbison 奖和 Sjögren 综合征基金会研究奖，先后培养出 20 多个血液病理专科医师和博士后。在他指导下的学生曾获得国际临床流式细胞术协会（International Clinical Cytometry Society）的 Janis Giorgi 青年研究员奖和美国 St. Baldrick 基金会研究奖。

《淋巴组织增生性病变良恶性鉴别诊断》编委名单

主　编　朱梅刚　〔美〕詹姆斯·黄（James Huang）

副主编　高子芬　张乃鑫　林汉良

编　委　（以姓氏笔画为序）

尹为华　副主任医师　北大深圳医院病理科

李占琦　主 治 医 师　中国医学科学院血液病研究所

朱梅刚　教　　　授　广州金域医学检验中心组织病理会诊专家

（南方医科大学病理学系）

朱雄增　教　　　授　复旦大学肿瘤医院病理科

张乃鑫　教　　　授　天津医科大学病理学教研室

陈辉树　教　　　授　广州金域医学检验中心血液学病理专家

（中国医学科学院血液病研究所）

林汉良　教　　　授　中山大学第一附属医院病理科

（广州金域医学检验中心组织病理会诊专家）

高子芬　教　　　授　北京大学医学部病理学系

〔美〕詹姆斯·黄　副　教　授　美国 William Beaumont 医学院

（广州金域医学检验中心淋巴造血系统肿瘤病理顾问）

内 容 提 要

鉴于淋巴瘤的病理诊断是临床病理诊断中难中之冠，误诊率很高，特别是良恶性病变的鉴别诊断。应广大病理工作者的迫切需求，本专著针对实际工作中的难点，内容分4大部分：①基础理论与诊断技术；②不同组织结构模式的淋巴组织增生性病变鉴别诊断；③容易误诊的良性淋巴组织增生性病变鉴别诊断；④容易误诊的恶性淋巴瘤鉴别诊断。除一般理论叙述外并附有误诊病例资料分析讨论，从中吸取经验教训。共有彩色照片600余幅，图文并茂，不失为广大病理工作者的良师益友。

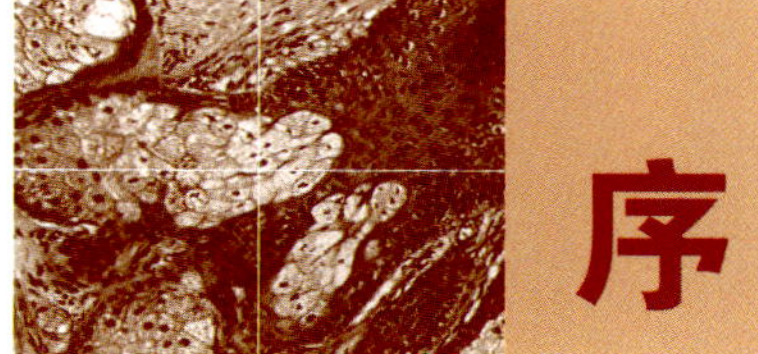

序 言

金域检验（KingMed Diagnostics）作为中国最早成立的医学独立实验室之一，1995年成立至今历经18年的沉淀、发展，已在全国建立19家省级中心实验室，服务于国内外11 000多家医疗卫生机构及制药公司。金域病理（KingMed Pathology）是金域的品牌学科，是中国首家同时通过美国CAP认可和ISO15189认可的病理机构。正朝着专科化的方向发展。已建立的特色专科包括外科病理、细胞病理、消化和肝脏病理、泌尿外科病理、肾脏病理、妇科病理、血液淋巴瘤病理、分子病理以及免疫组化中心和个性化医学检测中心。拥有一支老中青相结合及海外病理专家组成的高水平的病理诊断队伍。在国际合作上，金域分别与美国克里夫兰医学中心（CCF）签署了战略合作协议，在病理教育、远程会诊和分子病理项目开发方面展开合作；与美国匹兹堡大学医学中心（UPMC）签署了共建数字化病理会诊中心的协议。2011年，金域病理外检标本量达到75万例，细胞病理115万例，是目前中国病理标本量最大的医学实验室。

金域检验以"致力于追求人类健康、和谐和幸福的生活"为使命，坚持为中国病理事业作出应有的贡献。2010年本公司支持出版了由朱梅刚、林汉良教授主编的《淋巴瘤病理诊断图谱》。鉴于淋巴瘤的病理诊断与鉴别诊断，尤其是淋巴瘤与淋巴组织良性增生病变的鉴别，一直是临床外科病理诊断中的难题之一。由于一般有关淋巴瘤病理诊断专著，有关淋巴组织增生性病变良恶性鉴别诊断内容不够突出和全面。因此，应广大病理工作者的迫切需求，本公司再次支持朱梅刚、James Huang教授主编《淋巴组织增生性病变良恶性鉴别诊断》专著。该专著在国内外尚无同类专著出版，主要介绍了淋巴组织增生组织结构不同模式和容易误诊的良性增生性病变及恶性淋巴瘤的良恶性鉴别诊断，形式新颖、图文并茂，并附有60余例误诊或疑难病例讨论分析，通俗易懂，必将成为广大读者的良师益友。

借此机会，对一直关心、支持金域病理事业发展的海内外专家表示诚挚的谢意和真诚的问候！也诚挚欢迎国内外病理学界同仁对金域病理的发展提出宝贵的建议！

广州金域医学检验中心有限公司

董事长兼总经理 梁耀铭

医 学 总 监 李洪波

2012年3月

前言

淋巴组织由T淋巴细胞与B淋巴细胞和组织细胞及树突细胞等免疫活性细胞组成，当受到抗原性刺激后产生不同程度的反应性增生，从而出现正常结构的紊乱，大细胞和分裂象增多等假恶性改变。其与由上述免疫活性细胞产生的淋巴瘤容易发生混淆而误诊。其中特别是淋巴组织增生良性病变误诊为淋巴瘤，将带给患者严重的后果。淋巴瘤的病理诊断与鉴别诊断是临床病理诊断的难中之冠。一般医院的病理医生望而生畏。鉴于目前国内外有关淋巴瘤病理诊断专著重普及性，在鉴别诊断，特别是良恶性鉴别诊断方面比较简单，不够突出和集中，不能满足病理医生的需求。为此我们邀请国内外淋巴瘤病理专家撰写这本专著《淋巴组织增生性病变良恶性鉴别诊断》，重点突出容易误诊的良性病变、恶性病变的鉴别诊断。从广大病理工作者的应用性出发，本专著内容包括：①基础理论与诊断技术；②不同组织结构模式的淋巴组织增生性病变良恶性鉴别诊断；③容易误诊的良性淋巴组织增生性病变鉴别诊断；④容易误诊的恶性淋巴瘤鉴别诊断。同时除一般理论叙述外并附有60余例误诊病例进行分析讨论，从中吸取经验教训。其中由美国William Beaumont医学院James Huang（黄志严）医学博士提供了多例应用分子遗传学、流式细胞术确诊的疑难误诊病例资料，提升了本专著的学术水平并与国际接轨。本专著约60万字，彩色插图600余幅，图文并茂，内容新颖，实用性强，为国内首部，亦为《淋巴瘤病理诊断图谱》的姐妹篇。不失为广大病理工作者的良师益友，也希望该书的出版为提高淋巴瘤诊断水平，避免误诊，尽到微薄之力。

本专著的撰写出版除各位参编者辛勤劳动以外，得到广州金域医学检验中心总经理梁耀铭先生和医学总监李洪波博士的全力支持，这亦成为金域公司企业发展理念一大亮点，也是金域公司献给广大病理工作者的一件礼物和促进淋巴瘤病理事业发展的贡献。

由于作者的专业水平有限，难免有不尽完善和错误之处，诚盼广大读者批评指正。

编　者

2012年3月

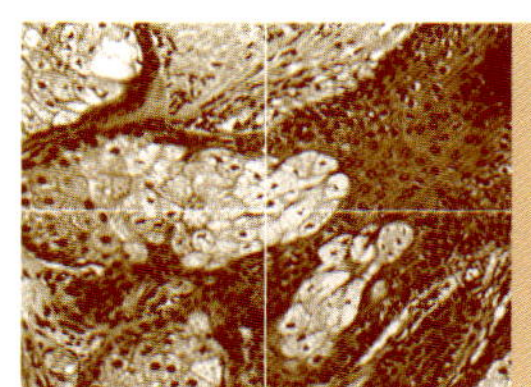

总目录

第一章　基础理论与诊断技术

第一节　正常淋巴组织组织学、细胞学与免疫功能分区

充分了解淋巴组织正常组织学、细胞学与免疫功能是做好淋巴组织增生性病变良恶性病理鉴别诊断的首要条件。因为如果对淋巴组织的组织学、细胞学与免疫功能不了解清楚，就无法识别复杂多变的反应性增生和恶性淋巴瘤的病理组织学特点，因此造成误诊。

一、淋巴结正常组织学与免疫功能分区（图 1-1~2）

◆皮质区包括外皮质区（滤泡间区）与副皮质区，统称为 T 淋巴细胞免疫功能区（T 区）

◆外皮质区指被膜下窦与副皮质区之间带状区，其内一般包含淋巴滤泡（B 淋巴细胞功能区）。滤泡间区才是外皮质区。

◆副皮质区（内皮质区）指外皮质区之内与髓索之间的带状区，与外皮质区无明确分界。

◆皮质区主要由成熟 T 淋巴细胞（CD3 与 CD45RO 阳性）组成，另有散在指状突树突细胞（IDC，S-100 阳性）、纤维母细胞性树突细胞（FBDC，CK 阳性）和较多的毛细血管后静脉（又称高内皮小静脉）围绕淋巴滤泡。其中尚有少量 B 小淋巴细胞，偶见组织细胞，与髓索交界处易见 B-免疫母细胞。

◆皮质区为 T 淋巴细胞免疫功能区，亦称为 T 区，又是 B 淋巴细胞增殖衍化细胞由淋巴滤泡向髓索迁移的通道。

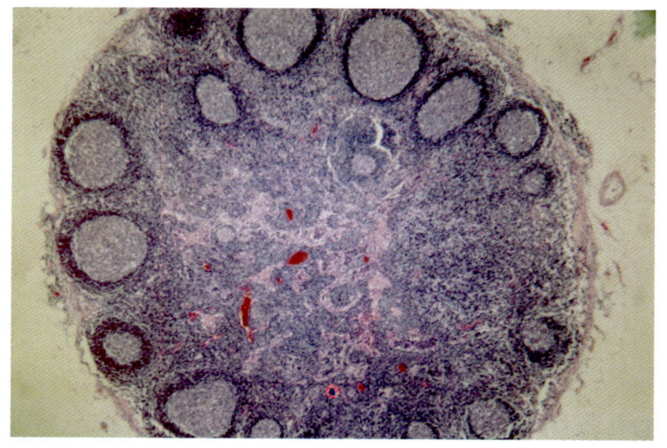

图 1-1　正常淋巴结组织结构，近表为初级与次级滤泡，滤泡间区与副皮质区为 T 区，中央为髓窦、髓索，滤泡与髓索组成 B 区

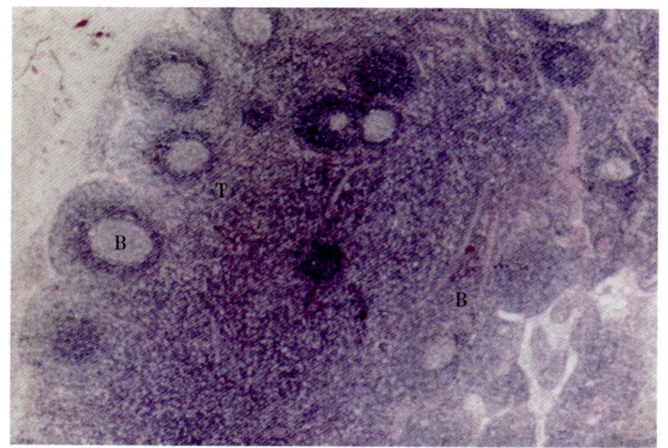

图 1-2　正常淋巴结 T 淋巴细胞免疫功能区（T 区）与 B 淋巴细胞免疫功能区(B 区)

◆淋巴滤泡（LF）与髓索，共为 B 淋巴细胞免疫功能区

◆LF 分初级滤泡（primary follicle）与次级滤泡(secondary follicle)。初级滤泡由成熟处女型 B 小淋巴

细胞组成（IgM 阳性，IgG 阳性），无生发中心；次级滤泡是经抗原刺激后，由初级滤泡演变而来，中央产生生发中心，环绕的外壳为套区(mantle zone)。

◆生发中心由滤泡中心细胞与中心母细胞为主和少量滤泡树突细胞（FDC），着色体巨噬细胞（tingible-body macrophage）及少量辅助 T 小淋巴细胞（CD4 阳性，CD10 阳性，BCL6 阳性，CD5 阳性）组成。

◆在套区外周尚存在由单核样 B 细胞组成的边缘区（marginal zone），但除腹腔淋巴结外一般 LF 不见或不明显，在某些反应性淋巴结病（如弓形体淋巴结病）可以见到。

◆次级 LF 受抗原刺激后起免疫反应过程大致可分为 4 个阶段变化，即：

次级 LF Ⅰ期：生发中心以中心母细胞为主，少有着色体巨噬细胞（图 1–3）。

次级 LF Ⅱ期：生发中心由中心细胞与中心母细胞组成，巨噬细胞和分裂象多见（图 1–4）。

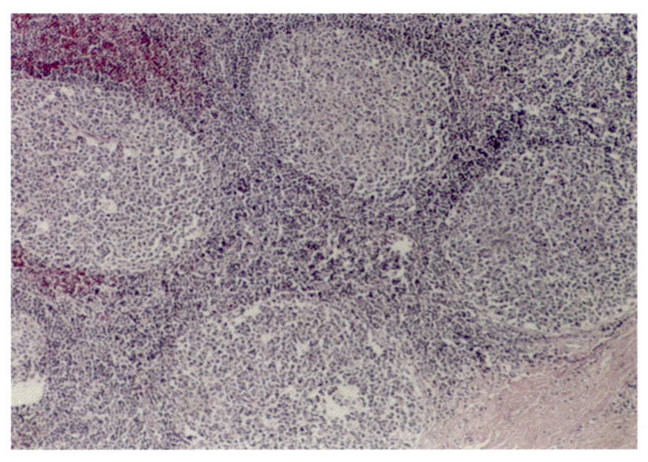

图 1–3 次级 LF Ⅰ期，生发中心主要由中心母细胞及巨噬细胞等组成

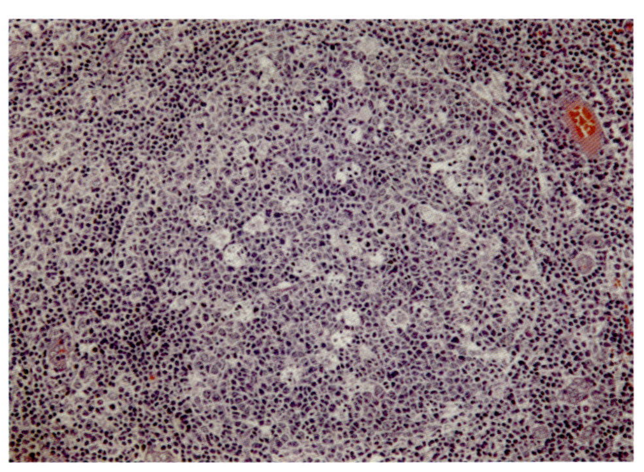

图 1–4 次级 LF Ⅱ期，生发中心由中心细胞与中心母细胞脆混合组成，巨噬细胞多见，吞噬现象明显，套区变薄

次级 LF Ⅲ期：生发中心分以中心细胞为主的明极，以中心母细为主的暗极（朝向髓索）（图 1–5）。

次级 LF Ⅳ期：免疫反应消退期，生发中心以中心细胞为主，巨噬细胞与分裂象少见（图 1–6）。

在不同的反应性淋巴结中可见到不同阶段的 LF 生发中心，而且套区也可以增宽或变狭窄，甚至消失呈裸生发中心。

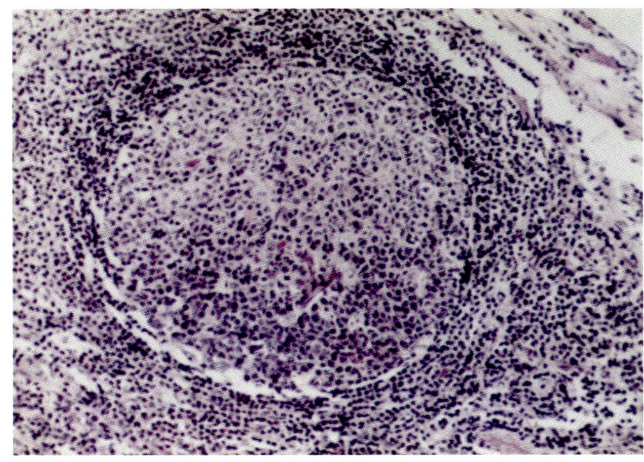

图 1–5 次级 LFⅢ期，生发中心分明极（以中心细胞为主）与暗极（以中心母细胞为主，朝向髓质）

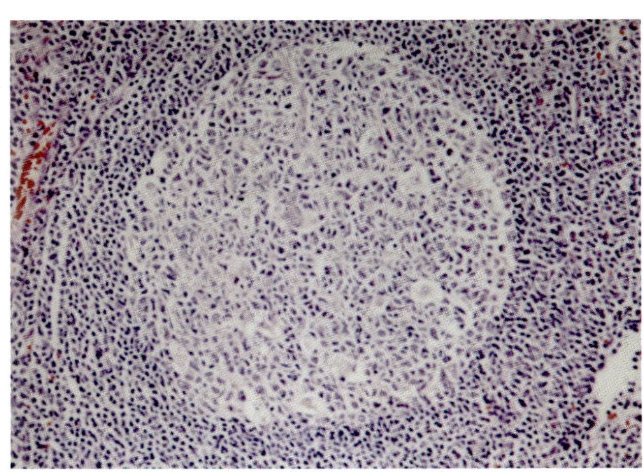

图 1–6 次级 LFⅣ期（免疫反应消退期），生发中心以中心细胞为主，巨噬细胞减少

◆髓索是指由髓淋巴窦（简称髓窦）分隔的从副皮质区延伸到淋巴结门的索状淋巴组织。其中含有 B 免疫母细胞、浆母细胞和成熟浆细胞及 B 小淋巴细胞等。当皮质区淋巴组织增生扩大时髓索融入不易识别，淋巴窦随之闭合不见。

◆LF 与髓索构成 B 淋巴细胞免疫功能区。当免疫反应时 B 小淋巴细胞在生发中心增殖衍化成中心细胞、中心母细胞及免疫母细胞，后者穿过副皮质区达髓索演变成浆母细胞、浆细胞，分泌免疫球蛋白（Ig）。

淋巴窦组织学

◆输入淋巴管进入淋巴结被膜→被膜下窦→中间窦（穿过皮质区）→髓窦→输出淋巴管（出淋巴结门）。

◆淋巴窦内面衬扁平的窦岸细胞，为特殊的内皮细胞，表达桥粒斑蛋白（desmoplakin）。

◆淋巴窦内含有窦性组织细胞和不定量的淋巴细胞。

◆淋巴窦是淋巴液的通道，具有窦性组织细胞构成网络阻截进入的抗原或异物作用。

纤维血管支架组织

◆淋巴结由纤维包膜发出纤维小梁，穿行于淋巴结实质内形成一个网状支架，正常淋巴结一般不明显，但在淋巴结病时明显可见。

◆由淋巴结门进入与走出的小动脉与小静脉伴纤维小梁而行。

◆网状纤维网，用银染色可显示在血管、淋巴窦壁、皮质区纤维小梁及窦内纤细的网状纤维，可以凭其分布模式辅助识别淋巴结结构的改变（图 1–7）。

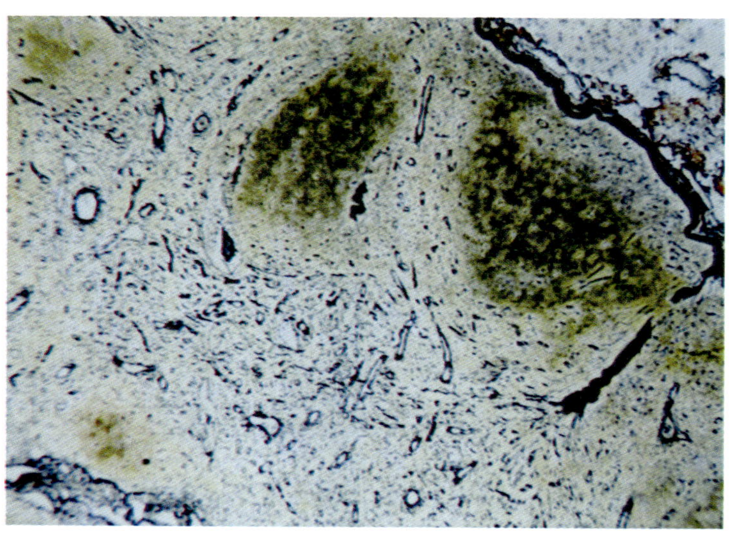

图 1–7 淋巴结银染显示网状纤维分布状况模式。副皮质区小血管壁多，滤泡区很少

二、淋巴结组织学生理性变异

◆年龄不同的组织学变化。新生儿期淋巴结不发育，1 岁半以后逐渐可见，青少年时 LF 明显，免疫反应强烈。老年人淋巴结组织趋萎缩，LF 不明显，淋巴细胞稀疏，淋巴门脂肪细胞增多。

◆营养状况不同的组织学变化。机体营养状况好，淋巴结反应明显；营养差，瘦弱的病人淋巴结LF不明显，甚至见不到，皮髓质小淋巴细胞稀疏，易被误诊为淋巴瘤改变。

◆部位不同组织结构的差异。腹腔淋巴结淋巴窦扩张，窦岸细胞内可见脂质。颈部淋巴结淋巴窦不明显，腹股沟淋巴结纤维小梁和淋巴结门脂肪细胞较多。

◆淋巴结发育异常。有研究发现，淋巴管与淋巴结的关系可发育异常，如淋巴管在淋巴结表面或实质内穿过，甚至无淋巴窦。

◆淋巴窦与血管的关系。淋巴窦与小静脉有交通，平时不开放，而当静脉或淋巴液回流受阻时，淋巴窦内可见红细胞，甚至血窦化（图 1-8）。

◆脂肪化生。髂外与闭孔肌群淋巴结可见广泛的脂肪化生，肿大及 10cm 以上，可误诊为脂肪瘤（图 1-9）。

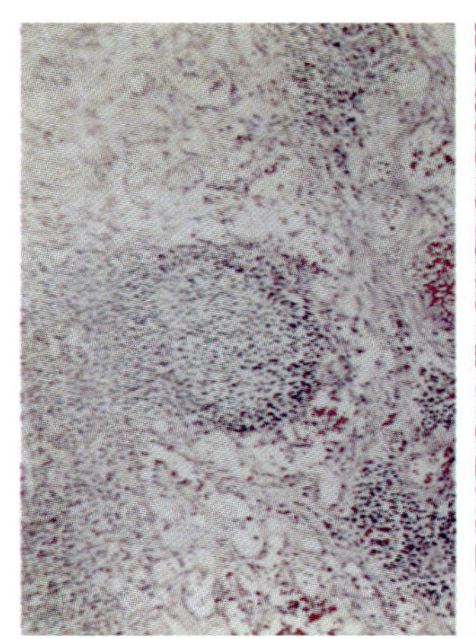
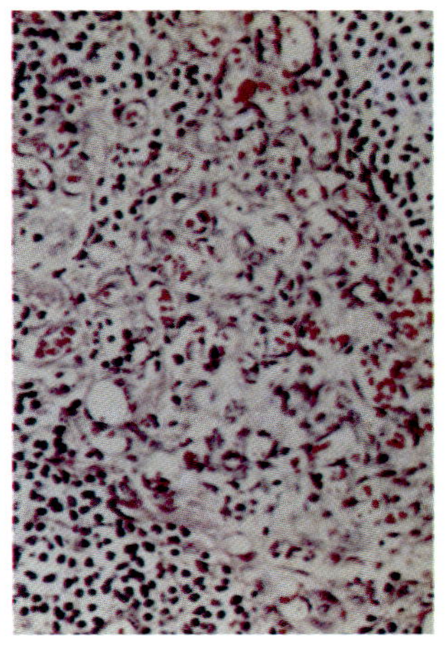

图 1-8 淋巴结、淋巴窦血管转化

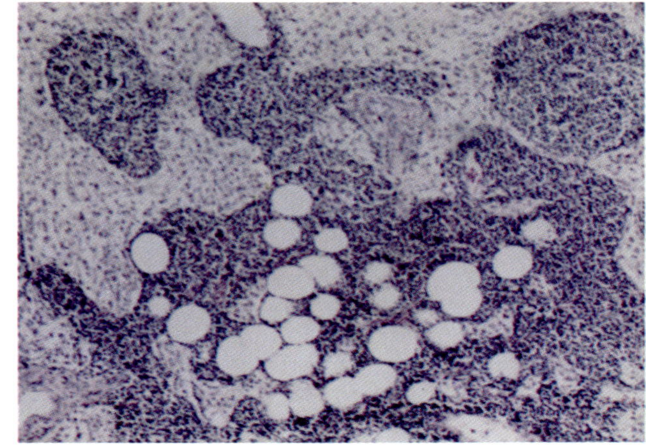

图 1-9 淋巴结脂肪化生

三、淋巴结内组织异位

了解淋巴结内组织异位，可避免误诊为淋巴结癌转移，一般在被膜下。

◆涎腺组织异位。在涎腺旁或间淋巴结可见异位涎腺组织，并可继发肿瘤。

◆甲状腺组织异位。在颈侧甲状腺旁淋巴结可见甲状腺组织（图 1-10），但无乳头等异型变。

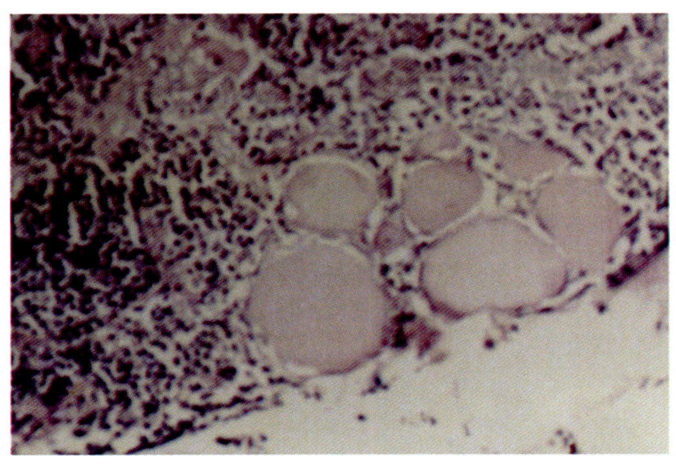

图 1-10 颈侧淋巴结被膜下甲状腺组织异位

◆子宫内膜异位。女性盆腔淋巴结可见宫内膜组织异位，且可有月经周期和蜕膜反应。

◆苗勒型上皮（Mulleran type epithelium）异位。女性盆腔淋巴结内见宫内膜样腺管，而无间质细胞，很易误诊为腺癌转移，但分化良好。

◆间皮细胞团异位。纵隔或腹膜后淋巴结有间皮细胞异位。

◆胸腺组织异位。偶见于锁骨上淋巴结样肿块，酷似淋巴结，但可见胸腺小体。

第二节　淋巴结外(简称结外)淋巴组织学与免疫功能

一、脾脏淋巴组织

脾脏主要由丰富的血窦与脾索构成的红髓组成，其中散布灶状白髓（即淋巴组织），白髓由小动脉周淋巴细胞鞘（主要为 T 淋巴细胞）和淋巴滤泡（B 淋巴细胞）组成。后者与淋巴结内 LF 组织学相似，亦分生发中心、套区与边缘区 3 部分（图 1–11~12）。是脾脏原发淋巴瘤多结节性的组织学基础。

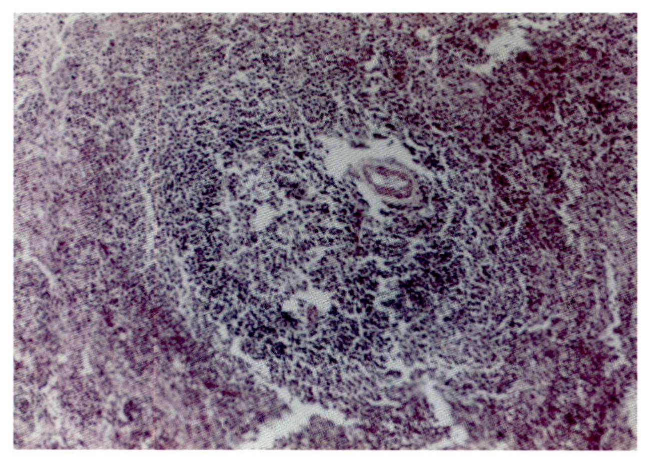

图 1–11　脾脏白髓，由小动脉周淋巴细胞鞘（T 淋巴细胞区）与淋巴滤泡（B 淋巴细胞）

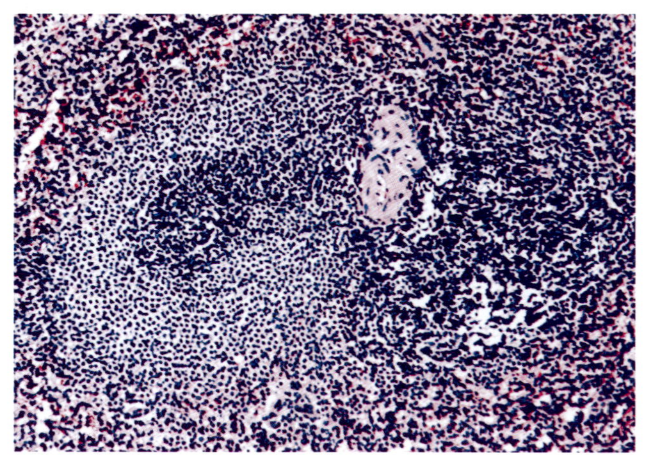

图 1–12　脾脏白髓，滤泡边缘区增生

二、胸腺淋巴组织

它是属于中央性免疫器官，分叶状，每小叶分皮质与髓质 2 部分。

◆皮质由上皮性网状细胞为支架，充满胸腺 T 淋巴细胞，近表者幼稚，到小叶内部趋成熟，另外尚有少数巨噬细胞散在（图 1–13）。

◆髓质，T 淋巴细胞较皮质稀疏，而上皮性网状细胞增多，出现胸腺小体（Hassall's bodies）由洋葱皮样上皮细胞构成。另外尚存一些 B 淋巴细胞、巨噬细胞及嗜酸性粒细胞（图 1–13）。

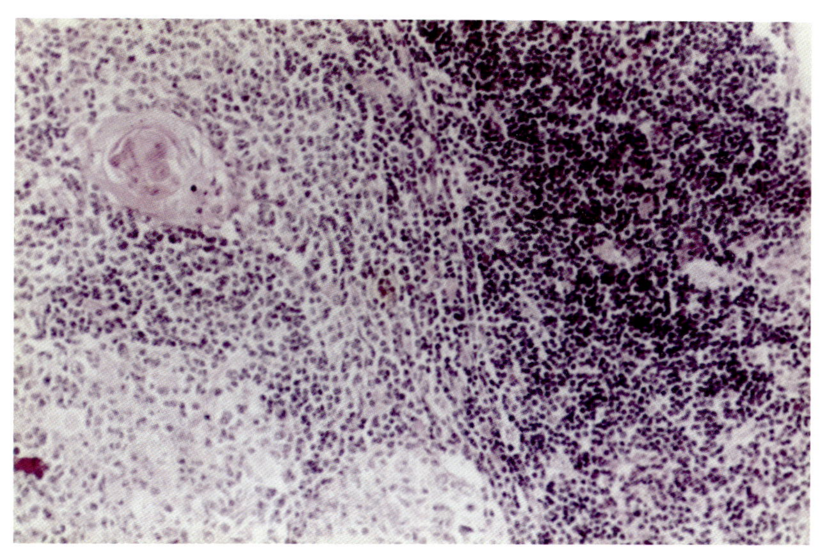

图 1–13 胸腺淋巴组织，右侧为胸腺皮质区，由 T 小淋巴细胞组成，左侧为髓质由 T 淋巴细胞、B 淋巴细胞及胸腺小体组成

◆胸腺细胞功能。上皮性网状细胞能分泌胸腺素（thymosin）与胸腺生成素（thymopoietin）等，使由骨髓进入的未成熟 T 淋巴细胞成熟，进入周边淋巴组织和血流。胸腺组织随年龄的增长而萎缩，脂肪化，但其功能不变。

三、黏膜相关淋巴组织组织学与免疫功能

◆黏膜相关淋巴组织（mucosa associated lymphoid tissue，MALT）概念由英国病理医生 Isaacson 建立在黏膜免疫系统（mucosa immune system）基础上提出的。当抗原接触黏膜产生局部免疫反应，包括 Ig 合成、分泌，抗原的识别与递呈及免疫应答的各个环节。目前 MALT 主要以原发性回肠 Payer 小结为代表。后发展到胃肠继发性淋巴组织，并延伸到肺、涎腺、泪腺、甲状腺等组织器官继发性淋巴组织。它是产生 MALT 淋巴瘤或其他非霍奇金淋巴瘤（NHL）的组织学基础。

◆胃肠道黏膜相关淋巴组织（gastrointestinal tract MALT，GALT），分为 Payer 小结与继发性淋巴组织。

◆Payer 小结位于回肠黏膜固有层，实为散在的淋巴滤泡，单个或成群（0.6~3mm），有时可见于黏膜下。套区与边缘区较宽。其 LF 间区亦有 T 淋巴细胞区。与 Payer 小结相对的肠上皮细胞有微折凹陷（microfold cell，M 细胞），其内可见 B 淋巴细胞。肠内抗原物可通过此 B 淋巴细胞传递抗原信息于 Payer 小结起免疫反应。可溶性抗原物可直接渗入 Payer 小结起免疫反应。浆细胞主要产生 IgA。

◆肠上皮内淋巴细胞，为 T 淋巴细胞，位于肠表面上皮之间，以小肠为主。空肠为 20 个/100 个上皮，回肠为 13 个/100 个上皮，其表达 CD3 与 CD8。黏膜内 T 淋巴细胞以 CD4 阳性为主。

◆继发性淋巴组织。胃原本没有淋巴组织，出生后进入细菌，特别是幽门螺杆菌（HP）刺激胃黏膜产生不同程度的淋巴组织，无淋巴窦与髓索。大小肠亦可发生，胃常发生 MALT 淋巴瘤（图 1–14）。

◆肺支气管，主要亦为慢性感染后产生继发性淋巴组织（图 1–15）。

◆涎腺、泪腺、甲状腺均由自身免疫性疾病产生淋巴组织增生。如涎腺、泪腺干燥综合征，甲状腺桥本病（图 1–16~18）。

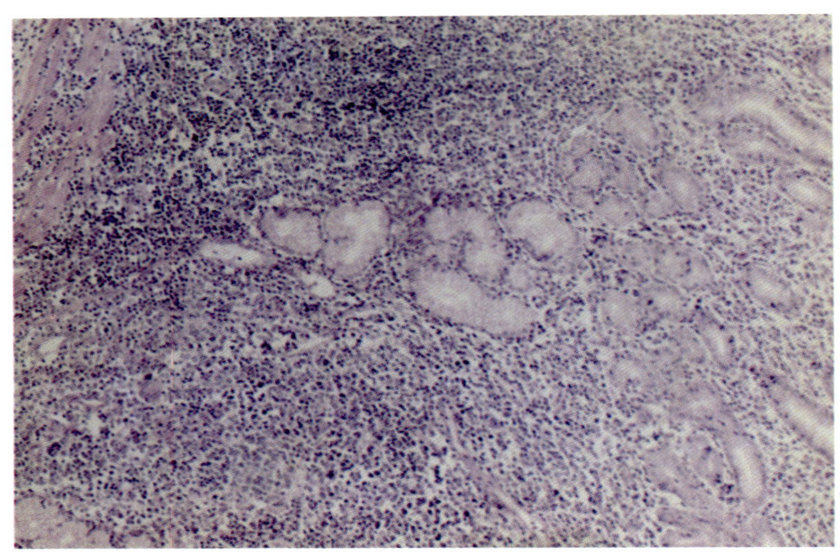

图 1–14　胃黏膜相关淋巴组织，除淋巴滤泡以外，为成熟小淋巴细胞、浆细胞、组织细胞等，以固有层为主

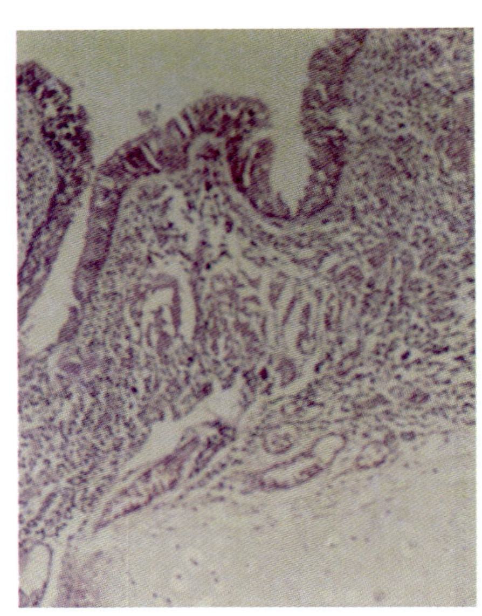

图 1–15　肺支气管黏膜相关淋巴组织

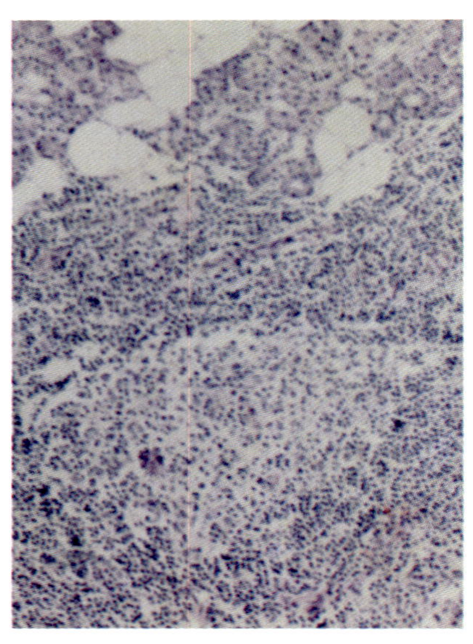

图 1–16　涎腺黏膜相关淋巴组织，有一个淋巴滤泡

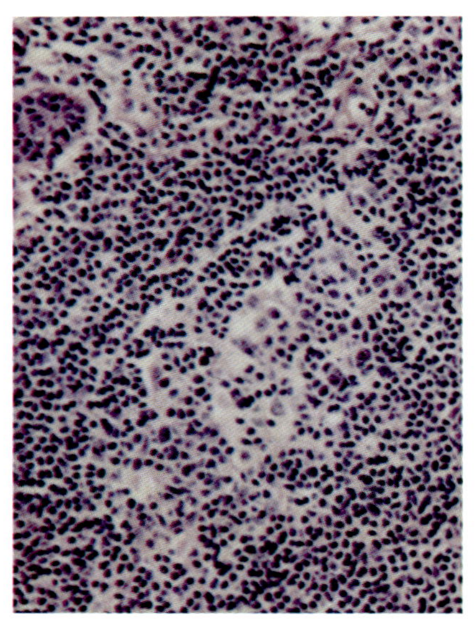

图 1–17　泪腺黏膜相关淋巴组织，淋巴滤泡增生

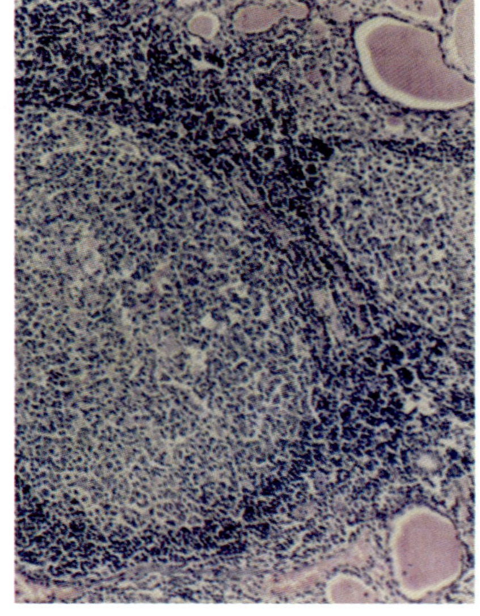

图 1–18　甲状腺黏膜相关淋巴组织，淋巴滤泡增生

四、咽部 Waldeyer 环（包括扁桃体）淋巴组织

它除缺乏淋巴窦与髓索外，组织结构与淋巴结结构相同，表面被上皮。

第三节 淋巴细胞、自然杀伤细胞、组织细胞及树突细胞的细胞学与免疫功能

一、淋巴细胞

淋巴细胞包括 B 淋巴细胞、T 淋巴细胞、D 淋巴细胞（T 与 B 双阳）及 Null 淋巴细胞（非 T 非 B）。

（一）B 淋巴细胞

B 淋巴细胞的发生增殖衍化过程

B 淋巴细胞发生于骨髓干细胞，同时在骨髓发育分化成熟为小淋巴细胞进入机体淋巴组织（LF 套区）与外周血，成熟前称之 B 淋巴母细胞。成熟的小淋巴细胞已具有免疫反应能力，当受到抗原刺激以后又能产生增殖衍化成浆细胞产生抗体。其衍化过程大致如下：

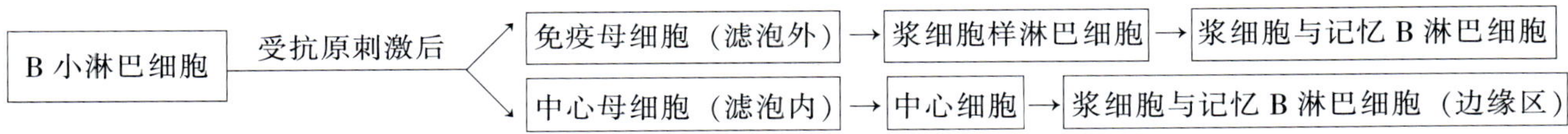

以上是根据 Lennert（1978 年）等提出的增殖衍化过程。而 Lukes（1975 年）提出的增殖衍化过程有所不同，其衍化过程如下：

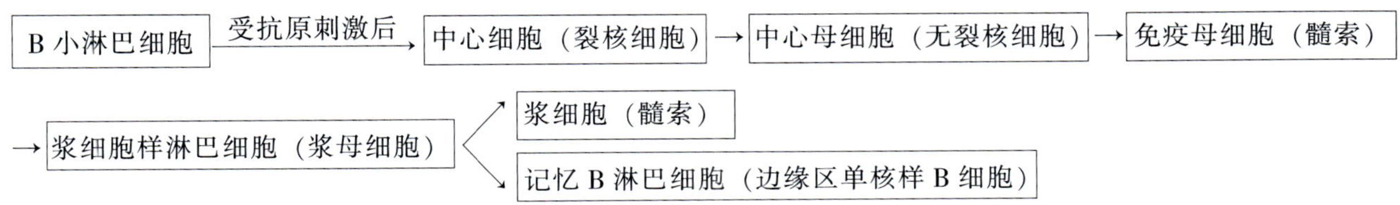

B 淋巴细胞的形态特点

◆B 小淋巴细胞（naive B cell），圆形，直径约 7μm，几乎只见核，染色浓密如墨点，不见核仁；胞浆很少，如狭窄的环。

◆中心细胞（centrocyte），位于生发中心，有大小之分，直径 8~15μm；核呈不规则三角形，一侧有一裂沟进入核约 2/3，核膜薄，染色质稀而细，一个小核仁；胞质中量，嗜伊红（图 1-19）。

◆中心母细胞（centroblast）位于生发中心，亦可见于T区，有大小之分，直径15~30μm，近似组织细胞；核圆形或类圆形，核膜薄，染色质小点状稀少，2~3个小核仁近核膜下（图1-19）。

◆免疫母细胞（immunoblast）是B淋巴细胞转化过程中最大的细胞，直径20~40μm，最大达70μm，稍大于组织细胞；核圆形或卵圆形，核膜薄，染色质小点状，稀少；一个大核仁，中央位，嗜碱性着色；胞质较丰富，嗜伊红；偶见双核，多见于皮质与髓质交界处（图1-19）。

◆浆细胞样淋巴细胞（plasmatoid lymphocyte）多见于髓索，体积近似浆细胞或稍大，圆形或卵圆形；胞质似浆细胞，嗜碱性着色；核似B小淋巴细胞常偏位。

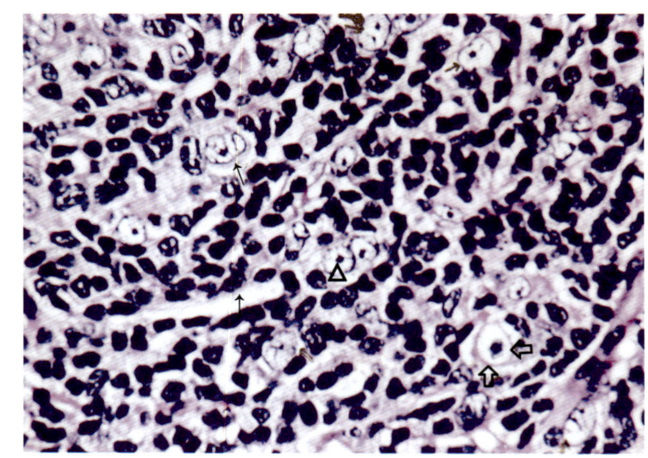

图1-19　图中多数为中心细胞，核不规则，小核仁，少数为中心母细胞，泡状核1~3个小核仁（↑），个别为B免疫母细胞，泡状核，大核仁（⇧），双核FDC（△）

◆浆细胞（plasma cell）是B淋巴细胞终末性细胞，大于小淋巴细胞，直径8~20μm，卵圆形，核偏位，染色质颗粒粗大，贴胞膜下呈钟面状；胞质嗜碱性，胞质含大量粗面内织网，合成Ig。

◆单核样B细胞（monocytoid B-cell）又称不成熟窦性组织细胞（immature sinus histiocytes），中等大小；胞质透明；核圆形或稍不规则，中等浓度染色质。一般位于LF套区周边和淋巴窦内，但正常淋巴结不易见到，而在反应性淋巴结病和脾血髓明显可见，如弓形体病淋巴结病，CMV淋巴结炎（图1-20~21）。

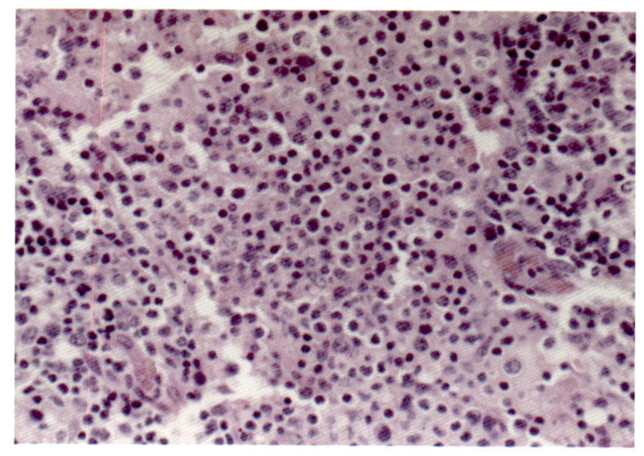

图1-20　图中心为增生的单核B细胞，中等大，胞质色淡或透明，圆形或卵圆形核

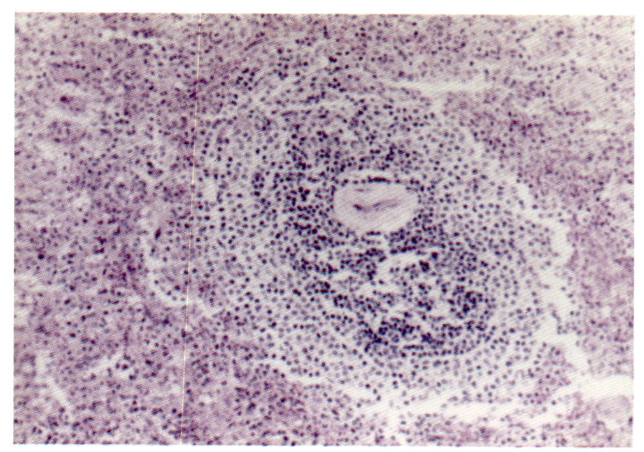

图1-21　脾白髓周边单核样B细胞增生，胞浆透明，小圆形核

B淋巴细胞的免疫功能

B淋巴细胞是产生抗体，构成体液免疫的主体细胞。它受T淋巴细胞的调节。现在认为某一种B淋巴细胞针对某一种抗原起免疫反应，从而产生特异性抗体，但仍有不同学说。

（二）T淋巴细胞

T淋巴细胞增殖衍化过程

骨髓干细胞分化成T淋巴母细胞（TdT阳性，CD4阴性，CD8阴性，部分CD3阳性），进入胸腺皮质，开始TCR基因δ、γ、β、α链顺序重排，开始表达CD4与CD8，再到胸腺髓质开始表达胞膜CD3阳性，经过胸腺素等诱导成为成熟T小淋巴细胞（naive T cell）。然后离开胸腺到达淋巴组织。受到抗原刺激成活化T淋巴细胞（T_H与T_S）。目前知道其增殖衍化为T免疫母细胞、浆细胞样单核细胞（plasmacytoid monocytes，又称浆细胞样树突细胞）及记忆T淋巴细胞。目前对成熟T淋巴细胞的衍化过程和对应的淋巴瘤关系尚不很清楚。

T淋巴细胞的形态及功能

◆T小淋巴细胞（naive T cell），其大小形态与B小淋巴细胞不易区别，只有免疫组化标记识别。

◆T淋巴母细胞（T lymphoblast）为中央性T淋巴细胞，体积大于小淋巴细胞，直径7~9μm，圆形或卵圆形，少量胞质，色淡。核分2型：①圆形核，核膜很薄，染色质细如尘，可见小核仁；②曲核，核略呈分叶状，切面染色质如鸡爪排列。

◆T免疫母细胞（T immunoblast）是T淋巴细胞最大者，但比B免疫母细胞小；胞质透明；核卵圆形或不规则形，染色质呈网状，核膜不如B淋巴细胞清晰，1~2个小核仁，正常HE切片中不易识别。

◆浆细胞样单核细胞（plasmacytoid monocytes）又称浆细胞样T淋巴细胞，新近又称浆细胞样树突细胞，散布于副皮质区，中等大小；核圆形偏心位，染色质中等浓度，但需用免疫组化才能识别（如CD123，CD74标记）。在Castleman病透明血管型与kikuchi淋巴结炎易见。

T淋巴细胞的功能

T淋巴细胞是构成机体细胞免疫的主体细胞。T_H与T_S对T淋巴细胞本身和B淋巴细胞免疫反应起调节作用。T_H是调节免疫反应的核心细胞。T_S除能抑制T淋巴细胞、B淋巴细胞增生外，还可在活化后成细胞毒性T淋巴细胞，破坏抗原性靶细胞。

淋巴细胞归巢学说

经研究表明，某些部位的淋巴细胞有回归现象，如淋巴结、黏膜及皮肤3系统，其淋巴细胞表面有归巢受体与小血管内皮细胞的趋化因子相结合。因此某些淋巴瘤，如胃肠道淋巴瘤、皮肤淋巴瘤较少向其他部位扩散。这可能因瘤细胞有归巢功能导致。

二、自然杀伤细胞

目前认为自然杀伤细胞（nature killer cell，NK细胞）由骨髓淋巴样干细胞分化而来，分布于鼻腔、肠道、皮肤等处。形态学与T淋巴细胞不易识别，而用CD56、CD57标记可显示。它能分泌TIA1、perforin及Granzme B细胞毒，破坏杀伤靶细胞。

三、组织细胞

◆ 组织细胞的形态特点

组织细胞（histiocyte）又称巨噬细胞或吞噬细胞，体积大，直径一般在 20μm 以上。圆形或卵圆形；胞质丰富，嗜伊红性，有时呈透明或泡沫状；核卵圆形、豆状或肾形，一个小核仁，可有多核巨噬细胞。胞质有大量溶酶体。它在不同组织器官有不同的名称，如在生发中心者称着色体巨噬细胞；在肺称尘细胞或心力衰竭细胞；噬脂者称泡沫细胞、杜顿细胞；吞噬异物者称异物巨细胞等。它尚可演变成类上皮细胞和纤维细胞。

◆ 组织细胞的功能

组织细胞来源于外周血单核细胞，它可进入机体各部位，改称组织细胞。它的功能有 2 方面：

◆吞噬功能。非特异性吞噬异物、病原体、坏死细胞等，因此称清道夫细胞。

◆免疫功能。它可因 T 淋巴细胞趋化因子的作用，聚集于病灶，吞噬杀灭病原体。有吞噬浓集抗原、增强抗原性，将强的抗原信息传递给 T 淋巴细胞起强的免疫反应。

四、树突细胞

◆ 树突细胞的形态特点

树突细胞（dentritic cell，DC）目前包括滤泡树突细胞（follicular DC，FDC）、指状突树突细胞（interdigitating DC，IDC）、纤维母细胞性树突细胞（fibroblastic DC，FBDC）、朗格汉斯细胞组织细胞（Langerhans cell histiocyte，LGH）等。

◆FDC 又称树突网织细胞，在 LF 生发中心，细胞突相连构成球形网状；核呈卵圆空泡状，一个小核仁，有单核与双核 2 种细胞。用 CD21 与 CD35 标记均阳性，显示树突细胞网（图 1-22~23）。

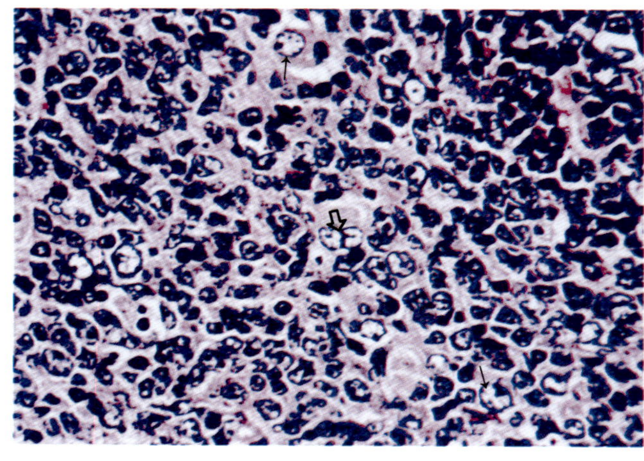

图 1-22 LF 生发中心高倍观组成细胞，以中心细胞为主，少量中心母细胞（↑）与双核滤泡树突细胞（⇧）

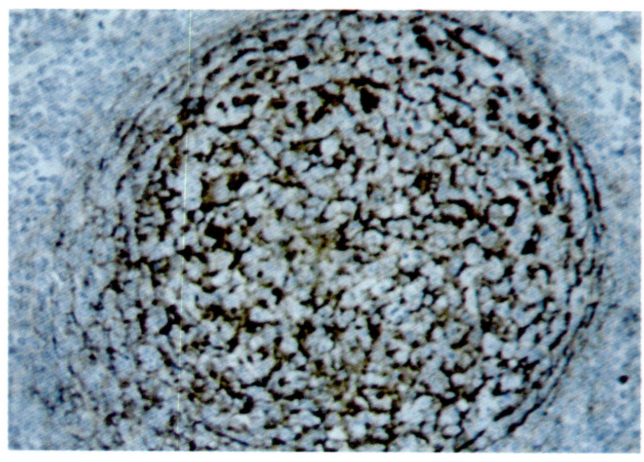

图 1-23 LF 生发中心 CD21 标记显示滤泡树突细胞网

◆IDC 在 T 区散布，因胞膜有许多指状突起而得名；胞质色淡；核圆形或不规则形，染色质细，小核仁，HE 切片不易识别。用 S-100 蛋白免疫染色显示，有如脑胶质细胞（图 1-24）。

◆FBDC，其外形似纤维母细胞，分布于淋巴窦、小血管周边，一般不易识别，但 CK 阳性，Vimentin 阳性，偶尔 Actin 阳性，desmin 阳性。

◆LGH 正常分布于皮肤基底细胞之间，其他口腔、食管、阴道上皮、淋巴结、骨髓、胸腺中亦存在，直径 10~15μm，细胞表面有小的突起；特征的核有核沟，如咖啡豆或呈分叶状，小核仁。电镜可见胞质中出现 Birbeck 颗粒（网球拍或棒状）。

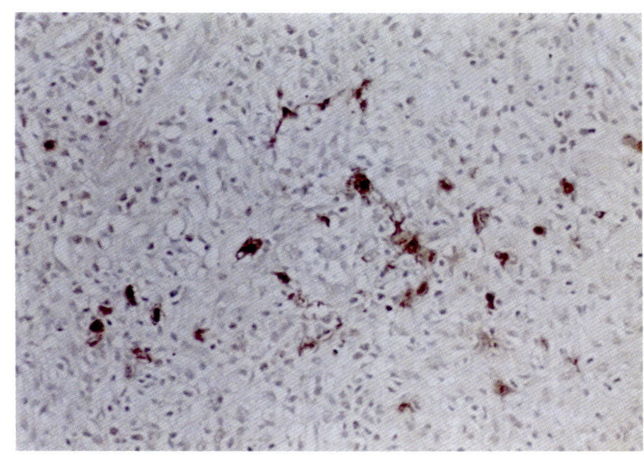

图 1-24 淋巴结副皮质区 S-100 标记显示多突的指状突树突细胞

树突细胞的功能

总的功能为将抗原信息递呈给 T 淋巴细胞起免疫反应。它们无吞噬功能，固定于组织，无迁徙能力。

（朱梅刚）

第四节 免疫组化在淋巴组织增生性病变良恶性病理诊断与鉴别诊断中的应用

一、一般情况

◆抗体的分化群（clusters of differentiation，CD）系列（国际通用）目前已有 CD1~CD247 以及 CD1a、CD1b、CD1c、CDW136（暂定性）。L26、UCHL-1 为 CD20、CD45RO 的商品名。

◆多数已用于石蜡切片染色，少数需用冰冻切片，如 CD3（胞膜型）、CD103（应用于 NK/T 细胞淋巴瘤标记）等。

◆抗体的分化群有单克隆性与多克隆性，前者较特异，后者较广谱，各有优缺点。

◆目前尚存在欠特异与相互交叉的问题，例如 CD45RO、CD43 部分可出现 T 淋巴细胞与 B 淋巴细胞及组织细胞交叉阳性。CD10 除生发中心细胞阳性外，宫内膜间质细胞、慢性淋巴细胞白血病（CLL）、中性粒细胞均可阳性。

◆不同公司产品亦有差异，特别即用型抗体存在质量问题。购回的抗体应用前均需做鉴定。

◆一定要设针对性阳性对照，保证识别免疫组化结果的可靠性。

二、应用范围

免疫组化（immunohistochemistry，IHC）标记已成为淋巴瘤病理诊断中不可缺少的辅助技术之一。淋巴瘤病理诊断技术主要包括临床表现、病理组织学、免疫组化、分子遗传学。其应用范围包括：

◆淋巴瘤的分型是主要的应用方面。

◆淋巴瘤与其他肿瘤的鉴别诊断。

◆淋巴瘤与淋巴组织增生病变鉴别诊断（即良恶性鉴别）。

◆辅助淋巴瘤分期和预后提示。

◆为淋巴瘤靶向治疗提供依据，如 CD20 阳性应用利妥昔单抗治疗。

三、正确应用免疫组化标记

（一）提供优质的组织切片

这是最基础的条件。应注意以下几点：

◆充分固定：淋巴组织切成薄片（<0.3cm），用 10%中性福尔马林溶液固定于大容器（固定液与标本体积比为 10：1）内，忌用 95%乙醇溶液固定（图 1–25~28）。

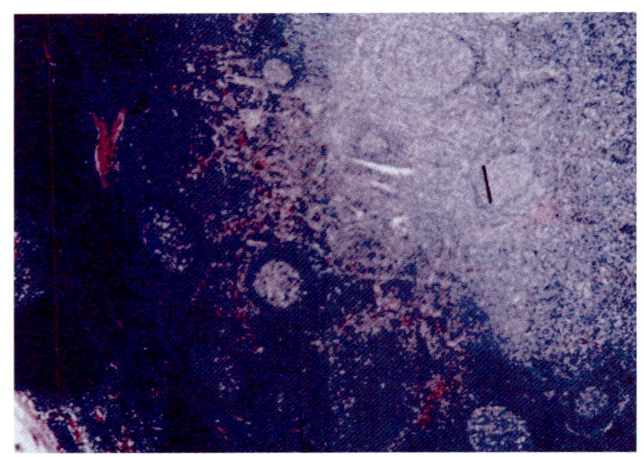

图 1–25　95%乙醇溶液固定的淋巴结，表面部分固定较好，其内固定不良，结构模糊，呈“蛋壳”现象

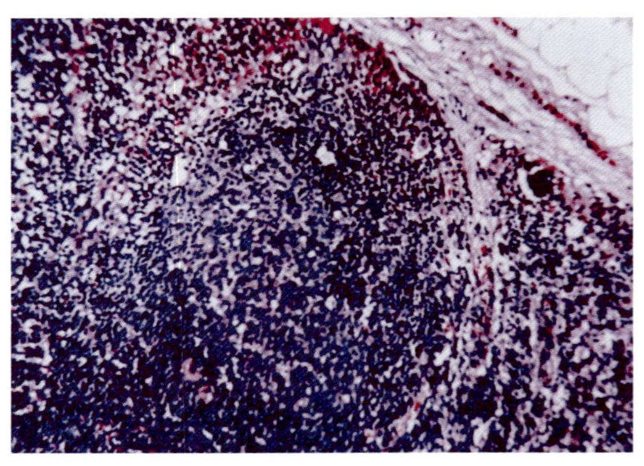

图 1–26　95%乙醇溶液固定的淋巴结，被膜下区固定良好，滤泡细胞较清晰

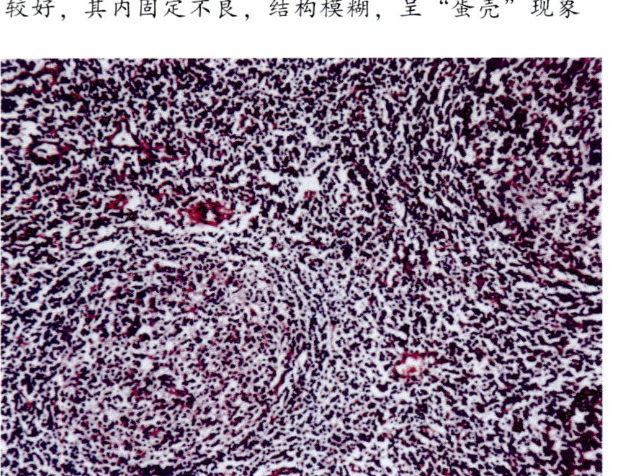

图 1–27　95%乙醇溶液固定的淋巴结，淋巴结内部固定不良区，滤泡结构不清，似套区消失，其余细胞浆自溶

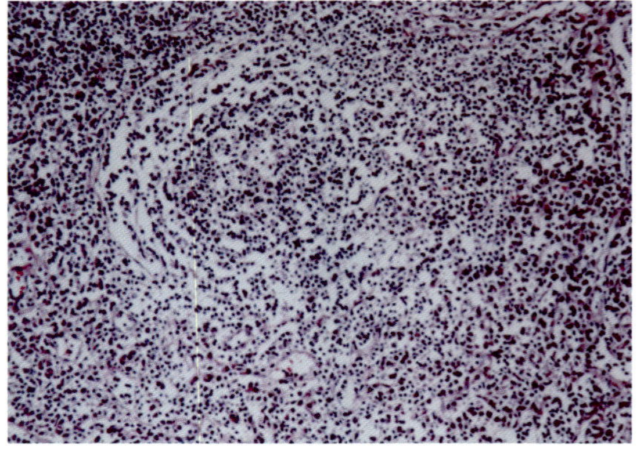

图 1–28　95%乙醇溶液固定的淋巴结，内部固定不良，滤泡套区自溶消失，易误为滤泡性淋巴瘤

◆慢脱水，最好与常规外检组织分开进行。
◆厚度<5μm 薄切片，无刀痕。
◆规范的实验室管理制度，熟练、严谨、服务意识强的技术人员。

（二）抗体的选择

◆认真观察 HE 组织切片，预定筛选淋巴瘤的可能性。若初步判断为淋巴瘤则选用 CD45、CD20、CD3；若疑为小细胞癌肿瘤，则选用 CK、CgA、Syn、S-100。

淋巴瘤分型常用抗体如下（表 1-1）：

表 1-1 淋巴瘤分型常用抗体

淋巴瘤分型	常用抗体
成熟型 T 淋巴瘤	T-CD3 CD45RO CD2
成熟型 B 淋巴瘤	B-CD20 CD79a PAX5
未成熟型（母细胞性） T 细胞型	TdT CD99 CD1a CD34 CD3
未成熟型（母细胞性） B 细胞型	TdT CD99 CD79a PAX5
NK/T 淋巴瘤	CD56 CD3 CD45RO TIA1 EBER
间变性大细胞淋巴瘤	CD30 ALK CD3ε
浆细胞瘤	CD138 CD38 CD79a MUM1
套细胞淋巴瘤	Cyclin D1 CD5 CD20 CD79a CD43
血管免疫母细胞 T 细胞淋巴瘤	CD3 CD45RO CD21 CXCL13 CD20 CD10 BCL6
滤泡性淋巴瘤	CD10 CD20 BCL2 CD21 BCL6
伯基特（Burkitt）淋巴瘤	CD10 Ki67 CD20
霍奇金淋巴瘤	CD30 CD15 CD20 PAX5
组织细胞肉瘤	CD68 CD163
树突细胞肉瘤	FDC-CD21 CD35 IDC-S-100 CD68
朗格罕斯细胞	S-100 CD1a
细胞毒 T 细胞标记	TIA1 perforin granzyme B

（三）抗体的配伍

目前生产的同类抗体，特异性、敏感度及广谱性有不同，为了达到满意的标记效果，一般同类抗体由 2 种以上抗体配伍应用，起到取长补短的作用。仅用单项抗体会出现误判或漏诊。

B 细胞淋巴瘤标记

◆CD20，敏感，>95%，阳性，淋巴母细胞和浆细胞阴性。
◆CD79a，敏感性、特异性较好，浆细胞阳性，生发中心 B 淋巴细胞阳性较弱。
◆PAX5，新的 B 淋巴细胞标记抗体，除浆细胞以外不成熟到成熟 B 细胞均阳性，特异性好。但 R-S 细胞呈弱阳性，间变性大细胞淋巴瘤（ALCL）呈阴性。
◆CD20 配 CD79a 或 PAX5 全 B 淋巴细胞标记。

T细胞淋巴瘤标记

◆CD3ε，高敏感与特异性，>95%T细胞膜胞浆阳性与NK细胞胞浆阳性。
◆CD45RO、CD43，高敏感性，特异性较差，T淋巴母细胞阴性，少数B淋巴细胞与组织细胞阳性。
◆CD2，高敏感、特异性全T淋巴细胞标记、膜点型。
◆CD3与CD2、CD5、CD7、CD4、CD8搭配来检测抗原的丢失。

四、正确识别与评价免疫组化结果

正确识别与评价免疫组化结果是关键的环节。

假阳性与假阴性的识别

◆内外对照阳性而切片为阴性者为假阴性，相反为假阳性。
◆全切片为100%阴性可能为假阴性，相反为假阳性。
◆组织边缘与坏死细胞阳性，为假阳性。
◆设外对照以及使用前和使用中检测效价是保证免疫组化结果正确的保证（扁桃体为最佳对照组织）。

染色模式的正确识别

◆每种抗体阳性模式不同（表1-2）。

表1-2 抗体阳性模式

阳性模式	抗体
胞膜型	CD45 CD20 CD45RO CD5 CD43 CD1a
核型	TdT Cyclin D1 PAX5 Ki67
胞浆型	CD79a CD3ε CD68 TIA1 GrB Perf
膜点型	CD30 CD15 CD2
核浆型	ALK S-100

◆不正确的染色模式视为染色失败（图1-29~30）。

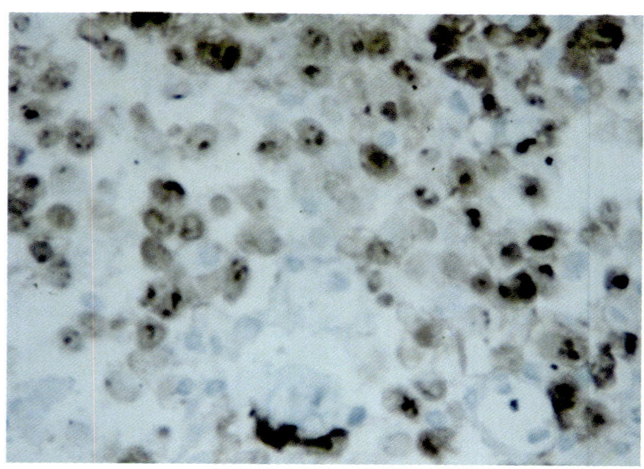

图1-29 可能因组织处理不当或技术原因，间变性大细胞淋巴瘤CD20核仁及核异常表达

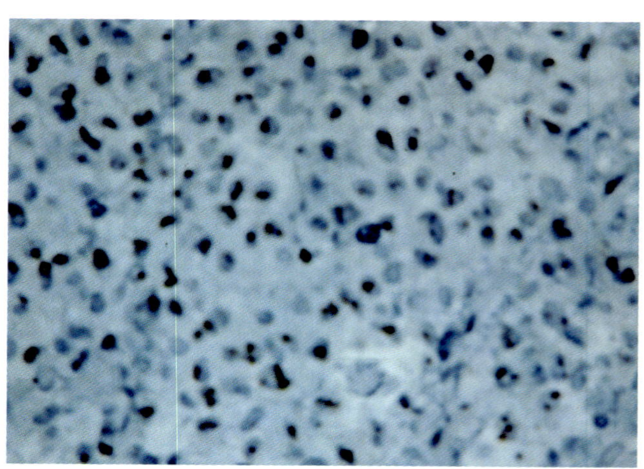

图1-30 可能因组织处理不当或技术原因，间变性大细胞淋巴瘤，CD45RO胞浆点状异常表达

阳性标记细胞是瘤细胞或反应细胞识别

◆淋巴瘤组成细胞除瘤细胞外均伴有数量不等的反应性细胞、残留的 T 淋巴细胞、B 淋巴细胞、组织细胞或粒细胞等。

◆认真确定瘤细胞阳性抗体标记。

◆不能盲目地以阳性优势细胞为分型或定性依据。如富于 T 淋巴细胞的大 B 细胞淋巴瘤（TCRBCL）、结节性淋巴细胞为主型霍奇金淋巴瘤（NLPHL）、淋巴组织细胞型间变性大细胞淋巴瘤（ALCL）均可表现为反应性细胞占优势。

◆反应性细胞或残留细胞均为成熟性无异型，后者常为散布、岛片状或近边分布。

标记抗体的非特异性的识别

◆几乎不存在 100%特异性抗体，一新抗体往往开始认为特异，而后来用多了发现不特异。

◆CD45RO、CD43 标记可在 T 淋巴细胞、B 淋巴细胞之间呈交叉阳性，且在组织细胞、髓细胞可呈阳性。

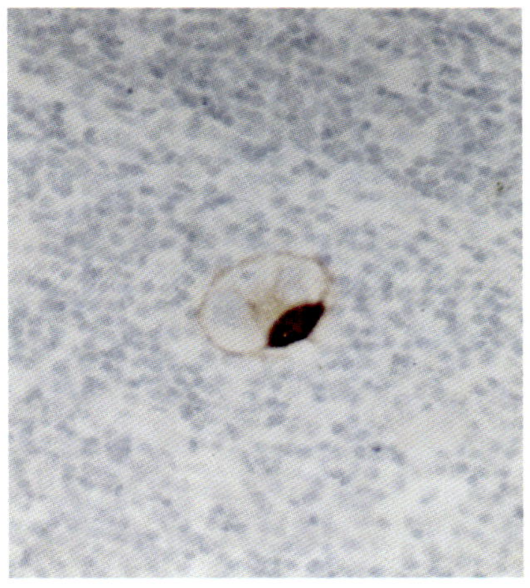

图 1-31 CD30 免疫组化表型为细胞膜与核旁点着色，图示 HRS 细胞（+）

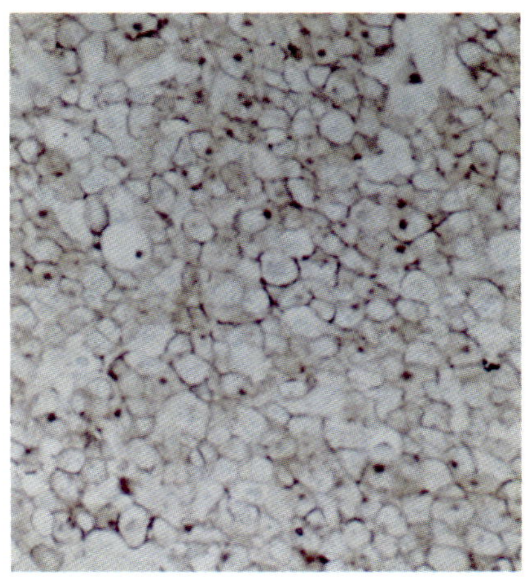

图 1-32 ALCL 免疫组化 CD30（+）表达

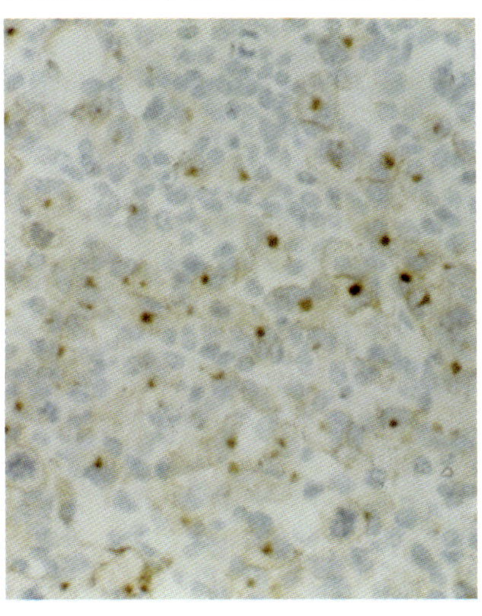

图 1-33 免疫组化 CD30 标记 ALCL，瘤细胞 胞浆点与胞膜（淡）（+）

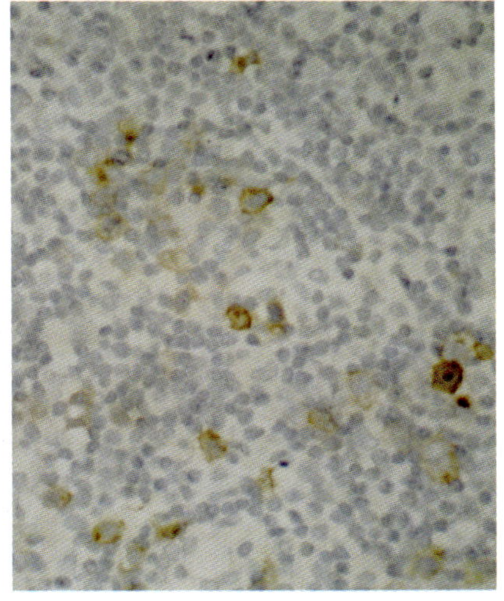

图 1-34 免疫组化 CD30 标记淋巴结活化淋巴细胞膜点（+）

◆有少数淋巴细胞为 T 淋巴细胞与 B 淋巴细胞双阳或 Null 型（双阴）。

◆CD30 除 R–S 细胞与 ALCL 阳性外（图 1–31~33），活化淋巴细胞（图 1–34）、胚胎性癌细胞，未分化癌细胞亦可阳性，特别是仅胞质阳性特异性很差。

◆CD79a 标记 T 淋巴母细胞白血病（T–ALL）阳性/ T–淋巴母细胞淋巴瘤（T–LBL）阳性。PAX5 标记 B 淋巴母细胞淋巴瘤（B–LBL）、R–S 细胞均呈阳性，标记 ALCL 呈阴性。

◆ 要注意各种抗体的广谱性差异

◆常用抗体对淋巴细胞不同分化阶段阳性表达常不同，例如 CD20 对淋巴母细胞和浆细胞呈弱阳性或阴性；而 CD79a 则对浆细胞或浆样分化 B 淋巴细胞均表达阳性；BCL2 对Ⅰ~Ⅱ级滤泡性淋巴瘤表达阳性，对Ⅲ级滤泡性淋巴瘤或皮肤滤泡性淋巴瘤表达阴性。

◆CD45（LCA）对 T 细胞淋巴瘤、B 细胞淋巴瘤及 NK 细胞淋巴瘤可表达阳性，但不是每种淋巴瘤均为阳性，如间变性大细胞淋巴瘤、淋巴母细胞性淋巴瘤、浆细胞瘤部分阴性或全阴性；组织细胞、树突细胞、粒细胞肉瘤、朗格汉斯细胞、霍奇金淋巴瘤的 R–S 细胞均为阴性。因此，LCA 阴性不能完全排除淋巴瘤。

◆CD56 标记鼻型 NK/T 和其他 NK 样 T 细胞淋巴瘤有少部分病例为阴性。

◆CK、EMA 阳性不能完全排除淋巴瘤可能。已发现少数淋巴瘤 CK 阳性，淋巴组织中可有少数 CK 阳性的间质细胞，ALCL 与大 B 细胞 EMA 可能阳性。

五、免疫组化在淋巴组织增生性病变良恶性鉴别诊断中的应用

（一）Kappa（κ）与 lambda（λ）表达

淋巴组织反应性增生（RH）一般 κ：λ=2：1 或 3：1 或相反，即多克隆表达；而 B 细胞淋巴瘤 κ：λ 为单项表达或 10：1 或 1：10。由于抗体质量与实验过程的因素致表达不确切，常引起判定困难，故要求严格操作。目前应用浆细胞瘤、淋巴浆细胞淋巴瘤、浆母细胞淋巴瘤等与浆细胞增生性病变鉴别较可靠。其他 B 细胞淋巴瘤或 RH 鉴别慎用（图 1–35~39）。目前改用原位杂交方法，准确性更高。

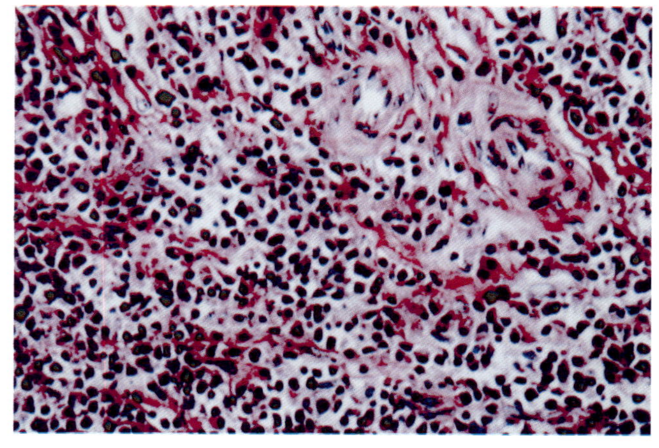

图 1–35 浆细胞增生性肉芽肿，在肉芽组织背景中，大量浆细胞浸润及少量淋巴细胞、组织细胞混合

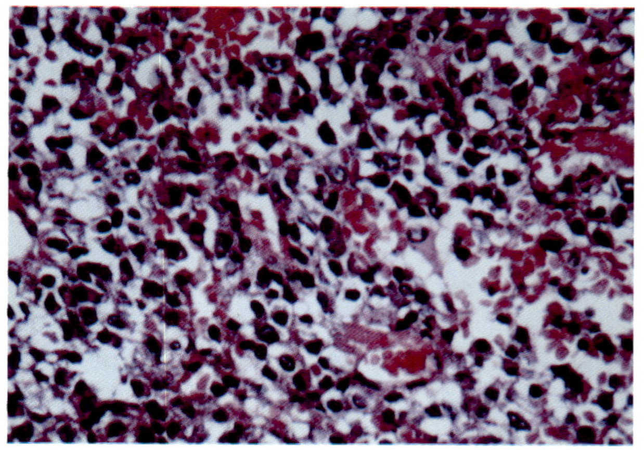

图 1–36 浆细胞增生性肉芽肿，高倍观

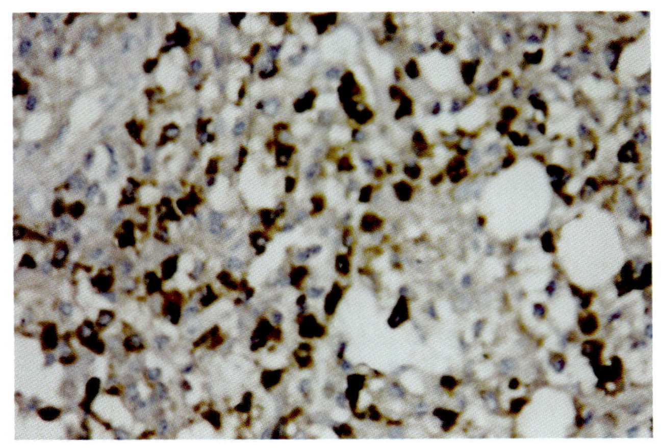

图 1–37 浆细胞增生性肉芽肿，免疫组化κ标记，浆细胞阳性表达

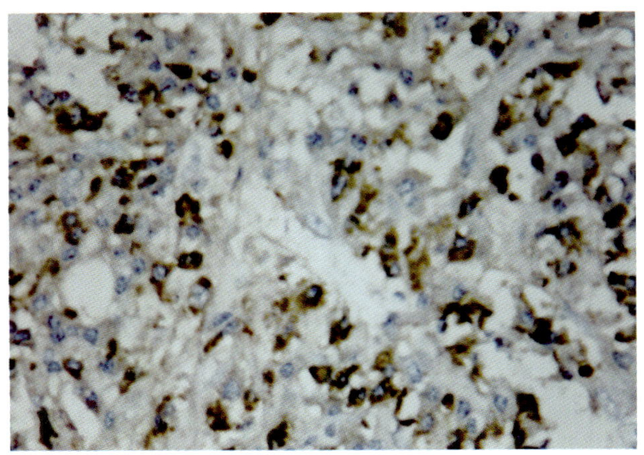

图 1–38 浆细胞增生性肉芽肿，免疫组化λ标记，浆细胞阳性表达，呈多克隆性

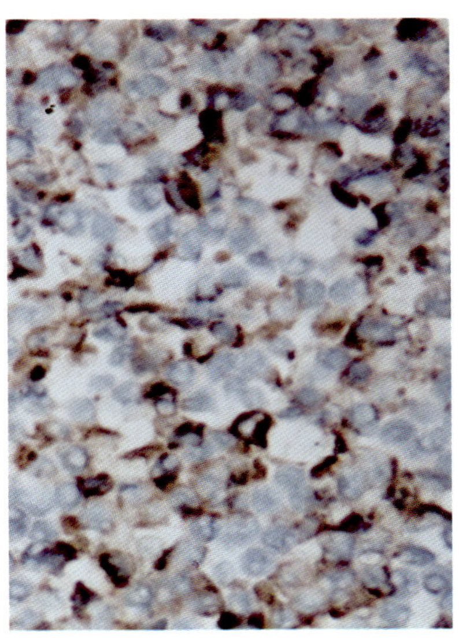

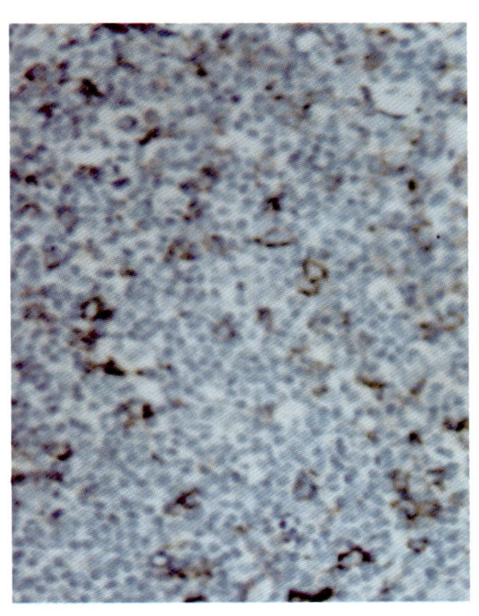

图 1–39 淋巴浆细胞淋巴瘤，（左）κ标记瘤细胞多数（+）；（右）λ标记瘤细胞少数（+），κ：λ≤10：1 呈单克隆性

（二）总体上淋巴瘤或是反应性淋巴组织增生(RH)鉴别诊断应用免疫组化标记从下列三方面着手

◆ 异常的免疫组化结构表型

反应性淋巴组织增生（RH）常以 T 淋巴细胞与 B 淋巴细胞免疫功能区为主的阳性表型模式，无相互侵蚀现象（图 1–40~43）。如果全片 CD20 及 CD79a 全部弥漫阳性或滤泡间区大片或弥漫阳性提示 B 细胞非霍奇金淋巴瘤（B–NHL）。B 细胞标记是密集结节阳性，BCL2 阳性，CD10 及 BCL6 侵入滤泡间区提示 FL Ⅰ~Ⅱ级；FLⅢ级及儿童 FL 可阴性（图 1–44~46）。如滤泡间紧密 T 淋巴细胞弥漫阳性，并侵蚀或淹没淋巴滤泡（FDC 树突网破碎），提示 T 细胞淋巴瘤。又如背景细胞 T 淋巴细胞与 B 小淋巴细胞混合，而其中散在大而异型细胞选择 CD20 或 CD30 阳性则支持 B 细胞淋巴瘤或 T 细胞淋巴瘤。TdT 弥漫阳性，除胸腺瘤外支持淋巴母细胞淋巴瘤（LBL）（图 1–47）。

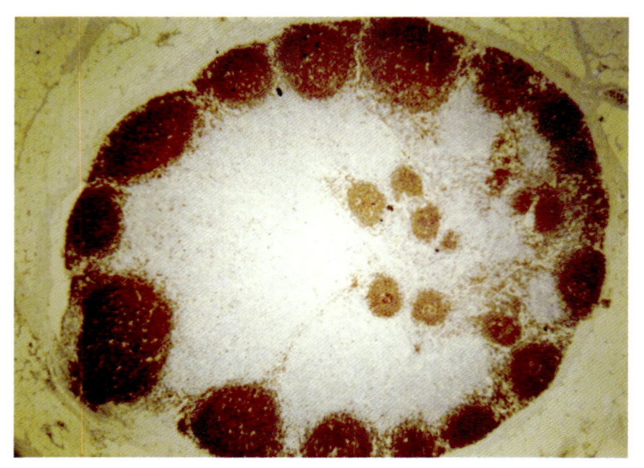

图 1–40 淋巴结 CD20 标记显示淋巴滤泡与髓索（+），副皮质区少量散在（+），为正常淋巴结 B 淋巴细胞表型模式

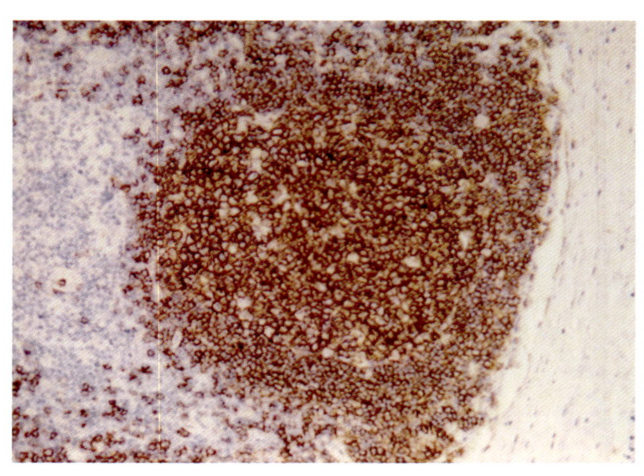

图 1–41 淋巴滤泡 CD20 标记模式

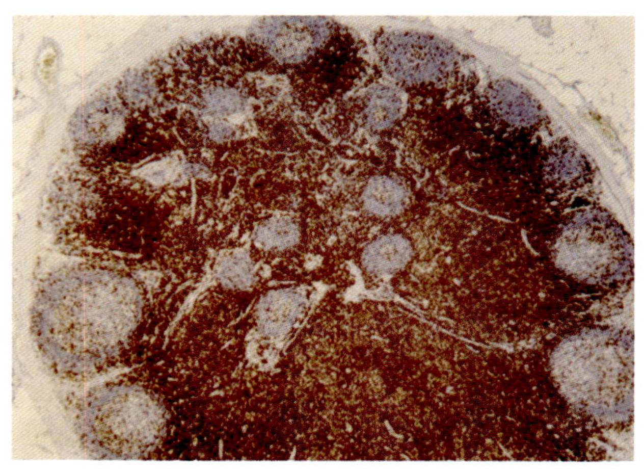

图 1–42 淋巴结免疫组化 CD45RO 标记，显示滤泡外区阳性（低倍观）。T 区较弥漫（+），而滤泡中亦有少数细胞（+），这为 T 细胞区表型模式

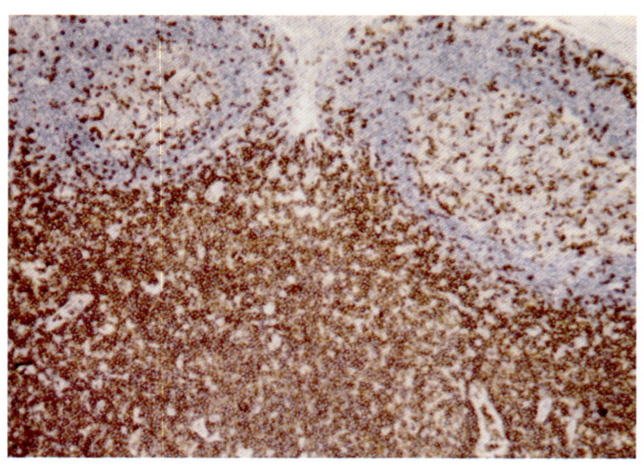

图 1–43 免疫组化 CD45RO 标记，显示副皮质区 T 淋巴细胞为主，滤泡套区与生发中心亦有少数 T 淋巴细胞（辅助 T 淋巴细胞）

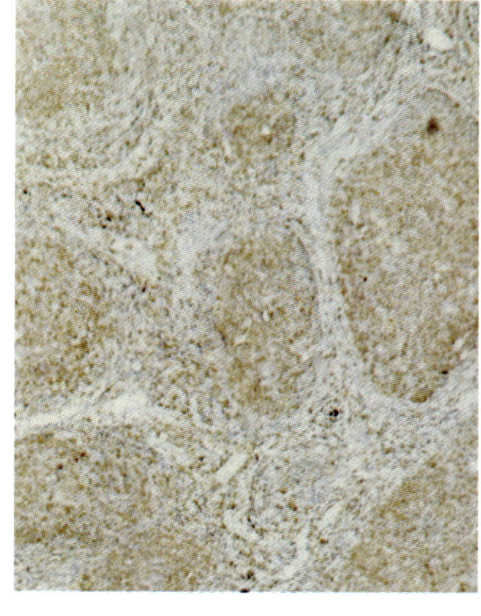

图 1–44 免疫组化 BCL2 标记滤泡型淋巴瘤结节细胞（+）

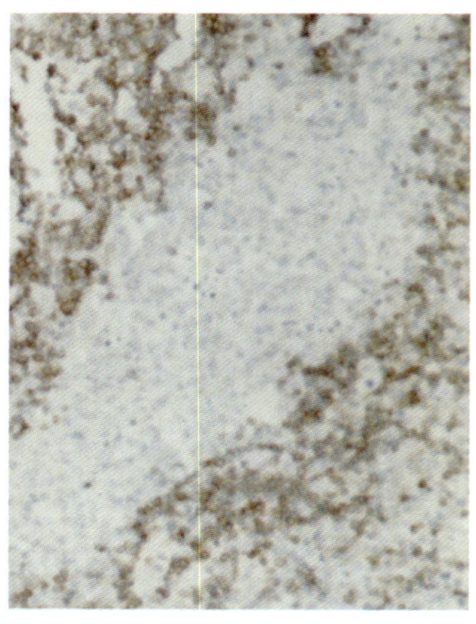

图 1–45 免疫组化 BCL2 标记反应性淋巴滤泡生发中心（–）

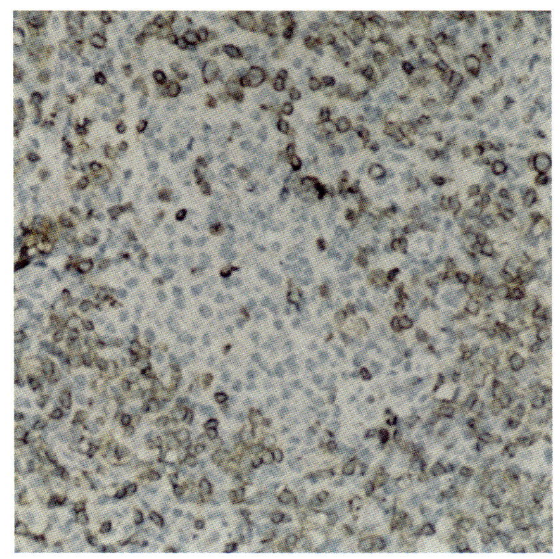

图 1-46　免疫组化 BCL2 标记滤泡型淋巴瘤Ⅲ级瘤结节（-）

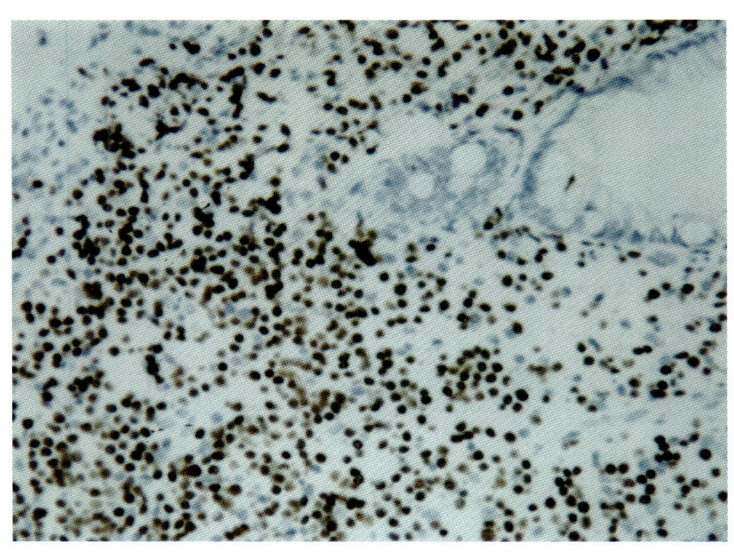

图 1-47　肠 LBL、TdT 标记瘤细胞（+）

变异（variant）的免疫表型

如中等大 B 淋巴细胞的病变 CD5、CD43 异常表达，加上 Cyclin D1 阳性（图 1-48），支持套细胞淋巴瘤（MCL）（偶见外周 T 细胞淋巴瘤，生发中心可阳性）（图 1-49~50）。反应性套区增宽均为阴性。目前认为 RH 套细胞 Cyclin D1 均为阴性，如富于 T 淋巴细胞病变，如单一的 CD4 或 CD8 阳性优势，不能认为是单克隆，而 CD4 与 CD8 双阳性或双阴性支持 T 细胞淋巴瘤（自身免疫淋巴细胞增生综合征除外）。成片细胞表达 CD10，CD56 或 γδTCR，也支持淋巴瘤的诊断。大细胞增生，ALK 阳性（图 1-51），支持间变性大细胞淋巴瘤（ALCL）。增生大淋巴细胞 ALK 阴性。T 淋巴细胞丢失 CD7，CD5，CD2，CD3，提示有 T 细胞淋巴瘤可能。B 淋巴细胞丢失 CD19，CD20 和 CD22，提示有 B 细胞淋巴瘤可能。

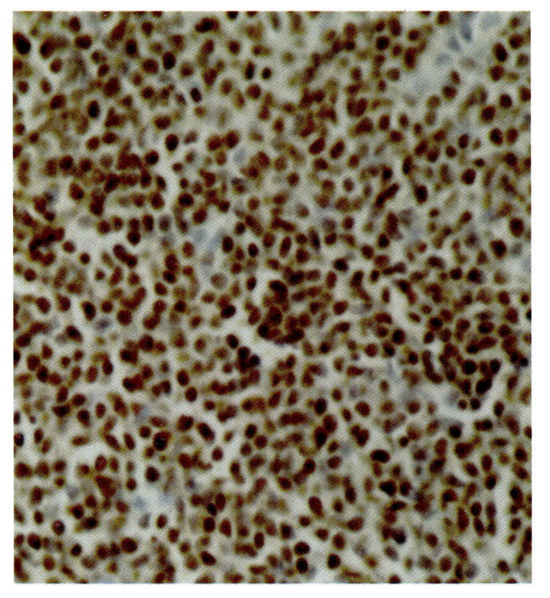

图 1-48　MCL，Cyclin D1 标记（+）

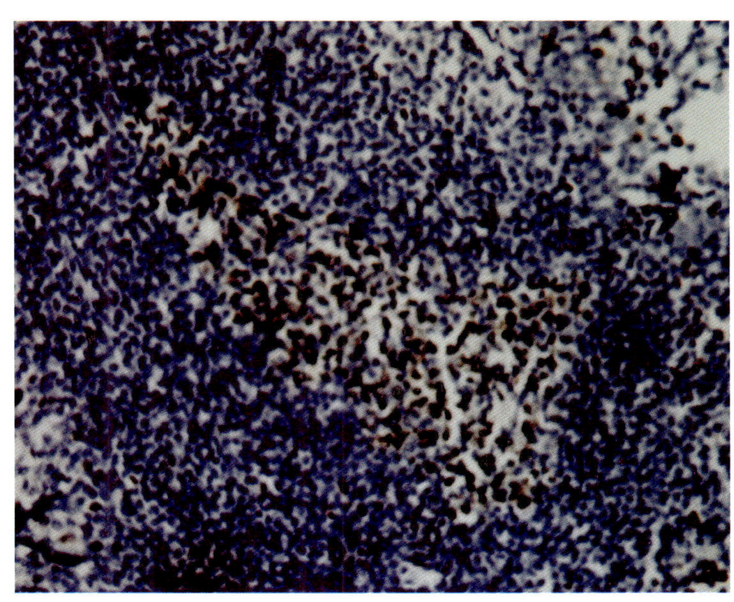

图 1-49　淋巴滤泡生发中心细胞 Cyclin D1（+）异常表达

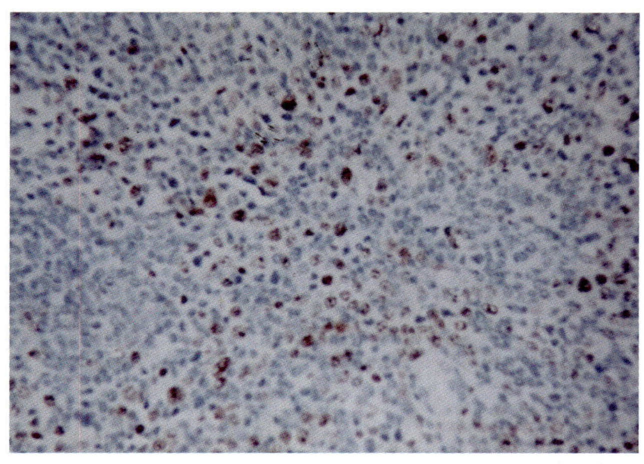

图 1-50 1 例外周非特殊性 T 细胞淋巴瘤，见有少量 Cyclin D1（+）表达［本例请陈国璋教授会诊，他认为 Cyclin D1(+) 是组织细胞与血管内皮细胞］

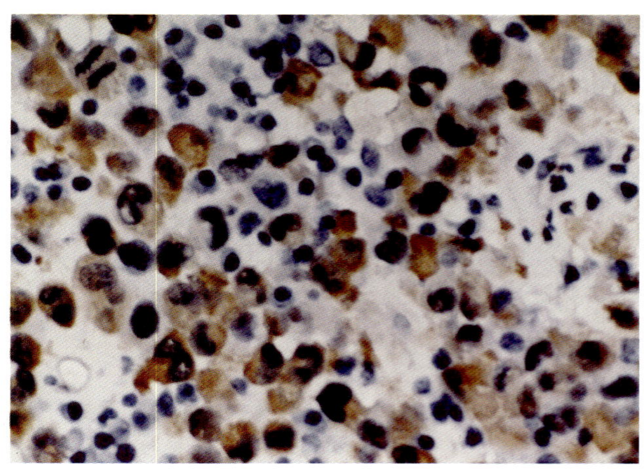

图 1-51 ALCL，ALK 标记瘤细胞膜、胞浆（+）

◆ 滤泡树突细胞（FDC）树状突 IHC 网（CD21 或 CD35 标记）改变对淋巴组织增生性病变良、恶性鉴别诊断的作用

◆淋巴组织 RH 病变 FDC 网的模式。多数位于生发中心，呈规则的球形或类圆形，表面较光滑，网格较整齐，当淋巴滤泡（LF）增生时树突伸入套区，而不出套区外。其外形随生发中心变形而变形。但当副皮质区高度增生时 FDC 网可受压变形或出现外表不完整现象（图 1-52~55）。

◆非霍奇金淋巴瘤可见 FDC 网被侵蚀破坏、碎裂现象或异常增生变形。如滤泡性淋巴瘤（FL）、FDC 网伴随瘤性滤泡同步增生。MCL、边缘区淋巴瘤（MZL）、外周 T 细胞淋巴瘤，可以见到 FDC 网被瘤细胞侵蚀呈破裂、破碎现象。一般 HE 切片不易观察到此现象，故用 CD21 或 CD35 标记则可清楚呈现，成为 NHL 侵蚀 LF 的有效依据（图 1-56~57）。血管免疫母细胞性 T 淋巴瘤在滤泡外 FDC 围绕增生小血管毛发状增生，亦有特征性（图 1-58）。因此，将 CD21 与 Ki67 列入常规 IHC 套餐，对区别良恶性有帮助。

◆结节性淋巴细胞为主型霍奇金淋巴瘤，FDC 网与增生结节同步伴行。

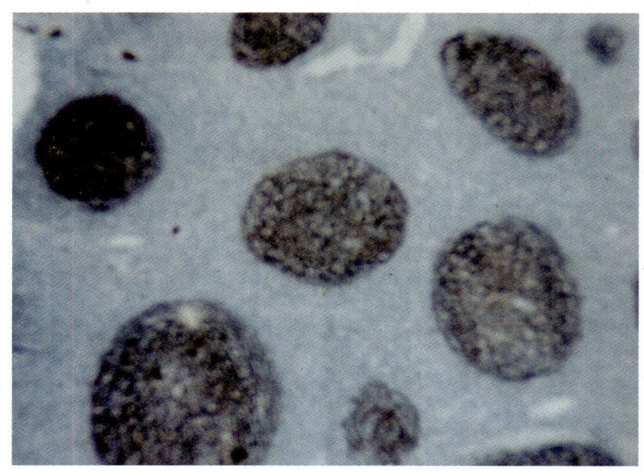

图 1-52 增生淋巴滤泡 CD21 标记滤泡树突细胞网，低倍观

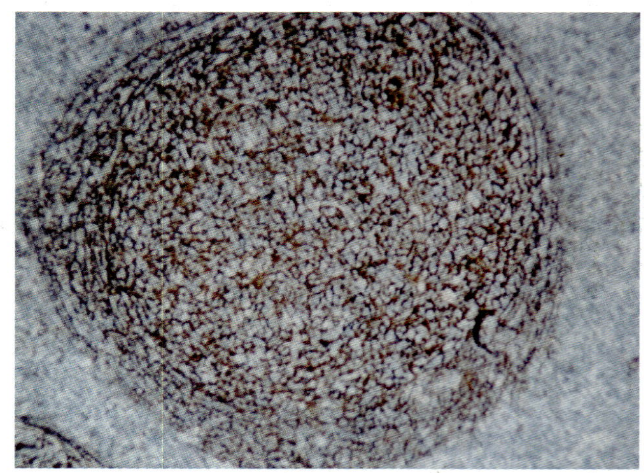

图 1-53 淋巴滤泡生发中心 CD21 标记 FDC 网正常模式

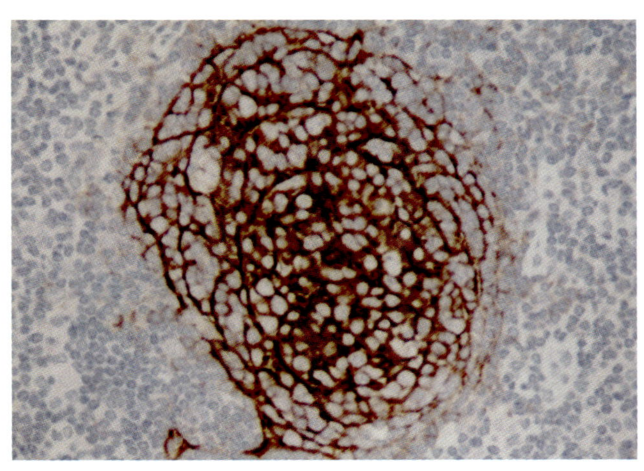

图 1–54 滤泡生发中心 CD21 标记 FDC 网，高倍观

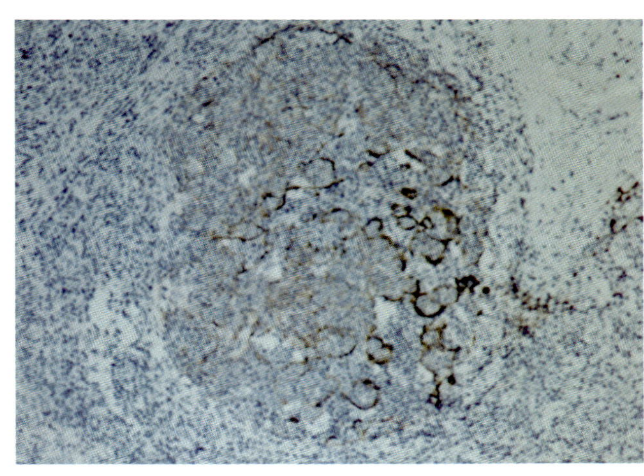

图 1–55 LF FDC 网，在生发中心细胞增生时可以破裂

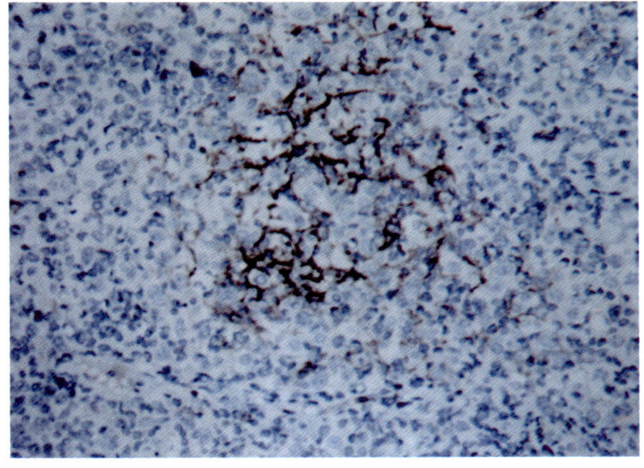

图 1–56 弥漫性大 B 细胞淋巴瘤（DLBCL）– 非 GC 型，瘤细胞侵蚀，FDC 网破裂

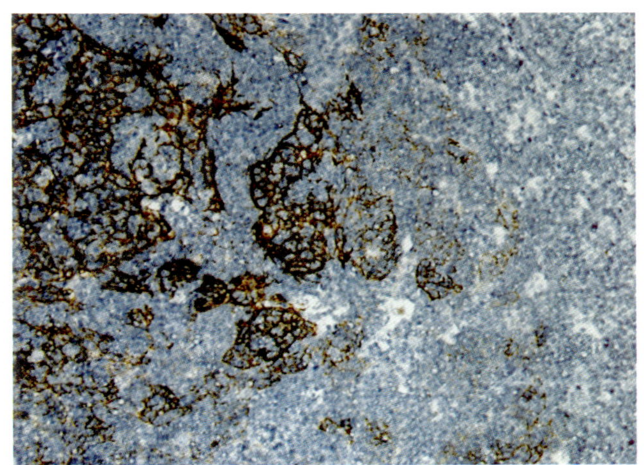

图 1–57 MCL，瘤细胞侵蚀 FDC 网呈破碎状

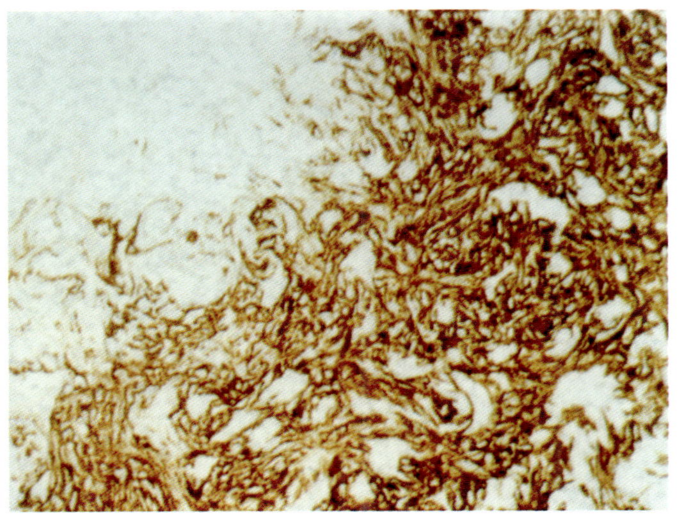

图 1–58 血管免疫母细胞性 T 细胞淋巴瘤，FDC 围绕小血管增生，具有诊断意义

六、病理组织学改变是淋巴瘤诊断的基础

◆病理组织学与细胞学的异型性、侵蚀性和破坏性是淋巴瘤诊断基础和不可缺少的依据，免疫组化抗体套餐只能起辅助作用。

◆目前所用抗体均缺乏 100%特异性，合理的应用可有相对特异性，且由于抗体质量、技术操作、试剂的配伍、组织固定等多种因素的影响免疫组化的表达结果变化很大，降低其应用价值。

◆只有高质量的 HE 切片作为病理诊断依据，以高质量的免疫组化结果有机结合，达到科学的统一，才能发挥免疫组化应有的作用。如果免疫组化结果差，反而容易误导。

◆如果当免疫组化与组织学有矛盾时，最终仍以组织学特点下诊断，而不能组织学服从于免疫组化结果下诊断，特别是良恶性鉴别诊断问题。

◆在确切的组织学改变的基础上，合理运用免疫组化结果，切不可被免疫组化牵着走。

（朱梅刚）

附：非霍奇金淋巴瘤免疫标记抗体异常表达

免疫标记抗体应用于淋巴瘤的病理诊断与分型已成为不可缺少的手段之一。该技术易于掌握普及，应用十分广泛。在应用过程中亦发现许多问题，其中之一是某些 B 细胞淋巴瘤瘤细胞出现 T 细胞标记阳性，相反 T 细胞淋巴瘤瘤细胞出现 B 细胞标记阳性，带来分型诊断的困扰与误导。为此综述文献有关报道，对此提供新的认识。

一、目前文献报道非霍奇金淋巴瘤(NHL)标记抗体异常表达的概况

（1）CD20 阳性的 T-NHL，包括外周非特殊性 T 细胞淋巴瘤、T 淋巴母细胞淋巴瘤（T-LBL）/T 淋巴母细胞白血病/ALL、T 中-小淋巴细胞淋巴瘤。

（2）CD3 阳性的大 B 细胞淋巴瘤，包括弥漫性大 B 细胞淋巴瘤（DLBCL），中心母细胞、免疫母细胞亚型，2 例浆母细胞亚型。其中可由慢性淋巴细胞性白血病/小淋巴细胞淋巴瘤（CLL/SLL）、滤泡性淋巴瘤（FL）、边缘区淋巴瘤（MZL）转化而来的 DLBCL。

（3）低或中级别的 NHL 表达 CD5 阳性，CD43 阳性，如套细胞淋巴瘤（MCL）。

（4）B-NHL 表达 CD2、CD4、CD7、CD8。

（5）CD5 阳性血管内大 B 细胞淋巴瘤，CD5 阳性 DLBCL，CD8 阳性 MCL 和 DLBCL。

以上 NHL 的异常表达病例，可用 T 或 B 细胞淋巴瘤其他同类抗体标记和 IgH 与 TCR 基因重排和流式细胞术检测来确认真正类型。

二、NHL 标记抗体异常表达的机制

目前，对这种异常表达的机制了解不多，文献提到的有下列几种：

（1）肿瘤性转化（transformation）使瘤细胞的遗传物质去抑制。

（2）T 淋巴细胞与 B 淋巴细胞干细胞/祖细胞分化过程的偏离常态。

(3) T 淋巴细胞与 B 淋巴细胞亚群肿瘤性扩展 (expansion)。

CD5 阳性 B 淋巴细胞可见于胎儿和脐血中以及成人脾与外周血中，相当于 B1 (处女型 B 淋巴细胞) 细胞，位于淋巴滤泡套区。因此来源于生发中心前的 CLL/SLL 与 MCL 可表达 CD5。

三、异常表达的实用意义

(1) CD3 阳性/CD20 阳性/CD79a 阳性/PAX5 阳性或 CD3 阳性/CD138 阳性/MUM1 阳性细胞亚群可以出现于外周血、骨髓及他处。因此结合肿瘤细胞的形态对淋巴瘤的诊断有辅助诊断意义，特别是对治疗后残留微小病变的检测有帮助。

(2) 这种异常表达一般不见或少见于正常淋巴组织，故对鉴别良恶性有帮助。

(3) 了解已确定的标记抗体异常表达，可以防止 T 或 B 类型误诊，提供临床正确的治疗依据。

(4) 对异常表达的生物学意义尚不清楚。

四、对异常表达鉴定的具体方法

(1) 加用 T 或 B 多种标记抗体，特别是特异性抗体，如 PAX5，多种同类抗体阳性，可确定其基本类型。

(2) 结合组织学、细胞学形态，评价标记抗体阳性或阴性，切勿将反应性淋巴细胞阳性标记误认为瘤细胞。

(3) 加用 IgH 与 TCR 基因重排与流式细胞术检测最为可靠。

(朱梅刚)

第五节 流式细胞术、细胞遗传学和分子生物学技术在淋巴组织反应性增生和淋巴瘤的鉴别诊断中的应用

一、导论

前面已经阐述了淋巴组织反应性增生和淋巴瘤之间在形态学和免疫组化上的主要差异。本节将重点阐述二者在流式细胞免疫表型、细胞遗传学和分子生物学特征上的差异。总体而言，淋巴细胞反应性增生是一种多克隆的病变，淋巴细胞抗原表达正常。与此相反，淋巴瘤是一种单克隆的病变，常伴随着抗原异常表达。流式细胞术的应用使得大部分淋巴瘤的诊断容易得多。如果做了流式细胞术分析，免疫组化可以选做或者不做。反应性淋巴细胞染色体核型应为正常，而淋巴瘤细胞常常会出现染色体核型数量和结构的异常。同时，淋巴瘤还常伴有相关基因缺失、扩增、易位、突变和重排。有 5%~10%的病例，尽管做了很全面的形态学和免疫表型分析，最后诊断还是很困难。染色体易位和基因重排分析非常有帮助。下面进一步讨论这些技术在淋巴组织反应性增生和淋巴瘤鉴别诊断中的应用。

二、流式细胞术

流式细胞术和免疫组化已经广泛用于淋巴组织病变免疫表型分析。然而，这两种方法在应用上有所不同（表 1-3）。流式细胞术检测需要用新鲜活组织制备单细胞悬液，因此，必须送检新鲜标本，还要保存组织的活力，需要放在组织培养液或生理盐水中送检。而免疫组化检测可用于固定后的组织标本，此类标本却不能用于流式细胞术检测分析。对于一些常用的免疫表型标志，部分抗体只能用于免疫组化检测，如 BCL1、BCL6、PAX5、Ki67、p53 和 ALK 等。部分抗体，如 B 淋巴细胞标记 CD19 和 T 淋巴细胞受体（TCR-αβ、TCR-γδ 和 Vβ），虽不能用于免疫组化检测，却很适合流式细胞术检测分析。B 淋巴细胞表面的免疫球蛋白轻链 κ 和 λ，用流式细胞术很容易检测到，但用免疫组化则一般检测不出。另外，如浆细胞标记 CD138，免疫组化检测阳性率高，但流式细胞术则有可能会有漏检。总之，由于流式细胞术和免疫组化检测所用的抗体，可能是针对同一种抗原的不同表位，有时用流式细胞术无法检出的抗原，用免疫组化则可以检测出。反之亦然。

表 1-3　免疫组化和流式细胞术比较

应用	免疫组化	流式细胞术
适检标本类型	石蜡包埋	新鲜活组织
抗原修复	需要	不需要
同时染色	最多 2 种	最多 8 种以上
报告时间	>12h	<4h
敏感性	低	高
特异性	低	高
定量	难	易

即使免疫组化和流式细胞术使用的是相同的抗体，有时也会因为前者使用固定细胞，后者使用新鲜细胞，而导致两者检测结果出现差异。另外，流式细胞术可同时检测多个参数（以常用四色流式细胞仪为例，可用检测参数为 6 种），包括细胞悬液中每个单细胞的前向散光、侧向散光和不同荧光通道的抗原荧光信号强度。通过适当的设门，流式细胞分析可以针对光散射和抗原表达强度不同的各群细胞分别进行分析和比较。因此，流式细胞术的特异性和敏感性比免疫组化高。

◇ 淋巴细胞增殖的克隆性评估

◆B 淋巴细胞增殖的克隆性评估

正常成熟 B 淋巴细胞会有表面和胞内免疫球蛋白轻链的表达。在多克隆 B 淋巴细胞群中，κ 与 λ 轻链的比值通常在 1∶2 至 3∶1 的范围内变动。单克隆 B 淋巴细胞群则只有 κ 或 λ 轻链表达（阳性）。因此，免疫球蛋白轻链的限制性表达可以作为判断 B 淋巴细胞单克隆增生的一个很好的标志。如果一个单克隆 B 淋巴细胞亚群混在多克隆 B 淋巴细胞中，评估 B 淋巴细胞总体的 κ 与 λ 轻链比值常无法检测出含量较少的单克隆 B 淋巴细胞亚群。但是，单克隆 B 淋巴细胞与多克隆 B 淋巴细胞在散光特性和抗原表达模式等方面都可能有明显的差异，因此，利用这些差异，通过精心设门可以在多克隆的 B 淋巴细胞中找出这些含量非常少的单克隆 B 淋巴细胞。对表型异常 B 淋巴细胞单独进行 κ/λ 分析可以进一步确认它们是否为单克隆。当成熟 B 淋巴细胞表面免疫球蛋白轻链检测为阴性时，应高度怀疑 B 细胞淋巴瘤。因为正常成熟 B 淋巴细胞（除生发中心 B 淋巴细胞外）几乎都有表面轻链表达。

◆导致成熟 B 细胞淋巴瘤轻链表达缺乏的常见原因

（1）最常见的是淋巴瘤细胞产生的免疫球蛋白轻链发生表位变化，使得所用的单克隆检测抗体不能识别变化后的抗原，出现假阴性。此种情况，建议采用几种不同克隆号的单克隆抗体或多克隆抗免疫球蛋白轻链抗体进行检测。

（2）淋巴瘤细胞的细胞内输送系统障碍使细胞质中产生的免疫球蛋白轻链不能转运到细胞表面，此时只有细胞质内的轻链可以被检测到。

（3）由于基因转录、翻译缺陷或甚至于基因缺失，导致淋巴瘤细胞不能产生免疫球蛋白轻链。此时在淋巴细胞表面和胞质都无法检测到免疫球蛋白轻链表达。需要注意的是，如果 B 淋巴细胞的表面和胞质都无法检测到免疫球蛋白轻链，应该进一步分析是否为淋巴母细胞。如在淋巴结或软组织发现淋巴母细胞，则可诊断为淋巴母细胞淋巴瘤。另外，正常浆细胞常常表现为细胞表面轻链阴性，而胞质轻链阳性。有时浆细胞瘤胞质免疫球蛋白轻链也可不表达。

◆T 淋巴细胞增殖的克隆评估

TCR-Vβ 片段的限制性表达可以作为 TCR-αβ 阳性 T 淋巴细胞的克隆性标志。现有的流式细胞术 TCR-Vβ 分析，应用 24 种不同的抗 TCR-Vβ 单抗（覆盖 70%的 TCR-Vβ 片段）来检测 T 淋巴细胞克隆性（图 1-64）。当单个 TCR-Vβ 片段表达强度大大高于正常值或上述 24 种单抗的检测结果总覆盖率大大小于正常值，则提示 T 淋巴细胞有单克隆增殖。商业化的试剂盒中会提供 CD3 阳性细胞每个 TCR-Vβ 片段的正常值（包括均值、标准差、最小值和最大值）及所有 24 个单抗对 CD3 阳性 T 淋巴细胞的总覆盖率。相比 PCR 检测 T 淋巴细胞的克隆性，流式细胞术 TCR-Vβ 分析的主要优势是及时和有定量性。一旦单克隆 T 淋巴细胞被检出确认后，可以很容易地针对特定的 Vβ 克隆细胞群进行定量监测，有助于以后跟踪治疗效果。目前，流式细胞术无法判断 TCR-γδ 阳性 T 淋巴细胞的克隆性，因为此类 T 淋巴细胞上不表达 TCR-Vβ。

◆自然杀伤细胞增殖的克隆性评估

自然杀伤细胞（NK 细胞）有多个亚群，并伴有相应的 KIR 同种异型体（CD158a、CD158b 和 CD158e）的表达。限制性地表达单个 KIR 同种异型体或者同时丧失 CD158a、CD158b 和 CD158e 3 个 KIR 同种异型体，都提示 NK 细胞为克隆性增殖。KIR 同种异型体表达分析在 NK 细胞增多症和 NK 细胞型大颗粒淋巴细胞白血病的鉴别诊断中具有重要意义。

◆克隆性淋巴细胞增殖的诊断意义

如果有大量的单克隆淋巴细胞增生，几乎都是淋巴瘤。如果只检出少量的单克隆细胞，则其临床意义解释需要慎重对待，不能轻易下结论。如果病人有淋巴瘤病史，如果检出与初诊时免疫表型相同或类似的单克隆细胞，尽管量少，常为淋巴瘤治疗后的疾病残留或复发早期。如果是初诊，发现少量单克隆细胞群的鉴别诊断常包括早期淋巴瘤、淋巴瘤局部侵润和反应性淋巴组织增生。此时，流式细胞术检测结果的解释需要紧密结合相关的形态学、其他实验室检查结果和临床表现，并综合分析判断。

抗原表达异常

淋巴瘤细胞常伴有异常的抗原表达。其中包括：①抗原丢失；②获得新抗原；③抗原表达强度改变；④抗原表达不同步；⑤系列抗原交叉表达。例如，T 细胞淋巴瘤/白血病常有明显的抗原表达缺失，如 CD2、CD3、CD5、CD7 和 CD26；而在正常反应性 T 淋巴细胞中，这些抗原常无明显缺失或只有少量缺失（单一的 CD7 表达缺失可见于小部分正常 T 淋巴细胞）。又如，正常成熟的 B 淋巴细胞应表达 CD19、CD20、CD22 和膜表面免疫球蛋白轻链（κ 和 λ）。泛 B 淋巴细胞抗原表达缺失常提示为 B 细胞淋巴瘤。正常的 B 淋巴细胞常不表达 CD43 和 CD25。反应性生发中心来源的 B 淋巴细胞不表达 BCL2。淋巴结中的成熟 B 淋巴细胞如果有明显的 CD43 或 CD25 表达，或同时表达 BCL2 和 CD10，则提示为 B 细胞淋巴瘤。正常淋巴结中部分 B 淋巴细胞亚群，即 B-1 细胞，会表达 CD5，常与自身免疫相关。在自身免疫病变中，B-1 细胞会增加。另外，CD5 和 CD43 可正常表达于部分骨髓来源的 B 淋巴祖细胞（hematogones）。正常的 T 淋巴细胞通常不表达 CD10。在反应性淋巴结中，生发中心 T 淋巴细胞可表达 CD10，可占细胞总数 1%~6%，在总 T 淋巴细胞之中其比例通常<14%。如果有相当数量 T 细胞上表达 CD10，应排除 T 淋巴母细胞淋巴瘤和血管免疫母细胞 T 细胞淋巴瘤。

当淋巴瘤可表现为抗原表达强度增加和减低时，在流式细胞数据分析的二维分布图上，常形成与正常细胞迥异的细胞群，从而可以对其单独做轻链或 Vβ 表达的克隆性分析，并可与其他淋巴细胞进行对比。抗原表达不同步，即指抗原表达成熟过程未遵循正常的细胞成熟发育顺序。抗原表达不同步在胸腺瘤、胸腺增生与 T 淋巴母细胞淋巴瘤的鉴别诊断中具有非常重要的意义，尤其在纵隔肿物的针穿刺取样的鉴别诊断时。以上两者都可表达 CD1a 和 TdT。胸腺瘤和胸腺增生组织中的 T 淋巴细胞成熟过程正常，而在 T 淋巴母细胞淋巴瘤中则表现为成熟停滞。成熟淋巴细胞的 CD45 表达一般非常强，如果淋巴细胞上 CD45 的表达明显减低，则提示为淋巴母细胞淋巴瘤。细胞系列抗原交叉表达（lineage infidelity）指细胞系列特异性或相关抗原跨越细胞系列表达。例如，髓系相关抗原 CD13、CD15 或 CD33 可表达在间变性大细胞淋巴瘤或淋巴母细胞淋巴瘤上。

淋巴细胞亚群相对比例的改变

反应性增生的淋巴组织中，通常 T 淋巴细胞比 B 淋巴细胞多。如果 B 淋巴细胞多于 T 淋巴细胞，必须排除 B 细胞淋巴瘤。小量的 CD5 阳性或 CD10 阳性的淋巴细胞群，可能为反应性也可能是肿瘤性。但是，如果发现大群 CD5 阳性或 CD10 阳性的淋巴细胞，则应高度怀疑为 B 细胞淋巴瘤。T 淋巴细胞中 CD4 阳性亚群和 CD8 阳性亚群的相对比例在正常健康成人中平均为 1.5∶1（95%范围为 0.7∶1 到 2.6∶1）。正常情况下 CD4 和 CD8 双阳性的 T 淋巴细胞和 CD4 和 CD8 双阴性的 T 淋巴细胞所在 T 淋巴细胞中占比例很少。淋巴组织反应性增生时，也可见 T 淋巴细胞亚群相对比例有明显改变。外周 T 细胞淋巴肿瘤通常来源于单一 T 淋巴细胞亚群（CD4 阳性、CD8 阳性、CD4 和 CD8 双阳性或 CD4 和 CD8 双阴性）。T 淋巴细胞亚群扩增最多的往往是淋巴肿瘤细胞。比例相对较少的 T 细胞亚群往往是非肿瘤性质的正常 T 淋巴细胞（有时可能刚好相反）。它们可以作为抗原表达的内部质控，对异常 T 淋巴细胞亚群的临床意义判定要十分慎重。艾滋病患者的淋巴结 CD4 与 CD8 比值可能很低。经典霍奇金淋巴瘤中 CD4 与 CD8 比值常明显升高，同时细胞甩片可以见到 RS 细胞和炎症细胞。而在结节性淋巴细胞为主型霍奇金淋巴瘤的组织中，CD4 与 CD8 比值常升高，并伴 CD57 阳性 T 淋巴细胞升高，细胞甩片可以见到 L&H 细胞，但炎症细胞较少。如果表现为双阴性的 T 淋巴细胞明显增加，则需要进一步检测 TCR-αβ 和 TCR-γδ 的表达情况，排除 γδ T 细胞淋巴瘤和自身免疫性淋巴增殖性疾病。

光散射信号强度变化

淋巴细胞反应性增生时，往往细胞大小不一致。小淋巴细胞的前向散射光弱。低度恶性淋巴瘤往往以小细胞为主。如果有很多前向散射光强的细胞，提示为以大淋巴细胞为主，则怀疑为恶性度较高的淋巴瘤。如果形态学表现为以大淋巴细胞为主，则高度怀疑为高度恶性淋巴瘤。然而，由于大细胞常较脆弱，在流式细胞检测的处理过程中易成碎片，流式细胞检测结果常表现为只见少量大细胞，有时甚至无大细胞。因此，有时对细胞碎片的免疫表型进行分析也很有意义，大淋巴细胞破碎后的碎片通常仍保留其特殊的免疫表型。淋巴细胞的侧向散射光一般相对较低。侧向散射光的增加常见于毛细胞白血病和大细胞淋巴瘤。细胞活力减低时，侧向散射光常会增加。

流式检测的局限性

对于小活检标本或细针穿刺标本，由于标本量有限，常无法进行形态学结构和免疫组化评估，因此，此类标本的淋巴瘤诊断非常困难。此时，流式细胞术非常有用。尽管细胞数量有限，亦可以选做几个抗体组合，至少可以选做一管，包括 κ 轻链、λ 轻链、CD20、CD45 等抗体。它可提供诸多重要信息：①B 淋巴细胞是否是单克隆；②是否有异常大细胞（FS 参数大）存在；③T 淋巴细胞和 B 淋巴细胞、CD45 阳性与 CD45 阴性细胞的相对比例等。当细胞数量有限时，抗体组合的选取要尽可能根据病人的临床表现和已知的细胞形态学特征有针对性进行。

流式细胞术检测结果为阴性，不能排除淋巴瘤，尤其是霍奇金淋巴瘤、富于 T 淋巴细胞/组织细胞的大 B 细胞淋巴瘤、淋巴瘤样肉芽肿、一些外周 T 细胞淋巴瘤以及偶尔一些高度恶性淋巴瘤。引起流式细胞术检测结果假阴性常见的原因有：①取样不具有代表性；②样品处理过程中的细胞丢失；③肿瘤细胞本身相对含量较少及部分淋巴瘤细胞无明显的免疫表型异常改变。

结合细胞形态

细胞印片应该在组织被解散之前进行，当组织标本解散后制成的单细胞悬液，可用一部分制成细胞甩片（cytospin）。血液病理医生应该对送检的每个标本进行细胞印片和细胞甩片的阅片评估，进而指导抗体组合的选择和帮助判断流式细胞术检测标本的质量和标本处理染色过程的质量。

流式检测后剩余细胞的保存

流式细胞术检测后剩余的细胞亦非常有价值，可以进一步用于细胞遗传学和分子生物学研究。单细胞悬液置于 4~10℃组织培养液中，细胞活力能够保持 1 周左右。同时培养液中加入 10%二甲基亚砜（DMSO）和 10%血清，置于−70℃冰箱，细胞活力能够保持数年；置于液氮环境，细胞活力能够永久保持。

结果分析举例

淋巴瘤及白血病流式细胞检测数据的解释比较复杂。这里列举一些经典模式：①淋巴结淋巴组织反应性增生病例（图 1−59~61）。多克隆生发中心细胞和非生发中心 B 淋巴细胞都显示在图 1−59。正常的反应性 T 淋巴细胞显示在图 1−60。BCL2 的表达模式显示在图 1−61。②滤泡性淋巴瘤病例（图 1−62）。③ T细胞淋巴瘤病例（图 1−63~64）。

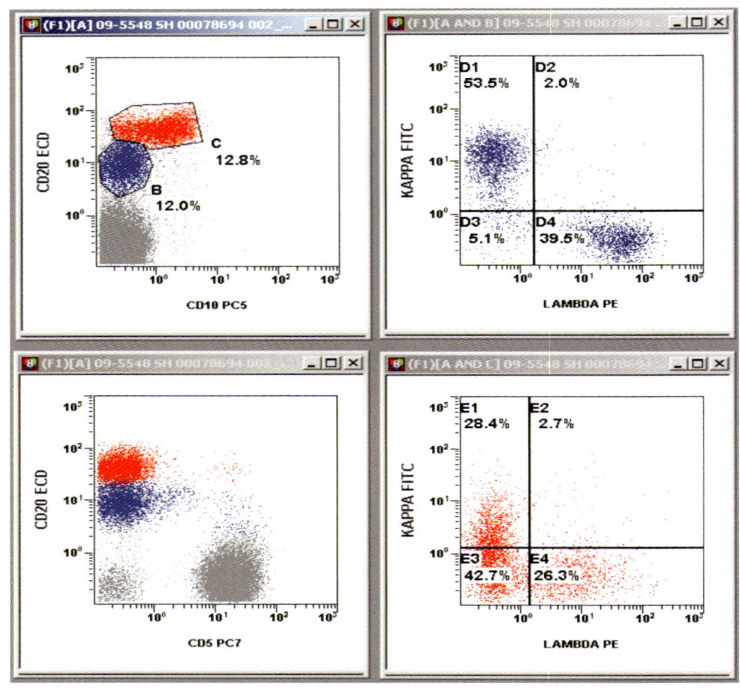

图 1–59 淋巴结淋巴组织反应性增生的B淋巴细胞流式细胞分析举例。基于CD10及CD20的表达B淋巴细胞可分为两个亚群：CD10（+）、CD20强（+）的生发中心B淋巴细胞（红色）；CD10（–）、CD20（+）的非生发中心B淋巴细胞（套细胞和边缘区B淋巴细胞，蓝色）；两个B淋巴细胞亚群都是多克隆，但生发中心B淋巴细胞的轻链表达少很多；CD5（+）、CD20（–）的细胞为T淋巴细胞（灰色）

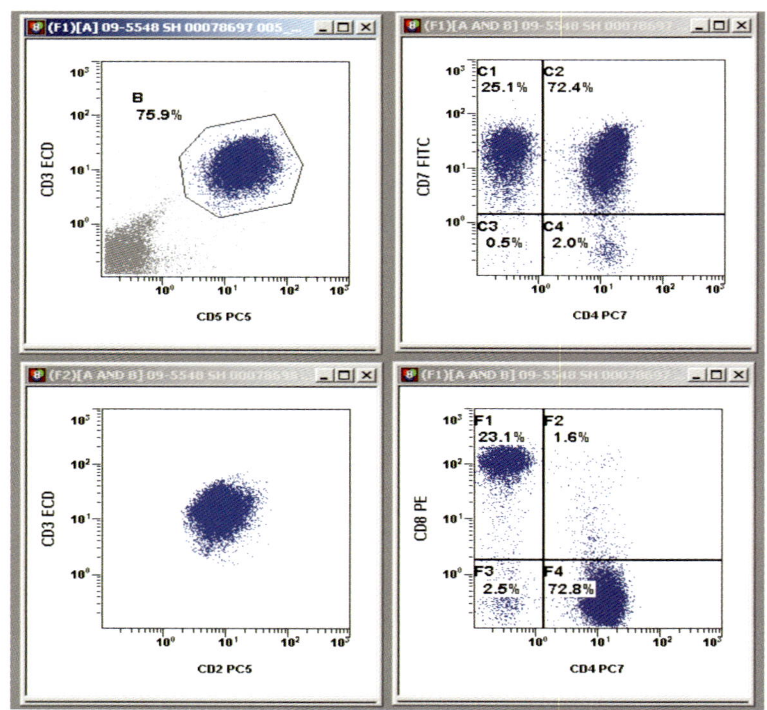

图 1–60 淋巴结淋巴组织反应性增生的T淋巴细胞流式细胞分析举例。多数T淋巴细胞（蓝色）为CD4单（+）或CD8单（+），只有极少数T淋巴细胞为CD4和CD8双（+）或CD4和CD8双（–）；T淋巴细胞的CD3、CD4、CD5、CD7和CD8的表达正常

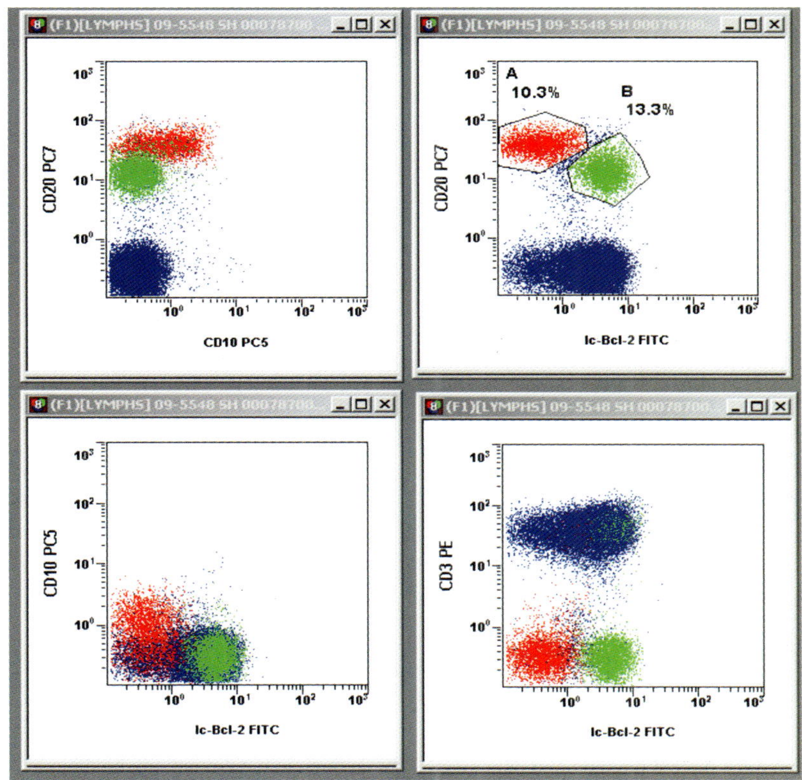

图 1-61 淋巴结淋巴组织反应性增生 BCL2 表达流式细胞分析举例。生发中心 B淋巴细胞（红色），非生发中心 B淋巴细胞（绿色），T淋巴细胞（蓝色）；生发中心 B淋巴细胞不表达胞内 BCL2（-）；非生发中心 B淋巴细胞和 T淋巴细胞表达 BCL2（+）

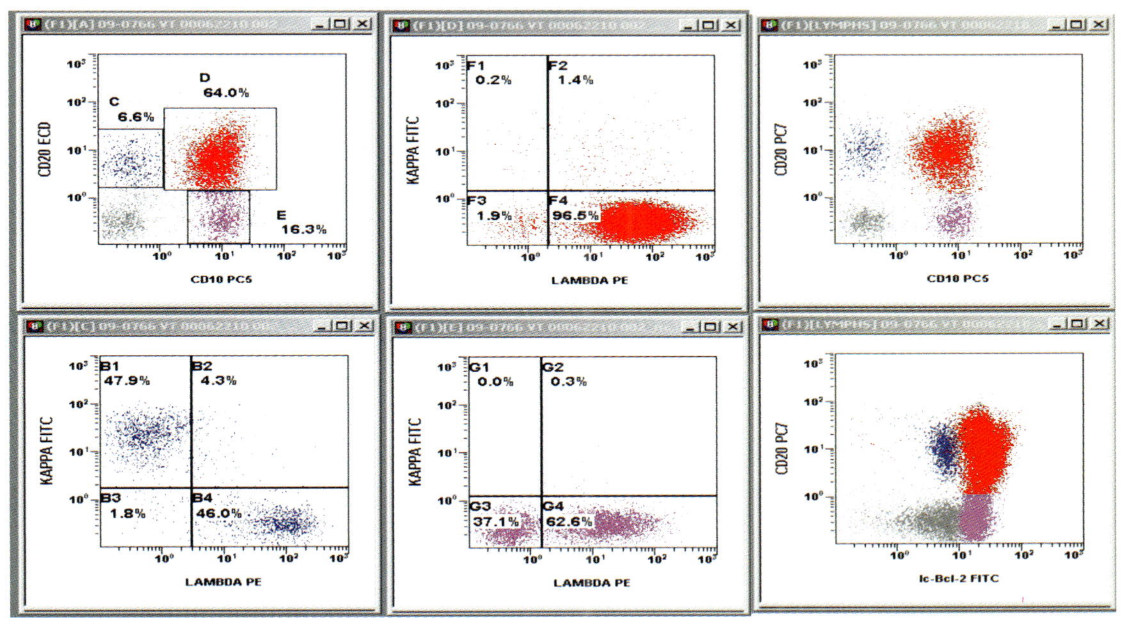

图 1-62 滤泡性淋巴瘤轻链表达流式细胞分析举例。CD10（-）B淋巴细胞（蓝色）显示多克隆性轻链表达；CD10（+）的 B淋巴细胞（红色或粉红色）显示 λ 轻链限制性（单克隆）表达和 BCL2（+）；少数 CD10（+）的 B淋巴细胞亚群显示有 CD20 丢失

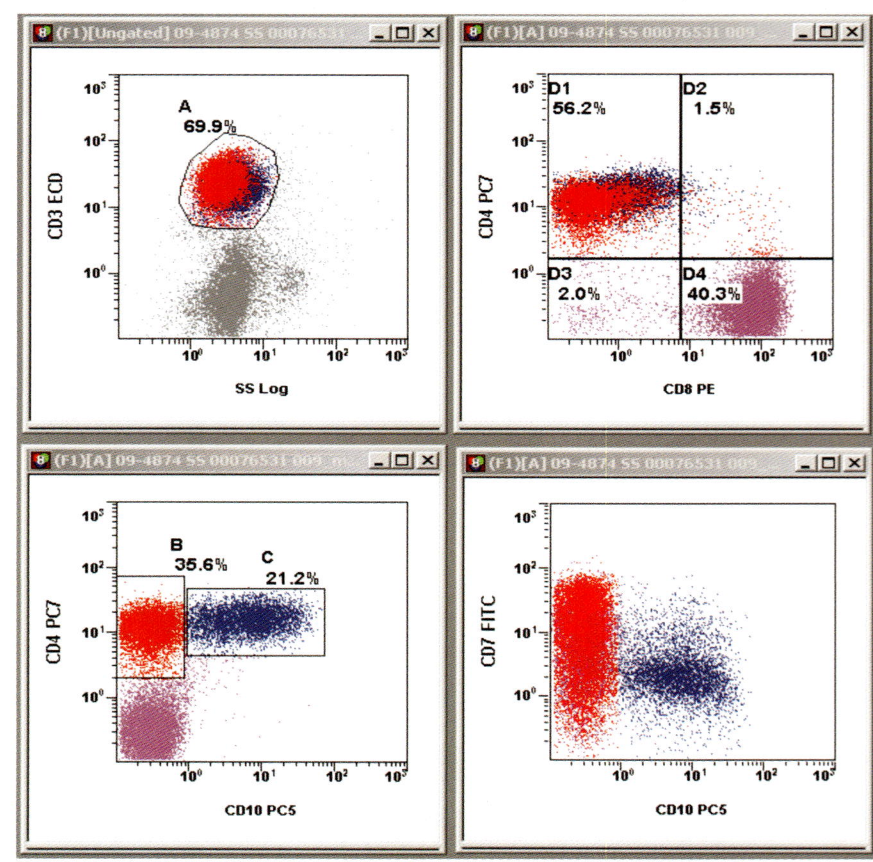

图 1-63　T 细胞淋巴瘤抗原表达异常的流式细胞分析举例。淋巴瘤细胞（蓝色）表达 CD3、CD4 和 CD10，CD7 表达降低；正常反应性 T淋巴细胞［红色为 CD4（+），粉红色为 CD8（+）］的 CD7 表达正常

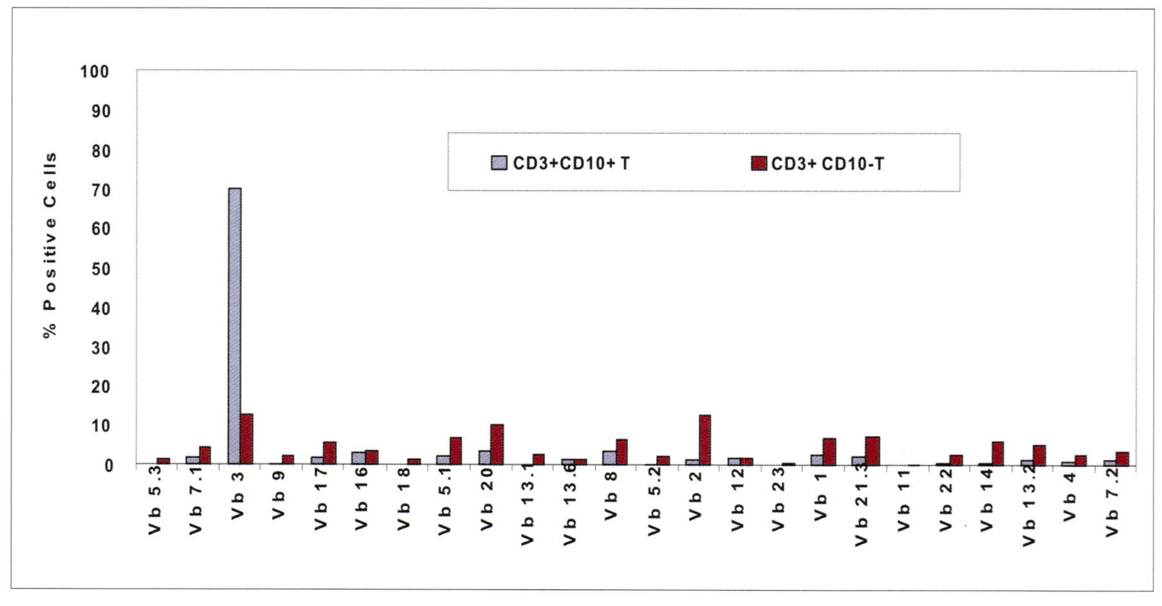

图 1-64　T 淋巴细胞受体 TCR-Vβ 的流式细胞分析举例。CD10（+）T 淋巴细胞（血管免疫母细胞 T 细胞淋巴瘤细胞）有限制性地表达 Vβ3（单克隆）。与此相反，CD10（-）T 淋巴细胞（正常 T淋巴细胞）没有限制性地表达 Vβ(多克隆)

三、细胞遗传学技术

在淋巴瘤的鉴别诊断中，通常不需要做染色体核型分析。这主要是因为其必须在细胞分裂时进行。而大多数成熟淋巴瘤细胞都处于细胞分裂间期，在目前常规的实验室细胞培养条件下，很难获取分裂相细胞，容易出现假阴性。免疫荧光杂交（FISH）则不需要进行细胞培养获取分裂相细胞，可以对处于细胞分裂间期的淋巴瘤细胞进行分析，在诊断实践中得到较为广泛的应用。

染色体核型分析

应用中期分裂相的非特异性显带技术，可以检测肿瘤细胞染色体数目和大的结构畸变。此技术要求送检新鲜活细胞，以便能进行细胞培养和细胞增殖。为了最大限度减少细胞活力的丢失，收到样本后必须尽快进行处理。在骨髓疑诊为造血系统恶性肿瘤时，要求常规进行染色体核型分析。对于淋巴结活检组织样本，目前并没有足够证据支持常规进行核型分析。如果新鲜组织的量足够，可以取部分病灶组织放在组织培养液中保存 1 天。如果流式细胞术和形态学检测结果提示染色体核型分析对疾病诊断和预后判断有显著意义，可以进一步处理这些暂存的组织，作染色体核型分析。否则，可以将其存入组织贮存库中以备其他研究用，特别是以后可能进行的分子检测。

如果发现有染色体结构或数目畸变，基本可以排除淋巴细胞反应性增生，除非患者本身有体质性的细胞遗传学畸变。另外，染色体核型分析结果可能为淋巴瘤患者的疾病进展或转化判断提供一些证据。由于需要进行细胞培养和分析，一般染色体核型结果报告至少需要 1 周的时间，同时其检测敏感性也相对较低（5%~10%），在实际临床应用中，染色体核型分析在淋巴瘤和淋巴反应性组织增生鉴别诊断中的作用非常有限。

荧光原位杂交（FISH）

◆FISH 检测的样本

可用于 FISH 检测的样本包括新鲜组织、培养细胞、福尔马林固定石蜡包埋组织及其切片、细胞悬液、细胞涂片、组织印片和细胞甩片。组织样本的福尔马林固定最好少于 48h。而对于含有骨质的组织样本，由于需要应用脱钙剂，最好使用乙二胺四乙酸（EDTA）。酸性脱钙虽然比 EDTA 螯合的脱钙速度快，但是其可能会导致 DNA 水解。应用 5%的蚁酸进行限制性的酸性脱钙（<24h），亦能充分保证 DNA 的完整性，供 FISH 检测用。

◆FISH 探针

FISH 探针主要是从酵母或细菌人工构建染色体克隆来源的小片段 DNA，通过选择具有特定核苷酸序列的 DNA 片段来设计好的探针可与染色体上的特定区域或片段杂交。FISH 探针主要有 3 种：

（1）第一种用于染色体或基因的计数。探针与染色体近着丝粒区域重复 DNA 序列杂交，主要用于鉴定染色体和染色体计数。着丝粒的丢失一般来说意味着整条染色体的丢失。用于基因计数的探针则选择可与特定基因杂交的核苷酸序列做探针。

（2）第二种探针为位点特异性探针，用于检测是否有特定基因的平衡易位。杂交后在正常染色体对上产生两个荧光信号，分别代表来自两个同源姐妹染色单体的两个相应位点。为了检测染色体平衡易位，探针往往设计为双色单融合探针或双色双融合探针。双色单融合探针常用于检测携带某一特定染色体易位细胞比例高的样本。探针杂交位点分别位于两个基因断裂点的其中一侧。一个探针略微跨越一个断裂点，另一个探针则杂交到另一个断裂点的旁侧，形成融合信号。其正常信号为二红、二绿，其融合信号为一红、一绿、一黄（红色荧光和绿色荧光融合后呈现黄色）。双色双融合探针的杂交位点分别覆盖不同染色体上两个基因断裂点的两端。在对称平衡易位时，两个融合探针互相交叉产生两个融合信号。其正常信号为二红、二绿，其融合信号为一红、一绿、二黄。在非对称易位或有继发变异时其融合信号会减少。双色双融合探针大大减少了假阳性信号的出现，这类探针在检测携带单纯平衡易位细胞，当其在所有细胞中相对比例较低时，意义很大。

(3) 第三种探针为分离探针。其中双色分离探针可以用于已知断裂位点的多重易位检测。其特点是两种不同颜色的探针杂交到一个断裂点的两端。在没有基因分裂发生时，一个正常细胞会有两个融合的红-绿信号（呈黄色）。有基因分裂发生时，其中一个融合的红、绿信号分离（黄色消失）出现一红、一绿的基因分裂信号，加上另一个未分裂的融合信号（黄色）则表示发生易位，即无基因分裂时为二黄，有基因分裂时为一红、一绿、一黄。分离探针结果解释要较融合探针相对容易。

◆FISH 检测的特点

FISH 是使用荧光标记的 DNA 探针来检测完整细胞的细胞遗传学畸变的分子工具。相对于细胞核型分析，FISH 可检测到的基因缺陷可以是小于几百万碱基的 DNA 片段，还可以是在染色体的任何部位，所以其灵敏度比细胞核型分析要高。因为可以利用中性福尔马林固定的组织石蜡块来做，为组织病理带来很大的方便。根据临床病史、形态学和免疫学检测结果，病理医生可以申请单个探针或探针组合进行遗传学检测。如果检测时应用的是同一个组织块，则 FISH 检测结果与形态学的相关性会非常好。FISH 和流式细胞术结果一般会报告异常细胞数比例，两者之间亦可以进行相关分析。FISH 结果报告一般在 24~48h 内完成，因此其检测结果信息可以及时整合到病理报告中。

◆FISH 检测的注意事项

当 FISH 检测出的异常细胞比例较低时，对结果的解释要慎重，因可能是假阳性结果，特别是在用组织块做 FISH 可能出现信号丢失。假单融合信号可能来自随机的信号重叠，比率可高达 15%。由于在细胞间期染色质位点之间的距离会拉得很长，或由于探针设计的原因，分离探针中本应衔接紧密的两个信号会轻微分离。当两个信号间距为信号直径的 2~3 倍时，有可能会出现人为判断的误差（假分离信号）。

背景临界值即指用至少 20 个正常样本中观察到的阳性信号平均值加/减 3 倍标准偏差值。每个使用的探针都要建立其临界值。血液病理医生需要与细胞遗传实验室保持紧密地沟通，确保检测质量达到临床要求。同时，对形态学、流式细胞术检测结果与 FISH 结果进行相关分析，评估 FISH 阳性信号细胞与异常淋巴细胞亚群结果是否匹配。例如，当应用石蜡包埋组织或流式细胞术检测后剩余细胞进行间期 FISH 检测时，评价 t（14；18）阳性细胞的百分比与滤泡中心 B 淋巴细胞或单克隆 B 淋巴细胞百分比是否匹配。但是，异常细胞比例不匹配也可能是由于标本取样原因造成的。送检细胞遗传学检测的样本并不总是和送检流式细胞术或形态学检测的样本一样。

FISH 检测染色体核型异位常用于非典型性淋巴滤泡增殖与滤泡性淋巴瘤的鉴别诊断。75%~90%的滤泡性淋巴瘤具有 t（14；18）（图 1-65）。虽然没有 t（14；18）不能完全排除滤泡性淋巴瘤，但是有 t(14；18) 则不支持反应性淋巴滤泡增生。反应性套细胞增生和套细胞淋巴瘤的鉴别诊断有时十分困难。Cyclin D1 的免疫组化并不总是可靠，当形态学特征高度怀疑为套细胞淋巴瘤，免疫组化未检出 Cyclin D1，应该考虑做 FISH 检测。检测出 t（11；14）阳性可排除反应性套细胞增生。值得注意的是，不能单独靠 FISH 检测到 t（11；14）阳性来确诊套细胞淋巴瘤，因为在骨髓瘤的淋巴浆细胞样变异型中亦也可出现 t（11；14）阳性。当评估是否为淋巴瘤复发时，检测淋巴瘤初诊有的染色体异常是否重现具有非常重要的鉴别诊断意义。

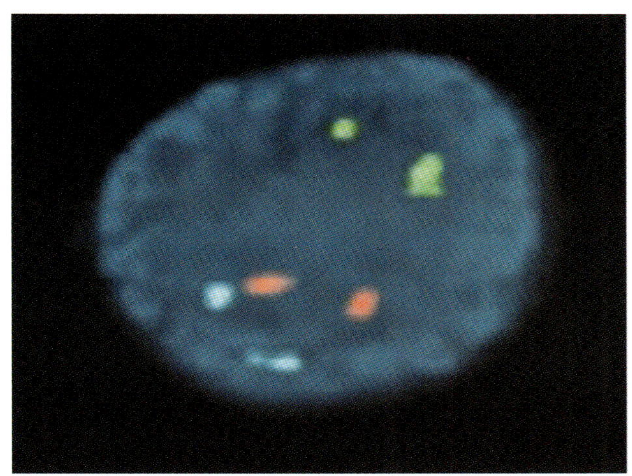
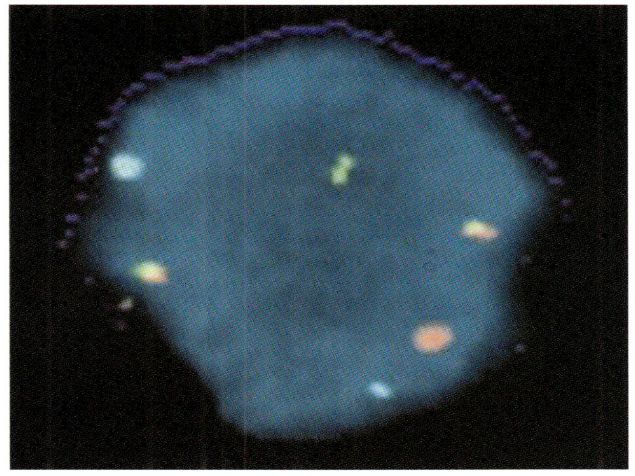

图 1–65 FISH 检测 t（14；18）举例。荧光探针：BCL2 基因（红色），重链（绿色）和 18 号染色体着丝粒（水蓝）。阴性细胞（A）有 3 个不同颜色的信号；阳性细胞（B）有 2 个黄色的融合（BCL2/IgH）信号；黄色信号是由红色（BCL2 基因）和绿色（IgH 基因）信号合并的结果

四、分子生物学技术

◆ 免疫球蛋白重链（IgH）、轻链和 T 淋巴细胞受体（TCR）基因重排

每个 B 淋巴细胞独特的 V、D、J 区的 DNA 重排形成了免疫球蛋白重链和轻链区的多样结构区域（抗体结合区域）。轻链重排发生于重链基因成功重排之后，λ 轻链基因只在所有 κ 等位基因重排失败时才会发生重排。基因重排大约可产生 10^{14} 种不同的多样结构区域（抗体多样性的原因）。重排后 IgH、IgK 或 IgL 基因序列在来自同一克隆的 B 淋巴细胞群，即使在大量增殖后仍保持不变。因此若一群 B 淋巴细胞的 IgH、IgK 或 IgL 的重排一致，这些 B 淋巴细胞一定来自同一克隆（单克隆）。TCR 基因重排机制与 IgH 基因重排非常相似，TCR 基因按 TCRδ、TCRγ、TCRβ 和 TCRα 的顺序发生 V、D、J 或 V、J 区的重排。绝大多数的循环 T 淋巴细胞表达 TCRα/β，但有 TCRγ 和 TCRδ 的基因重排。极少数的 T 淋巴细胞表达 TCRγ/δ，没有 TCRβ 和 TCRα 的重排。NK 细胞没有 TCR 基因重排。

◆ 聚合酶链反应（PCR）检测

PCR 是一种检测特异基因的高敏感性的分子生物学技术，通过短而特异的寡核苷酸引物 dNTPs 和热稳定的 DNA 聚合酶可使从组织中提取基因组 DNA 的靶基因片段扩增到 $>10^{8}$ 倍。仅需从全血、冰冻组织或固定组织中提取的纳克（ng）级的完整的或部分降解的基因组 DNA（或 RNA）作为模板便可完成 PCR 扩增。对于小活检组织或针穿组织的检测而言，PCR 扩增非常有用。如果去除待检组织中的非肿瘤组织，检测的灵敏度可进一步提高。PCR 整个流程可在数小时内完成。PCR 扩增在淋巴瘤鉴别诊断中的应用主要是借助它的高灵敏度做定性分析。一般不能定量，除非采用 real-time PCR。因为不是定量，结果的判断和解释应注意避免使用容易产生误导的量化用语。

在反应性淋巴细胞增生和淋巴瘤的鉴别诊断中，常用 PCR 方法来确定是否有 T 淋巴细胞或 B 淋巴细胞的单克隆性基因重排。PCR 产物可通过琼脂糖凝胶电泳 EB 染色后于紫外光下观察，根据条带大小进行定性（图 1–66）。多克隆淋巴细胞群（反应性淋巴结）IgH 或 TCR 基因产物用凝胶电泳显示将会出现较弱

的含无数条异质性（不同大小的）的DNA片段的弥散（smear）条带。单克隆淋巴细胞群的IgH或TCR基因产物来自单一的V、D、J区重排，凝胶电泳会呈现一条清晰的条带。临床样本中的单克隆细胞群通常混有多克隆细胞，凝胶电泳上呈现的单克隆条带经常会伴随多克隆基因产物背景的弥散条带。

另外，PCR产物也可通过基因扫描仪分析（图1-67），但PCR扩增需要使用荧光标记的引物。荧光标记的单链（变性）PCR扩增产物大小可用变性测序胶或毛细管测序聚合物聚丙烯酰胺分离，然后用自动化测序设备通过激光扫描来得到PCR产物大小分布图。多峰高斯（Gaussian）分布的结果提示多个不同的多克隆淋巴细胞PCR产物；单一高峰结果提示单克隆淋巴细胞PCR产物。基因扫描需要的设备虽然昂贵，但快速、敏感，而且简单。

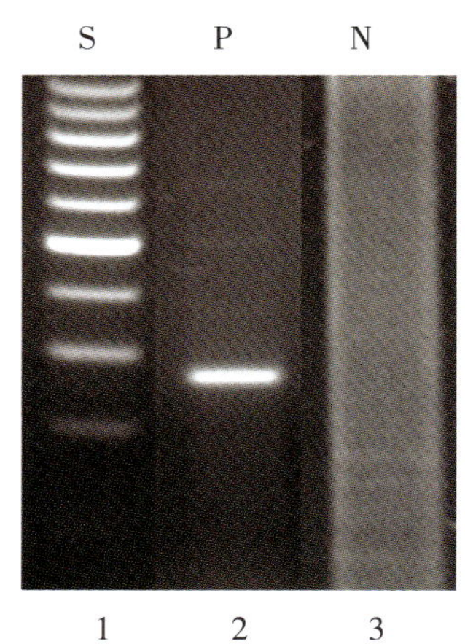

图1-66 用2%琼脂糖/栓塞凝胶显示PCR扩增的免疫球蛋白重链基因重排产物（B淋巴细胞克隆性检测）。泳道1（S）所示为标准碱基对的DNA阶梯（100~1 000kb）；泳道2（P）所示为单克隆B淋巴细胞样品；泳道3（N）所示为多克隆B淋巴细胞样品

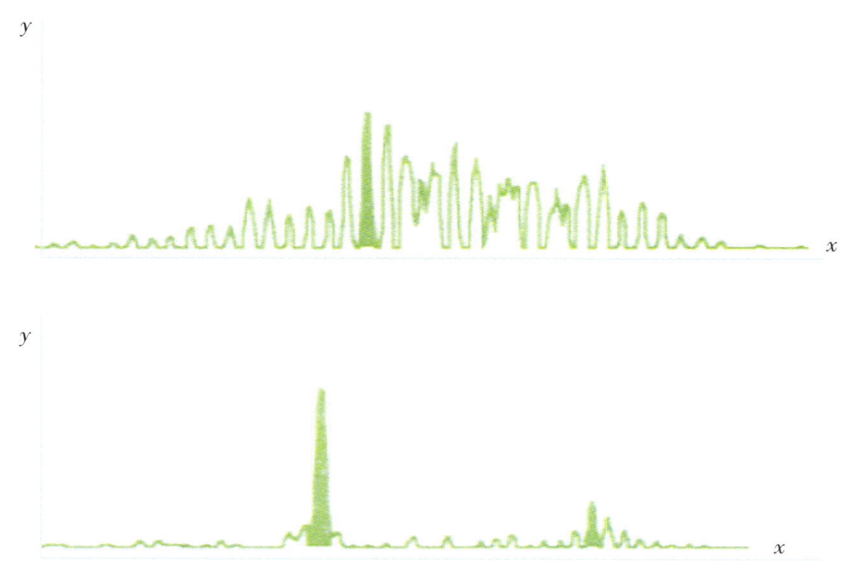

图1-67 用基因扫描仪（ABI 310）显示PCR扩增的免疫球蛋白重链基因重排产物B淋巴细胞克隆性检测。上图显示多克隆B淋巴细胞免疫球蛋白重链基因的扩增；下图显示的单克隆B淋巴细胞免疫球蛋白重链基因的扩增。y轴代表了DNA扩增产物（荧光强度）；x轴代表了DNA片段大小（碱基对）

B淋巴细胞克隆性重排分析

上游特异PCR引物为V_H（Ⅰ、Ⅱ或Ⅲ框架区）区的保守序列，反向引物为位于J_H区的保守序列。依据引物的不同，针对克隆性B淋巴细胞基因重排扩增的片段大小在70~380bp之间，欧洲的BIOMED2建立了用于Ig和TCR基因重排检测的标准化多重PCR法。在体细胞中（无重排的细胞）因V_H区和J_H区的物理距离较远而无法进行PCR扩增，无PCR产物，只有重排的细胞（单克隆性）才能扩增出PCR产物。在70~380 bp之间可见单克隆PCR产物便意味着为单克隆性B淋巴细胞群。分析灵敏度为单克隆性B淋巴细胞在总细胞群中的含量为0.1%~10%时便可被检出。PCR扩增的成功与否依赖于引物、组织来源及PCR反应条件。在已确诊的淋巴瘤中，只有70%~90%的病例可扩增出IgH的PCR产物，在一些B淋巴细胞克隆中，V_H区和J_H区的序列异质性可能会阻止引物的结合。在滤泡性淋巴瘤和浆细胞瘤中常会有假阴性结果，这是因为免疫球蛋白重链的体突变引起了待扩增序列的改变，而导致PCR无扩增。绝大多数采用共同引物的检测灵敏度一般在1%左右（100个多克隆细胞中1个单克隆细胞）。κ轻链重排检测能检测到约50%的B淋巴细胞淋巴瘤的单克隆性，可以有效地协助因IgH体细胞超突变所引起的IgH重排检测假阴性的浆细胞瘤、滤泡中心B细胞淋巴瘤的诊断。

T淋巴细胞克隆性重排分析

正向引物为位于V区或D区的保守序列，反向引物为位于J区的保守序列。依据引物的不同，针对克隆性T淋巴细胞基因重排扩增的片段大小位于55~100bp之间。在体细胞中（无重排的细胞）V区和J区的物理距离较远而无法成功进行PCR扩增，因此无PCR产物。一般TCR重排检测会采用多对引物。在55~100bp之间检测到PCR单克隆产物条带表明为单克隆T淋巴细胞群。分析灵敏度为克隆性T淋巴细胞在总细胞中的含量为0.05%~5%时便可被检出。PCR扩增的成功与否依赖于引物、组织类型和PCR反应条件。已确诊的T细胞淋巴瘤中，只有70%~90%的病例可扩增出TCR的PCR产物（与引物、组织来源、PCR反应条件和肿瘤类型相关）。因TCRβ的复杂性，针对其的PCR检测需要大量的引物（>30）。TCRγ相对较简单，一般采用4个针对不同V区的引物和一个针对J区的多重引物便可检测出>90%T细胞淋巴瘤。TCRγ重排早于TCRβ，故临床诊断优先采用TCRγ检测。

克隆性重排分析结果解释注意事项

◆淋巴组织中有单克隆基因重排很可能（并非所有）为淋巴瘤，良性淋巴组织（反应性病变）通常（并非所有）不会有单克隆基因重排。在诊断时应结合临床表现、组织形态、免疫表型和基因重排结果，绝不可仅依据基因重排结果便作出确定的病理诊断。

◆IgH或TCR单克隆基因重排并不总是意味着B淋巴细胞或T淋巴细胞的存在。大约20%的急性非淋巴细胞白血病（AML）有IgH和TCR基因的单克隆重排（一般为TdT阳性病例）。大部分B细胞淋巴瘤/白血病有IgH基因单克隆重排，但部分可能有TCR基因的单克隆重排。大部分T细胞淋巴瘤/白血病有TCR基因的单克隆重排，但部分可能为IgH基因的单克隆重排。霍奇金淋巴瘤有IgH基因的单克隆重排，但一般检测不到，除非通过微细切割分离富集肿瘤细胞。B细胞淋巴瘤病变组织中反应性T淋巴细胞偶尔可能会检测出TCR基因单克隆重排；T细胞淋巴瘤病变组织中反应性B淋巴细胞偶尔也可能检测出IgH基因单克隆重排。NK细胞瘤中一般无IgH或TCR基因的重排。

◆抗原受体基因重排假阴性和假阳性会时常出现。

（1）假阳性结果常见于：①自身免疫性疾病（如干燥综合征、风湿性关节炎）；②感染（如幽门螺旋杆菌胃炎、病毒感染等）；③皮炎；④对肿瘤的免疫反应；⑤骨髓移植后的免疫重建。

（2）假阴性结果常见于：①检样中多数为多克隆的B淋巴细胞，只含有少量的单克隆B淋巴细胞；②DNA降解或所提取的DNA不足量（送检样本应尽可能采用新鲜组织或细胞，因为从新鲜组织或细胞中提取的DNA较从固定包埋处理的组织或细胞中提取的DNA完整）；③DNA扩增所采用的引物不适合；④成熟B淋巴细胞的体细胞高突变，尤其是滤泡性淋巴瘤；⑤IgH基因缺失（10%）；⑥前驱B淋巴细胞中的寡克隆重排和持续重排。

（James Huang　潘建华　陈赟　陈惠娟　杨凡）

第六节　淋巴组织增生性病变病理诊断中的误区

淋巴组织具有一定的特殊性，它是由免疫活性细胞组成的人体免疫监控系统，当受到抗原刺激后就会发生免疫反应，相应地产生免疫活性细胞增生，当免疫机能受到抑制时就容易发生淋巴瘤。另外，由于淋巴组织的组织结构不同于上皮组织。上皮组织有基底膜，可以藉基底膜有无突破而识别原位癌与浸润癌。因此淋巴瘤与淋巴组织增生良恶性病变的鉴别要较其他组织良恶性鉴别困难，容易发生误诊。但是许多误诊的原因是人为因素所致，即所谓“误区”。要提高诊断的正确性，减少误诊，就要努力去认识误区，纠正误区。从笔者数十年里在淋巴组织增生性病变病理诊断过程中，总结出最常见的误区主要包括如下几个方面：

一、忽视正确的病史在诊断中的作用

有的病理工作者错误地认为病理诊断主要依靠组织切片，病史无关重要。其实不然，当人体受到抗原因素影响，如病毒、细菌，甚至疫苗进入体内，引起淋巴组织增生，同时出现发热不适等症状，可见淋巴结肿大变化与发热密切相关。一般淋巴结肿大与发热同时或随后发生，热退，淋巴结缩小，则淋巴结病变多为良性增生。如果先有淋巴结肿大，且渐进性增大，之后出现发热不退，则有可能为淋巴瘤。此外，年龄与发病也有密切的关系。重视病史，并与淋巴结组织学改变有机结合，对良恶性鉴别很有帮助。因此病理医生要主动与临床医生沟通，得到完整、正确、可靠的病史资料。必要时，主动到病房与病人直接沟通，获取正确的病史信息。对儿童或老人的病史更要注意其可靠性。

二、劣质的常规组织切片

由于淋巴结与结外淋巴组织细胞紧密，间质少，可因固定不充分而影响组织切片质量。此外，用乙醇固定，脱水不充分，切片过厚，刀痕，染色过深、发白，或在活检中器械钳压等原因使HE切片质量很差，组织细胞结构看不清。如果不设法纠正，勉强下诊断，就易发生误诊。如经过改进措施仍不能达到满意的结果，则应坚决建议临床再次活检，或进行密切随访。劣质的切片是误诊的重要原因。为此除病理制片过程要改进以外，还要与临床医生加强合作，取好标本，并合理快速固定。例如有的手术医生淋巴结未切开、固定液太少或用95%酒精溶液固定，造成表面固定如蛋壳，中央未固定而自溶，导致组织结构不清而误诊。HE 组织切片是病理诊断的最重要的基础条件，所以制备淋巴组织优质的组织切片是防止误诊的先决条件。

三、不正规的阅片方法

有些病理工作者看阅淋巴组织切片时，忽视了低倍镜下仔细观察淋巴结的全貌和组织结构的总体模式，而直入中、高倍观，容易犯局部、片面的认识，如瞎子摸象，产生假恶性印象而误诊。正确的阅片方法是从低倍→中倍→高倍循序观察，从宏观到微观，综合分析，才能得出全面正确的认识。另外，阅片不认真、走马观花，一见到淋巴滤泡就认为良性，见不到就认为恶性，那就大错特错。

四、先入为主，缺乏客观全面分析的诊断方法

有的医生抓住某一点改变，设定一个诊断寻找支持点，排除不支持点，这种诊断方法容易导致误诊。例如年轻患者，淋巴结淋巴细胞增生分裂象增多，易被误认为是恶性病变之征象。因其淋巴窦闭合则认为结构破坏，加之有少量嗜酸性粒细胞浸润，大的免疫母细胞增生，则误认为霍奇金淋巴瘤（HL）。实际上，年轻人淋巴结反应性增生，分裂象增多是自然现象，嗜酸性粒细胞出现不是诊断 HL 的有效指标。正确的分析组织学改变的方法是抓住增生淋巴细胞有无异型变，有无侵蚀破坏性，这才是最关键的诊断要点。要综合组织学改变、免疫组化表型特点、临床病史，全面客观综合分析，列出支持良性病变的要点以及支持恶性病变的要点，用排除法得出最后的诊断意见。切忌主观、片面、先入为主的分析诊断方法。

五、忽视对淋巴组织良性增生病变的了解和掌握

从现实中可以看出，许多误诊，特别是将良性病变误诊为恶性淋巴瘤，其主要原因是对淋巴组织增生病变本质与组织学特点了解不够。例如将 Kikuchi 淋巴结炎，早期病变，坏死不明显，CD45RO 标记与组织细胞有交叉现象，而误诊为外周非特殊性 T 细胞淋巴瘤。其原因是忽视了 Kikuchi 淋巴结炎最关键的组织学特点，即在良性增生背景中的灶性病变，而不是弥漫性病变。相反，把弥漫性的 T 细胞淋巴瘤伴有核碎片误诊为 Kikuchi 淋巴结炎也时有发生。又如，传染性单核细胞增生症（IM）B 免疫母细胞反应性增生被误诊为弥漫性大 B 细胞淋巴瘤。其误诊原因是对 IM 的组织学改变特点认识不够，同时忽视了 IM 好发于青少年，并伴有发热等症状特点。还有把免疫母细胞增生性淋巴结病误诊为富于淋巴细胞性 HL 也是如此。要保证少或不发生误诊，首先是要非常了解良性病变的组织学特点，才能清楚地识别恶性淋巴瘤。

六、免疫组化的质量差，对标记抗体的应用不合理，对结果分析不正确

免疫组化（IHC）标记已成为淋巴瘤与良恶性病变的鉴别，以及分型、预后提示、靶向治疗等方面不可缺乏的辅助手段之一，且易于开展。但目前存在的最大问题是许多医疗机构，特别是基层医院病理科，IHC 的质量很差，存在假阴性、假阳性，标记定位不准确等问题。严重的无法得出结果，因此造成误诊。如 Ig 轻链 κ 与 λ，本来其标记对浆细胞增生病变和有浆细胞分化的 B 细胞淋巴瘤鉴别有很好的辅助作用，但对其他 B 细胞淋巴瘤与增生病变鉴别作用不大，如操作不当，结果难以判断而误诊。

在抗体的配套、配伍方面不正确现象常有存在。如一般淋巴结病变不存在转移癌或肉瘤，而除T淋巴细胞/B淋巴细胞标记外用上CK、vim、S-100。而T与B淋巴细胞标记由于其敏感性特异性不同，只用单项，缺乏配套使用。如浆细胞增生病变或有B细胞淋巴瘤浆样分化时只用CD20一项，则可为阴性结果，若加用CD79a则为阳性。这是由于CD20对浆细胞或肿瘤细胞为阴性，而CD79a为阳性。又因为CD43与CD45RO，对T与B淋巴细胞有交叉反应，有时T细胞淋巴瘤、B细胞淋巴瘤不易确定。如果加上PAX5、CD3，可以解决。因PAX5对B淋巴细胞标记，CD3对T淋巴细胞标记特异性较好。因此T与B淋巴细胞标记均用敏感性和特异性不同的2种抗体配伍则取长补短，效果较好。另外对T与B淋巴细胞标记阳性结果的分析，有的只以阳性数量多者定型，而忽视阳性的是瘤细胞还是反应性细胞，则发生错误的分型，导致将富于T淋巴细胞的大B细胞淋巴瘤、淋巴瘤样肉芽肿病优势的背景T淋巴细胞误为T细胞淋巴瘤。还有对各种抗体的非特性不了解而误诊，如CD30除对HL的HRS细胞阳性以外，对活化的T淋巴细胞、B淋巴细胞、胚胎性癌、间变性大细胞淋巴瘤细胞均可阳性。病毒或接种疫苗后，药物过敏性淋巴结炎，其中活化B淋巴细胞或T淋巴细胞阳性，因此而误诊为HL或ALCL。也有病理医生把Ki67阳性指数作为良、恶性病变鉴别的指标而误诊。Ki67是一种增殖指标，反应性增生病变也可以高阳性指数，而有的惰性淋巴瘤反而不高。因此，一定要结合组织学改变作出合理诊断。综上所述，提高IHC的质量一定要认真操作，保证结果可靠，合理配伍，了解各种抗体的具体作用，正确评价其结果，并要坚持以组织学为基础的原则，绝不能组织学服从IHC结果，从而发挥IHC真正的辅助诊断作用。

七、缺乏谦虚谨慎、与时俱进、不断学习的精神

病理工作者要面对人体各系统的各种病变，而且在病变的认识方面不断发展、演进，要做好日常诊断工作确实不容易。再则人的精力是有限的，样样精通也是不可能的。因此为要避免误诊，唯一的办法是要做到谦虚谨慎，与时俱进，不断学习，跟上本专业的发展。及时了解新的动态，向书本、杂志学，更应虚心向同行学，不论资历高低，能者为师。年轻病理工作者要刻苦学，长者特别是主任或专家也要虚心学。因为主任、专家是病理诊断的把关和领头人，在人们心目中有信任感，诊断错了也相信。故病理工作者绝不能吃老本，自以为是，摆老资格，要干到老学到老。带领中青年医生，做好淋巴组织增生病变的诊断工作，避免误诊，为广大患者造福。

（朱梅刚）

第七节　如何做好淋巴组织增生病变病理诊断工作

笔者从事病理科教学、研究工作至今已达50余年，在实际工作中慢慢感受到淋巴组织增生病变的良恶性鉴别诊断十分困难，有心去探索解决这个难题。初期研究条件有限，只有一张HE切片，再加上网状纤维染色，难度可想而知。20世纪70年代，在上海肿瘤医院病理科涂莲英教授带领下，组织病理医生建立了一个淋巴瘤病理诊断交流小组。作为其中一员，笔者从这时起就侧重研讨淋巴瘤的病理诊断与良、恶性鉴别诊断。通过50多年不懈地努力学习、探索，笔者在淋巴组织增生病变的病理诊断与良恶性鉴别

诊断比较，积累了一定经验。下面围绕如何做好淋巴组织增生性病变病理诊断工作整理如下：

一、入门途径

刚参加临床病理诊断工作的病理医生，往往求知心切，急于把典型的恶性淋巴瘤切片档案拿出来看阅，再以此为标准去对照新的病例切片。这种做法虽能解决一些问题，但是淋巴结病变千变万化，并非所有切片都像典型例子那样容易识别，往往碰壁，使人望而生畏。回想总结几十年的经历，笔者认为淋巴瘤病理诊断的入门途径应该是“欲知异常，先知正常，欲知恶性，先知良性，循序渐进，功到事成”。由于淋巴组织有其特殊性，首先，它是由 T 淋巴细胞与 B 淋巴细胞、组织细胞及树突细胞等免疫活性细胞组成；其次，淋巴细胞增殖衍化细胞共约 20 种，在免疫反应过程中，其数量与形态发生许多变化；此外，淋巴结等淋巴组织不像上皮组织有基底膜，可通过基底膜是否突破作为上皮不典型增生与浸润癌的区别点，所以，病理工作者首先要将淋巴组织的正常组织学、细胞学及免疫功能等了解得十分清楚，然后才能准确发现良恶性异常病变。由于上述原因淋巴组织反应性增生病变复杂多变，很易与恶性淋巴瘤混淆。为此必须下功夫掌握淋巴组织良性病变的形态特点及其变化规律，这样才可能作好良恶性鉴别诊断，避免误诊。许多误诊的例子多数是由于对良性增生病变的病理改变缺乏清楚的认识，而把良性误诊为恶性，导致严重后果。把握住淋巴组织增生病变的良恶性鉴别关是最重要的环节。如果把良性病变误诊为恶性，化疗会带给患者身体严重损害，并花费大量钱财，对家庭带来沉重的负担；如果把恶性误诊为良性，则会延误治疗，影响预后。

二、正确阅片

◆ 正确的阅片程序

HE 常规切片显示的组织学改变是作出正确诊断的最重要基础，亦是防止误诊的主要环节。取得了一张合格的切片（厚度<5μm，无刀痕，染色清晰）之后，应按正确的程序进行阅片（表 1–4）。

表 1–4 正确的阅片程序

程序	观察内容
肉眼观察 ↓	组织片外形、分布状态
显微镜低倍观察 ↓	组织结构状况；正常组织结构有无破坏；组成细胞排列状况；有无特殊病状、出血、坏死及淋巴结包膜外状况
显微镜中倍观察 ↓	进一步确定低倍所见一切改变；组成细胞的大小形态、排列方式；特别注意病变区形态与性质
显微镜高倍观察	组成细胞，特别是异常细胞的大小形态；有无异型变与克隆性

归纳分析

当全面观察完后，将所见组织学与细胞学特点进行归纳分析。

◆首先是良恶性鉴别。根据淋巴组织增生（反应性增生）与淋巴瘤主要鉴别要点，初步确定良恶性倾向，即有无正常结构的破坏？组成细胞有无异型性与克隆性？增生细胞有无对正常组织的侵蚀破坏性？有哪些改变支持良性增生？哪些改变支持恶性增生？

◆其次，确定组织学改变特点。是否以滤泡增生为主？是否以副皮质区（T 区）增生为主？小淋巴细胞背景中有无散在大细胞？是否以窦性增生为主？有无血管侵犯？有无坏死灶？根据不同的组织学改变特点进一步应考虑良性、恶性病变有哪些？本例符合哪一种？最后确定哪一种病变的可能性大。在这过程中要结合病史与临床检查结果，有一部分病例可以确定诊断。

◆另外从患者年龄方面去考虑。儿童、青少年高发的良恶性病变种类包括淋巴母细胞淋巴瘤、HL、ALCL、Burkitt 淋巴瘤、粒细胞肉瘤；中老年高发良恶性病变种类包括 FL、CLL/SLL、MCL。对照病例临床病理组织学特点，倾向良性或恶性病变类型。

经过上述不同角度分析，最后确定良、恶性与组织学病变类型的倾向性。然后，进一步作有针对性诊断与鉴别诊断的免疫组化项目及分子遗传学检测项目，明确诊断。

错误的阅片方法

◆过分重视高倍观察

许多病理工作者阅片时，忽视了由低、中、高倍循序观察切片全貌的方法，而过分重视高倍观察。因高倍下很容易将小、中细胞误认为中或大细胞；正常细胞误认为异型细胞；局部改变扩大误认为整体病变，而导致良性误认为恶性。正确的阅片方法要将低、中、高倍所见组织结构与细胞改变，全面综合分析，才能得出全面正确的认识。低、中倍观是整体组织结构的观察，是重要的诊断依据，而高倍观是单个细胞的形态观察。

◆不认真，走马观花，仓促定论

正确的阅片，要非常认真观察全片每一种组织结构，每一个细胞，从淋巴结包膜外到内部淋巴窦、血管分布、内皮细胞、滤泡及副皮质区有何异常变化，组成细胞大小形态，胞质与核的细微改变，有无异常物质沉积等都应一一查阅。肉芽肿病变更要细察组织细胞胞质内有无病原体等。世界上的事就怕“认真”二字。要做到认真观察，认真分析思考。

三、免疫组化的合理应用与对结果的正确评价

有关其详细阐述请参阅有关章节，但要强调的是：

◆努力做到所做免疫组化项目要针对性强，切忌应用盲目的机关枪扫射法，缺乏针对性。例如，明显是淋巴瘤，不要做 CK、vim，LCA 等不必要的项目。但如果疑有窦性浸润的大细胞淋巴瘤，则应加做 CK、S-100、HMB45，以排除转移性癌和恶性黑色素瘤。

◆对目前所有的淋巴瘤标记抗体的效用、特异性、敏感性要全面了解，以免误用而误诊。例如，常用的抗体 CD20 敏感度好，但它对浆细胞或浆样分化与浆细胞瘤阴性，对部分 T 淋巴细胞偶尔异常表达。因此应与 CD79a 配伍应用，因它对浆细胞与浆细胞瘤阳性。浆细胞瘤 CD138 阳性率高，而 CD38 则部分阴性，应搭配应用。另一种 PC 抗体不仅对浆细胞瘤阳性，而且对一些上皮肿瘤也阳性，特异性差。又如 BCL2 对滤泡性淋巴瘤（FL）Ⅰ级瘤结节阳性，对增生淋巴滤泡生发中心阴性，而如果生发中心 T 淋巴细

胞多，可出现假阳性，FLⅡ级有15%，Ⅲ级有25%和儿童型FL瘤结为阴性。因BCL2对套细胞边缘区，小淋巴细胞淋巴瘤和T细胞均为阳性，故BCL2只能用于FL与增生淋巴滤泡（LF）鉴别，而不能作为其他淋巴瘤分型之用。总之，几乎没有一种淋巴瘤标记抗体是100%特异和敏感。对某一种新抗体均应充分了解其性能与特异性等，不能盲目应用。

◆免疫组化每例每项均应设外对照。特别是免疫组化做得不太好的单位，不设组织外阳性对照，假阴性、假阳性结果无法确定，造成错误的判断而误诊。目前国内大多数单位不设外对照，原因是怕增加工作量和成本，这是不正确的。病理工作者应明确正确的质量保证才是根本。

◆评价免疫组化结果绝不能脱离组织学改变。由于上述免疫组化应用抗体存在许多不足之处，加上操作不正规，不设外对照等因素，往往出现免疫组化与组织学改变不符，甚至矛盾的现象。这种情况下除改进免疫组化效果外，仍应以组织学改变为依据进行诊断，绝不能脱离组织学改变，以不正确的免疫组化结果下诊断。不然则将后患无穷。

◆不能忽视有用的组织化学染色对淋巴瘤的诊断与鉴别诊断。目前存在一种不良现象，许多病理科开展免疫组化以后，几乎废弃了组织化学染色。例如，网状纤维染色对淋巴结的正常组织结构的显示起到良好作用。增生淋巴结其网状纤维分布具有器官模式，而NHL则为新生而均匀一致的网状纤维，二者可区别。对结内与结外组织弥漫性大细胞淋巴瘤与未分化癌的鉴别也很有帮助。笔者遇到过这种病例，做了全套淋巴瘤标记10余项全阴性，CK、CEA、EMA标记亦不满意，最后做了网状纤维染色为巢块状间阳性，即未分化癌。盲目的检测带来不必要的工作量，并加重了患者经济负担。另外，一些特殊感染，如真菌、细菌感染应用六胺银、AB/PAS、格兰染色，对明确诊断有很好作用，且很便宜。

四、生物学新技术在恶性淋巴瘤的诊断与鉴别诊断中的合理应用

随着科技的发展，在发达国家对淋巴瘤的诊断与鉴别诊断除免疫组化以外，还应用Ig与TCR基因重排、FISH染色体异常检测、流式细胞术等作为辅助诊断技术，对淋巴瘤的正确诊断与分型起到很好的保证作用。这些新技术特异性强，对良恶性鉴别诊断起到独特的作用。但存在设备投入高，技术难度大，可能出现一定的假阴性率及少数假阳性以及服务价格高的缺点。国内有条件的单位建立这些新技术辅助淋巴瘤诊断，使淋巴瘤诊断准确率与准确分型技术水平有所提高，但亦要正确运用，才能发挥其优点。

五、淋巴瘤的诊断要慎之又慎

有关淋巴瘤的治疗方法不断进步，个性化和靶向治疗、骨髓移植等新治疗方法在临床上取得了很好的疗效，已有部分淋巴瘤可以治愈。但对个体来说，淋巴瘤患者不但精神上承受巨大压力，而且还要忍受化疗对机体的损害和承受沉重的经济负担。因此，对淋巴组织良恶性增生病变的正确诊断十分重要，要求做到慎之又慎。要将病人临床表现、病理组织学、免疫组化和分子生物学新技术结果全面综合分析，在依据非常充分、可靠的情况下，才可诊断淋巴瘤。如果诊断依据不充分，有疑点时，则应积极采取随访、复检等方法，千万勿勉强下恶性的诊断。

六、与时俱进，虚怀若谷，不倦学习

有关淋巴瘤的诊断随着免疫学、分子生物学不断发展，不断有新的发现和认识，可谓日新月异。要做好淋巴瘤的病理诊断与鉴别诊断工作，病理工作者必须与时俱进，虚怀若谷，不倦的学习，补充新知

识，开展新技术，不断更新自己的诊断知识与技能。年轻人更应刻苦地学；老医师、专家不能吃老本，要向他人学，学习世界先进诊断方法，更好地为患者服务。

（朱梅刚）

第八节　看阅淋巴结组织学与免疫组化片的重点与思路

一、认真看阅申请单内容

看阅申请单重点注意以下内容：年龄、送检淋巴结部位、数量、淋巴结分布，淋巴结局部肿大还是多数部位，有无结外侵犯，淋巴结大小及变化，有无发热，急性发病还是长期慢性疾病。

年龄

一般在20岁以下，要考虑青少年好发良性病毒感染、Kikuchi淋巴结炎、猫抓性淋巴结炎等；恶性淋巴瘤可考虑淋巴母细胞淋巴瘤、霍奇金淋巴瘤、Burkitt淋巴瘤、ALCL、髓细胞肉瘤等。如果有急性发热、淋巴结肿大与发热密切相关则多数为传染性单核细胞增多症、Kikuchi淋巴结炎或猫抓病。如淋巴结进行性肿大后再持续顽固性发热，则可能为淋巴瘤。如果为中老年人，淋巴结肿大<2cm，非进行性增大，则可能为慢性炎症刺激所致。如有慢性咽炎、扁桃体炎、牙病、口腔溃疡则颈部或颌下淋巴结大；如有肺部、乳房慢性炎症，腋下淋巴结可肿大；如有会阴、直肠慢性炎症，则腹股沟淋巴结肿大。且淋巴结大小变化与炎性病灶炎症相关，肿大时小。恶性淋巴瘤则以滤泡性淋巴瘤、MCL、MZL、CLL/SLL、外周TCL、DLBCL等多见。

淋巴结肿大部位、数量

淋巴结肿大部位、数量多发者，中老年人多为滤泡性淋巴瘤、CLL/SLL、AITL等。如果为结外部位，如肠道以MALT淋巴瘤、肠病相关T细胞淋巴瘤、组织细胞肉瘤、MCL多见；以纵隔为主，则以淋巴母细胞淋巴瘤、胸腺DLBCL、HL多见，尤其是青少年；原发于皮肤，则以MF、组织细胞肉瘤、ALCL多见。鼻咽腔部好发NK/T细胞淋巴瘤、髓外浆细胞瘤。单侧扁桃体肿大，表面溃疡多为NHL。但应特别注意，青少年传染性单核细胞增多症和慢性、复发性口腔溃疡的可能，应首先排除。单纯脾大或肝、脾大者要考虑毛细胞白血病或肝、脾T细胞淋巴瘤。

淋巴结大小变化

一般淋巴结肿大，长期稳定，经抗炎治疗能缩小，大小变化与发热相关，淋巴结肿大<2cm，可能为良性增生。如果淋巴结进行性增大，抗炎治疗无效，淋巴结肿大>2cm，则有可能为淋巴瘤。

对以上这些病史要点进行了解，就可以给淋巴结或结外淋巴组织肿块的性质形成初步设想，预判病变的可能性，使在看阅HE切片时有一指向，有一重点。如果这些重点内容未提供，要设法向临床医生了解。如果认为病史不重要，只需看切片，那就大错而特错。病史资料是淋巴结病变病理诊断的四大要素(病史、组织学、免疫组化、分子遗传学）之一，不能缺少。例如，不了解患者年龄，中小淋巴细胞增生盲目考虑 MCL 或 CLL/SLL；淋巴滤泡高度增生而考虑为滤泡性淋巴瘤。这些疏忽都可能犯大错误。

二、全面仔细看阅 HE 切片

HE 切片提供的病理组织学改变是确定淋巴组织良、恶性的基础，免疫组化、分子遗传学检测结果是辅助条件。因此科学、全面、正确地看准病理组织改变是重中之重，也是病理工作者的基本功。以识别良、恶性改变为主线，其观察的重点如下：

◆ HE 切片质量合格

HE 切片厚度应在 5μm 以内，无切痕，无挤压变形，细胞形态清晰。如果切片质量太差，应重做，绝不勉强应对，因为切片质量差，是发生误诊的重要原因之一。

◆ 观察总体结构改变

◆淋巴结包膜外有无异型淋巴细胞弥漫浸润；与淋巴结内淋巴细胞是否一致；是否散在或在血管周有小淋巴细胞浆细胞浸润。前两者是恶性的依据，后者为一般炎症。

◆淋巴结正常结构有无破坏。一是观察淋巴滤泡的形态改变有无异常。如发现中小结节状结构、密集、失去套区、背靠背、相互融合则有可能为滤泡性淋巴瘤。相反淋巴滤泡结构正常，但扩大，相对紧挨，一般为旺炽性增生，多见于青壮年。如副皮质区扩大，滤泡减少、缩小，结构不清或是套区增宽，生发中心萎缩，可能为 T 区淋巴瘤侵蚀滤泡或套细胞淋巴瘤。如果见生发中心有玻璃样变，小血管长入，套区增宽，有可能为 Castleman 病。淋巴滤泡有无破坏尚需结合免疫组化 CD21 或 CD35 标记，观察滤泡树突细胞网完整或是破裂、碎裂，加以识别（详见免疫组化部分)。再观察 T 与 B 淋巴细胞免疫标记是呈现免疫功能区表型或失去功能区表型。要提醒注意的是当淋巴结固定不良时，如用乙醇或高浓度甲醛液固定而出现蛋壳现象，近表面固定好，中央部分未固定好，往往滤泡结构不清，套区难辨，易被误为滤泡结构异常。

二是观察淋巴窦是否消失。真正的消失并不是因副皮质增生而闭合，则可提示正常结构有破坏。但是淋巴窦开张不能完全排除淋巴瘤可能，还得注意窦内有无异型细胞浸润。因为 ALCL、组织细胞肉瘤、转移性恶性肿瘤均有窦性浸润。淋巴浆细胞淋巴瘤可以淋巴窦开张而充有免疫球蛋白。窦内有噬红细胞现象，可能为噬血细胞综合征。病毒或药物过敏反应所致的副皮质区细胞增生活跃，正常结构明显暂时紊乱，淋巴窦闭合不见，易被误为结构的破坏。

◆观察淋巴结内组成细胞有无异型性与单克隆性（单一性)，这是良恶性病变的本质与分型的部分。这方面的识别存在困难。一般大细胞克隆性增生比较容易识别，而鉴别中小型淋巴细胞克隆性增生存在难度，更需要结合免疫标记表型辅助识别。如 B 淋巴细胞标记呈大块（非滤泡区）或整个弥漫一致表型，则 B 细胞淋巴瘤可能性大；相反 T 淋巴细胞标记紧密弥漫淹没 B 区或侵蚀滤泡区，则有 T 细胞淋巴瘤可能，但必须结合增生细胞的异型克隆性。可能最难的是在反应性增生背景中散布异型大细胞的异型克隆性，如 HL、TRLBCL、ALCL、淋巴瘤样肉芽肿等（详见相关章节)。由病毒或药物超敏反应引起的副皮质区高度多种细胞增生往往有散在甚至成团的 T 或 B 大免疫母细胞，浆母细胞及浆细胞构成 B 淋巴细胞衍化系列谱，分裂象易见，但缺乏克隆性，常伴急性发热。

◆ 淋巴结观察完后的综合分析结果

综合对淋巴结包膜外细胞浸润，淋巴结正常结构有无破坏，组成细胞有无异型克隆性等结果，进行分析。可以用排除法，即有哪些改变提示良性，哪些改变支持恶性。如果良性有明确依据，即可作出淋巴结良性诊断，如反应性增生等。如果支持恶性淋巴瘤可能性大，可初步分为结节为主型，大细胞或中、小细胞弥漫型或反应性背景中散布大细胞型及窦性浸润型。根据不同组织学类型与组成细胞特点，有针对性开出必需的、有助于诊断和鉴别诊断的免疫组化标记套餐，进一步明确诊断与类型。如果观察结果良、恶性均有可能时，则应开出必要的分子遗传学检测进一步确诊。

◆ 关于淋巴结病变应用免疫组化标记抗体注意事项

◆针对标记淋巴结组织结构有无破坏的必需抗体。T 与 B 淋巴细胞标记抗体（CD3、CD45RO 或 CD2、CD20、CD79a）提供 T 细胞与 B 细胞免疫功能区是否存在和淋巴瘤类型的判断。另外 CD21 或 CD35 和 Ki67 标记抗体应作为常规，因为 CD21 或 CD35 可标出滤泡树突细胞网的完整或被侵蚀破坏现象，Ki67 指数可标出生发中心高指标及极性，及滤泡间区细胞增殖活性指数等，对鉴别良恶性很有高参考价值。

◆青少年患者，应增加 TdT、CD30、CD15、CD10、ALK、MPO 等抗体。

◆T 与 B 淋巴细胞标记抗体以各 2 种为好，因其二者敏感性、特异性、广谱性不同可起互补作用。如做 T、B 标记则 LCA 可省去。P53 的敏感性、特异性差，不能作为 1 个独立的淋巴瘤的诊断标记，但 P53 强阳性淋巴瘤常由 P53 基因突变或丢失所致，常会化疗耐药。

◆如组织学提示某种淋巴瘤可能，再增加有特异性的抗体，不要盲目乱开抗体。

三、正确看阅免疫组化片

◆ 首先要确定真、假阳性或阴性

诊断时，一定要有内、外对照确定待检切片的染色结果是否为真的阳性或阴性。如果为假的结果，找出原因，重新染色。如果忽略此点，将会导致误诊，并失去免疫组化的意义。

◆ 判断各种标记抗体的表型（定位）是否正确

如 CD20、CD45RO、LCA 应是膜阳性，而出现胞浆或核阳性，则为不准确的异常表达，应视之无效。

◆ 免疫组化结果的判断

◆淋巴结免疫表型重点是提示淋巴结正常结构是否破坏和淋巴细胞的克隆性及分型。如果 T 与 B 淋巴细胞标记分为 B 淋巴细胞（以滤泡为主）与 T 淋巴细胞（滤泡间与副皮质区）免疫功能区表型，同时 CD21 提示滤泡树突细胞网较完整，Ki67、CD10 提示生发中心阳性，并与 B 淋巴细胞阳性区相吻合，则提示正常结构保存，为良性增生。但是滤泡性淋巴瘤也可提示 T 与 B 淋巴细胞功能分区，不同的是滤泡缺乏套区，瘤结节密集。如果淋巴结大部或全部为弥漫 B 淋巴细胞标记阳性，或是 T 淋巴细胞标记密集淹没 B 淋巴细胞区，同时 CD21 显示滤泡树突细胞网消失、减少、排挤边缘或破裂、破碎，则提示正常结构破坏，同时也提示 B 或 T 淋巴细胞的单克隆性。要注意的是不能把 T 与 B 淋巴细胞标记混合阳性认为是良性增生，纯单一性表达为淋巴瘤。因为任何 B 或 T 细胞淋巴瘤均没有 100%单一类型，

B细胞淋巴瘤同时有不定量的反应性T淋巴细胞或组织细胞；相反T细胞淋巴瘤中也有不定量的反应性B淋巴细胞。如富于T细胞的大B细胞淋巴瘤，反应性T淋巴细胞占优势。

◆阳性标记要以瘤细胞阳性作为淋巴瘤分型的依据，而不能以任何优势阳性标记作为分型依据。

◆HL的背景为反应性T、B淋巴细胞及组织细胞，HRS细胞散布于背景细胞之中与NHL不同，但正常结构的破坏与NHL相同。要注意的是NLPHL或LRCHL部分病例（结节性）其B淋巴细胞标记与CD21显示的滤泡树突细胞网也可为结节状增生。

◆注意在NHL中，有时出现某种抗体的非特异性而与其他标记发生交叉反应，如CD45RO或CD43有交叉反应，阳性细胞数量相近，不易分辨B或T细胞淋巴瘤。这时可以加用PAX5标记来帮助识别，因PAX5与对B淋巴细胞标记较特异与T淋巴细胞少有交叉反应。另外，还可结合HE瘤细胞形态特点评价。如果仍难决定，可做IgH与TCR基因重排或流式细胞术及FISH检测确定T或B类型。

◆有时遇到ALCL与CHL，CD30均为阳性，难以分辨时，可加做PAX5标记。ALCL瘤细胞为阴性，CHL、HRS为阳性。

◆免疫组化标记结果评价一定要以HE组织学为基础，绝不能脱离组织学来评价免疫染色结果。如果免疫组化结果与组织学有矛盾时，仍以组织学改变为决定因素。

四、结外淋巴组织良恶性病变的判断

结外淋巴组织良恶性病变的组织学和免疫组化观察要点和注意事项与淋巴结是相同的。但结外淋巴组织无淋巴窦和包膜。结外淋巴瘤与结内淋巴瘤不同的是可以有瘤细胞排挤、淹埋浸润、破坏实质器官的上皮细胞、血管、肌肉细胞，或在固有组织间隙瘤细胞如流水样或列兵样浸润的特点，而无与固有组织移行现象。

（朱梅刚）

第九节 淋巴组织增生性病变病理诊断推理和质量控制

一、淋巴组织增生性病变病理诊断推理

美国诗人詹姆斯·惠特科姆·莱利曾写道：“当我看到一只鸟，它走路像鸭子，游泳像鸭子，叫声像鸭子，我就称其为鸭子。”这是对归纳推理的一个很幽默的描述。在病理诊断，我们经常使用这种推理。比如一个淋巴结活检，它的形态学像淋巴瘤，免疫组化像淋巴瘤，那么我们就将它诊断为淋巴瘤。

这是最常用的一种推理方式，通常称之为归纳推理。在病变比较典型时，诊断并不困难。然而，许多病变并不典型。而且淋巴组织增生个体差异很大，取材、制片、染色等可以使典型的病理变得不典型。这样就会出现诊断和分类上的困难。这时，该如何推理、验证和确诊？下面从取材到签发病理报告的全过程讨论一下有关循证推理和质量控制所涉及到的一些主要问题。

临床上怀疑淋巴瘤，应该如何取材送检

临床上对淋巴瘤的怀疑往往最初由内科医师或者血液肿瘤科医师提出来而活检取样。如果是淋巴结取样，通常是由外科医师来做；如果是穿刺取样，可能是病理科或者放射科医师来做；如果是骨髓穿刺，则是由血液科医师来做。随着辅助诊断手段的建立，病理科医师需要帮助其他临床医师改进取材送检方法。因为流式细胞分析（简称流式）和染色体检查要求新鲜标本送检，在活检或穿刺取样时，如果认为流式细胞术和染色体分析在诊断和鉴别诊断时有辅助诊断意义，则应该以新鲜标本送检，让病理科医师在收到新鲜标本以后按照淋巴瘤病理诊断的要求取材，部分送流式细胞分析，部分送细胞遗传，部分送组织病理。按此操作，最重要的一步则是手术取样后应该尽量保存组织的活力，将组织标本立即放入装有组织培养液的容器中，及时送到病理科。穿刺、活检或者是针吸标本需要根据细胞涂片的结果来考虑，如果发现有足够的淋巴细胞，而且需要进行淋巴瘤鉴别诊断，则应该将部分新鲜标本送检流式细胞术。穿刺、活检和细胞针吸标本通常所得到的细胞数量有限，一般不送检细胞遗传。活检后待送遗传学检查的标本，可以先暂时在遗传学实验室存放一段时间，待流式分析结果或者组织病理初步结果出来以后，再考虑到是否要进一步执行。绝大部分新鲜标本如果保存在 4~10℃范围内的细胞培养液中，其细胞活力在 24~48h 内能完整保存。

细胞学和流式细胞术结果的初步诊断

◆组织印片和细胞甩片

如果从标本中取材送检流式，通常在免疫染色之前制作组织印片和单细胞悬液的细胞甩片，有两个主要作用：①经过瑞氏染色以后送给病理医师初步阅片，根据可能的鉴别诊断，来选择合适抗体组合做免疫荧光染色。②未经染色的印片或甩片可以留做 FISH 检测。流式细胞术结果一般在收到标本 4~8h 之内完成。有了细胞形态学和免疫表型，对许多非霍奇金淋巴瘤可以作出初步诊断，甚至可以确诊，例如淋巴母细胞淋巴瘤。如果临床病情凶险紧急，如已出现急性上腔静脉挤压综合征病人，颈部或纵隔的肿瘤取材送检流式检测结果符合淋巴母细胞淋巴瘤，可以及早开始诱导化疗。

◆细胞学和流式细胞术的指导意义

细胞学和流式结果虽然经常不能确诊，但有很重要的指导意义。细胞学的结果通常能提示标本的活力，细胞成分和大小；流式细胞术能提供示不同亚群的免疫表型。尽管流式通常不能检测到 R–S 细胞，但细胞涂片、甩片常可以提示有 R–S 细胞。

对临床医师来说，流式和细胞学的结果可以帮助他们在确诊前对病人的处理和安排；对病理医师来说，可以用它们指导进一步确诊所需要做的工作。比如检测出 CD10 阳性单克隆 B 淋巴细胞，未检测到异常 T 淋巴细胞应该重点考虑到 CD10 阳性 B 细胞淋巴瘤和进一步分类。

淋巴组织增生病变组织病理分析

◆阅片前注意事项

收到病理切片以后，应先仔细核对病理切片是否符合标本取材时对大体病理描述，是否符合临床医师送检申请单上对送检标本的描述，以便及时发现和纠正送检、取材和制片过程中的差错。了解送检目的是初次诊断还是治疗后的随访，如果是治疗后的随访，应设法了解病人治疗之前的病理报告。

◆阅片中观察和收集病理特征和诊断线索

盲人摸象的故事可以帮助我们进一步理解病理阅片、诊断推理的误区。

盲人摸象，其触牙者，即言象如萝葡；其触耳者，言象如箕；其触头者，言象如石；其触鼻者，言

象如杵；其触脚者，言象如木臼；其触脊者，言象如床；其触腹者，言象如瓮；其触尾者，言象如绳。

盲人摸象所犯的错误在病理诊断，尤其是淋巴增生性疾病诊断中很常见。其原因有两方面：一是收集病理特征和线索不够全面；二是过分依赖有限的病理特征而下结论。淋巴组织病理表现可以分为大体病理，组织、细胞、免疫学病理，遗传和分子学病理几个方面。大体病理通常提供的信息非常有限，必要时应结合临床影像资料（CT、MRI）等来了解淋巴结的大小、分布和增长速度。

组织病理应着重于淋巴组织增生的模式。这些模式包括滤泡性，套区，边缘区，反向滤泡性，假滤泡性，纤维节结性，L&H 结节性，套细胞结节性，生发中心进行性转化，窦性，类上皮组织细胞性，斑点状，混合性（滤泡性和滤泡间、窦性和滤泡间），弥漫性，弥漫区有星空现象，淋巴结包膜脂肪组织有浸润，包膜增厚等。对这些增生模式的识别依靠低倍光镜下，通过调节光源的强弱，利用不同区域的颜色对比，辨认细胞数目和结构的增减来确定。细胞学的特征则依靠在高倍光镜下的检查来分析，结合增生模式着重了解细胞成分以及增生细胞的大小，胞浆、胞核的特点，有时增生的细胞不是主要成分，但可能是肿瘤细胞。在检查细胞学特征时，要注意固定液不同和其他因素对细胞大小和形态的影响。选择合适具有内对照意义的正常细胞亚群，不但有助于判断异常细胞的大小形态变化，还可以确定细胞大小形态变化是否由取样、贮存、递送、取材、固定、制片、染色等因素所造成。在观察细胞学特征以后应考虑到细胞学特征与增生模式是否相符。如果不相符，应该重新考虑对增生模式的判断是否正确或者是否由其他原因所造成。

在淋巴组织切片阅片之前，最好不要知道病人的年龄、性别、临床病史和流式分析结果，以避免因先入为主，导致读片结果的偏差。

但是在下诊断之前，必须了解临床病史和是否送检了流式分析，检查它们之间的相互关系。必要时在临床病史和流式分析结果的影响下，再次读片，复查病理发现，修改鉴别诊断，可以减小误诊的可能性。譬如当知道病人有免疫抑制的病史，可以更仔细寻找 CMV 的包涵体；当知道病人有器官移植的病史，可以更仔细寻找与器官移植的淋巴增生疾病的有关特征。病理标本送检时，临床医师提供的病史可能非常片面和简单，在确诊之前，应考虑是否有必要与临床医师沟通。

◆ 初步诊断、鉴别诊断、确切诊断

如果病理增生模式和细胞学特征比较典型，训练有素、经验丰富的病理医师通常可以很快下诊断，这就是所谓的瞬间模式识别（instant pattern recognition）。如果病理增生模式和细胞特征不典型，瞬间模式识别通常只能产生一系列鉴别诊断。

鉴别诊断的论证是让初步诊断变成确切诊断。不管初步诊断产生的快慢和难易，通过鉴别诊断的验证，可以防止因下诊断太快和考虑问题不全面而造成诊断失误。

鉴别诊断的产生通常是基于病理医师个人的知识和经验，对病理增生的模式、细胞特征与疾病的相关性的理解。这种相关性表现在单项或多项病理改变在诊断上的特异性、敏感性及阴性预测值。对鉴别诊断进行排列和排序很重要，任何一个淋巴增生病变，一级鉴别诊断应包括 2 项：淋巴组织反应性增生和淋巴瘤；二级鉴别诊断应该再考虑 3~5 项。例如二级鉴别诊断，如果是反应性增生，有哪些可能性；如果是淋巴瘤，有哪些可能性。根据其相对可能性的大小，将这些主要的鉴别诊断进行排列和排序。

进一步要做的工作就是如何肯定最可能的鉴别诊断，排除清单中可能性相对较小的其他诊断。肯定和排除的循证和推理需要对所收集到临床病史，组织学、细胞学的诊断依据逐一反驳。如果确诊有困难，应该考虑使用免疫组化、FISH 和 PCR 来寻找免疫学和分子遗传学方面的证据来帮助确诊。如果病情允许，可以使用循序而行、逐步深入的方式，因为免疫组化、FISH 和 PCR 的肿瘤标志很多，一般来说没有必要同时进行，应根据鉴别诊断的需要慎重选用，达到既不延误诊断，又不浪费资源的效果。

二、淋巴组织增生性病变病理诊断质量控制

请同事或专家会诊

碰到疑难病例，最好请同事或专家会诊。病理医师的知识、经验、专长、思维方式因人而异，互相取长补短，有助于疑难病例的诊断，也有助于大家共同提高。会诊制度的建立是病理诊断质量控制的一个重要部分。在会诊不能达成共识确诊时，应主动将病例送给院外淋巴瘤专家会诊。病理专家之所以成为专家是因为他们接受过扎实的专科培训，在专科病理方面有所研究，他们大部分时间和精力集中在专科病理的教学和临床实践上，对不常见的淋巴增生性病变有诊断的经验，所在的工作单位的辅助诊断手段较全面可靠，他们对辅助诊断手段的合理使用、综合分析、可能的误区也有较深入的把握。更重要的是他们对诊断和分类的不同对临床治疗方案的影响比较清楚。不同淋巴瘤诊断专家各有所长，选择专家会诊应根据鉴别诊断和专家的专长来选择。在送检会诊时，尽量提供较详细的病史和送检临床医师、病理医师的最有效的联系手段。在送检会诊时，应尽量提供石蜡组织蜡块，以便会诊专家能够加做必要的辅助检查，会诊专家的意见应及时完整地传达给病人的临床医师，并记录在病人的病理报告中。

与临床医师的沟通

病理医师与临床医师的交流是做好淋巴增生病变诊断工作的很重要的部分。病人淋巴结肿大时，若怀疑是肿瘤，通常先去看内科医师或者肿瘤内科医师。而淋巴结活检大部分由外科医师实施。进一步的治疗、追踪和随访通常是内科医师或者肿瘤医师。如果是反应性增生，也可能涉及到传染科和风湿病专科。根据病理诊断过程中的不同阶段的具体情况，与之交流的医师也不一样，这种交流可能是被动的，也可能是主动的。在许多情况下，例如，遇到高度恶性的淋巴瘤时，病理不典型时，诊断有可能延迟时，或担心临床医师可能不能完全理解病理报告的内容时等，病理医师应主动与相关的临床医师及时交流。

与辅助实验室的沟通

淋巴细胞增生病变的诊断可利用形态学和免疫组化来解决大部分病例，但是要提高诊断的及时性、敏感性、可靠性，必须适当选用辅助诊断手段，包括流式、FISH 及 PCR。流式分析可以在收到标本的当天完成，可以提供绝大部分非霍奇金淋巴瘤的初步诊断，以及帮助排除绝大部分非霍奇金淋巴瘤。如果病情紧急，有时可以根据细胞学和分析的结果进行治疗。例如淋巴母细胞淋巴瘤，如果没有流式分析确诊常需要等到取材后的第 3 天，而如果有流式分析的结果通常可以在取材的当天确诊。少数不典型的病例，凭形态学和免疫组化诊断起来非常困难，风险很大，此时必须借助于辅助诊断手段。

不管是流式分析、FISH 还是 PCR，其方法学本身都会有假阳性和假阴性。淋巴瘤病理医师必须参与这些辅助手段的方法验证和质量管理，以避免轻易相信和过度依赖阳性和阴性结果而导致误诊和漏诊。及时将辅助诊断的结果与病理形态免疫组化的相关结果反馈到实验室的技术人员和管理人员，有助及时发现和解决问题。

病理报告的写作

病理报告是病理医师和临床医师信息沟通的一个主要途径，是病人病历中的一项重要内容。如何写好淋巴增生病变病理报告，下面强调几点原则：

◆病理报告应遵守中国病理协会提出的要求和模版，参阅美国病理协会（CAP）提出的标准模版，再根据自己病理科的具体情况适当修改。标准模版的使用有助于临床医师阅读和理解病理报告，更有效地寻找病理特征。

◆病理术语和疾病的命名分类应反映最新 WHO 分类。比如，过去的 ALL-L3 已经废用，取而代之的是伯基特淋巴瘤/白血病。如果考虑到使用新病名时有可能不会被临床医师理解，可以加注解。例如，伯基特淋巴瘤/白血病（FAB 分类为急性淋巴细胞白血病/淋巴母细胞淋巴瘤-L3）。

◆诊断的确切性

如果诊断确切，尽量不加修饰词（“符合”或“提示”）。如果诊断不确切，通常使用非典型淋巴组织增生，并在注解里说明鉴别诊断以及如何进一步确诊。如果病理医师鉴别诊断有所倾向，可以说明，以便指导临床医师进一步诊断。当淋巴瘤可以确诊，但分类不清时，或者反应性增生很明确，病因诊断不清时，可以将诊断分为二级来写。一级诊断应该为确切诊断，例如一级诊断为低度恶性 B 细胞淋巴瘤伴有浆细胞分析；二级鉴断，因不确切便在注解里写为：鉴别诊断主要包括边缘区 B 细胞淋巴瘤和淋巴浆细胞淋巴瘤，建议结合临床病史进一步分类。如果有 IgM 单克隆巨球蛋白血症，则支持淋巴浆样细胞淋巴瘤，否则应考虑为边缘区 B 细胞淋巴瘤。注解里应尽可能回答临床医师可能有的疑问和对某些病理特征的关心。如果病理检查发现具有提示预后的特征，应在注解中指出。

◆会诊意见应该属实记录，并附加适当的解释。

◆辅助诊断的使用及结果应该记录在病理报告中，以保证诊断证据的全面性。

◆大体和取材的描述需要审校，如有错误，应及时改进。

◆显微镜下的特征是否需要在病理报告中详细记录，一般没有硬性要求，可详细，可简短，可省略，通常因人而异。不同医院的病理科通常有要求，因为文字记录比较费时，当临床价值有限时，原则上从简。

◆彩色图片在病理报告中没有太大的临床意义，不建议提倡和推广。

临床病例讨论会

跨学科的淋巴瘤的病例讨论会应该定期举行。临床医师、放射科医师以及病理科医师聚在一起，讨论具体病人的临床症状、体征、影像学发现、化验结果、病理诊断、治疗方案和追踪随访，能促进临床和病理科医师之间了解和合作，有利于诊断和治疗水平的提高。淋巴瘤病理医师应该定期参加。只有这样，才能真正了解病人的个体差异，淋巴瘤临床表现的多样性和诊断分型对治疗方案选择的影响。病理诊断推理必须在相应临床背景下进行，并且必须接受临床病程进展和治疗结果的验证。

(James Huang)

第十节　2008 年 WHO 淋巴瘤分类的特点

2008 年造血和淋巴组织肿瘤 WHO 分类由美国（SH）和欧洲（EAHP）血液病理学协会的 8 位专家负责修订，参与修订的病理学家共 75 名，来自美国、加拿大、澳大利亚，以及亚洲和欧洲等国家和地区，并由 100 位国际血液病学家和肿瘤学家组成的 WHO 临床顾问委员会，在 2007 年 2 月和 3 月分别在 Chicago 和 Airlie House，VA 讨论髓系肿瘤和急性白血病以及淋巴瘤分类，提出修改意见，2007 年 9 月在 Lyon 举行病理学家共识会议定稿，于 2008 年 9 月出版（表 1-5）。由于 WHO 分类原则未变，即按形态学、免疫表型、遗传学和临床特点来定义每一个类型淋巴瘤，并提出可能起源的假定相应正常细胞和分化阶段，每种淋巴瘤都是一个独立病种（disease entity）。因此，WHO 分类仅对原有类型作必要的修正和补充，并增加了近年来被认识和明确的新类型。霍奇金淋巴瘤的分型在 WHO 分类中没有变动。以下就恶性淋巴瘤 WHO 分类的特点和非霍奇金淋巴瘤方面的一些新变化和新类型（变型）介绍如下：

一、WHO 新分类的特点

◆分类中的每一种类型淋巴瘤都是独立病种（disease entity），定义每一种淋巴瘤都按形态学、免疫表型、遗传学和临床特点来确定。因此，每一种类型淋巴瘤，都是一个“真正的”疾病，病理医师通过各种诊断技术能够予以识别。

◆定义每一种淋巴瘤的 4 个要素在不同的肿瘤中其重要性不相同，因此，没有一个“金标准”。形态学是基础，有些类型淋巴瘤具有特征性的形态学表现。因此，可以单独依据形态学作出诊断，如小淋巴细胞性淋巴瘤、滤泡性淋巴瘤（FL）和 MALT 淋巴瘤等。但是，大多数类型淋巴瘤和 WHO 分类要求做免疫组化研究，可以更准确地进行分类和分型。还有些类型淋巴瘤需要研究特殊的遗传学改变，才能作出准确诊断。例如，套细胞淋巴瘤的 t（11；14）、间变性大细胞淋巴瘤的 t（2；5），有些遗传学异常可用作预后判断。此外，某些类型淋巴瘤还需要了解临床特点，如年龄、结内还是结外、特殊解剖部位等。

◆2008 年分类更强调病理类型与临床的关系。例如，FL 中几个新的变型（儿童 FL、原发性肠道 FL和原位 FL）在形态学和免疫表型与典型的 FL 相反重叠，但临床表现和预后不同，需要采用不同的治疗对策。又如间变性大细胞淋巴瘤（ALCL）依据 ALK 表达与否，可以分为 ALK 阳性和 ALK 阴性两类 ALCL，它们在临床表现、遗传学改变和预后都不相同。

◆2008 年分类还强调应重视病毒病因（EBV、HIV 和 HHV8 等）的患者，免疫功能（免疫缺陷）在淋巴瘤发病机制和临床诊治上的重要作用。病理或临床上如疑有病毒感染的淋巴瘤/白血病时，应检测相关的病毒和患者的免疫功能，以作出正确诊断和选择最佳治疗方案。EBV 最常用检测指标是 EBER 和 LMP1；HHV8 最常用的检测指标是 LANA（ORF73）。

二、新变化和新类型

（一）新的变化

前驱淋巴组织肿瘤中，B 细胞母细胞性白血病/淋巴瘤再进一步分为非特殊性（NOS）和伴有重现性遗传学异常两大类，后者列出 7 种有染色体异常的病种并予以详细描述。其中 t（9；22）ALL 好发于成人，在 ALL 中预后最差；t（12；22）ALL 和超二倍体 ALL 好发于儿童，预后非常好，治愈率>90%。准确区分这些不同遗传学亚型具有重要临床意义。而原来认为起自 NK 细胞的母细胞性 NK 细胞淋巴瘤，现已知起自一种特殊的树突细胞，故更名为母细胞性浆细胞样树突细胞肿瘤，并归入急性髓样白血病和相关前体肿瘤项中。

免疫组化和遗传学新技术能在健康人群周围血、骨髓或淋巴结中检测到小的克隆性淋巴细胞群。除过去已经认识的意义未明单克隆 γ 病（MGUS）外，分类还对单克隆 B 淋巴细胞增多症（MBL）和“原位”滤泡性淋巴瘤（FL）作了描述，并指出这些小的克隆性增生的细胞群并不表明已存在或会进展为恶性肿瘤。例如，大多数“原位”FL 患者在随访中并不会进展成 FL，只有少数患者可同时或在这之前存在 FL，也可以进展为 FL。“原位”FL 必须依据 BCL2 免疫组化阳性反应才能作出病理诊断。一旦作出诊断后，临床上应进一步检查是否同时存在 FL，并注意随访。如仅为“原位”FL，不需要进行任何治疗。

对于某些类型肿瘤达成一致的指导性意见。如明确了在缺乏组织累及而要作慢性淋巴细胞性白血病（CLL）诊断时，周围血具有 CLL 表型的单克隆性淋巴细胞必须≥5×10^9/L；又如淋巴浆细胞淋巴瘤患者在骨髓或血液中只要出现异常蛋白就可诊断为 Waldenström 巨球蛋白血症。浆细胞骨髓瘤难以治愈，中位生存时间 3~4 年，但生存时间从<6 个月到 10 年，因此在作出浆细胞骨髓瘤诊断后，还需依据有无症状（包括有无高血钙、肾功能损害、贫血和骨病变等终末器官损伤）、国际分期系统（白蛋白、β2 微球蛋白）、TC（易位-Cyclin D1 基因）和细胞遗传学预后组（预后好、预后不良）对患者作进一步评估。例如，有终末器官损伤患者预后明显差。当血清蛋白血>3.5g/dl，β2 微球蛋白<3.5mg/L，中位生存时间为62 个月，血清 β2 微球蛋白>5.5mg/L，中位生存时间仅 29 个月，而介于两者之间的中位生存时间为 44 个月。

（二）新的疾病/亚型/变型/分级

滤泡性淋巴瘤（follicular lymphoma，FL）

◆分级和弥漫性区域。研究显示 FL1 和 FL2 在临床表现、治疗和预后上没有差别，故将两者并合在一起。目前，虽有人认为 FL3B 可能是滤泡型 DLBCL，但还没有足够证据证明 FL3B 和 DLBCL 可以归在一起。因此，WHO 分类仍然依据中心母细胞（CB）的多少将 FL 分成 3 级：FL1~2=CB 少（“低级别”）；FL3A=CB 多（>15/HPF），仍存在中心细胞(CC)；FL3B=成片 CB，CC 很少或不见。

在 FL 中如果存在含有 15CB/HPF 的弥漫性区域，则不再诊断为“FL 伴有弥漫性区域”，而应直接诊断为 DLBCL 伴有 FL（1~2 级、3A 级和 3B 级）。

◆亚型和变型

（1）儿童滤泡性淋巴瘤（paediatric follicular lymphoma）：肿瘤好发于儿童、青少年或年轻男性。病变局限，形态学上常有大滤泡，类似生发中心进行性转化（PTGC），CB 常>15/HPF，淋巴结的正常结构破坏。免疫组化显示 CD10 阳性、BCL6 阳性、CD43 阳性，但 BCL2 阴性。分子遗传学分析可证实为克隆性增生，但常无 t（14；18）。肿瘤大多能完全治愈，通常不播散，预后好。

（2）原发性肠道 FL（primary intestinal follicular lymphoma）：肿瘤好发于小肠，尤其十二指肠（85%）。形态学、免疫表型（BCL2 阳性、CD10 阳性、BCL6 阳性，常 IgA 阳性）和遗传学相似于淋巴结 FL。临床上常无症状，往往在镜检时偶尔发现，表现为多个小息肉，有时可有腹痛症状。病变大多数局限（Ⅰ E~Ⅱ E 期），局部切除能治愈，很少复发。推测肿瘤可能引起自 MALT 中的滤泡成分。

（3）滤泡内肿瘤（“原位”滤泡性淋巴瘤）[intrafollicular neoplasia（“in-situ” follicular lymphoma）]：淋巴结结构正常，在一个或多个滤泡中存在 BCL2 阳性/CD10 阳性克隆性 B 淋巴细胞。临床上常偶尔发现，除少数病例可或先、或后、或同时在其他部位有典型 FL 外，大多数病例不伴有 FL。“原位”FL 不需要治疗，但需予以随访，因为有些病例会发展为 FL。有人认为淋巴结“原位”FL 相当于在正常人血中检测到的 BCL2 R 细胞微小克隆群体，必须受到第 2 次“打击”才能发展为 FL。

◆原发性皮肤滤泡中心淋巴瘤（primary cutaneous follicule centre lymphoma，PCFCL）。现认为 PCFCL 是一种独立病种，临床上表现为头皮、前额或躯干的孤立性或局限性皮肤斑块、结节或肿块。肿瘤由滤泡中心细胞（FCC），通常是小和大 CC 混合少量 CB 而成，呈滤泡、滤泡弥漫或弥漫生长。免疫组化显示 BCL6 阳性、CD10 阳性/阴性、BCL2 阴性（或弱阳性）、CD5 阴性和 CD43 阴性。滤泡树突细胞 CD21 阳性或 CD35 阳性。遗传学上，Ig 基因克隆性重排，大多数病例无 t（14；18）或 BCL2 基因重排。PCFCL 预后很好，5 年生存率>95%，细胞学分级或生长方式（滤泡或弥漫）与预后无关，局部放疗或手术切除可治愈。

◆ 弥漫性大 B 细胞淋巴瘤（diffuse large B-cell lymphoma，DLBCL）

◆2008 年 WHO 分类中将不能归入已知任何类型大 B 细胞淋巴瘤的非特殊性类型列为 DLBCL，NOS，这是 DLBCL 中最为常见的一类。除原 WHO 分类中的富于 T 细胞/组织细胞 LBCL 包括在这一类外，还将原发于中枢神经系统和皮肤的 DLBCL，以及发生于老年人伴 EBV 感染的 DLBCL 也包括在内。原 WHO 分类中的一些形态学变型，如中心母细胞性、免疫母细胞性和间变性变型仍列出，但缺乏明确的临床特点，也无明确与治疗和预后的相关性。在 2008 年 WHO 分类，依据肿瘤基因表达谱（GEP）列入能反映肿瘤生物学行为的分子亚群，即起自生发中心 B 淋巴细胞（GCB）样和活化 B 淋巴细胞（ABC）样的 DLBCL。在目前尚不能普遍开展 GEP 分析的情况下，可用免疫组化检测 CD10、BCL6 和 MUM1 将 DLBCL 分为 GCB 样（CD10 阳性、BCL6 阳性/阴性、MUM1 阴性）和非 GCB 样（CD10 阴性、BCL6 阴性/阳性、MUM1 阳性）两个免疫组化亚群，GCB 样 DLBCL 对治疗反应和预后比非 GCB 样 DLBCL 好。此外，CD5 阳性 DLBCL 的预后不良，故也列入免疫组化亚群。

◆原发性皮肤 DLBCL，腿型（primary cutaneous diffuse large B cell lymphoma，“leg-type”）一种起自活化 B 细胞的侵袭性皮肤淋巴瘤，约占所有皮肤 B 细胞淋巴瘤的 5%~10%。肿瘤好发于老年女性，中位年龄 70 岁。肿瘤大多位于小腿，偶可位于其他部位，临床表现为迅速进展多个皮肤结节，可有溃疡形成。镜下瘤细胞较单一，类似免疫母细胞（IB）和 CB，浸润真皮和皮下组织，表皮一般不累及，免疫组化显示 CD20 阳性、BCL2 阳性/阴性、CD10 阴性、BCL6 阳性/阴性和 MUM1 阳性。遗传学上无 t（14；18），GEP 分析显示细胞增殖相关基因上调。DLBCL，腿型比皮肤其他部位 DLBCL 侵袭性强，预后较差。患者年龄大、皮肤病变多和 BCL2 阳性表达是不良预后因素。

◆病毒相关 DLBCL。2008 年 WHO 分类列入两种，一种是老年人 EBV 阳性弥漫性大 B 细胞淋巴瘤（EBV+DLBCL of the elderly），好发于老年男性，预后差，EBV（LMP1 和 EBER）阳性；另一种是起自 HHV8 相关多中心性 Castleman 病的 LBCL（large B-cell lymphoma arising in HHV8-associated multicentric Castleman disease），多中心性 Castleman 病（MCD）常有 Kaposi 肉瘤相关人疱疹病毒（KSHV/HHV8）感染证据。这种病毒基因组含有与人 IL-6 基因同源基因，IL-6 在促进活化 B 细胞向浆细胞分化上起重要作

用，IL-6 水平增高也与浆细胞疾病和 B 细胞淋巴瘤的发生有关。起自 HHV8 相关 MCD 基础上的 LBCL 好发于老年男性，形态学上，瘤细胞类似浆母细胞、IB 或 CB，免疫组化显示 CD20 阴性/阳性、CD79 阴性、MUM1 阳性、CD138 阴性、CD38 阴性/阳性，IgL 常为 λ 阳性，HHV8 阳性肿瘤的侵袭性强，预后差。

◆ 中间性（灰区）B 细胞淋巴瘤

◆B 细胞淋巴瘤，不能分类，具有弥漫性大 B 细胞淋巴瘤和 Burkitt 淋巴瘤中间特点（B cell lymphoma, unclassifiable, with features intermediate between diffuse large B-cell lymphoma and Burkitt lymphoma）。这种肿瘤在形态学上，瘤细胞中等到大，免疫表型显示 CD10 阳性、BCL6 阳性，但 BCL2 阳性，Ki67 常>90%，遗传学上 MYC 和 BCL2 基因都有重排。这种形态学、免疫表型和遗传学上介于 DLBCL 和 BL 之间的肿瘤很难归入任何一种明确类型的 B 细胞淋巴瘤，临床上肿瘤好发于成年人，侵袭性强，存活期通常<1 年，故2008 年WHO 分类将这种灰区淋巴瘤单独列入，以利于更好地研究该肿瘤的临床病理特点。

◆B 细胞淋巴瘤，不能分类，具有弥漫性大 B 细胞淋巴瘤和经典型霍奇金淋巴瘤中间特点（B-cell lymphoma, unclassifiable, with features intermediate between diffuse large B-cell lymphoma and classical Hodgkin lymphoma）。这种灰区淋巴瘤大多介于纵隔大 B 细胞淋巴瘤（PMBL）和结节硬化经典型霍奇金淋巴瘤（NSCHL）之间。瘤细胞大，成片状生长，有些细胞类似腔隙细胞或 RS 样细胞，纤维束和炎症性背景通常不明显，免疫表型显示 LCA 阳性、CD30 阳性、CD20 阳性/阴性、CD79 阳性/阴性、PAX5 阳性、CD15 阴性/阳性（弱、散在）、CD10 阴性和 BCL6 阴性/阳性。临床上肿瘤好发于 20~40 岁男性，大多位于纵隔，具有侵袭行为，预后比 CHL 或 PMBL 差，常可致死。目前认为介于 DLBCL（PMBL）和 CHL（NSHCL）之间的灰区淋巴瘤是一种具有特殊临床病理特征的独立疾病。

◆ EBV 相关 T 细胞克隆性淋巴组织增生

◆儿童系统性 EBV 阳性 T 细胞淋巴组织增生性疾病（systemic EBV-positive T-cell lymphoproliferative disease of childhood）。这是一种与 EBV 慢性活动性感染相关的 T 细胞克隆性增生性疾病，好发于亚洲的儿童。肿瘤最常累及肝和脾，也可累及淋巴结、骨髓、皮肤和肺。镜下见上述器官由无明显异型小 T 淋巴细胞浸润，伴组织细胞增生伴噬红细胞吞噬细胞增多症，T 淋巴细胞 CD2 阳性、CD3 阳性、CD8 阳性、CD56 阴性、TIA1 阳性、EBER 阳性、TCR 基因重排。患者病情进展迅速，常可致死。

◆水疱痘疮样淋巴瘤（hydroa vaccineforme-like lymphoma）。这是一种起自细胞毒性 T 淋巴细胞或 NK 细胞、与 EBV 相关的罕见淋巴瘤，好发于亚洲和拉丁美洲的儿童和少年，常有虫咬过敏和对日光敏感。病变主要累及日光暴露部位，尤其面部。临床表现为水肿和丘疹水疱性发疹，可有坏死、溃疡、结痂，留下痘疮样瘢痕。病情进展可累及淋巴结、肝和脾，伴发热和消瘦等全身症状。形态学上，瘤细胞中等，密集于真皮层，尤其皮肤附件和神经束周围，并可侵犯和破坏血管。肿瘤向上可侵犯表皮，向下扩展到皮下脂肪组织，皮肤表面可有溃疡形成。免疫组化显示 CD2 阳性、CD3 阳性、CD8 阳性、CD43 阳性、CD45RO 阳性、TIA1 阳性、GrB 阳性、CD4 阴性、CD5 阴性和 CD7 阴性，此外，CD56 阳性/阴性、CD57 阴性，约<30%病例 CD30 阳性。TCR 基因可有重排，但起自 NK 细胞的病例 TCR 基因无重排，EBER 阳性。本病临床经过不一，如病变仅局限于皮肤，局部可反复复发长达 10~15 年，如肿瘤播散到其他器官，预后差，2 年生存率仅 36%。

◆ 皮肤 T 细胞淋巴瘤的新类型

◆原发性皮肤 γδT 细胞淋巴瘤（primary cutaneous gamma-delta T-cell lymphoma, PCGD-TCL）。这是

一种起自具有细胞毒表型活化 γδT 细胞的少见肿瘤。肿瘤好发于成人，无性别差异。病变主要累及四肢皮肤，侵犯表皮和真皮，形成多个斑块、结节或肿瘤，表皮可有溃疡形成，有时肿瘤主要侵犯真皮深部和皮下组织。瘤细胞中等到大，侵犯表皮、真皮或皮下组织，表皮浸润可轻度亲表皮或呈明显 Paget 样网状细胞增生症样浸润，皮下结节可为脂膜炎样。瘤细胞常侵犯血管，可见凋亡细胞和坏死。免疫组化显示CD3 阳性、CD2 阳性、CD7 阳性/阴性、CD5 阴性、CD4 阴性和 CD8 阴性/阳性。TCRδ 阳性，但 βF1 阴性。此外，TIA1 阳性、GrB 阳性、GrM 阳性、perforin 阳性、CD56 阳性/阴性。TCRγ 基因重排，EBER 阴性。PCGD-TCL 的侵袭性强，对化疗和/或放疗不敏感，5 年生存率为 33%。

◆原发性皮肤 CD8 阳性侵袭性亲表皮细胞毒性 T 细胞淋巴瘤（primary cutaneous CD8-positive aggressive epidermotropic cytotoxic T-cell lymphoma）。这是一种起自 CD8 阳性的 αβ 型细胞毒性 T 细胞的罕见肿瘤。肿瘤好发于成人，临床表现为局限性或播散性皮肤斑块、结节或肿瘤，病变中央常溃疡形成和坏死。疾病可播散到肺、睾丸、CNS 和口腔黏膜等部位。瘤细胞小、中等或大，明显多形性，浸润表皮，呈苔藓样，有明显 Paget 样亲表皮生长，也可在表皮下呈结节状浸润。表皮可萎缩或棘细胞增生，常伴有坏死、溃疡和水疱形成。皮肤附件和血管也可受侵犯和破坏。免疫组化显示 CD3 阳性、CD8 阳性、βF1 阳性、TIA1 阳性、GrB 阳性、perforin 阳性、CD2 阴性、CD4 阴性、CD5 阴性、CD7 阴性/阳性。TCR 基因重排，EBER 阴性。肿瘤具有很强侵袭性，中位存活时间仅32 个月。

◆原发性皮肤 CD4 阳性小/中 T 细胞淋巴瘤（primary cutaneous CD4 positive small/medium T-cell lymphoma）一种起自 CD4 阳性、由小至中等多形性 T 细胞组成的肿瘤。肿瘤好发于成年男性，临床表现为面部、颈部或躯干上部孤立性斑块或结节，偶为单个或多个丘疹、结节或肿瘤，但从不出现蕈样肉芽肿（MF）中的皮肤斑片。瘤细胞小或中等，可有少量大细胞，浸润真皮和皮下组织，不同于 MF，偶可局限性侵犯表皮。免疫组化显示 CD3 阳性、CD4 阳性、CD8 阴性、CD30 阴性、TIA1 阴性、GrB 阴性。TCR 基因重排，这有助于与假性 T 细胞淋巴瘤鉴别。肿瘤生长缓慢，预后良好，尤其孤立的局限性病变，5 年生存率 60%~80%。

◆ 间变性大细胞淋巴瘤（anaplastic large cell lymphoma，ALCL），ALK 阳性与 ALK 阴性

◆ALCL，ALK 阳性。起自活化的成熟毒性 T 淋巴细胞。肿瘤好发于儿童和青少年，男性远多于女性（男女之比 6.5∶1），可累及淋巴结和结外，临床上具有侵袭行为，但能治愈，预后好，5 年生存率达 80%。瘤细胞大、畸形，呈黏附性生长，形态学上有小细胞变型和富于组织细胞变型。免疫组化显示 CD3 阳性/阴性、CD45RO 阳性/阴性、LAT 阳性、CD30 阳性、ALK 阳性、EMA 阳性、CD25 阳性、TIA1 阳性。遗传学上 t（2；5），（p23；q35）。WHO 分类（2008）已将 ALCL，ALK 阳性列为一种不同于 ALCL，ALK 阴性的独立疾病。

◆ALCL，ALK 阴性。肿瘤好发于老年人（中位年龄 60 岁），无性别差异。临床上具有侵袭行为，预后介于 ALCL，ALK 阳性和 PTCL，NOS 之间，5 年生存率 48%。瘤细胞形态学与 ALCL，ALK 阳性相同，瘤细胞大，胞浆丰富，核呈马靴样（标记细胞），呈黏附性生长。免疫组化显示 CD3 阳性、CD45RO 阳性、CD20 阴性、PAX5 阴性、CD30 阳性和 ALK 阴性。无 t（2；5）。由于 ALCL，ALK 阴性的形态学、免疫表型和预后不同于 ALCL，ALK 阳性和 PTCL，NOS，WHO 分类（2008）也予以单独列出（表 1-5）。

（朱雄增）

表 1-5 2008 年淋巴组织肿瘤 WHO 分类和 ICD-O 编码

前驱淋巴组织肿瘤	
B 淋巴母细胞性白血病/淋巴瘤，非特殊性	9811/3
B 淋巴母细胞性白血病/淋巴瘤，伴频发性遗传学异常	
B 淋巴母细胞性白血病/淋巴瘤，伴 t（9；22）（q34；q11.2）；BCR-ABL1	9812/3
B 淋巴母细胞性白血病/淋巴瘤，伴（v；11q23），MLL 重排	9813/3
B 淋巴母细胞性白血病/淋巴瘤，伴 t（12；21）（p13；q22）；TEL-AML1（ETV6-RUNX1）	9814/3
B 淋巴母细胞性白血病/淋巴瘤，伴低二倍体	9815/3
B 淋巴母细胞性白血病/淋巴瘤，伴超二倍体（低二倍体 ALL）	9816/3
B 淋巴母细胞性白血病/淋巴瘤，伴 t（5；14）（q31；q32）；IL3-1GH	9817/3
B 淋巴母细胞性白血病/淋巴瘤，伴 t（1；19）（q23；p13.3）；E2A-PBX1（TCF3-PBX1）	9818/3
T 淋巴母细胞性白血病/淋 巴瘤	9837/3
成熟 B 细胞肿瘤	
慢性淋巴细胞性白血病/小淋巴细胞性淋巴瘤	9823/3
B 细胞幼淋巴细胞性白血病	9833/3
脾 B 细胞边缘区淋巴瘤	9689/3
多毛细胞白血病	9940/3
脾 B 细胞淋巴瘤/白血病，不能分类	*9591/3*
脾弥漫性红髓小 B 细胞淋巴瘤	*9591/3*
多毛细胞白血病-变型	9591/3
淋巴浆细胞性淋巴瘤	9671/3
Waldenström巨球蛋白血症	9761/3
重链病	9762/3
α 重链病	9762/3
γ 重链病	9762/3
μ 重链病	9762/3
浆细胞骨髓瘤	9732/3
骨的孤立性浆细胞瘤	9731/3
骨外浆细胞瘤	9734/3
结外黏膜相关组织边缘区淋巴瘤（MALT 淋巴瘤）	9699/3
淋巴结边缘区淋巴瘤	9699/3
儿童淋巴结边缘区淋巴瘤	9699/3
滤泡性淋巴瘤	9690/3
儿童滤泡性淋巴瘤	9690/3
原发性皮肤滤泡中心淋巴瘤	9597/3
套细胞淋巴瘤	9673/3
弥漫性大 B 细胞淋巴瘤（DLBCL），非特殊性	9680/3
富于 T 细胞/组织细胞大 B 细胞淋巴瘤	9688/3
原发性中枢神经系统（CNS）DLBCL	9680/3
原发性皮肤 DLBCL（腿型）	9680/3
老年人 EBV 阳性 DLBCL	9680/3
DLBCL 伴慢性炎症	9680/3

(续上表)

淋巴瘤样肉芽肿病	9766/3
原发性纵隔（胸腺）大B细胞淋巴瘤	9679/3
血管内大B细胞淋巴瘤	9712/3
ALK阳性大B细胞淋巴瘤	9737/3
浆母细胞性淋巴瘤	9735/3
起自HHV8相关多中心性Castleman病的大B细胞淋巴瘤	9738/3
原发性渗出性淋巴瘤	9678/3
Burkitt淋巴瘤	9687/3
B细胞淋巴瘤，不能分类，具有DLBCL和Burkitt淋巴瘤中间特点	9680/3
B细胞淋巴瘤，不能分类，具有DLBCL和经典型霍奇金淋巴瘤中间特点	9596/3
成熟T细胞和NK细胞肿瘤	
T细胞幼淋巴瘤性白血病	9834/3
T细胞大颗粒淋巴细胞性白血病	9831/3
慢性NK细胞淋巴组织增生性疾病	9831/3
侵袭性NK细胞白血病	9948/3
儿童系统性EBV阳性T细胞淋巴组织增生性疾病	9724/3
水泡痘疮样淋巴瘤	9725/3
成人T细胞白血病/淋巴瘤	9827/3
结外NK/T细胞淋巴瘤，鼻型	9719/3
肠病相关性T细胞淋巴瘤	9717/3
肝脾T细胞淋巴瘤	9716/3
皮肤脂膜炎样T细胞淋巴瘤	9708/3
蕈样肉芽肿	9700/3
Sézary综合征	9701/3
原发性皮肤CD30阳性T细胞淋巴组织增生性疾病	
淋巴瘤样丘疹病	9718/1
原发性皮肤间变性大细胞淋巴瘤	9718/3
原发性皮肤γδT细胞淋巴瘤	9726/3
原发性皮肤CD8阳性侵袭性亲表皮细胞毒性T细胞淋巴瘤	9709/3
原发性皮肤小/中CD4阳性T细胞淋巴瘤	9709/3
周围T细胞淋巴瘤，非特殊性	9702/3
血管免疫母细胞性T细胞淋巴瘤	9705/3
间变性大细胞淋巴瘤（ALCL），ALK阳性	9714/3
间变性大细胞淋巴瘤（ALCL），ALK阴性	9702/3
霍奇金淋巴瘤	
结节性淋巴细胞为主性霍奇金淋巴瘤	9659/3
经典型霍奇金淋巴瘤	9650/3
结节硬化经典型霍奇金淋巴瘤	9663/3
富于淋巴细胞经典型霍奇金淋巴瘤	9651/3
混合细胞经典型霍奇金淋巴瘤	9652/3
淋巴细胞消减经典型霍奇金淋巴瘤	9653/3

（续上表）

组织细胞和树突细胞肿瘤	
组织细胞肉瘤	8755/3
朗格汉斯组织细胞增生症	9751/3
朗格汉斯细胞肉瘤	9756/3
指状突树突细胞肉瘤	9757/3
滤泡树突细胞肉瘤	9758/3
纤维母细胞性网状细胞肿瘤	9759/3
中间性树突细胞肿瘤	9757/3
播散性幼年性黄色肉芽肿	
移植后淋巴组织增生性疾病（PTLD）	
早期病变	
浆细胞增生	9971/1
传染性单核细胞增多症样 PTLD	9971/1
多形性 PTLD	9971/3
单核性 PTLD	
单形性 PTLD（B 和 T/NK 细胞型）*	
经典型霍奇金淋巴瘤型 PTLD*	

注：组织学表型斜体字是暂定名,WHO 工作小组认为目前尚没有足够证据识别为独立疾病。
*ICD-O 编码按相应的白血病或淋巴瘤分类中的编码。

参考文献

- Ioachim HL, Medeiros LJ. The normal lymph node//Ioachim's lymph node pathology [M], philadelphia New york press, 2008: 2-13.
- Fletcher C. 肿瘤组织病理学诊断 [M]. 回允中，译. 3 版. 北京：北京大学医学出版社，2009：1139-1142.
- 朱梅刚. 恶性淋巴瘤病理诊断学 [M]. 广州：广东科技出版社，2003：1-16.
- Moore WF, Beutly RC, Berehuch A, et al. Some mulleran in inclusion cysts in lymph nodo may sometimes be mistake from serous borderline tumor of the ovary [J]. Am J Surg pathol, 2000, 24(5): 710-718.
- Ioachim HL, Medeiros LJ. Immunohistochemistry//Ioachim's lymph node pathology [M]. Phitadelphia New York press, 2008: 38-46.
- Chu PG, Chang KL , Arber DA, et al. Immunolphenotyping of hematopoietic neoplasms [J]. Semin Diagu pathol, 2000, 17: 236-256.
- Seidla T, Batation AJ , Battfora H . Interrelation and Quantification of inmunostains [J]. Am J Surg Pathol, 2001, 25: 1204.
- Frizzera G, Wu D, Iuglirami G. The usefulness of immunophenotypic and genotypic studies in the diagnosis and classification of hematopoietic and lymphoid neoplasms, An update [J]. Am J Clin pathol, 1999, 111: 513-539.
- 朱梅刚. 免疫组化在恶性淋巴瘤诊断中的正确应用与评估 [J]. 临床与实验病理学杂志，2004，20（1）：476-478.
- Segal GH, Kieldsberg CR, Smith GP, et al. CD30 antigen expression in florid immunoblastic proliferations [J]. Am J Clin pathol, 1994, 102(3): 292-298.
- Albondanzo SL, Sato N, Shaus SE, et al. Acute infectious mononucleosis, CD30 (Ki-1) antigen expression and histologic correlations [J]. Am J Clin Pathol, 1990, 93(5): 698-702.
- Craig FE, Foon KA. Flow cytometric immunophenotyping for hematologic neoplasms [J]. Blood, 2008, 111: 3941-3967.

- Colorado M, Cuadrado MA, Insunza A, et al. Iriondo A. Simultaneous cytomorphologic and multiparametric flow cytometric analysis on lymph node samples is faster than and as valid as histopathologic study to diagnose most non-Hodgkin lymphomas [J]. Am J Clin Pathol, 2010, 133: 83-91.
- Ventura RA, Martin-Subero JI, Jones M, et al. FISH analysis for the detection of lymphoma-associated chromosomal abnormalities in routine paraffin-embedded tissue [J]. J Mol Diagn, 2006, 8: 141-151.
- Jevremovic D, Viswanatha DS. Molecular diagnosis of hematopoietic and lymphoid neoplasms [J]. Hematol Oncol Clin North Am, 2009, 23: 903-933.
- Langerak AW, Molina TJ, Lavender FL, et al. Polymerase chain reaction-basedclonality testing in tissue samples with reactive lymphoproliferations: usefulness and pitfalls. A report of the BIOMED-2 Concerted ActionBMH4-CT98-3936 [J]. Leukemia. 2007, 21: 222-229.

第二章 不同组织结构模式的淋巴组织增生性病变良恶性鉴别诊断

第一节 淋巴组织增生良恶性病变组织结构特点与病变类型的相关性

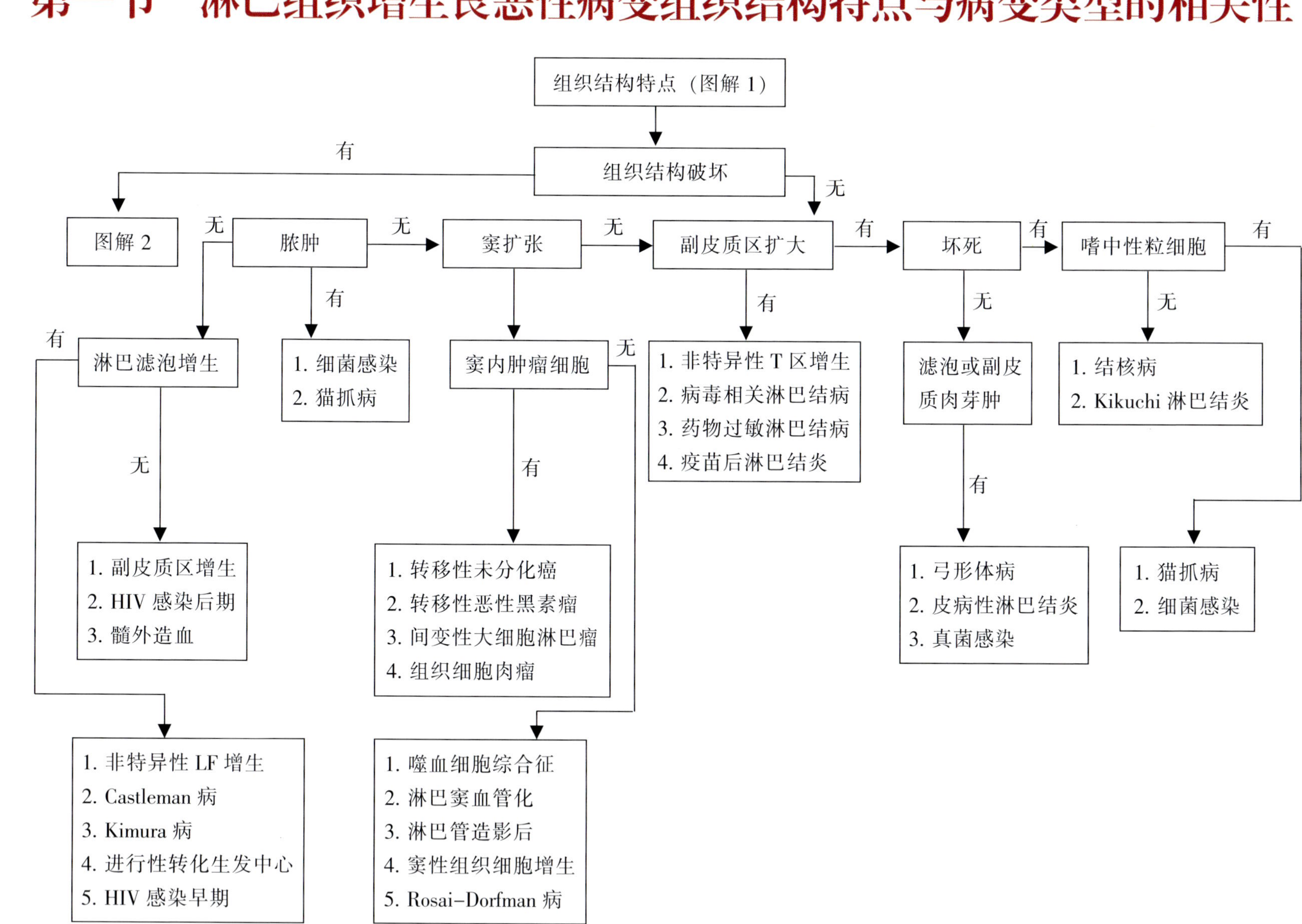

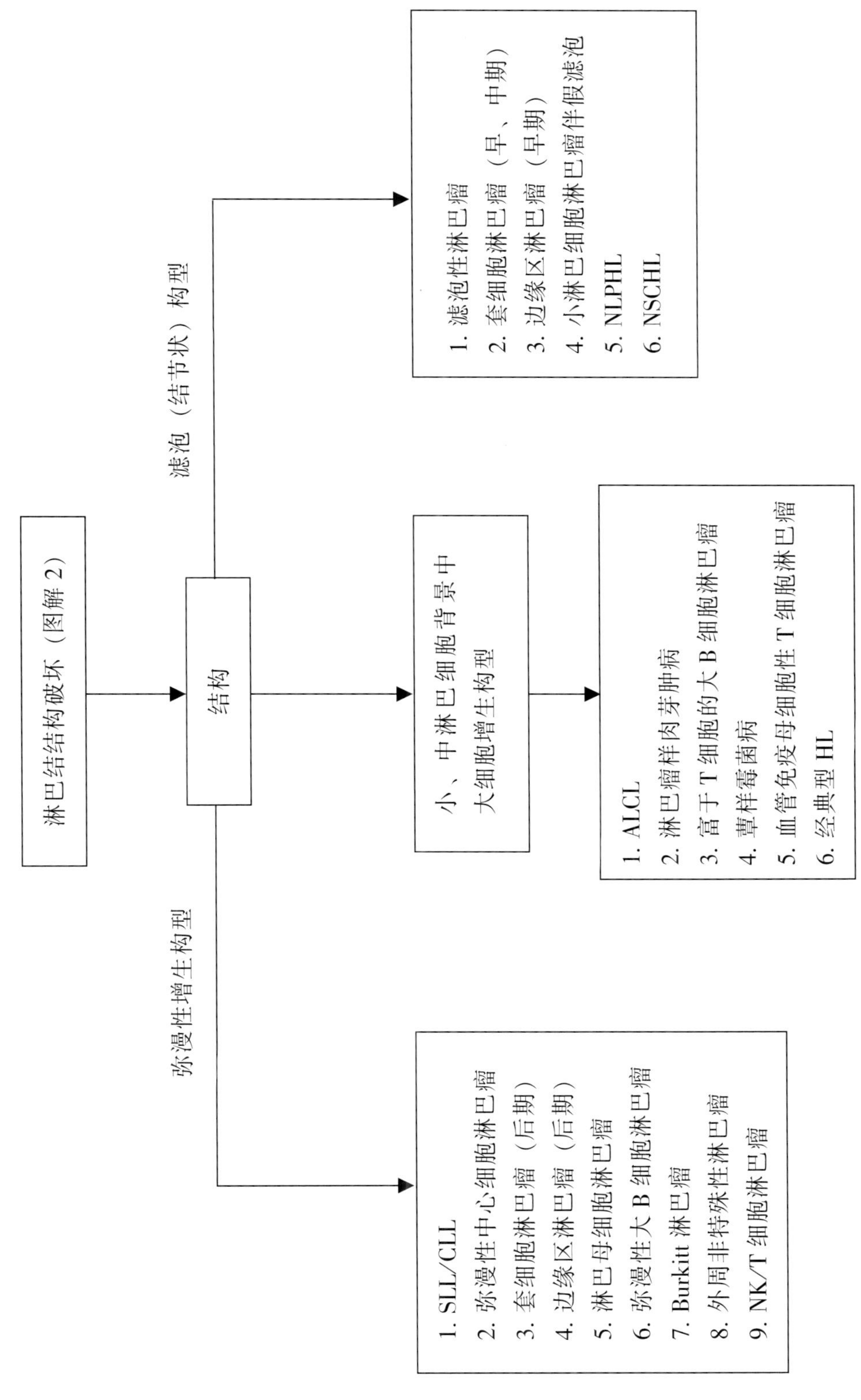

淋巴结结构破坏（图解 2）
结构
滤泡（结节状）构型
1. 滤泡性淋巴瘤
2. 套细胞淋巴瘤（早、中期）
3. 边缘区淋巴瘤（早期）
4. 小淋巴细胞淋巴瘤伴假滤泡
5. NLPHL
6. NSCHL
小、中淋巴细胞背景中大细胞增生构型
1. ALCL
2. 淋巴瘤样肉芽肿病
3. 富于 T 细胞的大 B 细胞淋巴瘤
4. 蕈样霉菌病
5. 血管免疫母细胞性 T 细胞淋巴瘤
6. 经典型 HL
弥漫性增生构型
1. SLL/CLL
2. 弥漫性中心细胞淋巴瘤
3. 套细胞淋巴瘤（后期）
4. 边缘区淋巴瘤（后期）
5. 淋巴母细胞淋巴瘤
6. 弥漫性大 B 细胞淋巴瘤
7. Burkitt 淋巴瘤
8. 外周非特殊性淋巴瘤
9. NK/T 细胞淋巴瘤

第二节　弥漫性小淋巴细胞或小与中等大淋巴细胞混合性增生良恶性鉴别诊断

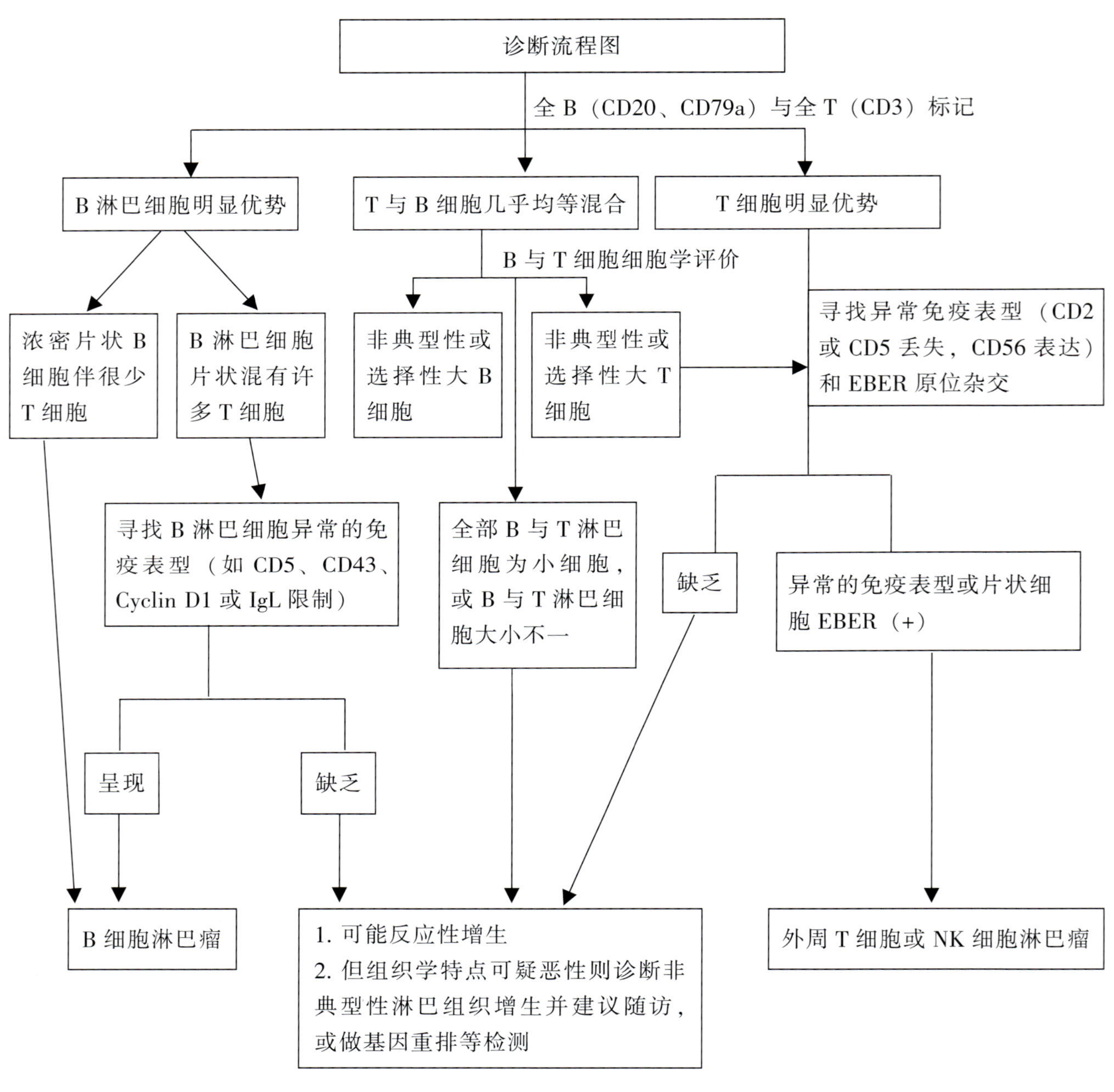

转译录于 Chan KC. Tumor of the lymphoreticular system，p255 in Diagnostic histopathology of tumor，4ed.

第三节　结节性增生病变的组织学类型、特点与鉴别诊断

一、结节性增生病变的组织学类型

淋巴组织增生具有滤泡（结节）增生组织学特点的良恶性病变较多，根据其结节的大小，可分为2种类型：中等大滤泡（结节）类型与大淋巴样结节类型。

◇ 中等大滤泡（结节）良恶性病变

- ◆反应性淋巴滤泡增生（图2–1）。
- ◆滤泡性淋巴瘤（FL）（图2–2左）。
- ◆结节性套细胞淋巴瘤（MCL）（图2–2右）。

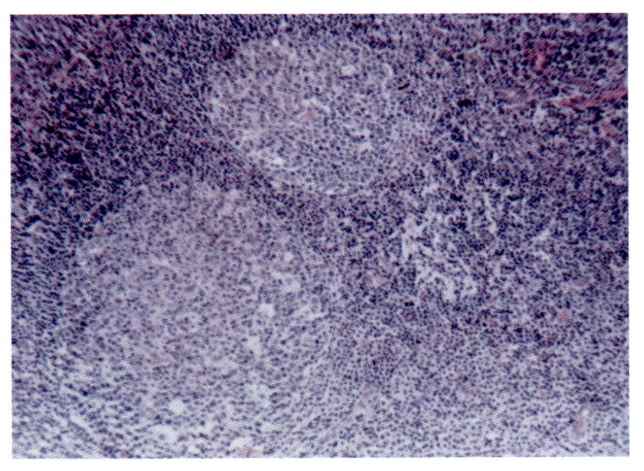

图2–1　反应性淋巴滤泡增生，生发中心扩大，有明暗极，套区变窄或不清晰

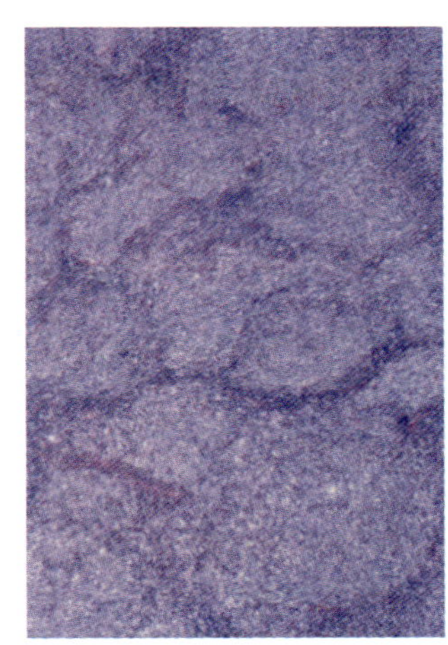

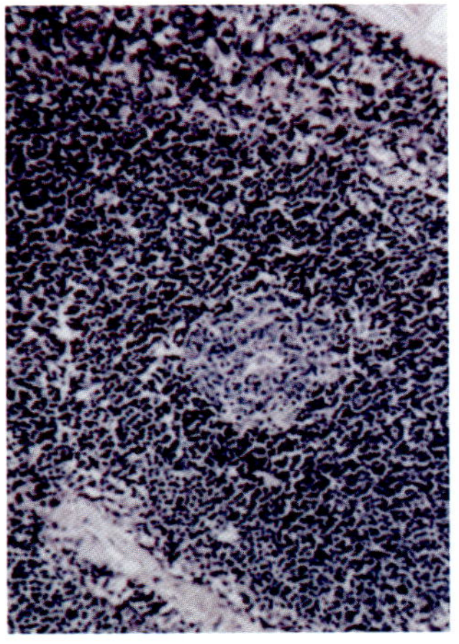

图2–2　（左）FL，中、小结节密集，背靠背，缺乏套区；（右）MCL，套区增宽型，结节状，残留萎缩生发中心

- ◆边缘区B细胞淋巴瘤，有滤泡植入现象（MZL）（图2–3）。
- ◆Castleman病（图2–4左）。
- ◆滤泡性T细胞淋巴瘤。
- ◆小淋巴细胞淋巴瘤/慢性淋巴细胞白血病（SLL/CLL）伴假滤泡结节（增殖中心）（图2–4右）。

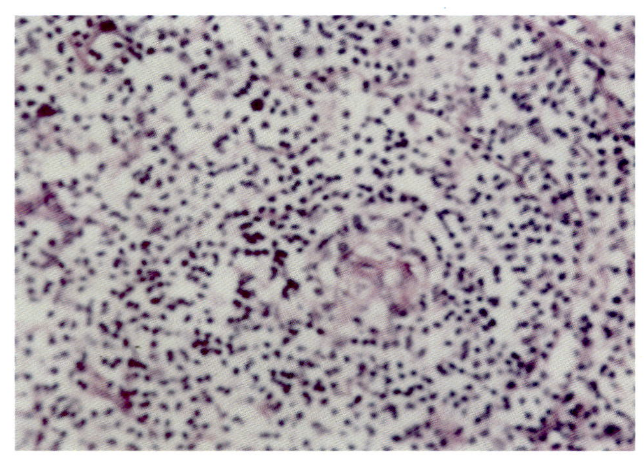

图 2-3 MZL，有瘤细胞植入滤泡现象

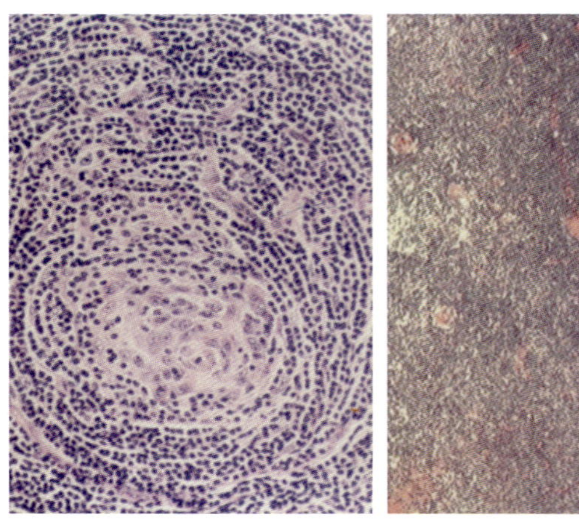

图 2-4 （左）Castleman 病，透明血管型，生发中心似胸腺小体，套区增宽；（右）SLL/CLL，见散在假滤泡结节（增殖中心）

大淋巴样结节良恶性病变

- 结节性淋巴细胞为主型霍奇金淋巴瘤（NLPHL）（详见第四章第十九节）。
- 结节性富于淋巴细胞经典型霍奇金淋巴瘤（NLRCHL）。
- 进行性转化生发中心（PTGC）（图 2-5）。
- 滤泡性淋巴瘤大结节变异型（类似 NLPHL）（图 2-6 左）。
- 结节性富于 B 淋巴细胞的滤泡树突细胞（FDC）肿瘤。
- 淋巴母细胞性淋巴瘤伴假小叶生长型（pseudolobular growth pattern）（图 2-6 右）。

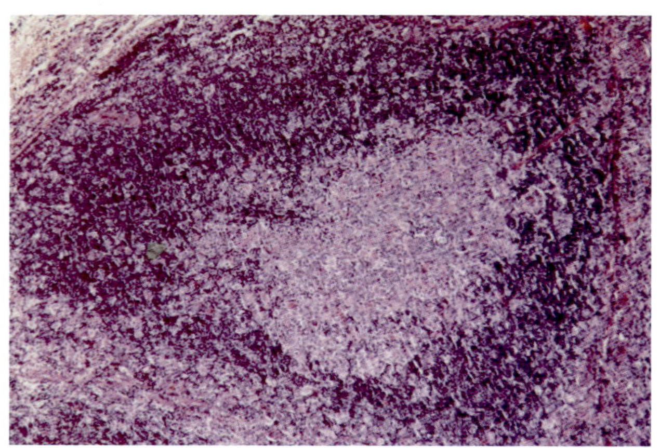

图 2-5 PTGC，体积较一般滤泡大 3~5 倍，套细胞浸入生发中心

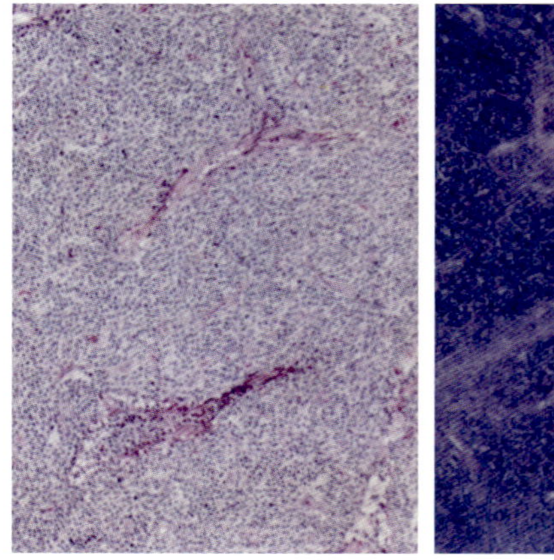

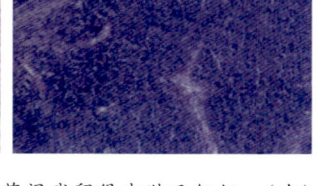

图 2-6 （左）大结节 FL，结节间残留很少淋巴组织；（右）淋巴母细胞性淋巴瘤，细纤维束分隔瘤组织呈多结节状

第 1 类滤泡增生性病变中除反应性淋巴滤泡增生与滤泡性淋巴瘤鉴别诊断比较困难以外，其他良恶性病变鉴别较容易。

第 2 类大结节性增生病变总体上较少见，主要是要掌握其诊断要点，防止漏诊与误诊。

二、中等大滤泡（结节）良恶性病变特点与鉴别诊断

（一）滤泡性淋巴瘤与反应性淋巴滤泡增生的鉴别诊断

滤泡性淋巴瘤（FL）与反应性淋巴滤泡增生（RLFH）的病理鉴别诊断是中等大到小滤泡（结节）相关淋巴增生病变鉴别诊断中最主要的鉴别诊断内容。在实际工作中典型的浸润滤泡性 FL（瘤结节内、外均为瘤细胞）一般不易与 RLFH 相混淆。而鉴别诊断有困难的是滤泡内型 FL（密集性瘤结节之间仍保留少量淋巴组织）与淋巴滤泡瘤样增生（lymphofollicle tumor-like hyperplasia，LTH）鉴别诊断。瘤性滤泡较分散的 FL 与较明显的 RLFH 鉴别及 FL 的变异型与相应的 RLFH 相鉴别。

◆ 滤泡内型 FL 与淋巴滤泡瘤样增生（LTH）鉴别（表 2-1）

表 2-1　滤泡内型 FL 与淋巴滤泡瘤样增生（LTH）鉴别诊断

方法	滤泡内型 FL	淋巴滤泡瘤样增生（LTH）
病理组织学	中、小瘤性滤泡（结节）密集，背靠背，套区消失或相互融合（图 2-7 左） 正常组织结构破坏 瘤结节组成细胞以异型中心细胞为主，具有相对单一性（图 2-8 左） 瘤结节与周围淋巴组织分界不清 瘤结节形态单一，无明暗极之分	中、大 LF 密集，但少有背靠背现象，套区变薄，偶有消失(图 2-7 右) 正常组织结构紊乱而无破坏 LF 生发中心由中心细胞、中心母细胞、巨噬细胞及少数 T 淋巴细胞混合组成(图 2-8 右) LF 与周围淋巴组织分界清楚 LF 可见不同反应期与明暗极生发中心
免疫组化	FL1 级 BCL2（+），2 级 85%，3 级 75%（+）；皮肤 FL（-）（图 2-10） 瘤结节 CD10（+），BCL6（+）结节间一定量（+）细胞（图 2-11 左、图 2-12 左） 瘤结节 Ki67<30%（+）（图 2-13 左），FL3 级可增高 κ 与 λ 单项限制	LF 生发中心 BCL2（-）（图 2-9） LF 间无 CD10、BCL6（+）细胞（图 2-11 右、图 2-12 右） Ki67 生发中心>60%（+），且可见明、暗极（图 2-13 右），呈现生发中心构型 生发中心 κ、λ 双（+）
分子生物学技术检测	IgH 单克隆性基因重排 t（14；18）染色体易位	多克隆性 无

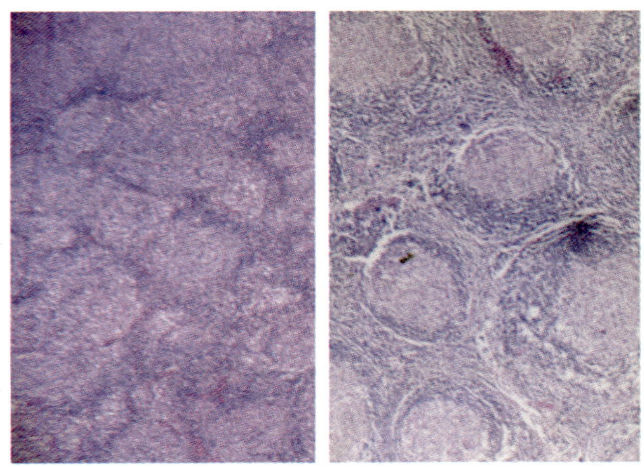

图 2-7 （左）滤泡内型 FL，瘤结节密集，背靠背，套区消失；（右）LTH，增生滤泡有套区，相互分离

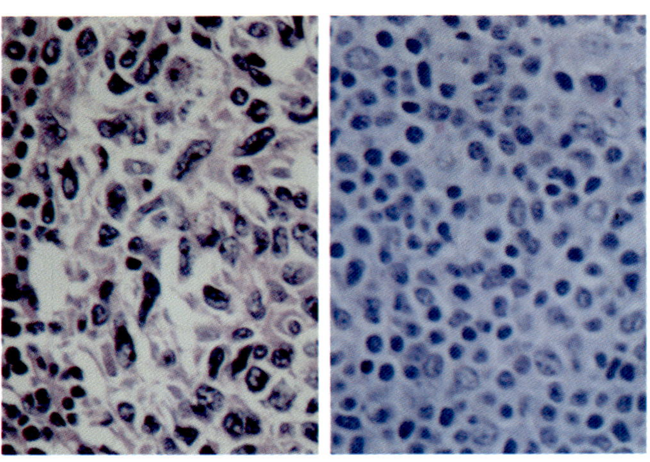

图 2-8 （左）FL，由异型中心细胞与中心母细胞组成，细胞核染色质增多，核质增厚；（右）生发中心以中心细胞为主和少数中心母细胞组成，无异型性

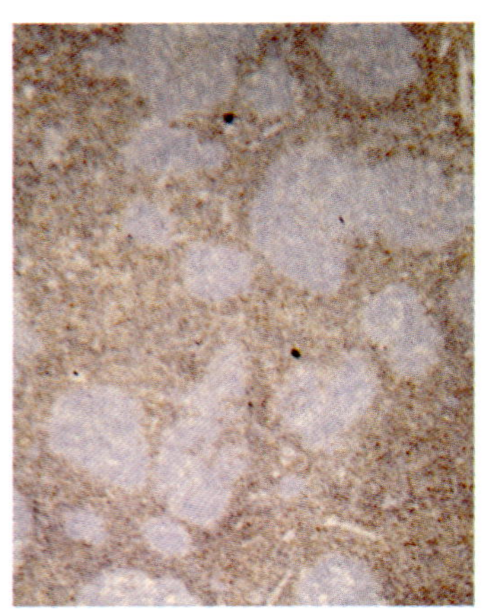

图 2-9 BCL2 标记，生发中心（-）

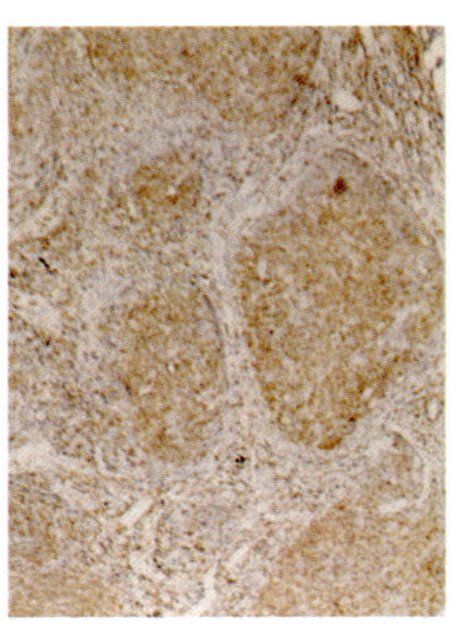

图 2-10 FL，瘤结节 BCL2 标记（+）

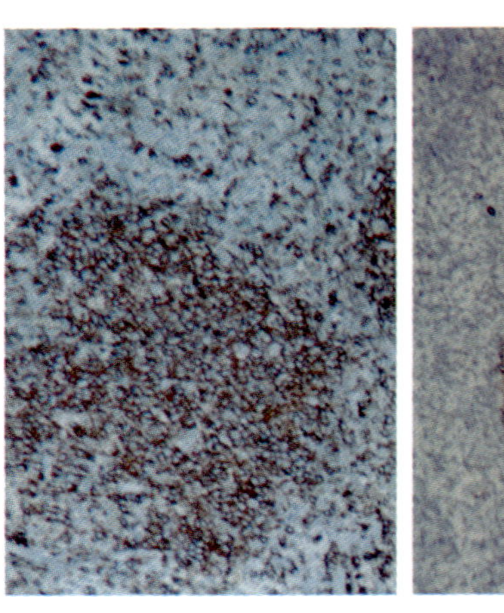

图 2-11 （左）FL，CD10 标记瘤结节（+），向结节间浸润；（右）LTH，生发中心，CD10 标记（+），边界清楚

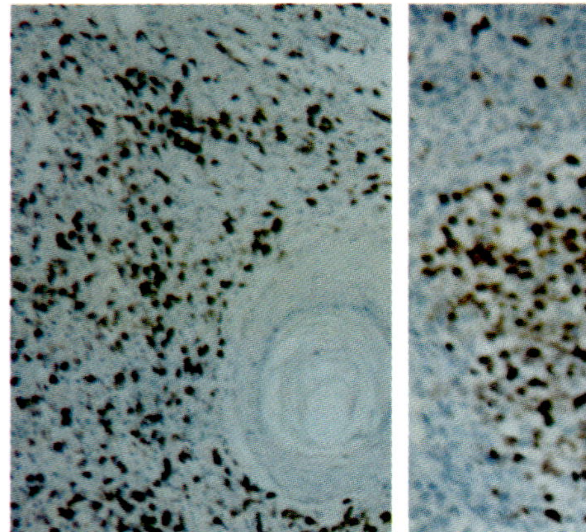

图 2-12 （左）FL，BCL6 向结节间血管浸润；（右）LTH，生发中心，BCL6（+）

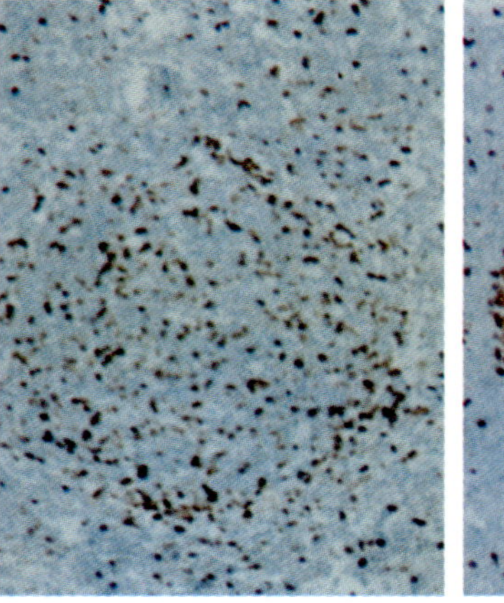

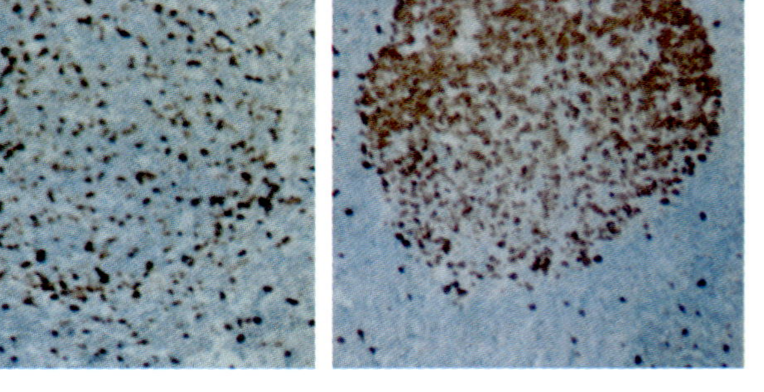

图 2-13 （左）FL 瘤结节 Ki67，指数较低；（右）LTH，生发中心 Ki67，高指数（+），可见极性

非密集性 FL 的鉴别诊断

约有 80%FL 如上述典型滤泡密集型，约有 20%FL 瘤性滤泡较分散，缺乏背靠背等改变，其与 RLFH 鉴别较为困难。上述鉴别要点仍有效，但必须要求严格，因为所有组织学鉴别要点均非 100%典型。例如 FL 偶见套区或巨噬细胞及明、暗极；相反 RLFH 偶可见套区消失，无巨噬细胞及明、暗极。陈国璋教授提出如果具有下列 2 项或更多组织学特点则可疑为 FL，可进一步多指标性确诊：

- 结节一致的（consistant）缺乏巨噬细胞。
- 中心细胞优势组成。
- 一致的缺乏套区。
- 一致的缺乏明、暗极性。
- 淋巴结被膜外出现滤泡。
- 侵蚀血管现象。
- 组成细胞出现非典型性变（核变长、畸形、印戒状、多叶核）。
- 非典型细胞出现于滤泡间区，表明侵犯滤泡间。

FL 变异型鉴别诊断

- 儿童期 FL（paediatric FL）。

（1）组织形态与成人 FL 相同。

（2）但 BCL2 与 t（14；18）染色体易位阴性，无 3 级改变，诊断要慎重。

（3）必须应用流式细胞术与基因重排检测确定单克隆性。

（4）必须与儿童淋巴滤泡旺炽性增生相鉴别。

- 原发性肠道 FL（primary intestinal FL）。

（1）主要发生于小肠，包括 12 指肠第 2 段。

（2）内镜见到多发性息肉状结节。

（3）其组织形态、免疫组化及分子遗传学与结内 FL 相同。

（4）预后很好。

- 原位 FL（in-situ FL）。

（1）在结内、外淋巴组织淋巴滤泡增生的基础上 1 个或更多的滤泡生发中心细胞 BCL2 过表达或有遗传学异常。

（2）多数为同时有 FL 或在 FL 之后出现，亦可能 FL 早期改变。

- FL 伴边缘区分化（FL with marginal zone differentiation）。

（1）约有 9%FL 有边缘区单核样 B 细胞分化，围绕中心细胞瘤结节，预后较一般 FL 差，5 年存活率为 17%。

（2）肿瘤边缘区细胞，CD10 与 BCL2 阳性。

（3）其应与 LF 边缘区细胞增生鉴别，后者为正常增生性滤泡，增生边缘区细胞量少，条片状，不呈环绕滤泡状。

（4）其与结节性边缘区 B 细胞淋巴瘤鉴别，后者为单核样 B 细胞组成结节，LF 趋消失（瘤细胞植入破坏）。CD10 阴性，BCL6 阴性。CD21 标记 FDC 网破坏。

- 印戒细胞型 FL（signet ring cell FL）。

（1）FL 瘤细胞部分或全部呈印戒状，胞质内出现 Russell 小体或空泡状。

(2)其应与转移性印戒细胞癌或脂肪肉瘤相鉴别，后二者CD20阴性，CK或S-100阳性，且有原发灶。

◆FL伴丰富的嗜酸性物沉积。

(1)一些FL结节中有丰富的PAS阳性，无定形嗜酸性物沉积。

(2)其应与某些反应性增生病变，尤其是Castleman病，增生滤泡中出现类似改变相鉴别，后二者为增生淋巴滤泡，缺乏FL的组织学特点。

◆FL伴菊形团(rosettes)结构(FL with rosettes pattern)。

(1)FL可见瘤细胞向心排列呈菊形团样，中央为细胞突。

(2)其应与转移性神经母细胞瘤鉴别，但后者B细胞免疫标记阴性，而Syn、CgA阳性，且有原发灶，一般为儿童。

◆反转型FL(reverse FL)。

瘤性结节中央为深色小细胞，而周围环状为色淡大细胞，类似FL边缘区细胞分化，但其CD10与BCL6阳性。

(二) 结节(套区增宽)性套细胞淋巴瘤(MCL)(nodular MCL)

◆瘤结节有残留的萎缩生发中心，密集排列，可有融合现象。

◆瘤细胞中等大，细胞核深染，外形不规则。

◆瘤细胞B淋巴细胞标记阳性外Cyclin D1阳性、CD5阳性、CD43阳性，而CD10和BCL6阴性。

◆t(11;14)染色体异位阳性有特征性。

(三)边缘区B细胞淋巴瘤，有滤泡植入现象(MZL)(MZL with follicular colonization)

◆瘤细胞为中等大的单核样B细胞，胞浆色淡或透亮。

◆残留淋巴滤泡植入现象散在，不密集。

◆免疫组化CD10阴性、BCL6阴性，CD21显示滤泡树突细胞网破碎状。FL FDC网多数增殖，无破坏。

(四)Castleman病(Castleman disease)(详见第三章第二十二节)

该病可分3型：

透明血管型

◆为常见类型，多数为单个淋巴结。

◆生发中心萎缩，血管内皮细胞增生，似胸腺小体。

◆滤泡间小血管透明变，并穿入滤泡。

◆滤泡间浆细胞少。

浆细胞型和多中心型

◆较少见，年龄较大，常多发。

◆常有肝、脾肿大等全身症状，易继发恶性淋巴瘤。

◆常出现血细胞减少，蛋白尿，低蛋白血症。

◆增生滤泡不典型，部分呈类似透明血管型。
◆滤泡间区大部分为浆细胞浸润。

（五）富于 T 细胞滤泡性淋巴瘤变异型（T cell–rich FL variant）

◆为很少见的 FL。
◆与经典的 B 细胞 FL 不同的是瘤结节中较多的 T 细胞浸润。
◆免疫组化：较多数 T 淋巴细胞标记阳性小淋巴细胞。大的瘤细胞 CD20 阳性。
◆IgH 克隆性基因重排阳性。

（六）SLL/CLL 伴假结节（增殖中心）[SLL/CLL with pseudofollicles（proliferative center）]

◆多数患者有全身淋巴结、肝、脾肿大。
◆血象小淋巴细胞计数达每毫升数万到数十万。
◆在组织切片显示弥漫性一致性小淋巴细胞，其中可见散在边界不清的淡染圆形区，即假滤泡结构。
◆假滤泡由前淋巴细胞、副免疫母细胞组成。
◆免疫组化。CD20、CD79a、CD5、CD23 阳性。

三、大淋巴样结节良恶性病变特点与鉴别诊断

◇ 进行性转化生发中心（progressive transformation of germinal centers，PTGC）

◆多发于青年，单个或多个淋巴结肿大。
◆在 RLFH 背景中单个或多个生发中心扩大，可至一般生发中心的 3~5 倍。
◆特点是套区小淋巴细胞伸入生发中心呈地图状。
◆易伴发结节性淋巴细胞为主性霍奇金淋巴瘤（NLPHL）。

◇ 结节性淋巴细胞为主性霍奇金淋巴瘤（nodular lymphocyte predominant Hodgkin lymphoma，NLPHL）

◆多数发生于 30~50 岁，儿童也可见，多侵犯体表淋巴结。

◆组织学特点。多数大结节或结节弥漫区为 B 小淋巴细胞为主及组织细胞，结节内散布体积大的 L&H 型 R–S 细胞，多为分叶核，小核仁又称爆米花细胞（popcorn cell），偶见 PTGC。

◆免疫组化。背景小淋巴细胞大部分 B 细胞标记阳性，爆米花瘤细胞 CD20 阳性、EMA 阳性，CD30 阴性，其周围 CD57 或 CD3 阳性，T 小淋巴细胞环绕似菊形团。CD21 显示 FDC 网与结节相伴扩增。

◇ 结节性富于淋巴细胞经典型霍奇金淋巴瘤（nodular lymphocyte–rich classical Hodgkin lymphoma，NLRCHL）

◆发病年龄与部位与 NHPHL 相似。

◆组织学是 LRCHL 的背景细胞有成大结节的部分病例，其与 NLPHL 不同的是结节内见到散在的 HRS 细胞。

◆免疫组化。HRS 细胞 CD30 阳性，CD15 阳性/阴性，CD20 阴性/阳性。

滤泡性淋巴瘤大结节变异型（follicular lymphoma，large nodule vairiant）

其除瘤性滤泡较普通 FL 大以外，其他特点相同。

结节性富于 B 淋巴细胞滤泡树突细胞（FDC）肿瘤（nodular B-cell-rich follicular dendritic cell tumor）

◆该肿瘤是十分少见的 FDC 肿瘤变异型。

◆与一般 FDC 肉瘤不同的是肿瘤由纤维血管分隔成大结节状，且在瘤细胞间有较多的 B 小淋巴细胞浸润。

◆免疫组化。瘤细胞，CD21、CD35 阳性，浸润淋巴细胞 CD20 阳性为主。

淋巴母细胞性淋巴瘤伴假小叶生长型（lymphoblast lymphoma with pseudolobular growth pattern）

◆其在淋巴母细胞淋巴瘤基础上，瘤组织由纤维组织条束分割成小叶状，有如胸腺瘤分叶。

◆瘤细胞特点与免疫组化标记与淋巴母细胞淋巴瘤相同。

结节硬化性经典型 HL（nodular selerosis classical HL）

◆我国发病率远低于欧美国家（约占 CHL 的 70%）。高发年龄 15~34 岁，男女发病率相似，预后较好。

◆病变部位。好发于纵隔和体表淋巴结。

◆病理改变特点。致密的纤维束分隔瘤组织呈大的结节。瘤结节内为特征性陷窝型 HRS 细胞，胞质空，核小分叶，也可见典型 HRS 细胞，或瘤细胞成片成所谓合体细胞性 NSCHL。

◆免疫组化。HRS 细胞 CD30、CD15 阳性，EBER10%~40%阳性。

（朱梅刚）

四、病例分析

（一）食管周围淋巴结低度恶性滤泡性淋巴瘤（periesophageal lymph node with a low grade follicular lymphoma）

临床表现

女，63 岁。10 年前有患黏膜相关淋巴组织（MALT）淋巴瘤病史，仅做过放疗。患者现在发现食管周围有包块。

病理组织学特点

内窥镜超声下细针穿刺吸取（FNA）制作 4 张空气干燥未经固定和 4 张固定涂片，及部分细胞穿刺液（大约含有 2×10^6 个细胞，活力 95%）做流式细胞术检测。

细胞学标本（图 2-14）巴氏染色显示主要为小淋巴细胞，有轻度不规则核，少量胞浆，无明显的大细胞。流式细胞术检测显示 23% 的细胞表达 CD10、CD19、CD20、CD22 及 CD45，没有表面轻链。这群为异常 B 淋巴细胞，显示于（图 2–15）为红色细胞群，具有典型的生发中心 B 淋巴细胞免疫表型（CD10 阳性，CD20 强阳性及 CD19 阳性），与背景中的多克隆 CD10 阴性的非生发中心 B 淋巴细胞（蓝色）形成明显的对比。用 Abbort IGH/BCL2 t（14；18）探针做免疫荧光原位杂交（FISH），检测到 IGH/BCL2 融合信号（14；18 染色体易位）。PCR 检测到单克隆性 IgH 基因重排。根据上述特点诊断为低级别滤泡性淋巴瘤。可排除 MZL 复发。

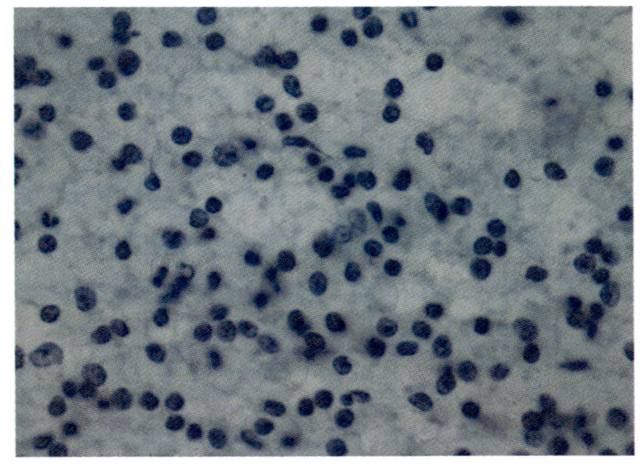

图 2–14　巴氏染色

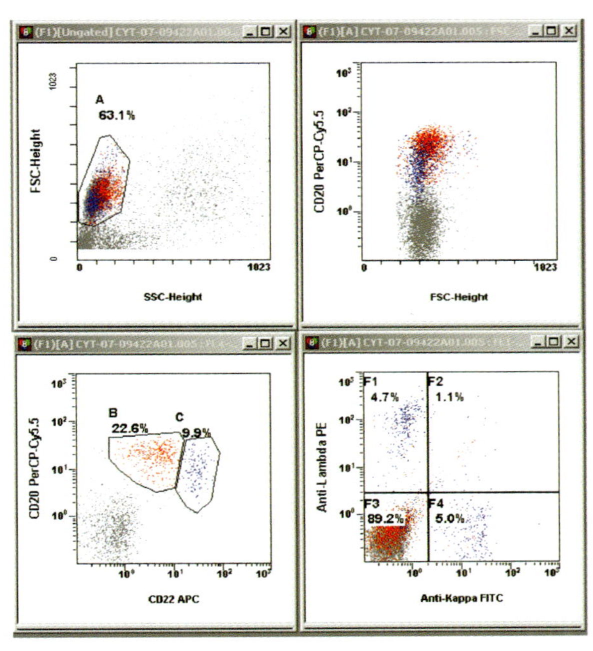

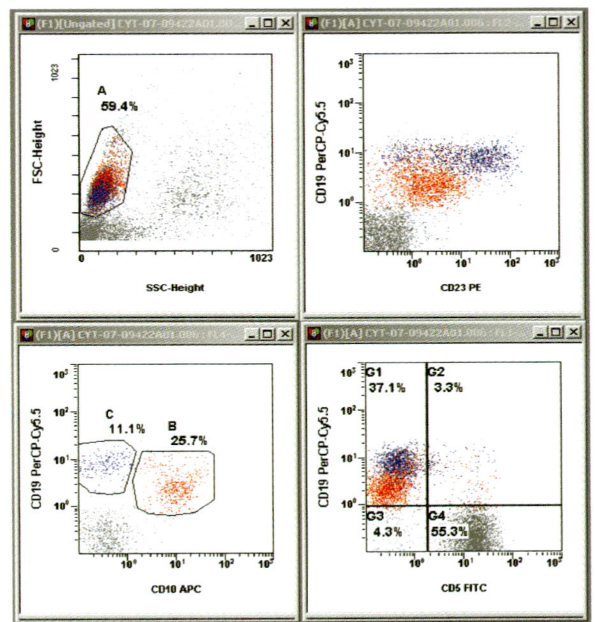

图 2–15　流式细胞术，异常 B 淋巴细胞

专家点评

本例说明 FNA 在诊断淋巴瘤的用途，尤其在纵隔与腹内淋巴结病变。虽然细胞数量有限，没有组织学结构的评价，诊断仍有可能。但需借助于流式细胞术检测、细胞遗传学及分子生物学技术。如诊断明确，可以不做切开活检及切除活检。本例的形态学鉴别诊断包括反应性增生与淋巴瘤，其流式细胞术检测基本上排除了反应性增生。免疫组化表型异常 CD10 阳性 B 淋巴细胞有可能为 FL、淋巴母细胞淋巴瘤、弥漫性大 B 细胞淋巴瘤及 Burkitt 淋巴瘤。根据瘤细胞小和其他细胞学特点可排除弥漫性大 B 细胞淋巴瘤和 Burkitt 淋巴瘤，借助 CD45 的强阳性，也可以排除淋巴母细胞淋巴瘤。基于 t（14；18）检测阳性和小 B 淋巴细胞有生发中心细胞的免疫表型，可以确诊为低度恶性滤泡性淋巴瘤。PCR–IgH 基因重排克隆性更为支持淋巴瘤的证据。当流式细胞术检测显示生发中心 B 淋巴细胞无轻链表达时，解释要十分小心，因为一些反应性滤泡增生生发中心 B 淋巴细胞可无轻链表达。由于生发中心 B 淋巴细胞的 IgH 的基因有体突变，PCR–IgH 基因重排在 FL 阳性检出率较低。用 FISH 检测 t（14；18）的敏感性一般来说会更高。

(James Huang)

（二）淋巴结滤泡性淋巴瘤的部分侵犯（lymph node with partial involvement by follicular lymphoma ）

临床表现

男，64 岁。有滤泡性淋巴瘤病史。2007 年因颈部淋巴结肿大，做过活检，诊断低度恶性滤泡性淋巴瘤。最近病人出现右侧腹股沟疝以及右侧腹股沟淋巴结肿大，在疝修补术的同时做了淋巴结活检。

病理组织学特点

送检的新鲜组织为 4cm×2cm×0.6cm 的不规则形状的叶状黄色脂肪组织。脂肪组织中有一个 1.5cm×1.2cm×0.5cm 的淋巴结。按淋巴瘤取材程序进行取材，包括组织印片，新鲜组织送检流式细胞术和细胞遗传检验，以及 Z 固定液和福尔马林液固定用于组织切片及形态学检查。

组织切片显示（图 2–16）淋巴结包膜完整，淋巴窦开放，滤泡密度和分布未见明显异常，滤泡之间可见副皮质区 T 淋巴细胞增生。大部分生发中心有极性与边缘区和套细胞区分界清楚（图 2–17），少数滤泡缺乏极性，中心母细胞少见，与套细胞区分界欠清楚（图 2–18）。

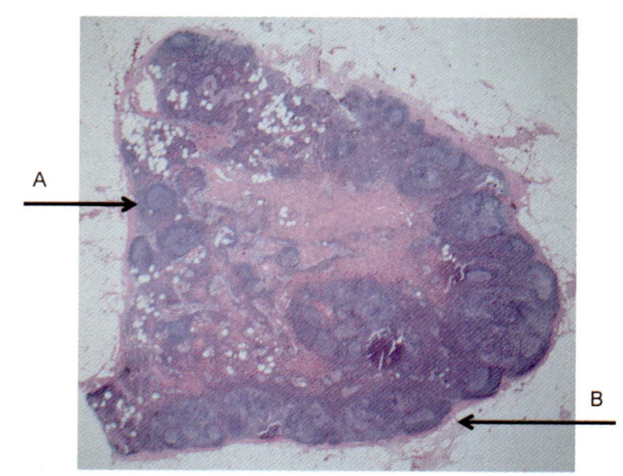

图 2–16 淋巴结的形态特征，淋巴结包膜基本上完好无损，淋巴滤泡密度和分布基本上正常的，副皮质 T 区淋巴细胞有增生，淋巴窦是开放的，有少量脂肪替代。箭头 A 所指淋巴滤泡为滤泡性淋巴瘤；箭头 B 所指淋巴滤泡为反应性滤泡增生

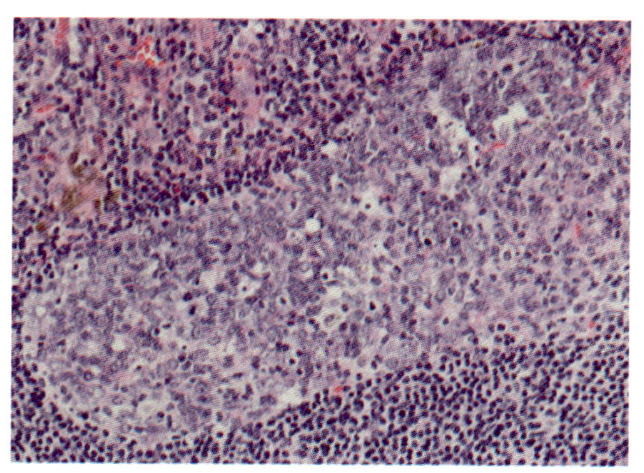

图 2–17 淋巴滤泡形态特征，图 2–16 箭头 B 所指淋巴滤泡为反应性滤泡增生，淋巴滤泡有极性，边缘清晰，有很多中央母细胞

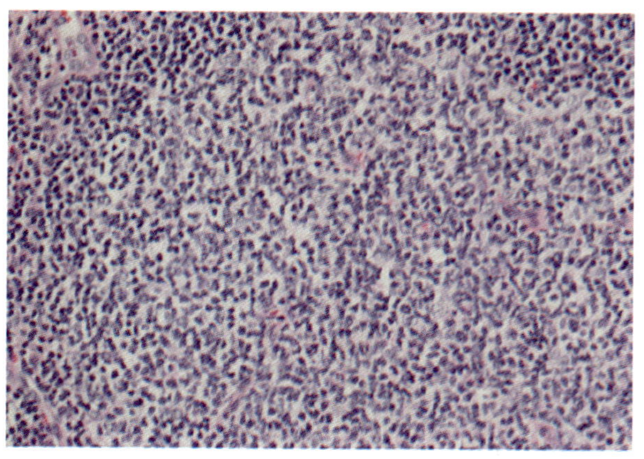

图 2–18 淋巴滤泡形态特征，图 2–16 箭头 A 所指淋巴滤泡为滤泡性淋巴瘤，淋巴滤泡没有极性，边缘不清晰，几乎没有中心母细胞

◆ 免疫组化

显示淋巴结的结构基本完整。T 淋巴细胞和 B 淋巴细胞的分布基本正常（图 2-19~20）。大部分滤泡的生发中心 B 淋巴细胞不表达 BCL2；少数滤泡的生发中心 B 淋巴细胞表达 BCL2（图 2-21）。局部可见滤泡间区有生发中心 B 淋巴细胞浸润（图 2-22~23）。

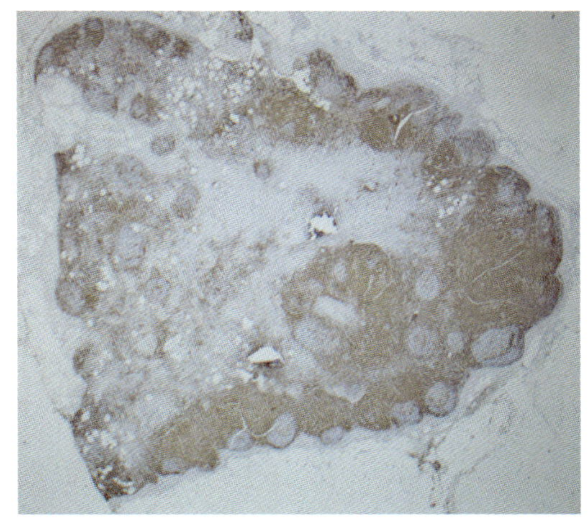

图 2-19 CD3 染色，阳性细胞是 T 淋巴细胞

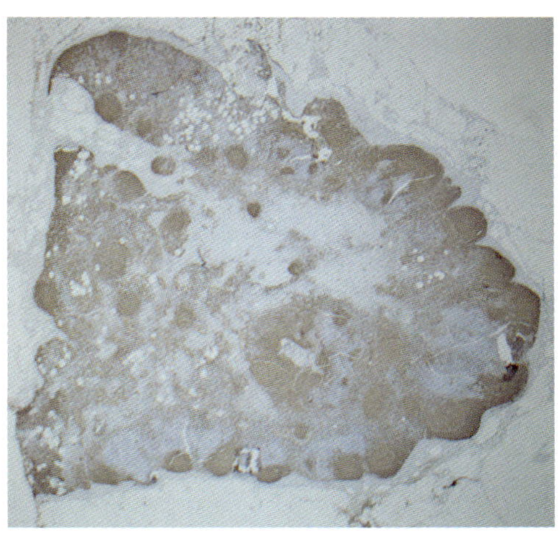

图 2-20 CD20 染色，阳性细胞是 B 淋巴细胞

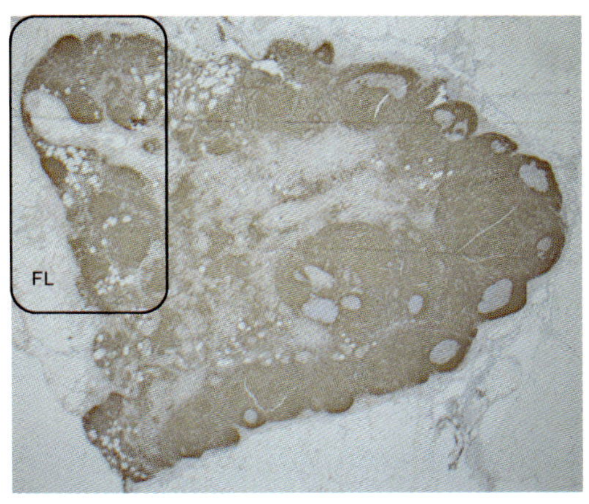

图 2-21 BCL2 染色，框内为肿瘤区，淋巴滤泡生发中心 B 淋巴细胞表达 BCL2

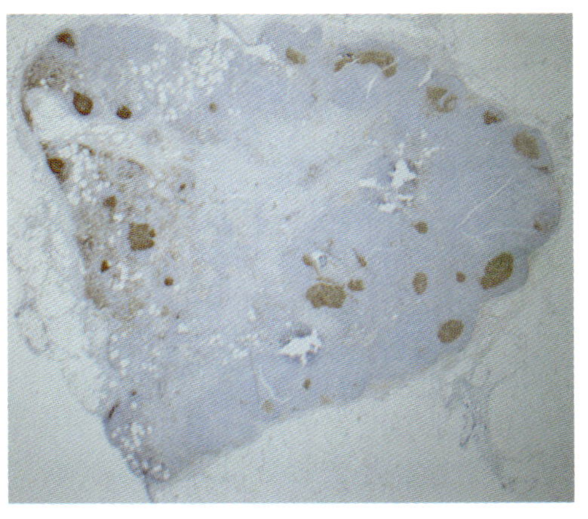

图 2-22 CD10 染色，淋巴滤泡生发中心 B 淋巴细胞表达 CD10

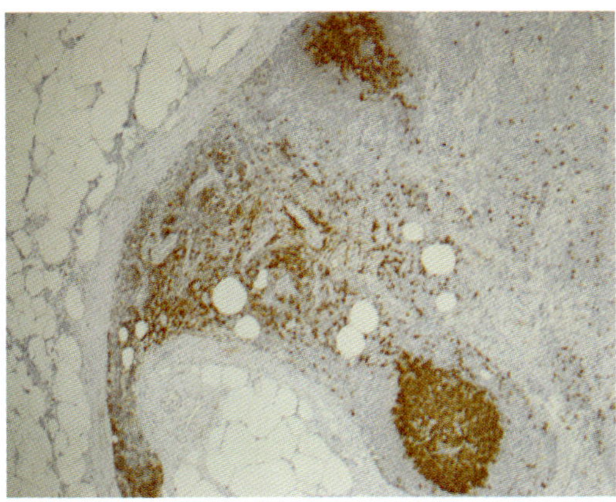

图 2-23 CD10 染色，在肿瘤区，淋巴滤泡外有 CD10 阳性的生发中心 B 淋巴细胞浸润

现代诊断技术

◆流式细胞分析，显示有少数免疫表型异常的 B 细胞（CD10 阳性 B 细胞有 BCL2 表达）。大多数 B 细胞多克隆性的轻链表达。

◆荧光原位杂交（FISH）的结果显示在局部有许多 IgH/BCL2 融合信号。

专家点评

滤泡性淋巴瘤与滤泡性增生的鉴别诊断比较困难，尤其是在滤泡性淋巴瘤的早期或者只有局部侵犯时。形态学检查有可能漏诊。本例在低倍显微镜分析时，形态学的特征很像反应性滤泡增生。在高倍镜下分析时，部分滤泡有滤泡性淋巴瘤的可疑表现（失去极性，生发中心边界欠清楚，生发中心母细胞很少）。经过免疫组化分析，BCL2 和 CD10 阳性细胞分布，支持滤泡性淋巴瘤的诊断。为了慎重起见，加做了 FISH，局部检测到了 IgH/BCL2 的融合信号，更进一步确诊为滤泡性淋巴瘤。因中心母细胞在淋巴瘤性滤泡很少，最后诊断为低度恶性滤泡性淋巴瘤，局部淋巴结侵犯，提示复发。流式细胞术在本例的诊断有辅助作用，但因异常细胞太少，未能起确诊作用。淋巴结有局部淋巴瘤的侵犯，通常取材不一定有代表性。

流式细胞术结果有可能为阴性，因为淋巴瘤细胞仅局限于少数滤泡中心内，本病例不应该诊断为原位滤泡性淋巴瘤。加之病人几年前已有滤泡性淋巴瘤的病史，亦不支持原位滤泡性淋巴瘤的诊断。

(James Huang)

（三）淋巴结结节状病变鉴别诊断

临床表现

男，56 岁。发现双侧肘关节多发性肿物半年余。无明显不适。未提供其余有无淋巴结肿大等病史。取肘部肿物活检。

病理组织学特点

◆送检淋巴结 1 枚，2cm×1.5cm×1cm，表面有包膜。质中等，切面灰红色均匀。

◆镜检。淋巴结组织，不见正常淋巴滤泡，可见模糊不清的大小不一的结节状结构（图 2-24），部分区侵出包膜外脂肪组织（图 2-25）。组成淋巴细胞中等大。部分区可见单核样 B 淋巴细胞成片增生（图 2-26）胞浆透明，核圆、卵圆或中心细胞样。分裂象不易见。另见少数中心母细胞或免疫母细胞散在。

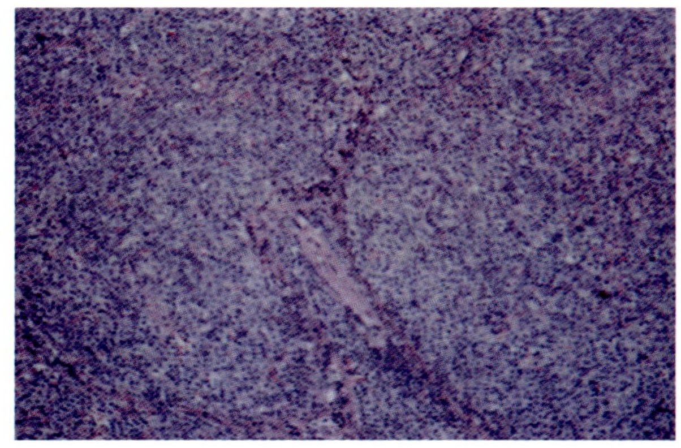

图 2-24 图示有模糊结节状结构

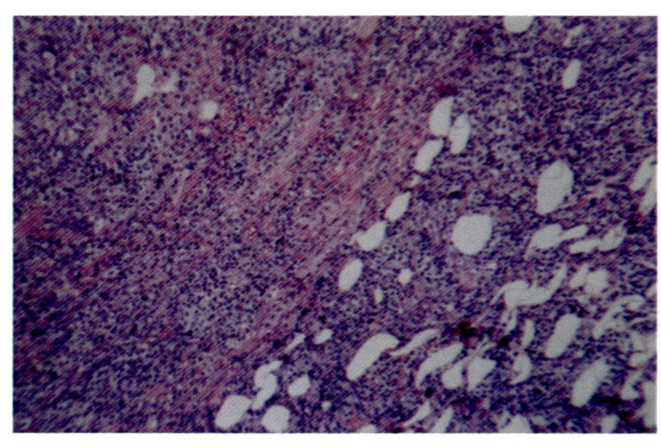

图 2-25 瘤组织浸入包膜脂肪组织

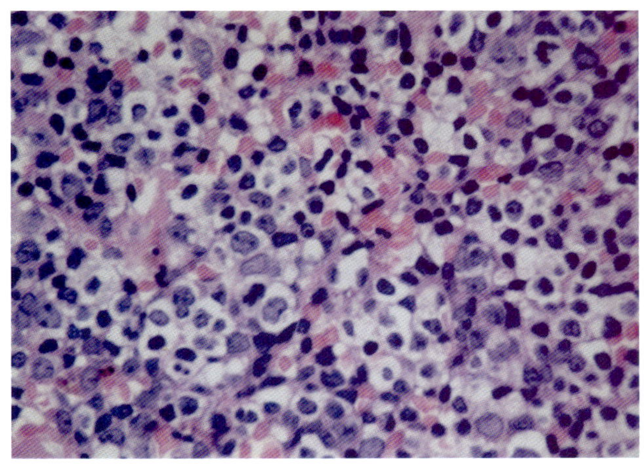

图 2-26 淋巴结 MZL，高倍观，瘤细胞胞浆宽而透明，核圆或卵圆形或稍不规则

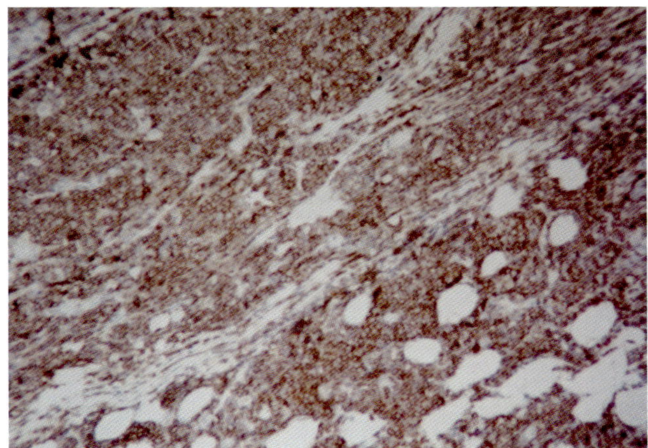

图 2-27 淋巴结 MZL，CD20 标记，淋巴结内外弥漫性（+）

◆免疫组化

◆CD20、CD79a、PAX5 淋巴结内外弥漫阳性（图 2-27）。CD3、CD45RO 阳性细胞主要分布于结节间区。

◆CD10、BCL6、Ki67 细胞呈团或不规片状阳性，似为残留生发中心（图 2-28）。

◆CD21 呈球形或不规则形增生滤泡树突细胞网。

◆Cyclin D1 阴性。

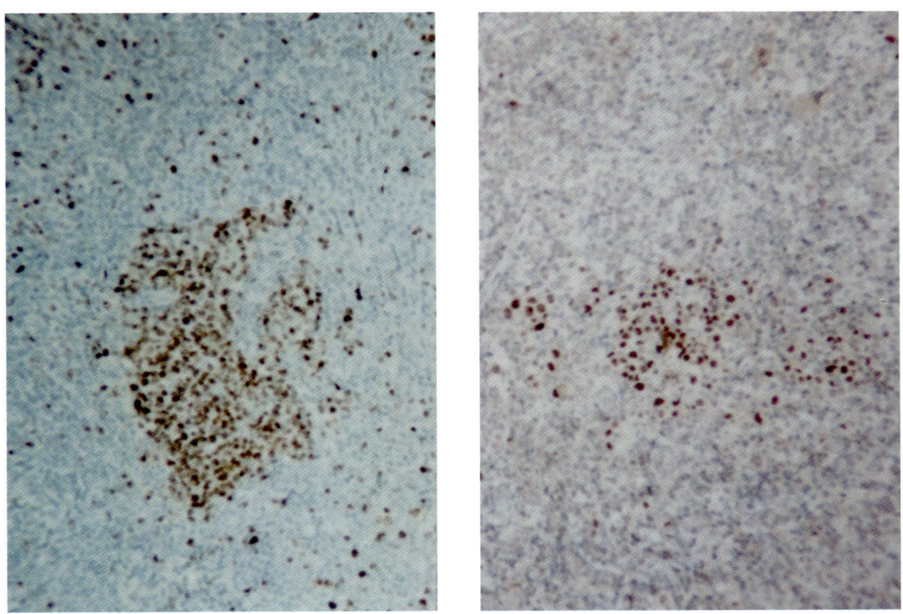

图 2-28 淋巴结 MZL，（左）残留生发中心 BCL6（+）；（右）残留生发中心 Ki67（+），有破损

◆ 病理诊断

肘关节部淋巴结边缘区 B 细胞淋巴瘤，结节型。

◆ 专家点评

◆HE 结合免疫组化结果显示淋巴结正常结构破坏，同时侵犯包膜外脂肪组织，增生细胞有异型，因此淋巴瘤可以肯定。

◆本例 HE 虽然结节状结构不明显，但免疫组化显示为大小不一的密集结节状，且主要细胞为 B 淋巴细胞表型，可以肯定为 B 细胞淋巴瘤，有结节状构型。

◆结节状细胞淋巴瘤可以是滤泡性淋巴瘤、套细胞淋巴瘤、边缘区淋巴瘤，必须进行鉴别。

◆鉴于 CD10、BCL6、Ki67、CD21 显示有残留生发中心，因此滤泡性淋巴瘤可以排除。滤泡性淋巴瘤生发中心细胞瘤变，生发中心被破坏、消失。

◆有残留生发中心可以是套细胞淋巴瘤（MCL）或边缘区淋巴瘤（MZL），但 Cyclin D1 阴性，瘤细胞形态也不符合 MCL，故 MCL 也可排除。

◆组织学显示增生细胞可见单核样 B 细胞增生，有侵蚀淋巴滤泡的现象，分裂象少见，因此可以确诊为 MZL。

◆通过本例病理改变与免疫组化表型到确诊提示，免疫组化“套餐”，除 T 与 B 淋巴细胞标记以外 CD21、Ki67 需作为常规抗体，因其可以提淋巴结正常结构的破坏与否，以及淋巴细胞的增殖活性。如果为结节状改变，还必须增加 CD10 与 BCL6 标记，显示生发中心的破坏与否。

◆MZL 可以发生大 B 淋巴细胞转化，演变成弥漫大 B 细胞淋巴瘤（DLBCL）。但本例只有少数中心母细胞或免疫母细胞散在，一般上述大细胞量超过 1/3 才提示有大 B 淋巴细胞转化，超过 50%才可诊断 DLBCL。

（朱梅刚）

（四）滤泡性淋巴瘤误诊为 Castleman 病（CD）

◆ 临床表现

男，41 岁。2011 年 1 月发现右侧腹股沟淋巴结肿大，无疼痛，质韧，B 超显示双侧腹股沟多发淋巴结肿大，最大者右侧 3.7cm ×1.6cm，抗炎治疗未见好转。2 月份出现颈部淋巴结肿大，B 超显示双侧颈部、锁骨上、腋下、腹股沟多发淋巴结肿大，最大者左腹股沟区 4cm ×1.9cm，血常规无异常，未做CT，取左侧颈部淋巴结活检，诊断为淋巴结慢性炎，伴 T 淋巴细胞、B 淋巴细胞反应性增生。患者无发热，偶有盗汗。因临床怀疑为霍奇金淋巴瘤（HL）或巨大淋巴结增生（CD），建议到淋巴瘤中心会诊，诊断为（左颈部）滤泡性淋巴瘤，2 级。

◆ 病理组织学特点

有正常淋巴结淋巴滤泡残存（图 2–29）；可见多个单一性细胞增生结节，紧密排列，结节内细胞体积中等，胞质少，核形不规则，有核裂，核仁不明显；尚可见很少的体积较大的细胞，核圆形或卵圆形，空泡状，有核仁样结构，核分裂象易见（图 2–30~31）。

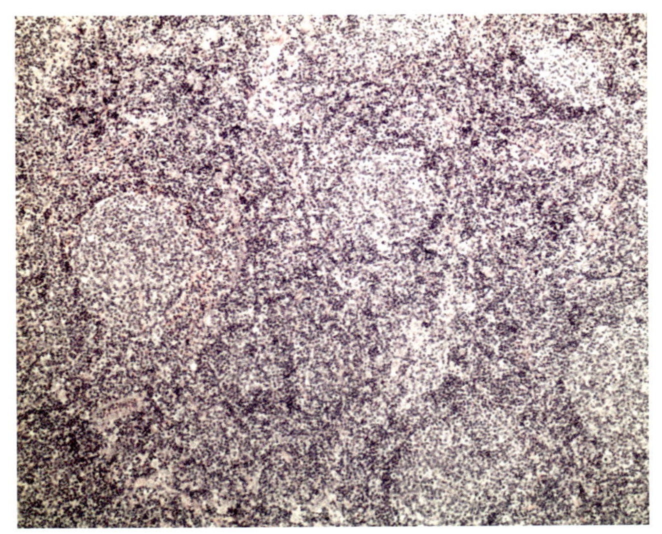

图 2-29 左颈部淋巴结 FL，残存正常滤泡结构

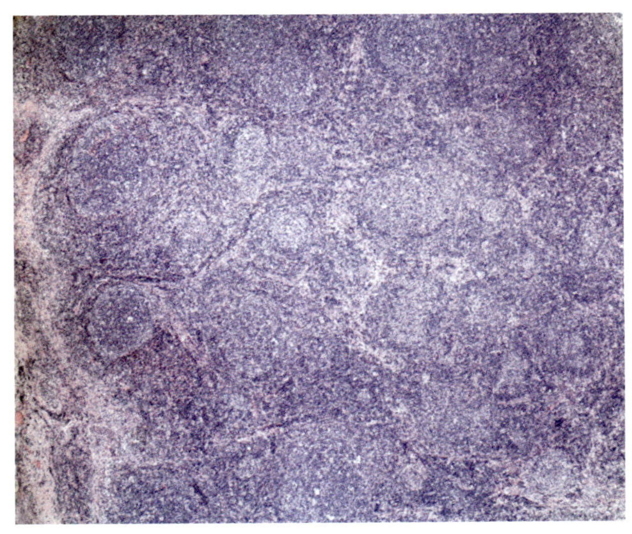

图 2-30 左颈部淋巴结 FL，肿瘤细胞增生，滤泡状，背靠背

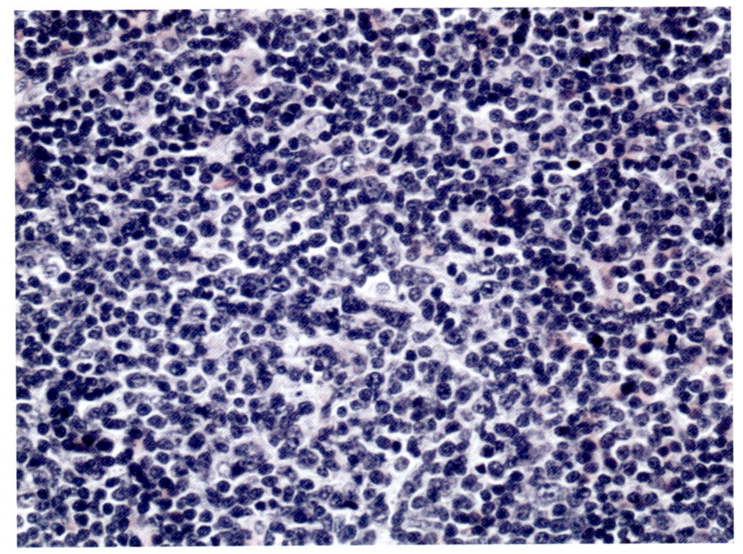

图 2-31 左颈部淋巴结 FL，肿瘤性滤泡高倍观

免疫组化

结节区 BCL2 阳性（图 2-32），CD20 阳性，PAX5 阳性，BCL6 阳性，CD21（FDC）阳性，Cyclin D1 阴性，CD5 阴性，CD10 阴性，CD23（NS），CD35 阴性，CD3 阴性，CD68 阴性。正常滤泡生发中心 BCL2 阴性，滤泡套区 BCL2 阳性（图 2-33）。

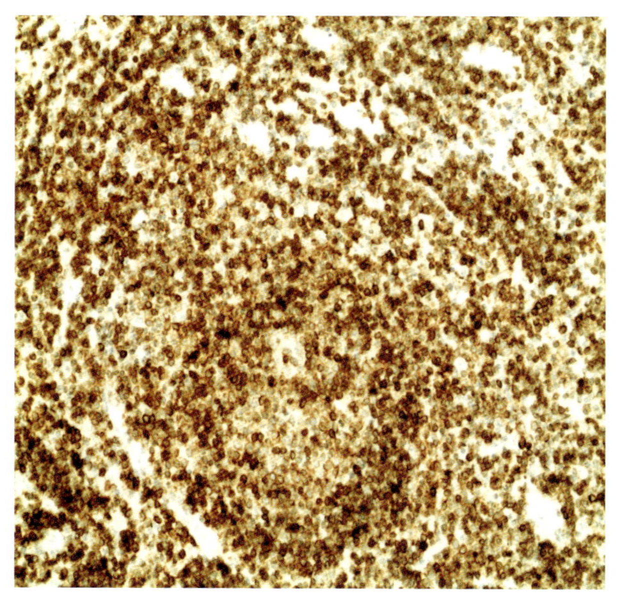

图 2-32　左颈部淋巴结 FL，IHC，肿瘤性滤泡，BCL2 阳性

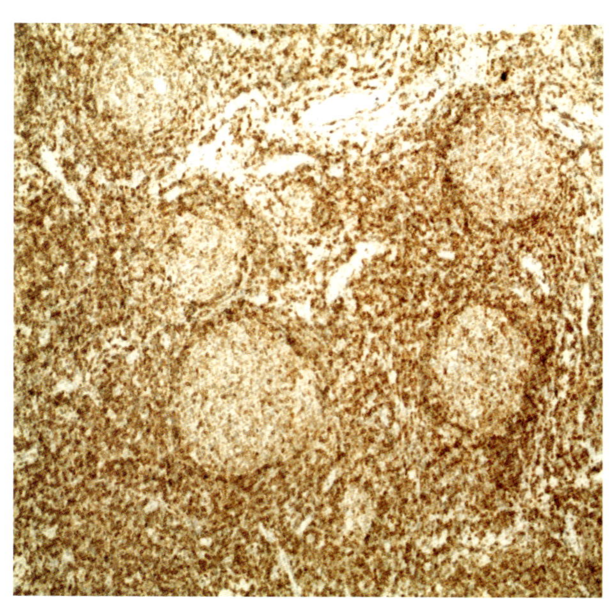

图 2-33　左颈部淋巴结 FL，残存正常滤泡生发中心 BCL2 阴性

专家点评

滤泡性淋巴瘤在我国发病率较低，但并不像我们想象的少见。由于经验问题漏诊的病例时有发生。本例误诊原因分析：

◆存在明显的正常滤泡结构，而忽略了异常的增生结节。

◆结节比较小，误认为原始滤泡，忽略了密集排列。

◆结节内细胞的单一性，以生发中心细胞为主。忽略了缺乏生发中心母细胞的分化。

◆注意到 BCL2 的检测残存滤泡阴性，但忽略了密集排列的结节阳性。其表达可以较周围正常滤泡稍弱。

另一方面，临床表现非常重要，较长时间的全身多发的淋巴结肿大，抗炎治疗无效且进展，应提高警惕。这一点是病理医师容易忽略的问题，要强调的是临床病理学应密切关注患者临床的信息，不可以只看显微镜下的改变。

我国的 B 细胞淋巴瘤中除了 DLBCL 最常见外，MALT 是第 2 位的，第 3 位常见的类型就是 FL。但笔者会诊病例 5 年数据（2 326 例）分析显示 FL 占 12.3%，提示 FL 诊断存在较大的鉴别诊断意义。

（高子芬　谷从友）

（五）结节性套细胞淋巴瘤（MCL）边缘区样变异型

临床表现

男，59 岁。主诉双侧颈部、腋下及腹股沟淋巴结肿大约 1 年余。不痛，不发热。其他无特殊异常。检查上述部位多个淋巴结肿大，最大者为 2.5cm×2cm×1.5cm，质中等，可活动。取颈淋巴结活检。

病理组织学特点

◆低中倍观察，淋巴结由模糊的中、小结节状结构代替，密集，背靠背。少数可见萎缩生发中心（图 2–34）。

◆组成细胞中等大，胞浆中量，核形稍不规则，少量核分裂象，特殊的是有部分瘤细胞胞浆透明呈单核细胞样（图 2–35）。

◆部分区可以见到散在胶原纤维（图 2–36）。

免疫组化

◆CD20、CD79a 弱阳性，PAX5 阳性。

◆Cyclin D1 阳性（图 2–37）。

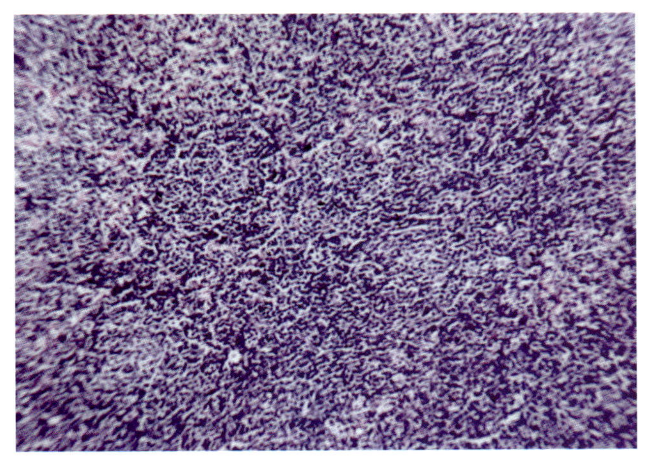

图 2–34 MCL 边缘区细胞分化，低倍观，瘤细胞排成模糊的结节，部分瘤细胞胞浆色淡

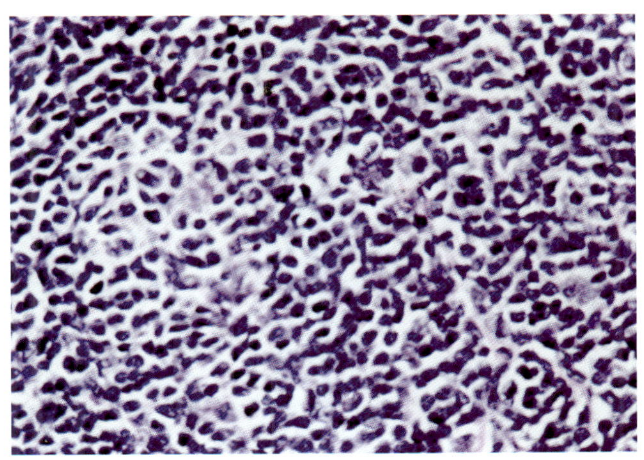

图 2–35 MCL 边缘区细胞分化，高倍观，瘤细胞中等大，核形稍不规则，部分瘤细胞胞浆透明呈单核样 B 细胞

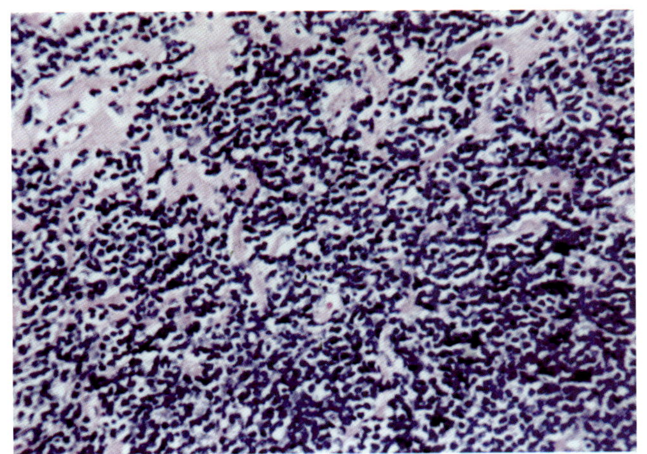

图 2–36 MCL 边缘区细胞分化，瘤区可见胶原纤维散在

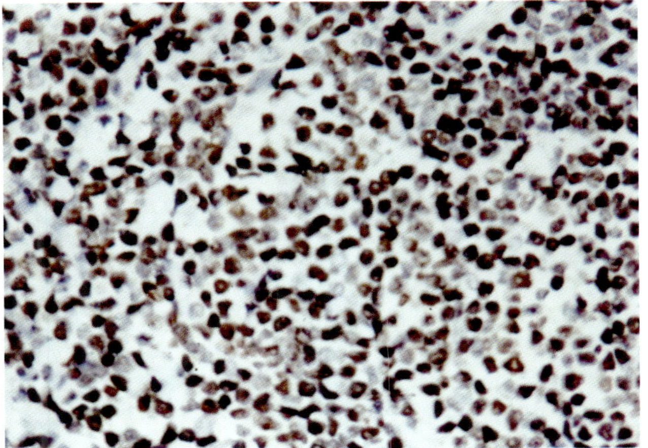

图 2–37 MCL 边缘区细胞分化，免疫组化 Cyclin D1 标记，瘤细胞核（+）

专家点评

◆MCL 除经典型以外尚可出现多形性、母细胞性、小细胞性及边缘区样变异型。本例即为边缘区样变异型，其特点是瘤结节中出现部分单核样 B 细胞。

◆从病变的发展过程又可分套区增宽型、结节型与弥漫型，本例为结节型。

◆本例 MCL 主要与边缘区和 FL 鉴别。最主要的是 MCL Cyclin D1 阳性，同时可见生发中心残留，FL 不见生发中心。

（朱梅刚）

（六）套细胞淋巴瘤性胸腔积液 FCM、FISH 诊断（pleural effusion due to mantle cell lymphoma）

临床表现

男，91 岁。因气促 1 周而住院。2 周以来，食欲减退，无畏寒，无发烧，也没有体重改变。影像检查有大量左胸腔积液，裂孔疝，肺门和纵隔淋巴结肿大和肠系膜肿块。胸腔穿刺取材送检细胞学和流式细胞术分析。

病理学特点

◆细胞涂片和甩片（图 2-38）显示许多淋巴细胞，以小细胞为主，核染色较深，胞核不规则偶尔有核仁。胞浆少，偶尔可见空泡，提示有细胞变性，个别细胞出现凋亡象。

◆流式细胞术分析（图 2-39）显示 B 细胞为单克隆性，表达 CD5、CD19、CD20、CD22 弱阳性、CD79b（弱阳性）、CD38、CD45、BCL2 和 λ 轻链。这些 B 淋巴细胞不表达 CD10 和 CD23。CD4：CD8 为 14：1，没有其他免疫表型异常。

◆荧光原位杂交分析（FISH）显示 37%（74/200）的细胞有 IgG/CCND1 融合信号。

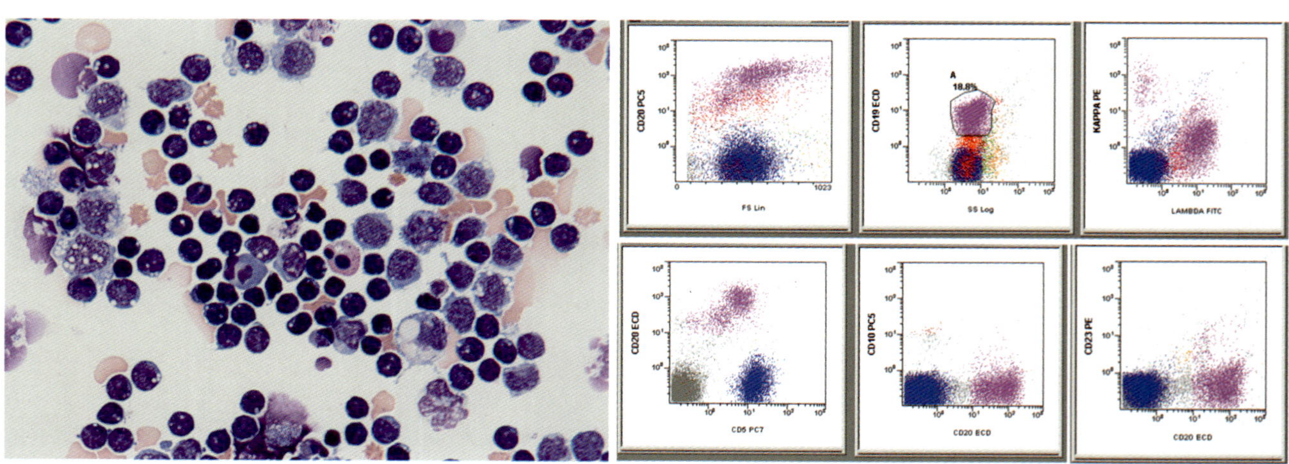

图 2-38 细胞学特征（放大 1 000 倍，赖特姬姆萨染色），淋巴细胞的大多数都是小细胞，细胞核略不规则，有胞质空泡，在背景中有一些巨噬细胞

图 2-39 流式细胞免疫学特征。约 19%的细胞为 B 淋巴细胞（A 门内，红色）。它们表达 CD5、CD19、CD20 及单克隆 λ 轻链。它们不表达 CD10 及 CD23

专家点评

细胞形态学特征（以小细胞为主）、流式细胞术分析特征（CD5 阳性、CD23 阴性单克隆性 B 淋巴细胞）符合套细胞淋巴瘤，FISH 检测到 IgG /CCND1 融合信号，说明有 t（11；14），更进一步确诊为套细胞淋巴瘤。CD5 阳性、CD23 阴性的单克隆 B 淋巴细胞多半为套细胞淋巴瘤，但是不能完全排除其他 B 细胞淋巴瘤，包括 CD23 阴性的慢性淋巴细胞白血病/小细胞性淋巴瘤。 要进一步确诊为套细胞淋巴瘤需要做 Cyclin D1 免疫组化或 Cyclin D1 FISH。对高龄病人临床上尽量避免淋巴结打开切除活检。 胸腔积液时如有淋巴细胞增多，流式细胞术分析很有帮助。结合 FISH 分析和分子技术，有可能确诊。要确诊套细胞淋巴瘤，Cyclin D1 的免疫组化和 FISH 都可以考虑。但是笔者的经验是 FISH 较免疫组化更敏感，更特异。

没有免疫表型和 FISH 分析，要明确胸腔积液的淋巴细胞增多的原因很困难，或可说是几乎不可能。通过胸腔积液的检测能明确诊断，并避免活检，从而减少对病人不必要的创伤。这就是现代血液肿瘤诊断学给病人带来的福音。

（James Huang）

第四节　大细胞散布于中、小淋巴细胞背景中的淋巴组织学类型与鉴别诊断

一、大细胞散布于中、小淋巴细胞背景中的淋巴组织增生病变良恶性主要组织学类型

- 富于 T 淋巴细胞的大 B 细胞淋巴瘤（TRLBCL）。
- 淋巴瘤样肉芽肿病（LYG）。
- 经典型 HL（LRCHL、MCCHL、NSCHL）。
- NLPHL 弥漫区优势型。
- 外周非特殊性 T 细胞淋巴瘤，伴 R-S 样瘤细胞散布。
- 免疫母细胞增生性淋巴结病。
- 富于反应性小淋巴细胞性间变性大细胞淋巴瘤。

这组淋巴瘤与免疫母细胞增生性淋巴结病中，TRLBCL、LYG、NLPHL 弥漫区优势型和 IBC 增生性淋巴结病，其背景相似，散在的大细胞，均为 B 淋巴细胞标记，因此鉴别诊断很困难。其余的经典型 HL 与富于反应性小淋巴细胞性 ALCL 较易鉴别。以 TRLBCL 为主病进行鉴别诊断。

二、TRLBCL 的诊断

富于 T 淋巴细胞的大 B 细胞淋巴瘤（T cell rich large B cell lymphoma，TRLBCL）根据 2008 年 WHO

淋巴瘤新分类界定为有限量的异型大 B 细胞散布于富于 T 小淋巴细胞和伴不定量的组织细胞背景中为特征，没有以往强调的 T 淋巴细胞必须>95%。

◆ 临床特征

◆主要侵犯淋巴结，中年男性多发。

◆常有发热，疲乏，肝、脾肿大，累及骨髓。

◆进展性病程，伴组织细胞增生者预后更差。

◆ 病理组织学特点

◆淋巴结正常结构完全破坏，弥漫生长。

◆瘤细胞单个散布于背景细胞之中，偶有小群而不成片等。

◆瘤细胞可为异型的中心母细胞、免疫母细胞、L&H 及 R–S 细胞样细胞（图 2–40）。

◆背景 T 淋巴细胞可有轻度异型，稍大于成熟小淋巴细胞。同时伴不定量的组织细胞、浆细胞及嗜酸性粒细胞。

◆偶见背景以组织细胞为主的病例。

◆常见细的纤维细胞增生，偶见模糊的结节。

◆ 免疫组化

◆瘤细胞为全 B 淋巴细胞标记阳性（图 2–41 右），约有 40%CD30 阳性，CD5 阴性，CD10 阴性，40%~60% BCL6 阳性，EBV 阴性。

◆背景细胞 T 淋巴细胞标记阳性，CD3 阳性（图 2–41 左），TIA1 阳性，B 淋巴细胞很少见。

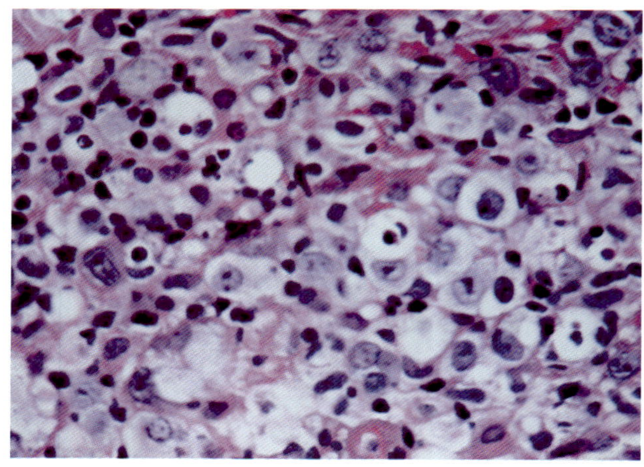

图 2–40 TRLBCL，在小淋巴细胞的背景中散布异型大淋巴细胞

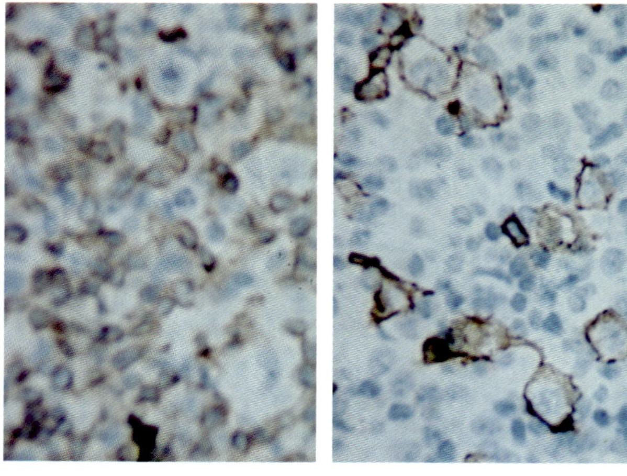

图 2–41 TRLBCL，（左）CD3 标记，背景小淋巴细胞（+），而大型淋巴细胞（–）；（右）异型大淋巴细胞 CD20 标记（+）

◆ 现代诊断技术

IgH 克隆性基因重排阳性。

三、TRLBCL 的鉴别诊断

(一)免疫母细胞增生性淋巴结病(immunoblasts proliferative lymphadenopathy)

◆常有病毒感染或病毒疫苗注射,服用抗痉挛及致敏性药物等病史。

◆急性病毒感染则可有发热,淋巴结大,一般抗生素治疗无效。

◆淋巴结正常结构保存而有紊乱,副皮质区增生扩大,可见淋巴滤泡。

◆增生散布的免疫母细胞、中心母细胞缺乏异型,单一类型,极少出现双核者(图 2-42)。

◆背景由 T、B 淋巴细胞及组织细胞混合组成。

◆免疫组化。增生大细胞多数为 B 淋巴细胞标记阳性,少数为 T 淋巴细胞标记阳性,CD30 阳性(图 2-43 右),CD15 阴性,并可显示 B 淋巴细胞衍化系列现象,EBV 感染者则 EBV 阳性,背景细胞为 T、B 淋巴细胞,功能区阳性(图 2-43 左),CD21 或 CD35 标记 FDC 网完整,无破裂或破碎现象。

◆分子生物学。IgH 与 TCR 基因重排阴性。

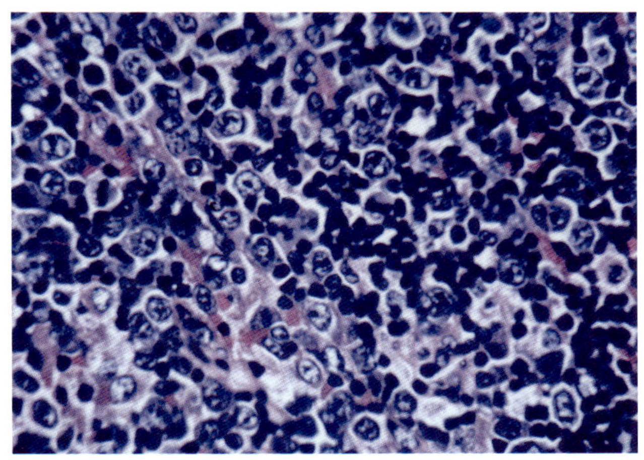

图 2-42 淋巴结免疫母细胞增生性淋巴结病,在小淋巴细胞背景中散布形态一致的 B 免疫母细胞

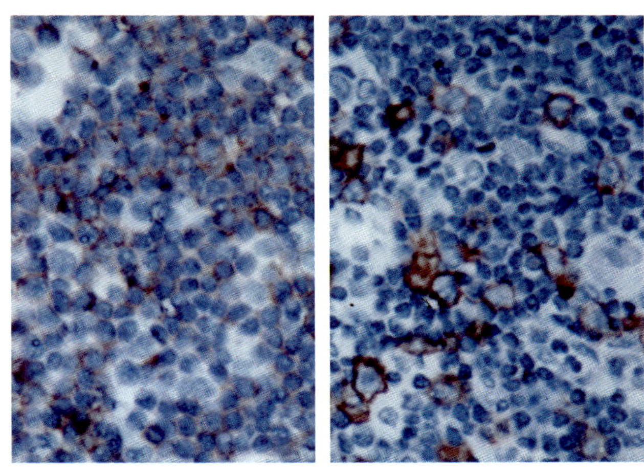

图 2-43 淋巴结免疫母细胞增生性淋巴结病,(左)CD3 标记小淋巴细胞(+);(右)CD30 标记部分活化免疫母细胞(+)

(二)淋巴瘤样肉芽肿病(lymphomatoid granulomatosis,LYG)伴明显的反应性 T 细胞

◆LYG 90%侵犯肺以及肾、脑、肝及皮肤,少数可累及上呼吸道、胃肠道、淋巴结与脾等处,50~60 岁高发,男性发病率高于女性。

◆主要症状为呼吸道等受累器官的功能障碍和 B 症状。

◆双肺周边多发性结节病灶或单个包块及弥漫浸润。

◆80%为进展性,约 20%可自发性消退。

◆病理学特点为可变量的异型大淋巴细胞、小淋巴细胞,组织细胞混合浸润,好侵犯血管而大片状坏死。

◆随着异型大细胞量的增加和淋巴细胞减少，分Ⅰ~Ⅲ级。

◆异型大细胞 CD20 阳性，CD30 阴性，CD15 阴性、EBV 阳性反应性 T 小淋巴细胞标记阳性。

◆异型大细胞 IgH 克隆性基因重排阳性，EBER 阳性。

（三）结节性淋巴细胞为主性 HL，弥漫区优势型（nodular lymphocyte predominant HL with predominantly diffuse growth）

◆发病年龄 30~50 岁，较年轻，预后良好。

◆组织学部分仍为结节存在，背景 T 淋巴细胞 CD4 阳性，CD57 阳性，多于 CD8 阳性细胞。

◆瘤细胞为 L&H 型 CD20 阳性，CD30 阴性，其散布于结节中或弥漫区可见 CD3 阳性与 CD57 阳性细胞环绕的特点。

◆瘤细胞 EBER 阴性（详见第四章 HL 部分）。

（四）经典 HL（classical HL）

◆其 LRCHL、MCCHL、NSCHL 与 TRLBCL 最不同的是瘤细胞为以诊断性 R–S 细胞为代表的系列 R–S 细胞，CD30 阳性，CD15 阳性，而 CD20 阴性。

◆背景细胞 T 淋巴细胞、B 淋巴细胞、组织细胞混合浸润（详见附病例分析）。

（五）富于反应性小淋巴细胞性 ALCL（reactive small lymphocyte rich ALCL）

◆ALCL 的形态变异很多，多数多形性异型瘤细胞占优势，且可有粘着成片的特点。有少数病例反应性小淋巴细胞占优势，瘤细胞散布与 TRLBCL 易混淆，需鉴别。

◆10~30 岁高发，男性发病率高于女性。

◆瘤细胞可有成片巢状，核仁明显，且可有窦性浸润（图 2–44）。

◆免疫组化。瘤细胞 CD30 阳性，CD3 阳性（图 2–45），EMA 部分阳性，ALK 阳性，PAX5 阴性。

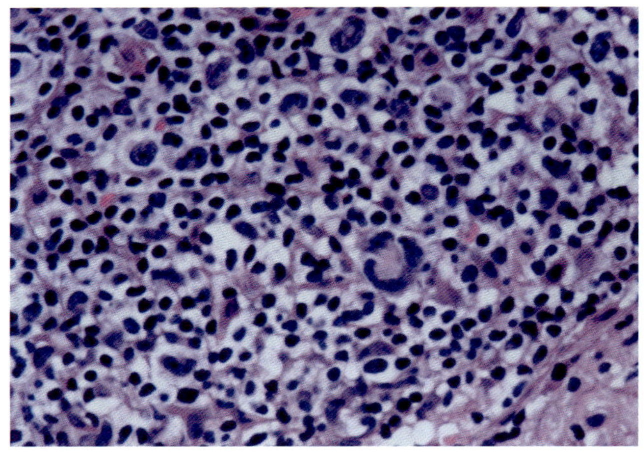

图 2–44 富于反应性小淋巴细胞性 ALCL，显示单核，胚胎样，及花环状核大的瘤细胞散在

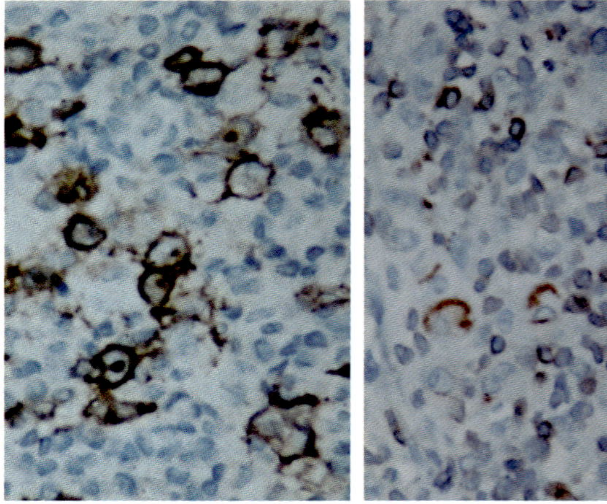

图 2–45 富于反应性小淋巴细胞性 ALCL，（左）CD30 标记瘤细胞(+)；（右）CD3 标记瘤细胞（+）

（六）外围非特殊性 T 细胞淋巴瘤伴 R-S 样细胞散布（peripheral T-cell lymphoma unspecified, with scattered R-S cell-like cell）

- 该型外周非特殊性 T 淋巴瘤非常少见。
- 瘤细胞更为大小与形态多形，异型性更明显，弥漫浸润。
- 免疫组化。所有瘤细胞全 T 淋巴细胞标记阳性，B 细胞标记阴性。
- TCR 克隆性基因重排阳性。

（七）富于反应性小淋巴 T 细胞性未分化癌

背景为小淋巴细胞为主，散在明显异型的癌细胞 CK 阳性（图 2-46~48）。

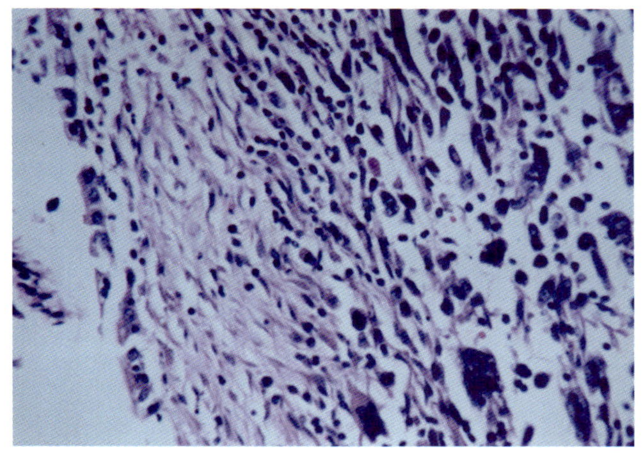

图 2-46 胃富于反应性小淋巴细胞性未分化癌，在小淋巴细胞背景中，异型大的癌细胞散布

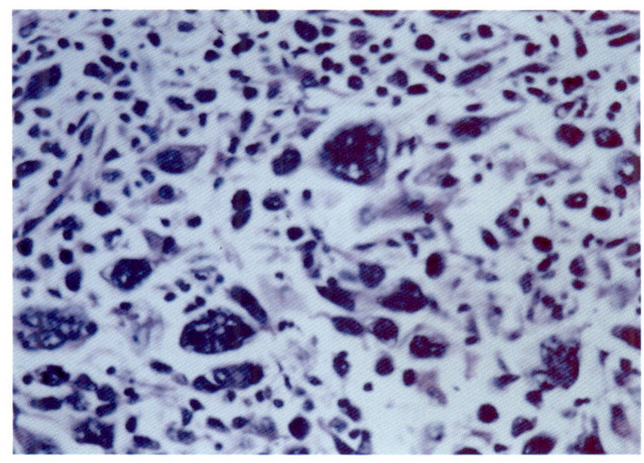

图 2-47 胃富于反应性小淋巴细胞性未分化癌，高倍观

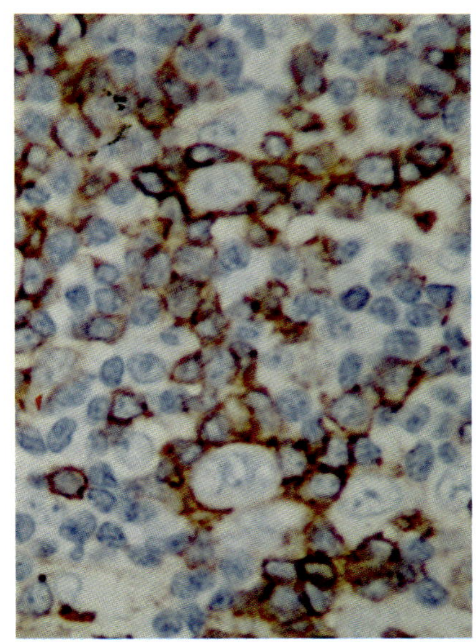

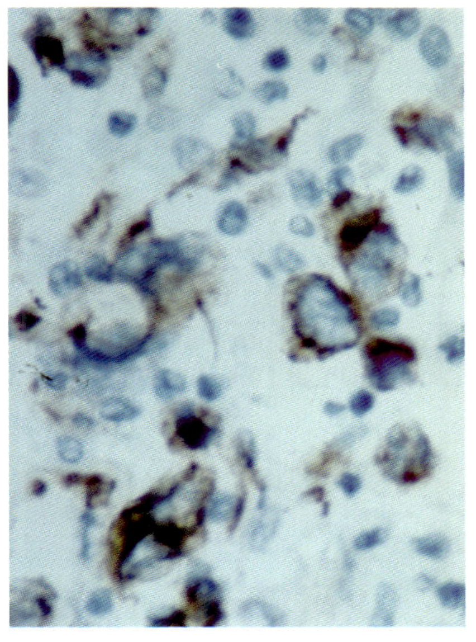

图 2-48 胃富于反应性小淋巴细胞性未分化癌，（左）CD45RO 标记大部分小淋巴细胞（+），而大的癌细胞（-）；（右）CK 标记异型癌细胞（+）

（朱梅刚）

四、病例分析

（一）富于T淋巴细胞/组织细胞大B细胞淋巴瘤（THRLBCL）误诊为Lennert淋巴瘤

◆ 临床表现

男，56岁。主诉发现左颌下淋巴结肿大半个月余（约2.5cm×2cm×1cm）。其他无特殊不适和异常。

◆ 病理组织学特点

◆淋巴结正常结构破坏，代以小淋巴细胞与组织细胞弥漫增生浸润。

◆部分区组织细胞成小团状，大部分与小淋巴细胞混合分布（图2-49）。

◆在上述小淋巴细胞与组织细胞背景中可以见少量散在异型大细胞，其为单核或双核，核浆比失调，有的有明显的核仁。偶见病理性分裂象（图2-50）。

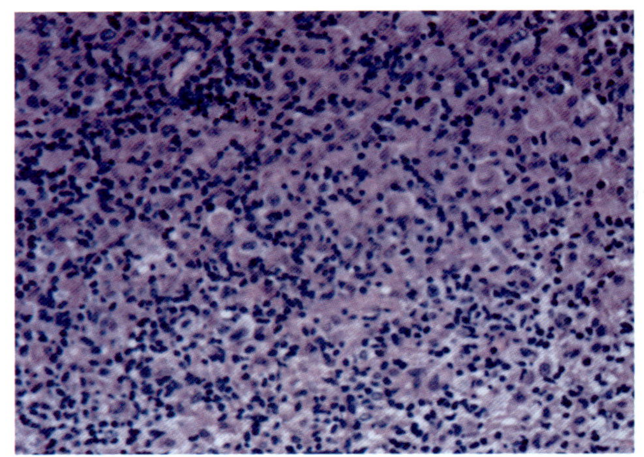

图2-49　THRLBCL，部分区组织细胞成团簇状分布，大部分组织细胞与淋巴细胞弥漫分布（低倍观）

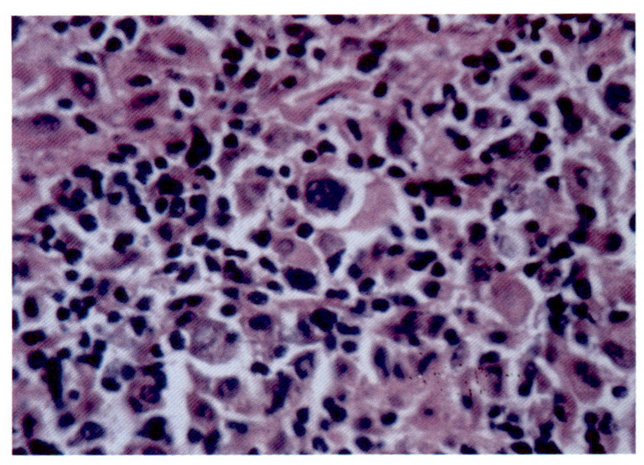

图2-50　THRLBCL，高倍观，在组织细胞与淋巴细胞的背景中，有异型大淋巴细胞散在，多数为单核，少数为双核、浓染、核形不规则

◆ 免疫组化

◆背景小淋巴细胞CD3与CD45RO阳性（图2-51左），组织细胞CD163及CD68阳性（图2-51右）。

◆散在大异型细胞，CD20、CD79a、PAX5阳性（图2-52左），同时部分小淋巴细胞阳性。Ki67阳性（图2-52右）。

◆CD21标记、滤泡树突细胞网破碎分布提示正常结构破坏。

◆ 现代诊断技术

IgH单克隆性基因重排，TCRr未检测到单克隆基因重排。

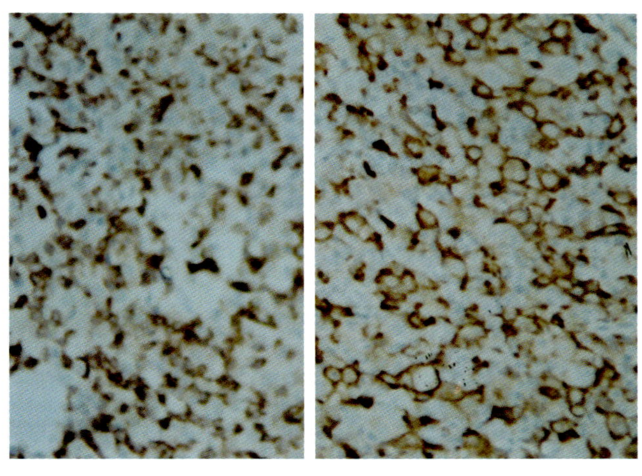

图 2-51　THRLBCL，（左）CD3 标记小淋巴细胞（+）；（右）CD163 标记组织细胞（+）

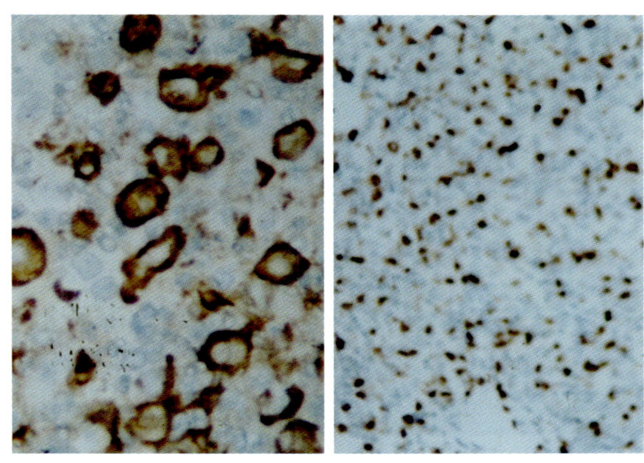

图 2-52　THRLBCL，（左）CD20 标记大型细胞（+）；（右）Ki67 约 20%（+）

◆ 专家点评

◆本例开始做免疫组化，背景小淋巴细胞 CD3、CD45RO 阳性，同时组织细胞部分呈小团状散布于小 T 淋巴细胞之间，初步考虑是否为 Lennert 淋巴瘤。但组织细胞大部为弥漫分布，CD20 标记也有许多淋巴细胞阳性，感到有特殊之处，与一般 Lennert 淋巴瘤不一样，故建议患者做 IgH 与 TCR 基因重排检测确诊。

◆基因重排结果提示 IgH 为单克隆性基因重排，TCRr 为阴性，由此想到本例是否为富于 T 淋巴细胞/组织细胞大 B 细胞淋巴瘤。再复阅 CD20 标记并加染 PAX5 标记和 HE 切片，发现在 T 淋巴细胞与组织细胞之间有散布少量异型大细胞，且有多极核分裂象，CD20 与 PAX5 大细胞阳性，进而确诊为 THRLBCL。

◆通过本例的诊断过程可吸取许多经验教训。

（1）对 THRLBCL 的认识不足，原因是过于罕见，以往遇到的多为富于 T 淋巴细胞的大 B 细胞淋巴瘤，组织细胞量少。

（2）先入为主，因有些组织细胞成团散布，小淋巴细胞为 CD3 阳性，有些大细胞被当作 Lennert 淋巴瘤，故往 Lennert 淋巴瘤方面考虑。

（3）面对病理改变有特殊时，不可轻易下诊断，不可轻易发肯定性报告。可建议做基因重排确诊。该病例结果显示 IgH 单克隆重排（本实验室用毛细管电泳，荧光片段的分析法，进口美国试剂，可靠性强），最后明确了诊断。

（朱梅刚）

（二）老年人 EBV 阳性的弥漫性大 B 细胞淋巴瘤误诊为富于 T 细胞性大 B 细胞淋巴瘤

◆ 临床表现

男性，70 岁。既往体健。咽部不适、咳嗽、口齿不清 1 个月，至当地医院抗炎输液治疗 1 周无效，求诊。CT 显示局部肺部感染，肺气肿。颈部双侧、纵隔、左肺门、双侧腋窝多发淋巴结肿大，最大断层面积达 4.0cm×4.0cm。对症治疗后病情好转，语言清晰，食欲增加，肺部感染明显好转。但淋巴结肿大无明显消退，行左颈部肿大淋巴结切除送病理，初次病理活检报告诊断为淋巴细胞不典型性增生，可能为富于 T 细胞性 B 细胞淋巴瘤。医生建议专家会诊，进一步明确病理诊断。

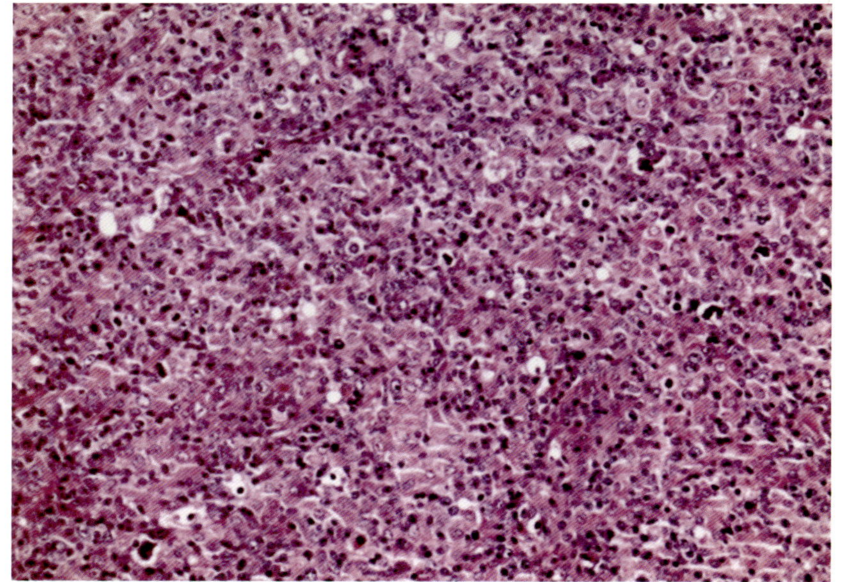

图 2-53 弥漫性增生的中、小淋巴细胞，可见中至大的异型细胞散布，分裂象易见

病理组织学特点

淋巴结正常结构消失，脉管内有成熟小淋巴细胞淤滞。弥漫性增生的细胞中以体积中等偏小的细胞为主，但可见体积较大的细胞增生，胞浆丰富粉染，核大，类圆形，染色质粗，部分有核仁（图 2-53）。形态上需要鉴别侵袭性淋巴瘤还是小细胞性淋巴瘤。

免疫组化

CD3ε（小细胞阳性），大的异型细胞 CD20 阳性（图 2-54），CD79a 阳性，CD10 阴性，BCL6 阴性，MUM1 阳性，GCET-1 阴性，FOXP-1 阴性，Ki67 阳性（>80%）（图 2-55），ALK 阴性，CD23 FDC 阳性，CD45RO 多量阳性，EMA 散在阳性，CD56 阴性，CD138 阴性。

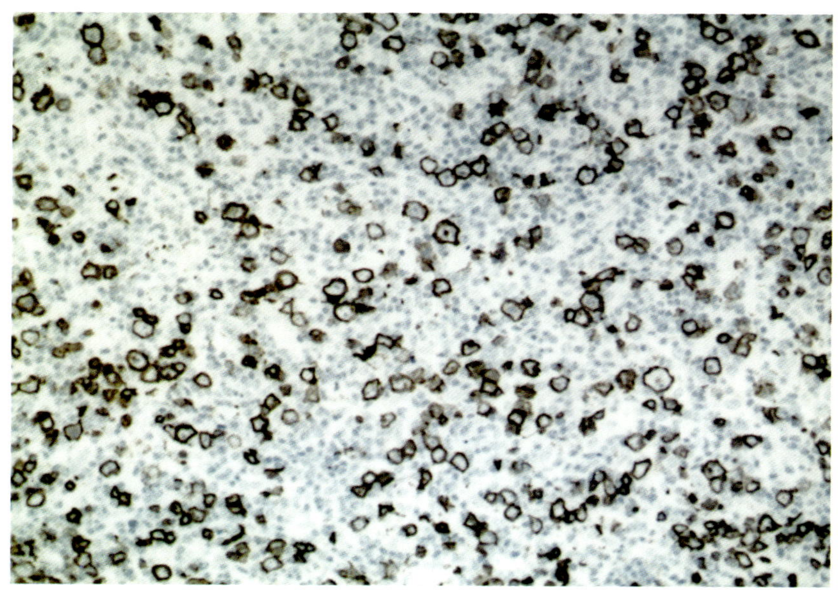

图 2-54 弥漫性增生的中、小淋巴细胞，CD20 标记，其中较大的细胞膜（+）

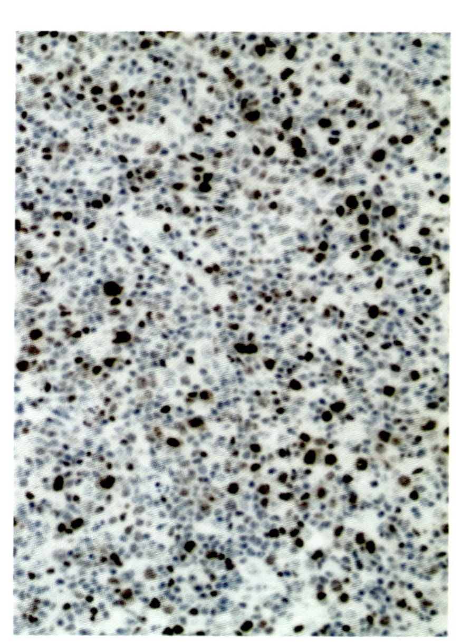

图 2-55 弥漫性增生的中、小淋巴细胞，Ki67 标记较大的瘤细胞（+）

现代诊断技术

◆FISH 检查，EBV-EBER 阳性（图 2-56）。

◆PCR-IgH 克隆性重排，PCR-Igk 克隆性重排，PCR-TCR 多克隆性重排。

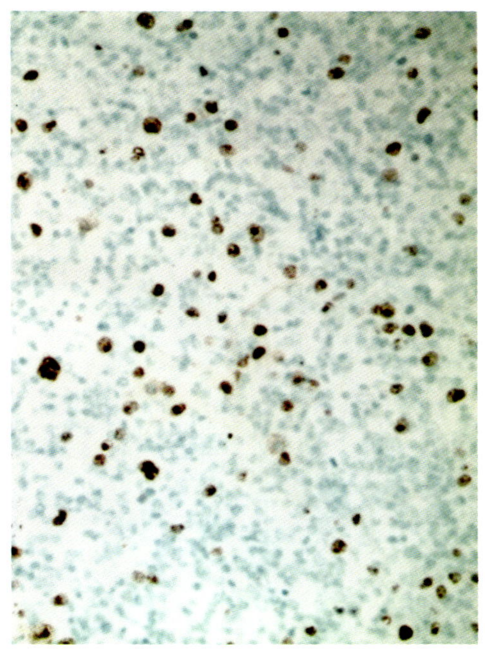

图 2-56 弥漫性增生的中、小淋巴细胞，EBV-EBER FISH 检测，较大的瘤细胞（+）

病理诊断

老年人 EBV 阳性的大 B 细胞淋巴瘤。

专家点评

老年人 EBV 阳性的弥漫性大 B 细胞淋巴瘤（EBV positive diffuse large B cell lymphoma of the elderly）是 2008 年 WHO 分类中新提出的独立亚型。该亚型除具有弥漫性大 B 细胞淋巴瘤（DLBCL）特点之外，患者年龄一般超过 50 岁，既往无免疫缺陷及淋巴瘤病史，且 EBV 阳性率达 94%。70%患者原发于淋巴结外（皮肤、肺脏、扁桃体及胃最常见）伴或不伴有淋巴结累及；30%仅发于淋巴结内。在亚洲，既往无明确免疫缺陷的 DLBCL 患者中，老年人 EBV 阳性的 DLBCL 占 8%~10%，且这一比例随患者年龄增长而增加，在超过 90 岁 DLBCL 患者中占到 20%~25%；西方国家则十分罕见。

本亚型临床属高度侵袭性，预后较 EBV 阴性的 DLBCL、EBV 阳性的 CHL 更差。现在已明确的一些 DLBCL 预后相关因素中，本亚型通常具有瘤细胞增殖活性高、起源于非生发中心 B 淋巴细胞、BCL2 阳性等特点。此外，B 症状存在、患者年龄>70 岁亦提示预后不良，这 2 个因素皆无、任由其一、皆有的中位生存期分别为 56 个月、25 个月和 9 个月。与 DLBCL、NOS 不同的是，IPI 指数和组织病理学亚型与预后无相关性。需要注意的是，淋巴瘤样肉芽肿病、传染性单核细胞增多症等定义明确的病例中可能出现 EBV 阳性，通过形态学及蛋白水平标记除外后方能诊断为本亚型。

当然也有不同观点，认为老年 EBV 阳性的 DLBCL 不是独立的类型，这需要我们积累病例随访分析。

本例特点是老年人，系统性淋巴结肿大。增生肿瘤细胞是在反应性增生的 T、B 淋巴细胞基础上，且反应性细胞量较多，导致了诊断的困难，所以曾有医师考虑为富于 T 细胞的 B 细胞淋巴瘤。经过蛋白水平标记和 PCR 检测，获得肿瘤细胞为 B 淋巴细胞，而 T 淋巴细胞是多克隆性的。肿瘤细胞又广泛表达 EBV-EBER。肿瘤细胞的起源于非生发中心 B 细胞，符合该类型的诊断标准。患者经过 R-CHOP 治疗，肿大淋巴结有消退，达到 PR。随后可进行抗 EBV 的生物治疗。

（高子芬　何耀鑫）

第五节　淋巴结窦性细胞增生浸润良恶性病变类型与鉴别诊断

一、淋巴结窦性细胞增生浸润良性病变

淋巴结窦性细胞增生良性病变几乎均是不同类型的组织细胞增生，增生细胞分化正常，充满扩张淋巴窦，淋巴结实质也有不同程度侵犯，淋巴结正常结构发生不同程度的紊乱或破坏。多数有明确的病因。分述如下：

◆ 淋巴结非特异性窦性组织细胞增生（nodal non-specific sinus histiocytosis）

一般位于炎性病灶或恶性肿瘤引流区淋巴结，淋巴窦扩张，充满成熟组织细胞。淋巴结实质可有不同程度的反应性增生。窦性增生性组织细胞分化正常，无异型，一般不易与窦性浸润淋巴瘤相误诊。

◆ 淋巴结传染性单核细胞增生症（nodal infectious mononnucleosis）

此症在淋巴结副皮质区与淋巴窦，特别是边缘窦内均可有 B 免疫母细胞增生浸润（图 2-57~58）。好发于儿童、青少年，伴发热，咽痛，肝、脾肿大，血清 Ig 增高，EBV 阳性，增生免疫母细胞，EBER 阳性，一般 2~4 周自愈。年轻、起病急，EBV 阳性及自愈性，增生 B 细胞衍化系列现象是与 DLBCL 等重要鉴别点（详见第三章第三节）。

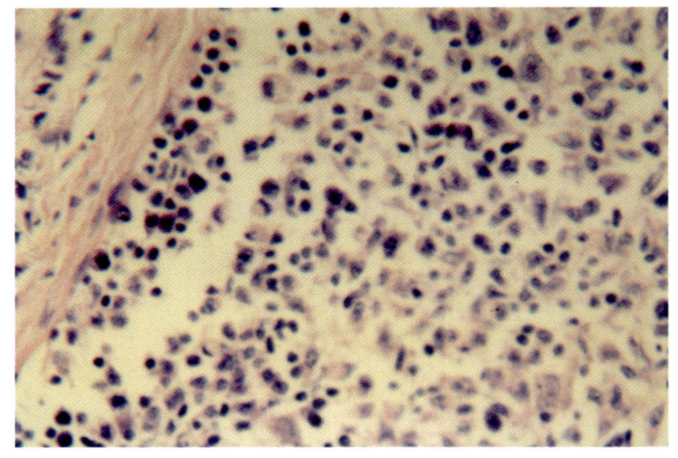

图 2-57　传染性单核细胞增生症，B 免疫母细胞浸润被膜下窦中与实质中

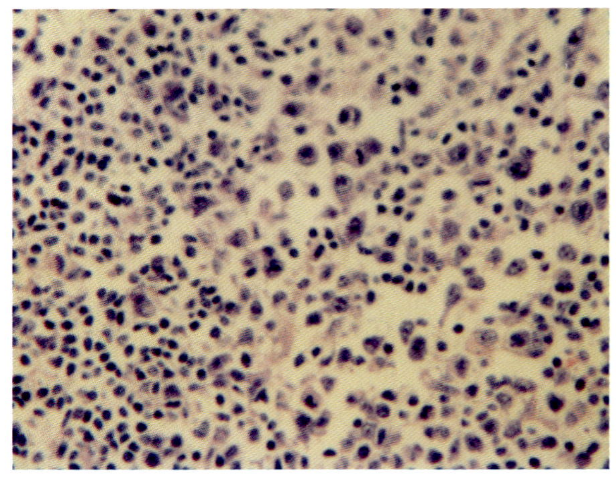

图 2-58　传染性单核细胞增生症，B 免疫母细胞浸润髓窦与实质

◆ 淋巴结窦性嗜脂性组织细胞增生（nodal sinus lipophagic histiocytosis）

其见于淋巴管造影后，因淋巴管注入油性造影剂进入淋巴窦被组织细胞吞噬脂性物，胞浆透明状。

数周后可消退。另外，女性丰乳脂性填充物被组织细胞吞噬引流于腋下淋巴结，淋巴窦充满噬脂性泡沫细胞（图 2-59），重者可侵入淋巴结实质内。增生噬脂性泡沫细胞核无异型，用脂肪染色阳性。

◆ 皮病性淋巴结病（dermatopathic lymphadenopathy）

患者有脱屑性皮肤病，基底部色素细胞破坏，色素游离，由组织细胞吞噬，引流到附近淋巴结，导致淋巴结副皮质区与淋巴窦组织细胞、朗格汉斯组织细胞、指状突树突细胞增生，色素沉积。这要对皮损做病理活检，排除皮肤淋巴瘤转移到淋巴结，后者应有异型淋巴细胞浸润（其鉴别诊断详见第三章第二十节）。

◆ 真菌性肉芽肿性淋巴结炎（fungus granulomatous lymphadenitis）

多发于免疫力低下患者。常见的如组织胞浆菌、马尔尼菲青霉菌等侵犯淋巴结，淋巴窦与实质内均有组织细胞为主的增生，胞浆内可见组织胞浆菌芽孢与青霉菌孢子，用六胺银染色与真菌培养可确诊。其应与组织浆菌或结核病相鉴别，找病原菌可识别。同时软组织病变与透明细胞肉瘤及组织细胞肉瘤鉴别，后二者瘤细胞有异型，免疫组化 HMB45 可识别。

◆ 淋巴结朗格汉斯细胞组织细胞增生症（nodal langerhans cell histiocytosis, NLCH）

此症朗格汉斯细胞先从淋巴窦开始增生（图 2-60），继而侵入实质内破坏淋巴结结构，伴嗜酸性粒细胞浸润，甚至产生嗜酸性脓肿。其有可能是系统性疾病的局部表现。瘤细胞出现核沟伴不定量嗜酸性粒细胞浸润是特征性改变。免疫组化 CD100、CD1a 阳性（图 2-60）可以确诊。此症应与 LCH 肉瘤鉴别，后者瘤细胞异型明显，多形性，核分裂象多见（>50/10HPF）。另外与转移性未分化癌鉴别，后者 CK 阳性。

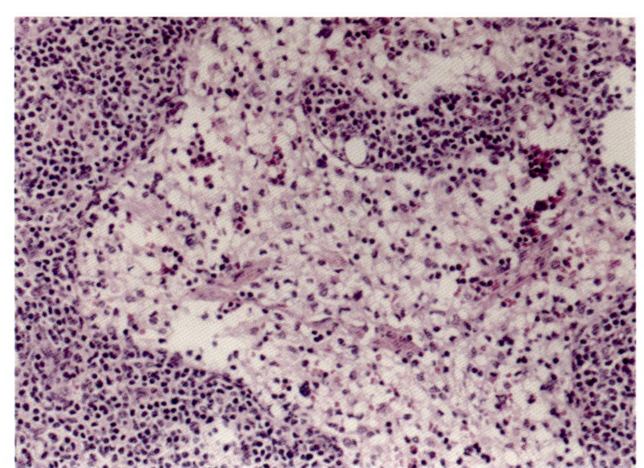

图 2-59 淋巴结窦性嗜脂性组织细胞增生，淋巴窦内充满嗜脂性泡沫状组织细胞

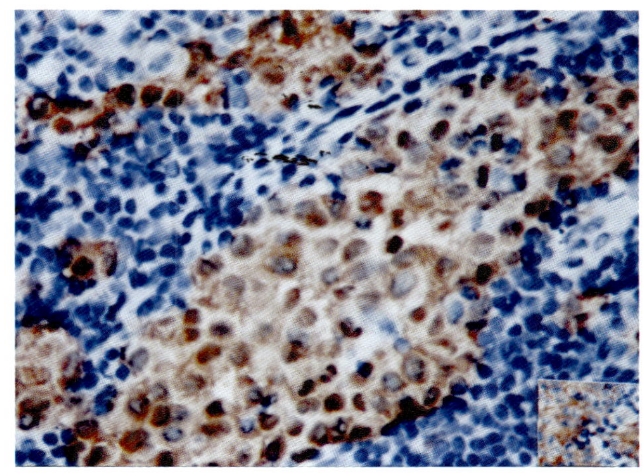

图 2-60 淋巴结朗格汉斯细胞组织细胞增生症，图示淋巴窦性浸润，S-100（+），右下角示 CD1a（+）

◆ 淋巴结 Rosai-Dorfman 病（nodal Rosai-Dorfman disease）

该淋巴结病为原因不明的特发性淋巴结淋巴窦高度扩张，窦内充满体积巨大的组织细胞（图 2-61）。其胞浆内充有多个小淋巴细胞，多达数十个，称为淋巴细胞进入现象（emperipolesis），是特征性病变。该

细胞与一般巨噬细胞不同，S-100 阳性。髓索萎缩，充满淋巴细胞与浆细胞。最后解纤维化自愈。本病特殊的组织细胞淋巴细胞进入现象是特殊改变，不易与恶性淋巴瘤等相混淆。

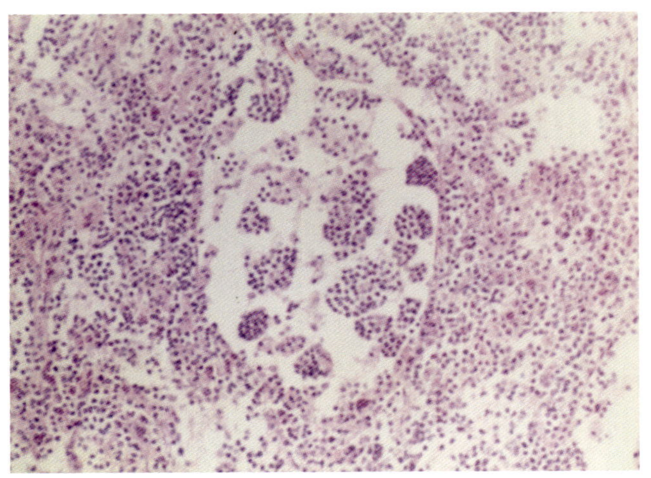

图 2-61 Rosai-Dorfman 病，胞浆内含有许多淋巴细胞的巨大组织细胞充满扩张的淋巴窦

◆ 淋巴结反应性噬血细胞综合征（nodal reactive hematophage synchome）

淋巴结反应性噬血细胞综合征，淋巴结以窦为主的组织细胞吞噬红细胞（图 2-62），免疫组化，组织细胞标记阳性（图 2-63）（详见第三章第九节）。

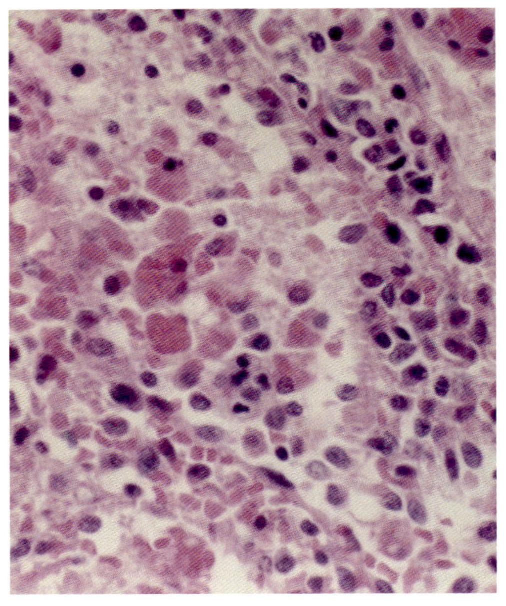

图 2-62 噬血细胞综合征，淋巴结以窦为主的组织细胞吞噬红细胞

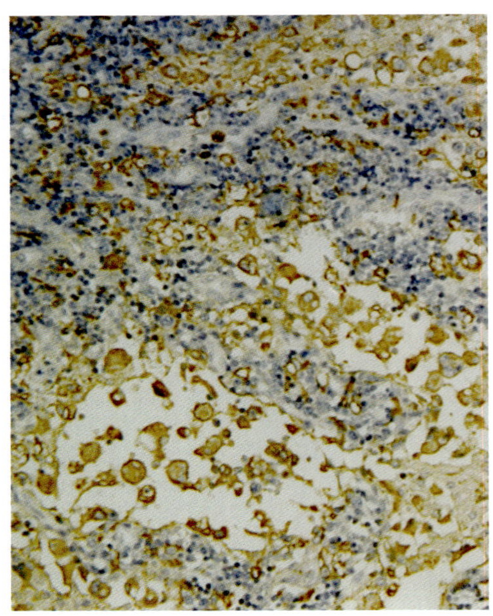

图 2-63 噬血细胞综合征，免疫组化 CD68 标记组织细胞（+）

二、淋巴结窦性细胞增生浸润恶性病变

◆ 间变性大细胞淋巴瘤（anaplastic large cell lymphoma，ALCL）

ALCL 为在不定量小淋巴细胞组织细胞及浆细胞等背景中散布大小不一，形态多样（花环状、马蹄形、R–S 样、胚胎样）的瘤细胞，可见粘着成团现象，核仁明显。其瘤细胞大部为 T 淋巴细胞型，少数为非 T 排 B 型，另又分 ALK 阳性型与 ALK 阴性型。两型均可见到淋巴窦瘤细胞浸润（图 2–64），ALK 阴性型更明显。ALCL 形态变异很多。其窦性浸润应与组织细胞肉瘤和恶性黑色素瘤及未分化癌淋巴结转移相鉴别（详见第四章）

◆ 组织细胞肉瘤（histiocytic sarcoma，HS）

HS 可发生于淋巴结内与结外组织，前者瘤细胞可见淋巴窦内浸润（图 2–65），瘤细胞体积大，胞浆丰富，瘤细胞 CD68、CD163、溶菌酶标记阳性（图 2–66）；而 T 与 B 淋巴细胞标记、ALK、CD30 均为阴性。可以与 ALCL 鉴别。

◆ 淋巴结边缘区淋巴瘤（nodal marginal zone lymphoma，NMZL）

该淋巴瘤细胞从滤泡边缘区与淋巴窦增生浸润侵占滤泡间区（图 2–67），有包绕并侵蚀淋巴滤泡植入

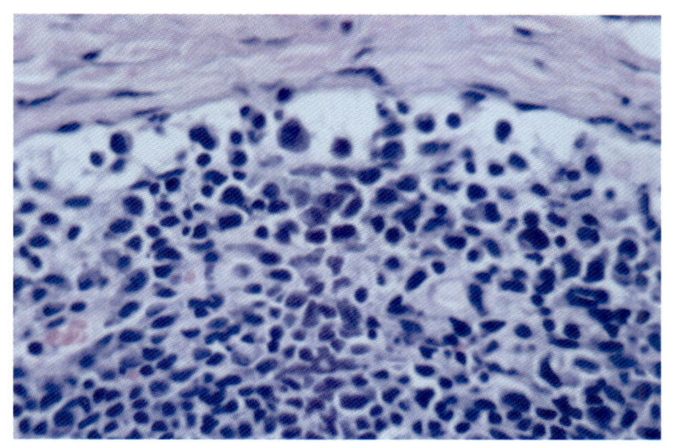

图 2–64 ALCL，瘤细胞浸润被膜下窦及实质

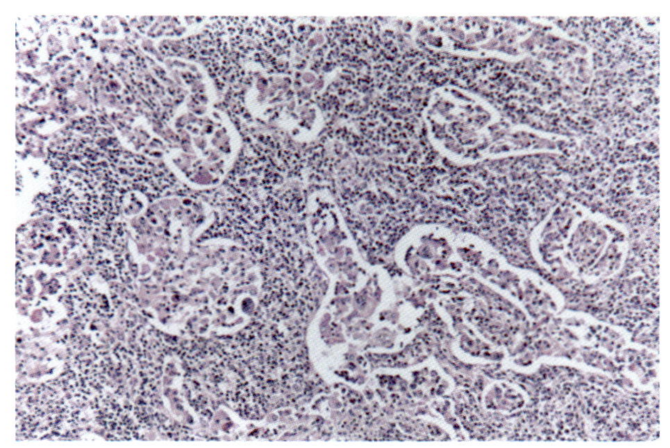

图 2–65 淋巴结 HS 瘤细胞以窦性浸润为主区

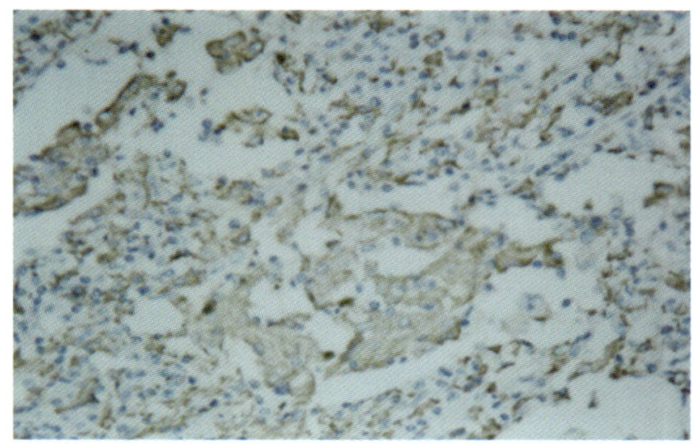

图 2–66 淋巴结 HS 窦内瘤细胞 CD68 标记（+）

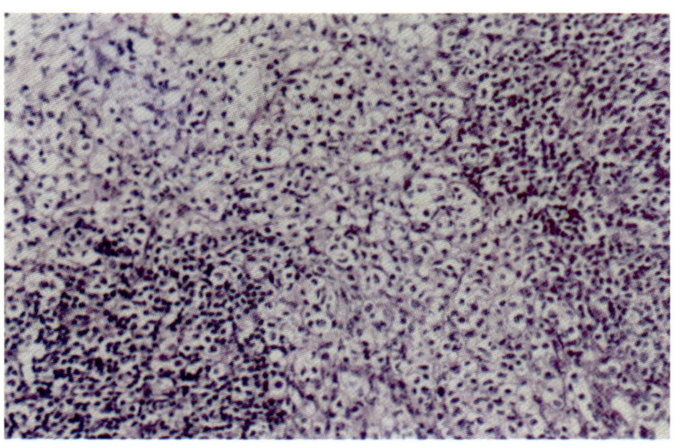

图 2–67 NMZL，单核样 B 淋巴细胞从滤泡边缘区与淋巴窦增生浸润

现象（colonization），瘤细胞为异型单核样 B 淋巴细胞与裂核样 B 淋巴细胞，胞浆透明色谈，可见浆样分化，BCL2 阳性。

◆早期应与反应性边缘区单核样 B 淋巴细胞增生相鉴别。后者常在弓形体病淋巴结或腹腔淋巴结可见到。但其在滤泡部分边缘区或淋巴窦片状增生，缺乏异型变及 BCL2 阴性。如果增生明显，则需要用 Ig 轻链限制或克隆性基因重排检测，才能将二者区别。

◆NMZL 应与皮病性淋巴结病鉴别（详见第三章第二十节）。

◆ 肝、脾 T 细胞淋巴瘤（hepatosplenic T cell lymphoma）

肝、脾 T 细胞淋巴瘤，可见瘤细胞窦性浸润（图 2–68），且瘤细胞有异型（图 2–69）。

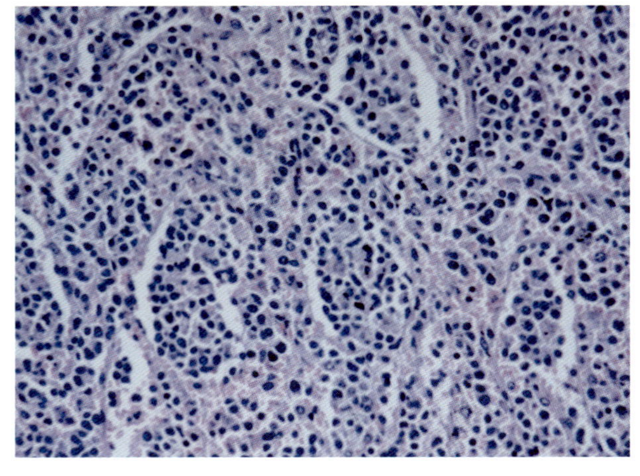

图 2–68　肝、脾 T 细胞淋巴瘤，瘤细胞脾脏红髓血窦浸润

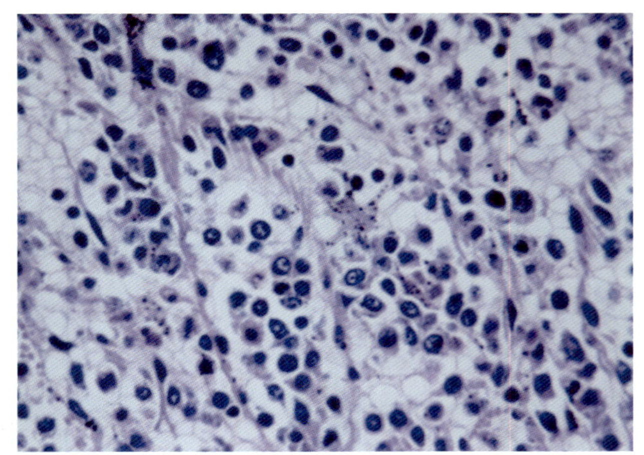

图 2–69　肝、脾 T 细胞淋巴瘤，瘤细胞有异型

◆ 淋巴结转移性肉瘤或未分化癌（nodal metastatic sarcoma or undifferential carcinoma）

圆细胞肉瘤或未分化癌开始转移时首先进入淋巴窦（图 2–70），然后扩展到实质内，HE 切片易与窦性浸润的大细胞淋巴瘤，如 ALCL 或 HS 相混淆，但应用免疫组化标记可以鉴别。CD30 与 T 淋巴细胞标

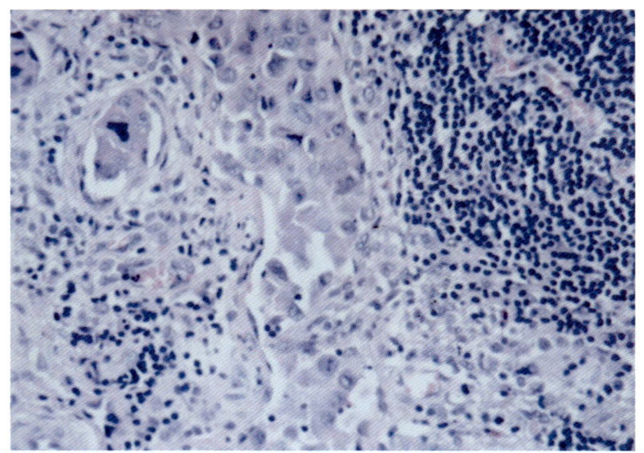

图 2–70　淋巴结转移性鳞癌细胞淋巴窦性浸润

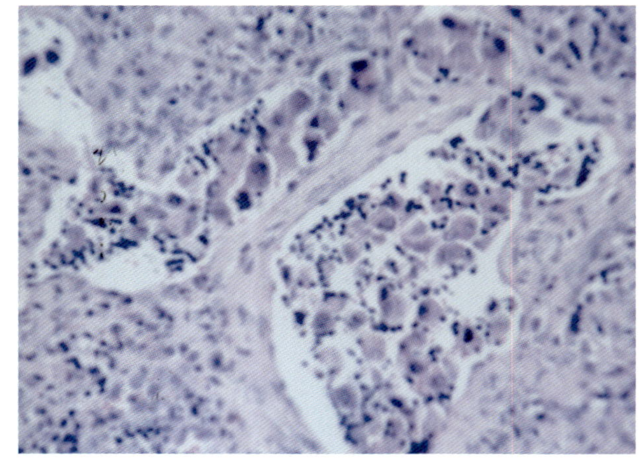

图 2–71　淋巴结转移性恶性黑色素瘤淋巴窦性浸润

记；ALK 标记可识别ALCL；CD68、CD163 标记可识别组织细胞肉瘤；S-100、HMB45、Melan A 标记可识别恶性黑色素瘤（图 2-71）；Syn、CgA 标记可识别神经母细胞瘤或 PNET；Ckpan 标记可识别未分化癌。

（朱梅刚）

第六节　CD30 阳性淋巴细胞增生性病变良恶性鉴别诊断

淋巴组织良、恶性增生病变均可以出现 CD30 阳性细胞。如果对 CD30 阳性的诊断意义认识不清，则很容易将良性病变误诊为恶性淋巴瘤，或是恶性淋巴瘤之间的误诊。因此对 CD30 阳性淋巴组织增生病变良、恶性鉴别诊断十分重要，应确切掌握其鉴别要点。

一、CD30 阳性淋巴细胞增生良性病变类型

- 病毒感染性淋巴结病，如传染性单核细胞增生症、Kikuchi 淋巴结炎等。
- 药物过敏性淋巴结炎，如急性或迟发性药物超敏反应。
- 非特异性淋巴结或结外淋巴组织反应性增生病变。
- 皮肤淋巴瘤样丘疹病。

二、CD30 阳性淋巴组织增生恶性病变类型

- 经典型霍奇金淋巴瘤（CHL）。
- 间变性大细胞淋巴瘤（ALCL）。
- 间变性大 B 细胞淋巴瘤。
- 某些 T 细胞淋巴瘤。
- 某些浆细胞瘤。

三、鉴别诊断要点

◆首先要明确认识 CD30 抗体标记在淋巴组织增生病变中不是特异性的标记物。它可以在良性活化淋巴细胞、某些 T 或 B 淋巴细胞及其淋巴瘤细胞均可阳性。因此绝不能见到 CD30 阳性细胞就是淋巴瘤，而要从患者病史、病理组织学、多种免疫组化标记及分子遗传学检测结果全面评价，才可下诊断。

◆最重要的是确定 CD30 阳性细胞是否为淋巴瘤细胞。一定要全面观察病理组织学改变，如果确定为淋巴瘤改变，CD30 标记阳性则有辅助分型的作用。但是，仅 CD30 标记阳性不能确定良恶性，没有定性的作用。误诊的常见原因是淋巴组织增生病变中见到有 CD30 阳性细胞就认为是 HRS 细胞或 ALCL 瘤细胞，而忽视了组织学改变是否为 CHL 或 ALCL，甚至放松了淋巴瘤组织学诊断的诊断标准，如将增生性 B

免疫母细胞误认为 HRS 细胞，导致将良性增生病变误诊为 CHL 或 ALCL 等。

◆许多淋巴组织良性增生病变（如前述）均可出现 CD30 阳性细胞。这些病例起病急，多数有发热，甚至高热。淋巴结肿大与发热相关，淋巴结基本正常组织结构保存，但可有不同程度的结构紊乱，活化淋巴细胞不定量的增生多数为 T 或 B 免疫母细胞（CD30 阳性，CD15 阴性），一般缺乏异型变，多数散布，重者可成小片，可见坏死病灶。均可自愈（详见有关章节）。

◆在 CD30 阳性淋巴瘤中，特别是 LRCHL 或 MCCHL 容易与 CD30 阳性的淋巴结病相混淆；活化的大淋巴细胞增生明显者与 ALCL 或间变性大 B 细胞淋巴瘤相混。CD30 阳性淋巴瘤共同点是先有淋巴结肿大，起病较慢，中、晚期才有发热症状，病理组织学均有不同程度的正常结构破坏，应用 CD21 或 CD35 显示滤泡树突细胞网破裂或破碎现象。瘤细胞体积大，核有异型，核仁大（HRS 细胞核仁体积 2 倍于免疫母细胞，核仁近似小淋巴细胞），核膜厚。LRCHL 部分病例可有结节改变，但其结节不规则，密集，滤泡树突细胞网伴行，失去淋巴滤泡的网形。其瘤细胞（爆米花细胞、LP 细胞）体积大，核分叶状是重要特点。同时会出现单核、双核型典型诊断性 HRS 细胞及干尸细胞（CD30 与 CD15 阳性）。

◆MCCHL 及 LDCHL 与 ALCL 普通型，NSCHL 与 ALCL 霍奇金样型可发生相互误诊。鉴别要点有：CHL 中 HRS 细胞散布不成片（除外合体细胞型 NSCHL），HRS 细胞核仁大而嗜酸，如包涵体样；多核者少见。而 ALCL 瘤细胞易成团，片状粘着；多核，呈花环状、马蹄形易见；核仁大小不一，嗜碱性多见。免疫组化，PAX5 在 CHL 的 HRS 细胞阳性，ALCL 瘤细胞阴性。ALCL T 淋巴细胞标记多数阳性，而 HRS 细胞阴性，极少阳性。ALCL 部分 EMA 和大部分 ALK 阳性，EBER 阴性，CHL 则相反。

◆皮肤淋巴瘤样丘疹病与皮肤原发性 ALCL 的鉴别诊断需紧密结合临床。前者为多发性、自愈复发性丘疹，后者为局限性结节不消退。组织形态可相似（详见第三章第二十一节）。

◆免疫组化，良性淋巴组织增生病变，T 与 B 淋巴细胞标记显示 T 与 B 淋巴细胞免疫功能区表型，CD21、CD35 标记滤泡树突网多数完整，组成细胞缺乏异型性、单克隆性及侵蚀性。淋巴瘤则相反。

◆疑难病例不易确诊，应随访、重复活检或辅以 IgH 与 TCR 基因重排检测、流式细胞术及 FISH 检测，千万不要勉强下诊断。

（朱梅刚）

第七节　儿童、青少年淋巴组织增生性病变良恶性鉴别诊断

儿童、青少年（<20 岁）高发淋巴瘤，与成人淋巴瘤有明显不同。同时儿童与青少年因免疫反应不稳定而出现强烈的免疫反应，致淋巴组织旺炽性增生活跃，容易与淋巴瘤发生误诊。其治疗方法和预后与成人淋巴瘤亦不同。

一、儿童、青少年淋巴瘤的特点

◆常起源于前驱未成熟淋巴造血细胞，即母细胞。

◆多见于结外部位。

◆肿瘤生长速度快，预后差。
◆治疗效果好，早期诊断十分重要。
◆与低分化非淋巴造血系统肿瘤鉴别困难。

二、儿童、青少年高发淋巴瘤类型

◆淋巴母细胞性淋巴瘤（详见第四章第一、二节）。
◆Burkitt 淋巴瘤。
◆间变性大细胞淋巴瘤（详见第四章第六节）。
◆霍奇金淋巴瘤（详见第四章第十九节）。
◆弥漫性大 B 细胞淋巴瘤。
◆髓细胞肉瘤（粒细胞肉瘤）（详见第四章第十一节）。

三、儿童、青少年淋巴组织良性增生病变类型

◆传染性单核细胞增生症（详见第三章第三节）。
◆组织细胞性坏死性淋巴结炎（详见第三章第六节）。
◆病毒性（包括疫苗后）淋巴结炎（详见第三章第二节）。
◆淋巴滤泡旺炽性增生（见病例分析）。
◆猫抓性淋巴结炎（详见第三章第二十四节）。

四、儿童、青少年高发淋巴瘤鉴别诊断

（一）淋巴母细胞性淋巴瘤（lymphoblastic lymphoma，LBL）

LBL 分前驱 T 细胞性（T-LBL）与前驱 B 细胞性（B-LBL）2 类，其发病率比例为 4：1，T 细胞性明显多见。发病年龄前者中位年龄为 8~10 岁，后者为 2~6 岁。

◇ 临床表现

◆发病年龄，T-LBL 中位年龄 8~10 岁，B-LBL 2~6 岁。

◆有前纵隔包块与淋巴结肿大，T-LBL 可能大，结外亦较多见，如皮肤（T 及 B 细胞性）、扁桃体、骨（B 细胞性）、肝、脾及肌肉（B 细胞性）等处。T-LBL 淋巴结较少见。

◆包块或淋巴结生长快速，易侵犯骨髓与外周血成急性白血病，肝、脾肿大，胸水，B-LBL 症状明显。

◆B-LBL 纵隔侵犯少见，而中枢神经系统、睾丸较 T-LBL 多见，预后较 T-LBL 好。

◇ 病理组织学特点

◆T-LBL 与 B-LBL 组织细胞形态无法区别。

◆瘤细胞小到中等，胞浆少，核圆形或卵圆形。T-LBL 可见核扭曲，核染色质细如尘，可见小核仁。T-LBL 核分裂象多见，但 B-LBL 较少。

◆瘤细胞凋亡明显时出现星空现象，偶见残留生发中心，少见细的纤维分隔成多结节状；偶见嗜酸性粒细胞浸润。

◆可见片状坏死。

免疫组化

◆T-LBL，TdT 阳性、CD99 阳性、CD34 阳性可变异性表达；CD1a、CD3、CD2、CD4、CD5、CD7、CD4、CD8 常共同表达。约 10%T-LBL CD79a 阳性。

◆B-LBL，除 TdT 阳性外通常大部分表达 PAX5、CD79a、CD19、CD22。PAX5 为最敏感和特异的标记抗体。

现代诊断技术

◆T-LBL　TCR 克隆性基因重排阳性。

◆B-LBL　IgH 克隆性基因重排阳性，并有 7 种重现性遗传学异常，其有不同的临床表现与预后。

鉴别诊断

◆与胸腺瘤（B1 型）鉴别。

由于胸腺瘤细胞 TdT 阳性，胸腺也是 T-LBL 高发部位，因此容易误诊，尤其是小块组织活检或穿刺活检更易误诊。鉴别诊断应注意胸腺瘤的表现：

(1) 胸腺瘤临床表现除纵隔包块压迫症状外无其他症状。

(2) 无体表淋巴结，肝、脾大或 ALL 症状。

(3) 瘤块分叶状，T 淋巴细胞为成熟小淋巴细胞，少见分裂象，用 CK 标记有散在阳性上皮样网状细胞，这是重要鉴别点。

(4) 切除不复发，更不会转移。

◆与髓细胞肉瘤（MS）鉴别。

MS 亦偶见 TdT 阳性，瘤细胞形态相似要注意鉴别。其鉴别要点为：

(1) MS 多数发生于淋巴结外，同时或继发粒细胞白血病。

(2) 瘤细胞核肾形，核仁明显，可见到中、早幼嗜酸性粒细胞散在。

(3) 免疫组化，MPO、CD68、溶菌酶阳性，而 T 与 B 淋巴细胞标记阴性。

(4) IgH 与 TCR 基因重排阴性。

◆与 Burkitt（BL）淋巴瘤鉴别。

BL 瘤细胞形态有星空现象，二者相似易误诊。其鉴别要点为：

(1) BL 在非洲多发，我国为散发性。

(2) 好发于颌骨、胃、肠道、卵巢等处。

(3) 免疫组化，BL 除 B 淋巴细胞标记阳性外，CD10 阳性。Ki67 100%阳性，而 TdT 阴性。

◆与 MCL 母细胞变异型鉴别。

后者瘤细胞母细胞化与 LBL 相似，但 Cyclin D1 阳性，而 TdT 阴性。

◆与母细胞性 NK 细胞淋巴瘤/白血病鉴别。

后者好侵犯皮肤，瘤细胞 CD56 阳性，而 TdT 阴性。

◆与 B-CLL/SLL 鉴别。

当 LBL/ALL 固定不良，或切片干燥过度时瘤细胞收缩，体积变小，核固缩，似小淋巴细胞而误诊。

但 CLL/SLL 中老年多发，常伴浅淋巴结多数肿大，肝、脾明显肿大，T 淋巴细胞标记阴性，TdT 阴性。

（二）间变性大细胞淋巴瘤（anaplastic large cell lymphoma，ALCL）

ALCL 最早称 Ki-1（CD30）阳性大细胞淋巴瘤，又称未分化大细胞淋巴瘤。其为 CD30 阳性的成熟 T 细胞肿瘤。以瘤细胞大小不一、核型不一的多形性为特征，且可分为 ALK 阳性与阴性 2 类。其又必须与皮肤原发性 ALCL，CD30 阳性的 T 或 B 细胞淋巴瘤鉴别。

◇ 临床表现

◆占成人 NHL 的 3.5%，占儿童淋巴瘤的 10%~20%，发病率男性高于女性。

◆好侵犯淋巴结内与结外。结外常见部位为皮肤、骨、软组织、肺、肝等处。

◆70%患者有结内、外系统性侵犯，75%有 B 症状，尤其是高热。

◆5 年存活率达 70%，ALK 阳性者预后较 ALK 阴性好。

◇ 病理组织学特点

◆ALCL 经典的普通型（占 60%），瘤细胞大小不一，核型不一的多形性为其特点，单核者有肾形，胚胎样，圆形或卵圆形；多核者有花环状、马蹄形、破骨细胞样、R-S 细胞样，核仁明显，病理性多极分裂象易见。

◆瘤细胞散布于数量不等的反应性或残留淋巴细胞、组织细胞背景之中。

◆瘤细胞可有粘着成团和窦性浸润为其特点。

◆组织学改变具有多种变异型。如单形型、淋巴组织细胞型（反应性组织细胞占优势）、小细胞型、霍奇金样型、巨细胞型、肉瘤样型（瘤细胞梭形变）及伴嗜酸和/或嗜中性粒细胞浸润型等。小细胞型瘤细胞可有围血管现象。

◇ 免疫组化

全部 CD30 阳性，膜点或少数以点为主，膜较弱。70%~80%ALK 阳性，90%以上 CD3、CD45RO、CD43 阳性，少数为非 T 非 B，约 50%，EMA 阳性，perforin、GrB 多数阳性。

◇ 现代诊断技术

◆除 TCR 基因重排大部分为阳性外，多数 ALK 与 t（2；5）(P23；q35）染色体易位。

◇ 鉴别诊断

掌握 ALCL 的瘤细胞的异型性明显，多形性突出，有粘着成团及 ALK 阳性的特点，是避免误诊的重要方面。主要的鉴别诊断如下：

◆与药物超过敏性淋巴结病鉴别。后者特点为：

（1）有服用抗痉挛药或其他致过敏药物的药物史，这很重要。

（2）起病急、突然高热、皮疹、淋巴结肿大等。

（3）淋巴结以 T 区为主的 B 与 T 免疫母细胞明显增生活跃，散在或成小团。分裂象易见（正常型）。淋巴滤泡可增生。

（4）增生免疫母细胞 T、B 淋巴细胞标记，同时 CD30 阳性，强弱不一，但 ALK 阴性。

（5）用抗过敏治疗，病情好转痊愈。

◆与传染性单核细胞增生症鉴别（详见第三章第三节）。

◆与病毒性淋巴结炎鉴别（详见第三章第二节）。

◆与经典型霍奇金淋巴瘤（CHL）鉴别。

（1）ALCL 与 LRCHL、MCCHL 及 LDCHL 鉴别。瘤细胞 CD30 均阳性。但 ALCL 瘤细胞多核型，胚胎样核，有粘着成团，核仁嗜碱性多见，或有窦性浸润等与 CHL 不同。另外 ALK 阳性则易区别，而 ALK 阴性者鉴别十分困难。可应用 PAX5 标记 CHL HRS 细胞阳性，而 ALCL 阴性。

（2）ALCL 霍奇金样变异型与 NSCHL 鉴别，原则上与上述相同。

◆与淋巴结转移性圆细胞肉瘤和未分化癌鉴别（详见第三章第五节）。

◆ALCL 伴嗜酸和/或嗜中性粒细胞浸润与未分化癌伴粒细胞浸润鉴别。后者 CK 阳性，CD30、ALK 阴性，且 T 淋巴细胞标记阴性。

（三）淋巴滤泡旺炽性增生（florid hyperplasia of lymph follicle）

临床表现

◆儿童特别是青少年，可因受到某种抗原性刺激淋巴结强烈反应性增生，肿大，一般<2cm。

◆一般为局部性淋巴结肿大，无其他特殊性症状。

病理组织学特点

◆淋巴结淋巴滤泡数量增多，体积增大，生发中心扩大，套区变薄或模糊不清。个别滤泡相接近，分界不清。

◆T 区减少缩小，淋巴窦闭合或少见。

◆包膜完整，包膜外无滤泡。

免疫组化

◆滤泡生发中心 BCL2 阴性、CD10 阳性、BCL6 阳性，二者阳性细胞不侵入滤泡间或血管壁。Ki67 阳性指数>60%。

◆生发中心 κ 与 λ 双阳性。

现代诊断技术

IgH 基因重排阴性。

鉴别诊断

◆与儿童滤泡性淋巴瘤鉴别。

后者特点为：

（1）除好侵犯致淋巴结以外，也可发生于 Waldey 环及其他结外部位。

（2）组织学改变与成人型 FL 相同，但 BCL2 阴性，无 t（14；18）染色体易位。

（3）有些病例瘤结节扩大，类似旺炽性淋巴滤泡增生。

（4）确诊 FL 要严格，如结节无套区，有融合，CD10、BCL6 侵入结节外，Ki67<30%，加上 CD10、κ、λ、流式细胞术检测克隆性和 IgH 克隆性基因重排。

(四) 弥漫性大B细胞淋巴瘤与传染性单核细胞增生症鉴别诊断

详见第三章第三节。

五、病例分析

淋巴滤泡旺炽性增生误诊为滤泡性淋巴瘤。

◇ 临床表现

◆男，22岁。健康体壮，在国外读书，于2008年3月，发现颏下淋巴结肿大，约1.5cm×1cm，其他无任何不适。在当地医院做淋巴结切除活检，并做流式细胞术检测发现CD10为单项阳性，因此诊断为滤泡性淋巴瘤。患者回国进一步会诊并治疗。会诊前已在某医院行一疗程化疗，头发脱落。

◆近日随访，患者已上班工作，至2011年1月14日已3年未发现肿大淋巴结等异常情况。

◇ 病理组织学特点

◆淋巴结淋巴滤泡高度增生，增多生发中心扩大，套区变薄或不明确（图2-72~73）。

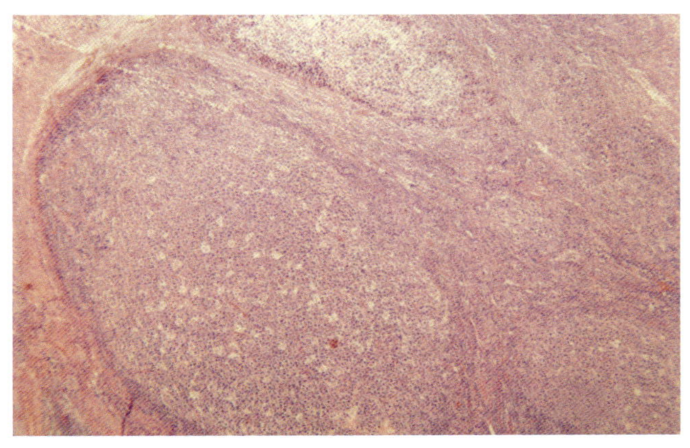

图2-72　淋巴结淋巴滤泡旺炽性增生，显示淋巴滤泡高度增生，套区变薄

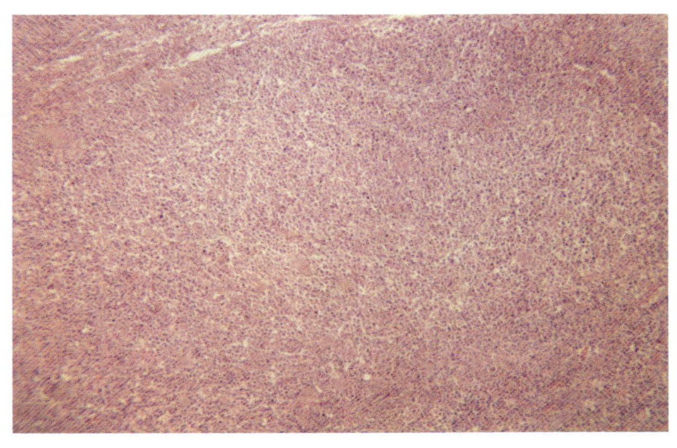

图2-73　淋巴结淋巴滤泡旺炽性增生，高度增生淋巴滤泡，套区几乎不见

◇ 免疫组化

◆增生淋巴滤泡CD20阳性（图2-74），BCL2阴性，Ki67>80%阳性，有的有极性表型（图2-75）。

◇ 会诊诊断

鉴于患者年轻，淋巴滤泡明显增生、增大，BCL2阴性，Ki67指数高，且可见极性表型，故考虑为淋巴滤泡旺炽性增生，随访观察，同时患者家属将切片送到香港请陈国璋教授会诊，亦同意此诊断。

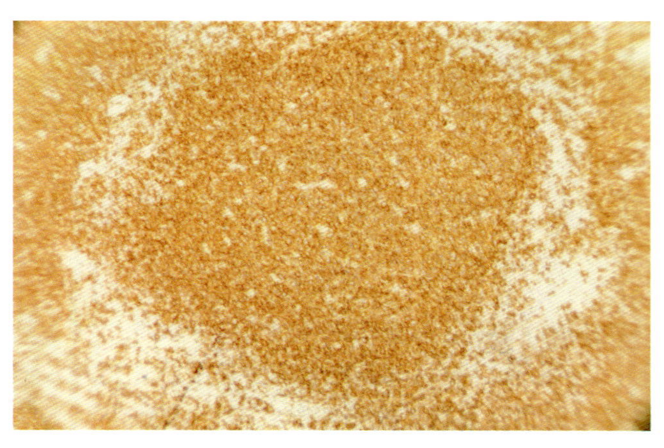

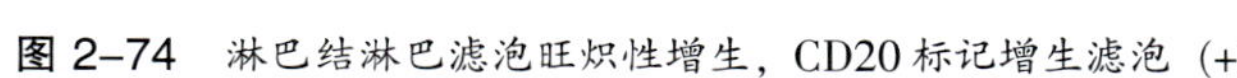

图 2–74　淋巴结淋巴滤泡旺炽性增生，CD20 标记增生滤泡（+）

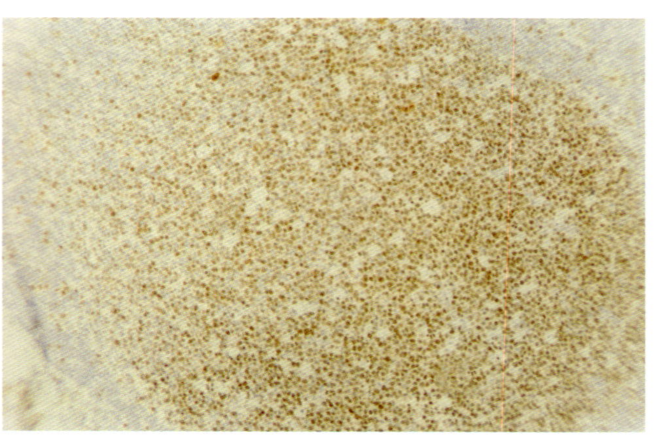

图 2–75　淋巴结淋巴滤泡旺炽性增生，增生滤泡生发中心 Ki67 标记显示高指数和极性表型

◆ 专家点评

◆本例误诊的主要原因是在国外活检标本做了流式细胞术检测，CD10 单项表达而被诊断为滤泡性淋巴瘤，但并未报告 κ 与 λ 检测结果，不能确诊 FL。

◆本例由于淋巴滤泡高度增生，因生发中心扩大，部分套区看不清，相对较密集，易误为滤泡瘤变。BCL2 阴性，Ki67 高表达（>80%）阳性，且可见极性，均支持为滤泡增生。组织学为诊断的基础。

◆本例患者年轻，FL 少见，诊断 FL 要十分慎重。

（朱梅刚）

第八节　嗜酸性粒细胞浸润在淋巴组织良恶性增生性病变中的诊断意义

许多淋巴组织良、恶性增生病变中出现不定量的嗜酸性粒细胞（eosinophilic cell，EC）浸润。其中有些病变中 EC 浸润成为病理组织学诊断的要点之一；有些病变中 EC 浸润只是反应性改变，无恒定性，更不是病理组织学诊断的要点。如果对 EC 浸润的认识不足，EC 浸润会发生误导而误诊。为此要正确认识与评价 EC 在淋巴组织良恶性增生病变中的意义，防止误诊。

一、淋巴组织良性增生病变伴嗜酸性粒细胞浸润的类型

◆Kimura 病（木村病）/嗜酸性淋巴肉芽肿。

◆血管淋巴组织增生伴嗜酸性粒细胞浸润（ALHL）。

◆淋巴结朗格汉斯细胞组织细胞增生症（N-LCH）。

◆淋巴结寄生虫感染。

二、淋巴组织恶性增生病变伴嗜酸性粒细胞浸润的类型

- ◆经典性霍奇金淋巴瘤（CHL）。
- ◆ALCL 伴嗜酸性粒细胞弥漫浸润变异型。
- ◆血管免疫母细胞性 T 细胞淋巴瘤（AITL）。
- ◆成人 T 细胞淋巴瘤/白血病。
- ◆某些外周非特殊性 T 细胞淋巴瘤。

三、病理诊断与鉴别诊断

良性增生病变

◆Kimura 病（木村病）/嗜酸性淋巴肉芽肿。

本病病因不明，好发于头颈部皮肤、淋巴结、涎腺及软组织，单个或多个结节病灶，亚洲青年人多发。1948 年因 Kimura 全面描述而得名。我国曾称之为嗜酸性淋巴肉芽肿。局部切除不复发。病理组织学检查，结外病变以薄壁小血管、淋巴组织与嗜酸性粒细胞增生浸润为特点。淋巴结病以小血管，EC 增生浸润为主（图 2–76~77）。

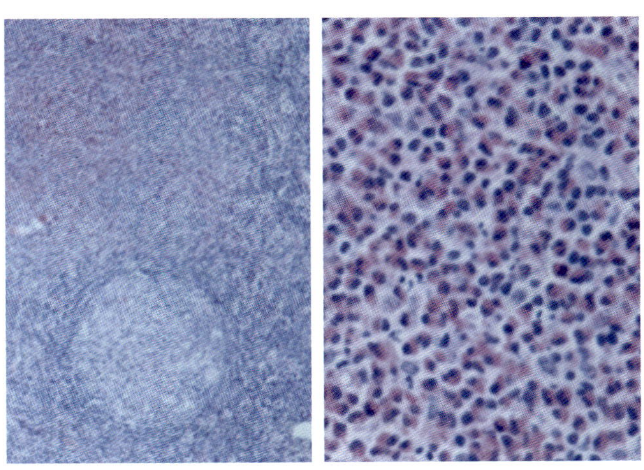

图 2–76　Kimura 病，（左）颈后皮下结节，显示淋巴组织增生，大片状嗜酸性粒细胞浸润；（右）高倍观，显示大量嗜酸性粒细胞浸润

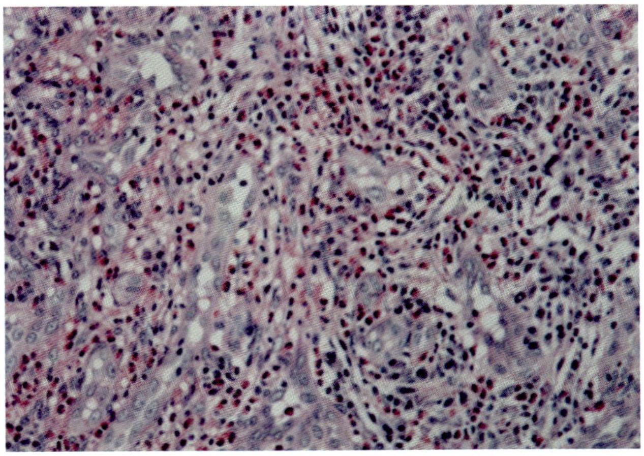

图 2–77　Kimura 病，皮下结节，显示小血管增生，内皮细胞不肿胀，伴嗜酸性粒细胞浸润

◆血管淋巴组织增生伴嗜酸性粒细胞浸润。

本病也称上皮样血管瘤或组织细胞样血管瘤。它的临床表现与病理改变与 Kimura 病有相似之处，曾被认为是同一病变。1979 年 Rosai 等指出二者有不同之处，应予以分开。本病西方人多发，除头颈部以外四肢与躯干也可多发，多以皮下病变为主。部分患者合并肾病综合征。切除不净可复发。病理组织学检查，可见皮下结节病变，除淋巴细胞与 EC 增生浸润外，有厚壁小血管增生，内皮细胞如上皮样或组织细胞样，以此可与 Kimura 病鉴别（图 2–78）。

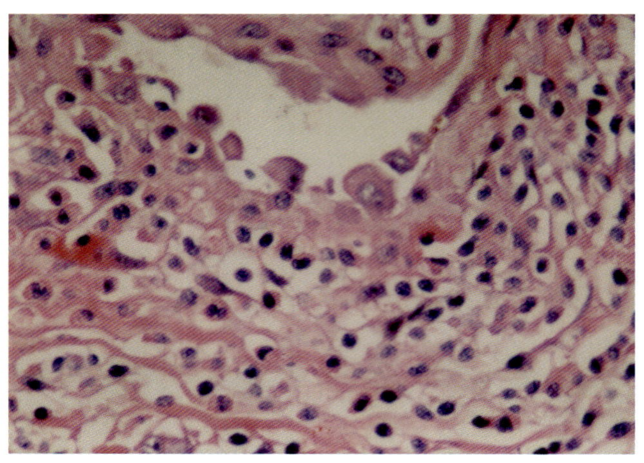

图 2-78 血管淋巴组织增生伴嗜酸性粒细胞浸润，血管内皮细胞增生如上皮样或组织细胞样

◆淋巴结朗格汉斯细胞组织细胞增生症。

本病也称组织细胞增生症 X。局部病变一般为良性，部分可复发，有的伴其他朗格汉斯细胞组织细胞增生症，故局部放疗。病理组织学检查，可见朗格汉斯细胞从淋巴窦开始增生，后累及淋巴结实质。增生朗格汉斯细胞圆形或卵圆形，胞浆中量，核见核沟，以呈咖啡豆样为特征。免疫组化显示 S-100 和 CD1a 阳性。伴大量 EC 浸润为另一个特征，可见嗜酸性脓肿（图 2-79~80）。皮病性淋巴结炎亦可发生朗格汉斯细胞增生，但无 EC 浸润，同时有黑色素沉积。

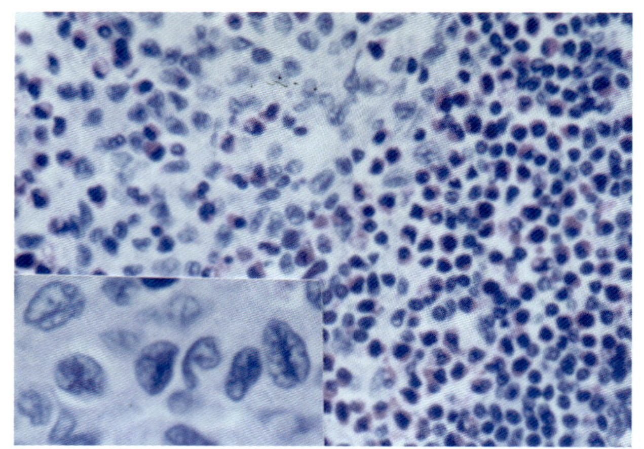

图 2-79 淋巴结朗格汉斯细胞组织细胞增生症，显示大量朗格汉斯细胞增生伴嗜酸性粒细胞浸润；（左下角）显示朗格汉斯细胞有核沟，如咖啡豆

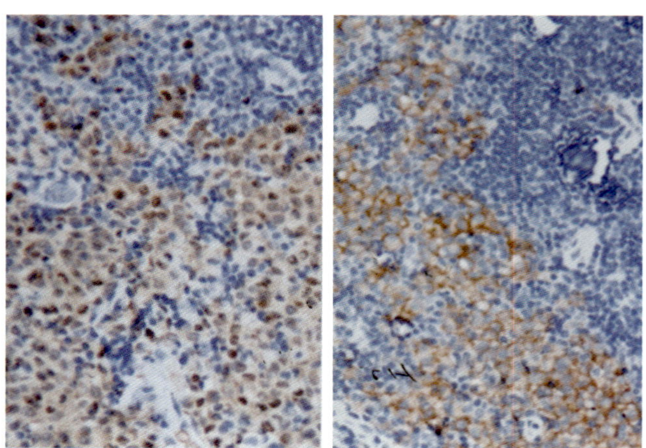

图 2-80 淋巴结朗格汉斯细胞组织细胞增生症，（左）S-100 蛋白标记朗格汉斯细胞核浆（+）；（右）CD1a 标记膜（+）

◆淋巴结寄生虫感染。

血丝虫、日本血吸虫等寄生虫或虫卵进入淋巴结，在虫或虫卵周围伴不定量 EC 浸润比较容易识别。

恶性增生病变

◆经典性霍奇金淋巴瘤（CHL）。

不同类型 HL 中 EC 浸润量不同，1984 年 Krocker 等用 chlorazol fant pink 染 EC 后，用图像分析仪检

测 45 个 CHL 组织切片中 EC 百分率，用 5 例淋巴滤泡增生作对照。检结果显示，按 Ryc 分类，不同类型 HL 中 EC 平均值为：LPHL0.24%，NSHL13.2%，MCHL20.8%，LDHL22.6%。可以看出 LDHL>MCHL>NSHL>LPHL（图 2-81）。

◆间变性大细胞淋巴瘤（ALCL）。

ALCL 有许多组织学变异型，其中有 ALCL 伴嗜酸性粒细胞和/或中性粒细胞浸润变异型，且为弥漫浸润，而不见坏死灶（图 2-82）。这种现象也可见于少见的未分化癌，可应用免疫组化鉴别。

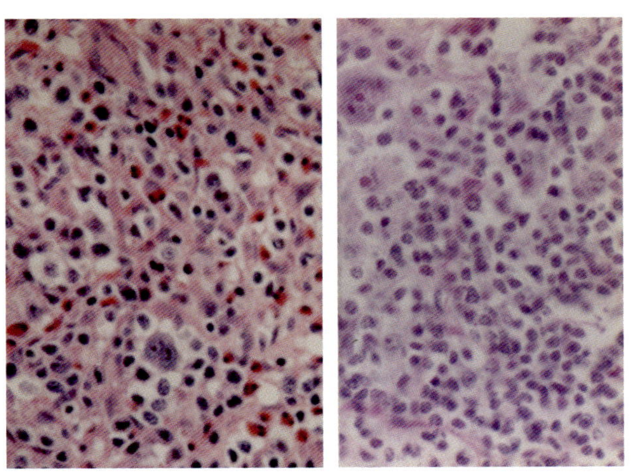

图 2-81 （左）LRCHL，显示有较多的嗜酸性粒细胞浸润；（右）NSCHL，有少量嗜酸性粒细胞浸润，这不是 CHL 诊断的必要条件

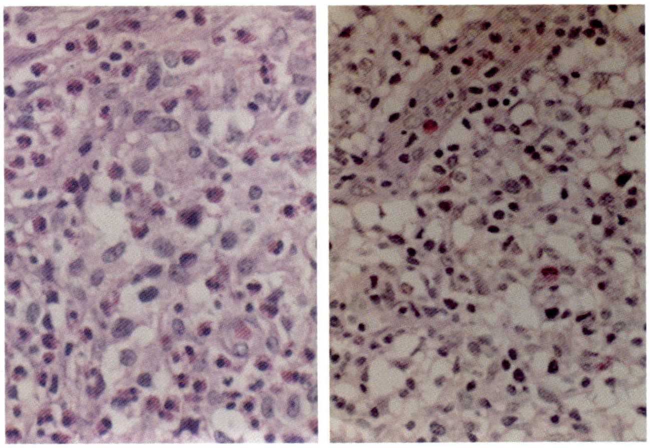

图 2-82 （左）ALCL，伴嗜酸性粒细胞浸润；（右）AITL，亦见有少量嗜酸性粒细胞浸润，亦非诊断的必要条件

◆成人 T 细胞淋巴瘤/白血病（ATL/L）。

ATL/L 首先由日本发现与人 T 淋巴细胞病毒感染有关，十分少见。50%患者有皮疹，30%有高钙血症，外周血中 EC 也增高。瘤组织中 EC 浸润是多见现象。其他外周非特殊性 T 淋巴细胞瘤也可见到少量 EC 浸润。确诊 ATL/L 要做血清学检测，成人 T 淋巴细胞病毒抗体阳性才可确诊。

◆血管免疫母细胞性 T 细胞淋巴瘤（AITL）。

AITL 常见 EC 不定量浸润（图 2-82），但不是诊断必需的诊断要点。

◆其他外周非特殊性 T 细胞淋巴瘤。

其他外周非特殊性 T 细胞淋巴瘤也可见到 EC 不定量的浸润，亦非诊断要点。偶见组织细胞肉瘤伴 EC 弥漫浸润。

EC 在淋巴组织良恶性病变浸润的机制

目前认为是瘤细胞或瘤区反应性淋巴细胞分泌 EC 趋化因子促进 EC 浸润瘤组织，也有人提出瘤细胞分泌 IL2~6 等细胞因子及粒细胞巨噬细胞—集落刺激因子（GM-CSF）促进粒细胞生成与浸润。其 EC 浸润的生物学意义尚未确定。

淋巴组织良、恶性病变中 EC 浸润的诊断意义

◆Kimura 病、ALHL、N-LCH、ALCL，伴 EC 浸润中，EC 浸润是病理组织学诊断要点之一，但非病变本质的体现。

◆在 CHL 与某些 T 细胞淋巴瘤病变中，见到不定量的 EC 浸润是非特异性与不恒定性的反应性改变，可以作为引导性现象，而不能作为诊断要点。例如，B-NHL 很少有 EC 浸润，而 T-NHL 易见 EC 浸润，如果具有 NHL 的组织象，有 EC 浸润，提示有可能为 T-NHL，要进一步用免疫组化来确诊。另外年轻人反应性增生淋巴结切片中见到有 EC 浸润，不能因此先入为主地往 CHL 方面去想，把它误认为是 CHL 诊断要点，进而误将核仁较明显的 B 免疫母细胞误认为 HRS 细胞，加上 CD30 阳性的活化淋巴细胞误作 HRS 细胞，作出 TRCHL 的诊断，带来严重后果。CHL 首先要具备正常淋巴结结构破坏，再则要具有体积大、嗜酸大核仁的异型 HRS 细胞散布，才能诊断 TRCHL。总之 EC 浸润是一种反应性改变，不是定性的指标。

（朱梅刚）

第九节　骨髓活检中淋巴组织良恶性增生性病变的鉴别诊断

1903 年 Pianese G 等首先报告了由股骨骨骺处做骨髓活检（bone marrow biopsy，BMB），加上与骨髓涂片分类计数的联合应用，使血液病的基础与临床研究（尤其血液病诊断学研究）得以迅速发展。除血友病外，BMB 基本没有禁忌证和合并症。BMB 可观察骨髓组织结构、真实的骨髓增生程度、病变组织的分布状态和骨髓转移瘤的网状纤维分布方式，还有淀粉样变性、骨髓纤维增生、骨髓坏死等特殊病变以及特殊淋巴瘤，如血管内大 B 细胞淋巴瘤、亲窦性生长的肝、脾 T 细胞淋巴瘤侵犯骨髓、低增生性白血病等病变，尤其辅以免疫组化在淋巴瘤侵犯骨髓的诊断与鉴别诊断中有独到的优势。骨髓活检已成为诊断血液病的常规技术，从而改变了百余年来单纯依靠骨髓涂片诊断血液病模式。

一、概述

淋巴造血组织肿瘤可分为中枢性与外周性 2 部分。中枢淋巴细胞肿瘤多是从骨髓原发，尤其 B 急性淋巴细胞白血病（B-ALL），因为骨髓是 B 淋巴细胞分化发育的第一场所；T 淋巴细胞除骨髓之外，胸腺也是主要的分化发育场所。所以，T-ALL 既可从骨髓原发，也可从胸腺原发，初诊时往往伴有纵隔肿块。中枢淋巴组织以外的淋巴组织称外周淋巴组织，原发于外周淋巴组织的淋巴瘤称成熟淋巴组织肿瘤或外周淋巴组织肿瘤。外周淋巴组织肿瘤均发生在髓外器官，是淋巴造血组织肿瘤的一种，其瘤细胞具有全身游走、扩散及种植的特性。当淋巴瘤细胞从原发部位经血管或淋巴管播散或转移至远离原发部位的组织或器官形成与原发淋巴瘤免疫表型相同、瘤细胞形态类似的淋巴组织肿瘤时称淋巴瘤侵犯或转移。这与其他实体性恶性肿瘤的转移完全一样。所以，发生在髓外（淋巴组织及非淋巴组织或器官）的淋巴组织肿瘤经过血液扩散、转移到骨髓，即从原发部位（器官）转移到另一器官（骨髓）称淋巴瘤侵犯骨髓（bone marrow infiltration in lymphoma，LBMI）（也可称淋巴瘤骨髓转移），即在骨髓发现成熟淋巴细胞的单克隆性增殖，其细胞形态与免疫表型与髓外相应的原发瘤基本一致。根据淋巴瘤的分期标准属于第Ⅳ期，即晚期。

骨髓活检与淋巴瘤分期

根据 2008WHO 的标准，有几种淋巴瘤与白血病为同一细胞来源的肿瘤，二者细胞起源和形态相似，临床表现不同，包括前驱 T 或 B 淋巴母细胞淋巴瘤（Pre-T/B-LBL）与前驱 T 或 B 急性淋巴细胞白血病（Pre-T/B-ALL）（简称 Pre-T/B-LBL/ALL）；小淋巴细胞性淋巴瘤（SLL）与慢性淋巴细胞白血病（CLL）（简称 B-SLL/CLL）；Burkitt 淋巴瘤（BL）与 Burkitt 细胞白血病（BL）（简称 BL/L）；成人 T 细胞淋巴瘤（ATL）与成人 T 细胞白血病（ALL）（简称 ATL/L）；蕈样霉菌病（MF）与 Sezary 综合征（SS）（简称 MF/SS）。实际上这种界定是人为的规定，就细胞来说白血病细胞与淋巴瘤细胞无本质区别，更无明显的形态学区别。当骨髓中 T/B 淋巴母细胞≥25%，称 T/B 急性淋巴细胞白血病（T/B-ALL），髓外可伴有或不伴实体性肿块形成；由于早期的淋巴瘤仅限于淋巴结或结外单一部位形成原发瘤肿块，无骨髓累及（临床Ⅰ期），即便临床Ⅱ、Ⅲ期多部位受累及，也无骨髓累及；如果骨髓中 T/B 淋巴母细胞<25%，称 T/B 淋巴母细胞淋巴瘤（T/B-LBL）侵犯骨髓，应为临床Ⅳ期（表 2-2），即淋巴瘤晚期。不过淋巴母细胞淋巴瘤Ⅰ期临床上也按急淋治疗，其疗程有差异。如果骨髓中外周 T、B 或 NK 细胞淋巴瘤的瘤细胞<25%，称 T、B 或 NK 细胞淋巴瘤侵犯骨髓（T、B/NK-LBMI）。骨髓中的外周 T、B 或 NK 细胞淋巴瘤瘤细胞≥25%，称 T、B 或 NK 细胞淋巴瘤白血病或白血病性 T、B 或 NK 细胞淋巴瘤。虽然 BMB 不宜象 BMA 那样做淋巴瘤细胞计数，但 BMB 的 LBMI 检出率比 BMA 的高很多。

表 2-2　Ann Arborl 临床分期

临床分期	标准
Ⅰ期	侵及一个淋巴结区（Ⅰ），或侵及一个单一的结外器官或部位（ⅠE）
Ⅱ期	在横膈的一侧，侵及两个或更多的淋巴结区（Ⅱ）或外加局限侵犯 1 个结外器官或部位（ⅡE）
Ⅲ期	受侵犯的淋巴结区在横膈的两侧（Ⅲ）或外加局限侵犯 1 个结外器官或部位（ⅢE）或脾或二者（ⅢES）
Ⅳ期	弥漫性或播散性侵犯一个或更多的结外器官，同时伴有或不伴有淋巴结侵犯，按照有无全身症状统一分为：A，无症状。B，无原因的发热>38℃，连续 3 天以上者；盗汗；6 个月内无原因的体重下降 10%者

淋巴瘤侵犯骨髓检出率

在 1980 年以前，骨髓活检是以细胞病理和常规石蜡包埋切片组织病理学光镜观察，未做免疫组化。淋巴瘤侵犯骨髓的检出率较低，文献报告霍奇金淋巴瘤（HL）侵犯骨髓为 0~32%；非霍奇金淋巴瘤（NHL）侵犯骨髓为 16%~75%。1990 年以后，组织学及细胞学相结合，并结合免疫组化、分子生物学及 PET-CT 等手段，检出率明显升高，HL 为 0~75%（表 2-3）；B-NHL 为 8%~100%（表 2-4~5）。淋巴瘤侵犯骨髓的诊断，骨髓活检加免疫组化（或再加分子生物学检测）是金标准。其他检测，如影像学只作参考。因为惰性淋巴瘤 PET-CT 可以阴性，<0.3cm 浸润灶磁共振（MRI）不能明确定论；有的小 B 细胞淋巴瘤，如淋巴浆细胞性淋巴瘤流式细胞术常显示正常表型。血管内或亲窦性淋巴瘤主要依据组织学诊断。所以，能否明确淋巴瘤转移或扩散、扩散的程度和范围直接关系到对患者治疗方案的选择和预后的处理。但是，如何明确淋巴瘤转移或扩散取决于检测方法的敏感性。

表 2-3　霍奇金淋巴瘤侵犯骨髓的检出率

病理类型	检出率（%）
结节性淋巴细胞为主型	<1
经典型霍奇金淋巴瘤	
淋巴细胞为主型	0~26
混合细胞型	20~25
结节硬化型	5~10
淋巴细胞削减型	50~75

表 2-4　B 非霍奇金淋巴瘤侵犯骨髓的检出率

病理类型	检出率（%）
前驱 B-LBL/ALL	40~100
SLL/CLL	45~100
B 幼淋巴细胞白血病	100
淋巴浆细胞性淋巴瘤	5~90
黏膜相关淋巴组织结外边缘区淋巴瘤	15~20
结内边缘区淋巴瘤	35~77
脾脏边缘区淋巴瘤	100
毛细胞白血病	100
滤泡性淋巴瘤	40~70
套细胞淋巴瘤	50~80
弥漫性大 B 细胞淋巴瘤	8~35
Burkitt 淋巴瘤/白血病	35~100

表 2-5　T-NHL 侵犯骨髓的检出率

病理类型	检出率（%）
T 前驱淋巴母细胞性淋巴瘤/急性淋巴细胞白血病	20~60
母细胞性 NK 细胞淋巴瘤	15
T 幼淋巴细胞白血病	>95
T 大颗粒淋巴细胞白血病	>95
侵袭性 NK 细胞白血病	>95
成人 T 细胞白血病/淋巴瘤	60~70
肝、脾 T 细胞淋巴瘤	>95
蕈样霉菌病/Sezory 综合征	<5
间变性大细胞淋巴瘤	15~25
外周 T 细胞淋巴瘤，非特殊型	20~40
血管免疫母 T 细胞淋巴瘤	60~70

◆淋巴瘤侵犯骨髓的几个特点

在骨髓的众多相关检查中，淋巴组织肿瘤的分布模式仅能在活检中区分，主要分为6种，即：①间质型；②结节型；③小梁旁型；④灶性非小梁旁型；⑤窦内型；⑥弥漫型。几种类型在B-NHL及T-NHL中均可见到；一种类型的NHL可表现为一种或多种分布方式。

◆间质型：肿瘤细胞单个的散布于造血细胞和脂肪细胞之间，尽管其可以分布很广泛，但正常的骨髓结构和造血很少受到影响。

◆结节型：肿瘤细胞呈圆形或椭圆形聚集，边界清晰，偶尔形成淋巴滤泡。即便偶见浸及骨小梁，也不沿小梁分布。

◆小梁旁型：肿瘤细胞分布于小梁旁，沿骨小梁形成或宽或窄的细胞带。

◆灶性非小梁旁型：肿瘤细胞灶性不规则地分布于残留正常的骨髓组织中，灶的边界不清，不浸及骨小梁。

◆窦内型：肿瘤细胞分布于窦内，这种分布方式是一些淋巴瘤的特点，在没有免疫组化染色的情况下很难发现。很少单独出现，常与其他分布类型并存。

◆弥漫型：肿瘤细胞广泛分布。不见造血组织和脂肪细胞，骨髓结构完全破坏（图2-83）。

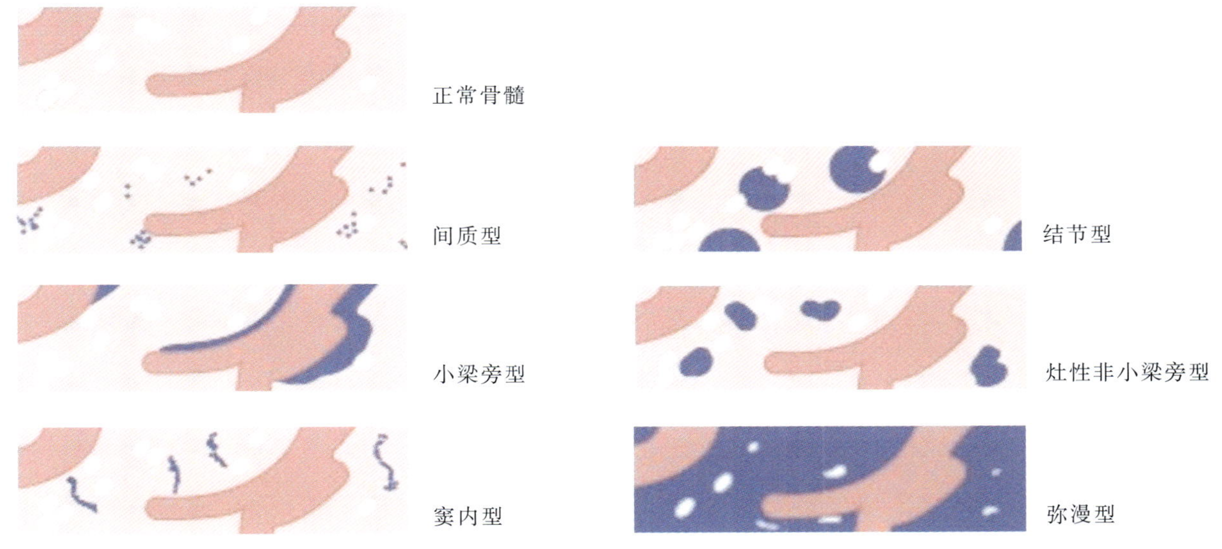

图2-83 淋巴组织肿瘤骨髓分布模式

（图引自B. J. Bain，D. M. Clark，B. S. Wilkins. Bone Marrow Pathology，Fourth Edition. 2010）

这些类型还可混合存在，如间质/结节型、间质/弥漫型和间质/窦内型。因为某些淋巴瘤亚型和特定的分布模式相关，所以这些分布模式，特别是混合模式的出现为我们的鉴别诊断提供了有力的依据。还有些不常见的分布类型，包括血管周浸润（见于一些T细胞淋巴瘤）和小动脉、小静脉内浸润。

B细胞淋巴瘤比T细胞淋巴瘤容易侵犯骨髓；而B细胞淋巴瘤中，低级别的比高级别的更容易侵犯骨髓。在不同的分布类型中，灶性分布比弥漫性分布常见，尤其是在B细胞淋巴瘤中；而弥漫性分布在T细胞淋巴瘤中更常见。网状纤维较胶原纤维易出现。

T细胞淋巴瘤常见间质型、灶性非小梁旁型、结节型和弥漫型分布，而小梁旁型分布极少见。结节型分布也不同于B细胞淋巴瘤和淋巴细胞反应性增生的结节，T细胞淋巴瘤的结节边界相当不清晰，甚或无明显边界。常伴有一些反应性改变，如嗜酸性粒细胞、血管的增多，多克隆浆细胞的增多，巨噬细胞增生，易见嗜血细胞，常见肉芽肿、反应性滤泡、纤维细胞。T 细胞淋巴瘤/白血病不能单纯依靠淋巴结病理组织学确诊，还需要结合外周血和骨髓的免疫组化及细胞学的特点进行诊断和分型。

骨髓中的淋巴瘤类型可以与淋巴结或其他组织中的类型不符。有报道称不相符比例在 16%~40%，可见骨髓中为淋巴浆细胞淋巴瘤，而淋巴结中为滤泡性淋巴瘤。

◆ 淋巴瘤侵犯骨髓的临床特点

淋巴瘤的侵犯骨髓的临床表现实际上就是晚期淋巴瘤的临床表现。淋巴瘤的临床表现最常见的是淋巴结、脾脏或结外部位有淋巴组织肿块无痛性增大。伴有或不伴有 B 症状（发热、盗汗和体重减轻），伴有或不伴有血象异常。36.7%的淋巴瘤患者乳酸脱氢酶（LDH）增高。有些淋巴瘤患者临床表现并无上述特征，而 63%晚期淋巴瘤主要表现为骨髓衰竭所致的全血减少。临床医师对无特征性表现的患者，无法寻找到鉴别诊断的线索时，首先就想到做骨髓活检。笔者在 805 例淋巴瘤骨髓侵犯病例中，排除临床已初步考虑淋巴瘤而要求做骨髓活检的 591 例外，其余 214 例是鉴别诊断线索不明需做骨髓活检才能作出鉴别诊断的病例。这部分淋巴瘤侵犯骨髓的患者临床表现如下（表 2–6）。

表 2–6　淋巴瘤侵犯骨髓初诊常见临床表现

临床初诊	例数	百分比（%）
全血减少	63	29
贫血	36	17
脾大待查	26	12
白细胞增多	20	9
发热待查	17	9
血小板减少	13	6
IgM 升高	13	6
淋巴结肿大待查	12	6
白细胞减少	7	3
淋巴细胞增多	5	2
肝大	2	1
合计	214	100

二、骨髓活检中的淋巴组织肿瘤

本节中主要讨论急/慢性淋巴细胞白血病和霍奇金/非霍奇金淋巴瘤，疾病分类将按照 2008 年 WHO 淋巴组织肿瘤（第四版）分类。

骨髓中各型 B 及 T 非霍奇金淋巴瘤的发生率、瘤细胞主要分布模式、形态、免疫表型及遗传学特点如下（表 2–7~8）。

表 2-7 B-NHL 侵犯骨髓的发生率及病理特点

类型	发生率（%）	骨髓中的分布	形态学特点	免疫组化	遗传学
B-LBL/ALL	40~60	片状，间质型	中等大，染色质稀疏，核仁不明显	CD10（+），CD34（+），TDT（+）HLA-DR（+），CD45RA（+）	IgH (+)，少数TCR (+)
SLL/CLL	45~75	灶性非小梁旁型间质型	小淋巴细胞，可有幼淋巴细胞和大淋巴细胞	CD5（+），CD23（+），CD43（+）SmIg（+），CD10（–），CD45RA(+)	+12，del（13q）del（17p）
LPL	75~90	片状，间质型灶性非小梁旁型	小淋巴细胞，浆细胞和浆样淋巴细胞	CD5（–），CD10（–），CD23（–）SIg（+），CIg（+），CD45RA（+）	–8，del（6q），t（9；14）/ PAX5–IgH
SMZL	近 100	灶性非小梁旁型窦内型	小至中等大的单核样细胞，可见核仁	CD5（–），CD10（–），CD23（–）CD20（+）	del（7q），+3
HCL	近 100	间质型，弥漫的蜂窝样外观	中等大小，圆形或豆样核，胞质丰富，煎蛋样分布	CD11c（+），CD25（+），CD103（+），FMC7 (+)，CD43 (–)，CD22 (+)	IgH（+），IgL（+）
FL	40~70	小梁旁型	小至中等大的中心细胞，中心母细胞，可见免疫母细胞	CD5（–），CD43（–），CD10（+）BCL2（+），BCL6（+/–），CD20（+）	t（14；18）/ BCL2–IgH，t（2；18）t（18；22）
MCL	50~80	灶性非小梁旁型	细胞小至中等大，核不规则，无明显转化大细胞	CD5（+），CD10（–），CD23（–）CyclinD1（+），CD20（+）	t（11；14）/ BCL1–IgH
DLBCL	8~35	灶性非小梁旁型弥漫型	不规则的大细胞，核多形，核仁明显	SubsetCD10（+），CD20（+）BCL2（+），BCL6（+）	t（14；18）/ BCL2–IgH，3q27 / BCL6
BL	20~35	间质型，弥漫型	细胞中等大小，形态均一，胞质嗜碱，核较小，染色质粗，巨噬细胞散在分布呈星空样	CD10（+），BCL6（+），CD20（+）BCL2（+），Ki67（+）（99%）	t（8；14）/ CMYC–IgH，t（2；8），t (8；22)，EBER (+)

B-LBL/ALL，B-淋巴母细胞淋巴瘤/急性淋巴细胞白血病；SLL/CLL，慢性淋巴细胞性白血病/小淋巴细胞性淋巴瘤；LPL，淋巴浆细胞淋巴瘤；SMZL，脾边缘区淋巴瘤；HCL，毛细胞白血病；FL，滤泡性淋巴瘤；MCL，套细胞淋巴瘤；DLBCL，弥漫性大 B 细胞淋巴瘤；BL，伯基特（Burkitt）淋巴瘤。

表 2-8 T-NHL 侵犯骨髓的发生率及病理特点

类型	发生率(%)	骨髓中的分布	形态学特点	免疫组化	遗传学
T-LBL/ALL	20~60	间质型 灶性非小梁旁型	同 B-LBL/ALL	CD1（+），CD34（+），TDT（+）HLA-DR（+），CD45RO（+）	TCR (+)，少数IgH (+)
T-PLL	>95	灶性非小梁旁型 弥漫型	细胞小至中等大，核不规则，染色质粗，核仁不明显	CD7（+），多数 CD4（+）TCL1（+），CD45RO（+）	inv14，tri8q
T-LGL	>95	间质型 弥漫型	细胞胞质丰富，嗜双色，有嗜天青颗粒，核小，核仁不明显	CD3（+），CD8（+），CD16（+）CD56（–），TIA1（+），GRAB（+）	TCR（+）
ANKL	>95	间质型 弥漫型	细胞形态多样，胞体中等或较大，胞质颗粒明显	cCD3ε（+），EBER（+），CD56（+），TIA1（+）	TCR（–）

（续上表）

类型	发生率(%)	骨髓中的分布	形态学特点	免疫组化	遗传学
ATL	60~70	间质型 灶性非小梁旁型	胞体中等或较大，胞质嗜碱多核叶，核仁明显（花瓣细胞）	CD4（+），CD25（+），CD7（−），CD45RO（+）	TCR (+), HTLV1 (+)
HSTL	>95	窦内型	细胞中等大，核圆或不规则，胞质中等或较少	CD56（+），CD3（+），TIA1（+）CD45RO（+），γδ（+）	TCR（+），tri8 iso7q
MF/SS	<5	灶性，间质型	脑回样核，胞质中等或较少	CD3（+），CD4（+），CD7（−）CD45RO（+）	TCR（+）
ALCL	15~25	间质型	胞体大，胞质中等，多核叶，可见R−S样细胞	CD30（+），EMA（+），ALK1（+）TIA1（+），CD45RO（+）	t（2；5）/NPM/ALK
PTL−U	20~40	间质型，灶性	多形性，混合性或大细胞淋巴瘤	成熟T细胞表型，常缺乏一或多个全T表型	TCR（+）
AITL	60~70	间质型，灶性	胞体小至中等大，散在大细胞	CD3（+），CD4（+），CD8（−）	TCR（+），EBV(+)，Tri3 和/或 tri5

T−LBL/ALL，T−淋巴母细胞淋巴瘤/急性淋巴细胞白血病；T−PLL，T−幼淋巴细胞白血病；T−LGL，T大颗粒淋巴细胞白血病；ANKL，侵袭性NK细胞白血病；ATL，成人T细胞淋巴瘤；HSTL，肝脾T细胞淋巴瘤；MF/SS，蕈样霉菌病/Sézary综合征；ALCL，间变性大细胞淋巴瘤；PTL−U，外周T细胞淋巴瘤，非特指型；AITL，血管免疫母细胞性T细胞淋巴瘤。

◆ 霍奇金淋巴瘤(Hodgkin lymphoma，HL）侵犯骨髓

霍奇金淋巴瘤（HL）分为结节性淋巴细胞为主型霍奇金淋巴瘤（NLPHL）与经典性霍奇金淋巴瘤（CHL）两大类，CHL包括：①富于淋巴细胞型（LR）；②混合细胞型（MC）；③结节硬化型（NS）；④淋巴细胞消减型（LD）。因为HL发病率远低于NHL，而且累及骨髓的发生率更低（5%~20%）。HL的肿瘤细胞主要是瘤组织中数量较少的大细胞，如多核的RS细胞、单核的HD细胞、爆米花（L&H）细胞或LP细胞等。而大量的背景细胞主要是数量不等混合性分布的小B淋巴细胞、小T淋巴细胞、少数嗜酸粒细胞、浆细胞和组织细胞等。有的还伴有纤维组织增生形成肉芽肿样结构或分布。数量很少的肿瘤性大细胞与数量多的背景细胞共同构成HL的组织学图像。从理论上讲HL转移或扩散应该肿瘤细胞与背景细胞同时扩散。CHL侵犯骨髓的组织形态学上既有大细胞（RS细胞样或HD细胞样），又有背景细胞。经免疫组化检查可以诊断HL侵犯骨髓。而仅有“大细胞”或仅有背景小淋巴细胞，即便有髓外HL的证据也只能描述而不能明确诊断HL侵犯骨髓。文献报告HL侵犯骨髓中NLPHL发生率最低（<1%）；CHL−LD最高（50%~70%）。不同类型霍奇金淋巴瘤骨髓侵犯的发生率见前述（表2−8）。诊断HL骨髓侵犯临床病史资料是依据，组织形态观察是基础，免疫组化是手段，三者结合才能做出明确的诊断。

三、骨髓活检中良性淋巴小结及与淋巴组织肿瘤的鉴别诊断

◆ 淋巴小结的发生及分布形式

◆正常骨髓中，淋巴细胞占有核细胞的20%~25%，均为分化成熟的小淋巴细胞，不易与晚幼红细胞鉴别。前者圆形，直径7~10μm，胞浆少、淡染、透明、无颗粒，核染色质小块状凝集或细沙状，核仁不

明显；后者红细胞圆形，胞浆嗜酸性、丰富，核圆，染色质固缩、深染，无染色质颗粒，无核仁。正常的小淋巴细胞在骨髓中的分布有两种形式：①稀疏散布于其他造血细胞之间；②呈丛状、簇状或结节状聚集。呈结节状者称为淋巴小结（lymphoid nodule）、淋巴滤泡（lymphoid follicle）或淋巴细胞聚集(lymphocytic aggregate)。良性淋巴细胞小结在骨髓活检和骨髓小粒切片中较常见，骨髓活检中的检出率为 3%~47%，尸检的检出率为 26%~62%（图 2-84~85）。

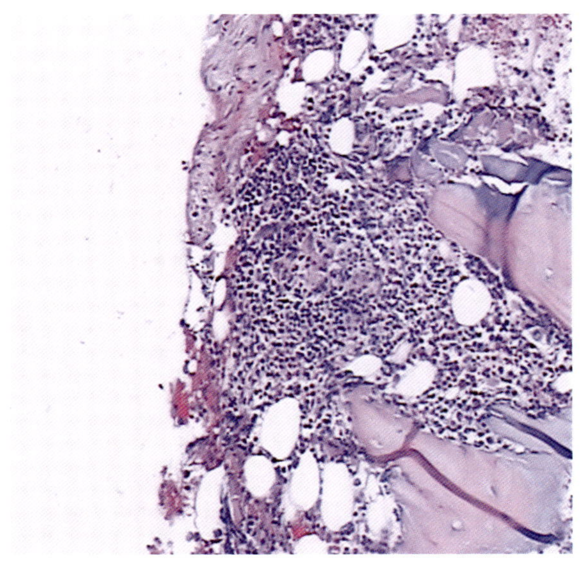

图 2-84 良性淋巴小结

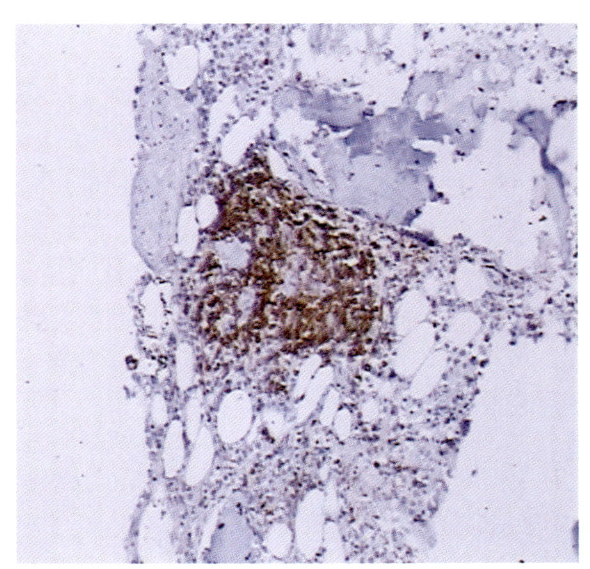

图 2-85 淋巴小结 CD3 标记

◆正常生理情况下，骨髓中的淋巴小结在青少年难以检到，成年后始现并随年龄增长而趋于增多(女性多于男性)，>70 岁者的良性淋巴小结检出率为 36%，Krause 报告骨髓检出淋巴小结者的平均年龄为60.2 岁。

良性淋巴小结见于多种疾病（感染、类风湿性关节炎、系统性红斑狼疮、糖尿病、艾滋病、自身免疫性溶血性贫血、特发性血小板减少性紫癜等）(图 2-86~87)。患者的骨髓，与相应的疾病预后无关，也

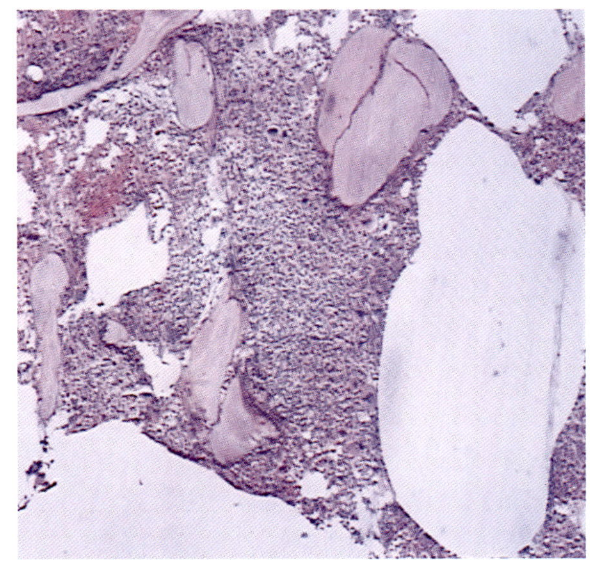

图 2-86 原发性血小板增多症中的淋巴小结

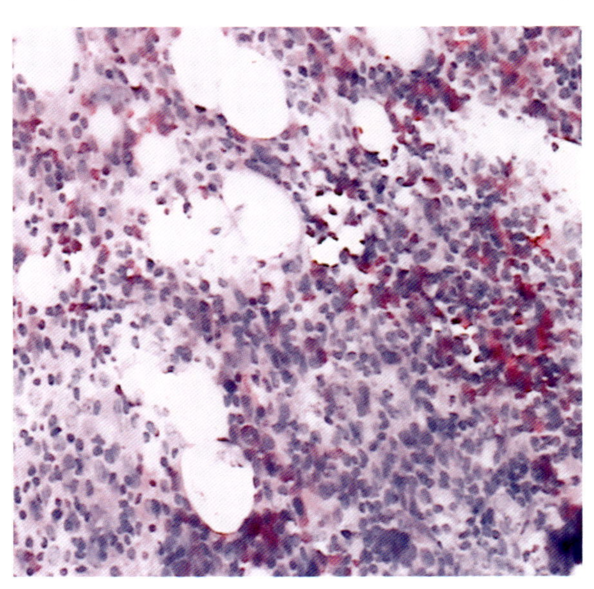

图 2-87 溶血性贫血中的淋巴小结

未见转化为恶性淋巴瘤的报道。淋巴小结的数量和大小变化较大，直径介于0.1~2mm之间（平均0.4mm），Krause等观察的1 124例非淋巴增生性疾病患者骨髓活检标本中淋巴小结的检出率为16.2%，其中80%为淋巴滤泡型，20%为淋巴浸润型。Bartle R等观察的7 080例骨髓活检标本中，发现淋巴小结者占8%，一张骨髓活检切片中最多可见7个淋巴小结，平均为1.3个，大部分淋巴小结较小，小结边界清楚，甚至有生发中心形成。较大的淋巴小结见于免疫异常相关性疾病，如艾滋病和类风湿性关节炎。

◆ 骨髓良性淋巴小结分型

骨髓良性淋巴小结可分为两型：淋巴滤泡型（lymphoid follicle type）和淋巴浸润型（lymphoid infiltration type）。

◆淋巴滤泡型淋巴小结。

滤泡中央无脂肪细胞，更无粒细胞、红细胞及巨核细胞等造血细胞，边界较清楚（与造血组织形成明显对比）。骨髓增生低下者淋巴小结边缘可见脂肪细胞，增生极度活跃者则无脂肪细胞。淋巴小结以较成熟的小淋巴细胞为主，也可见转化性淋巴细胞，有时可见毛细血管、无多核异物巨细胞和坏死。一般来说，淋巴小结内B淋巴细胞多于T淋巴细胞，T辅助细胞多于T抑制细胞。免疫组化证实B淋巴细胞和T淋巴细胞皆为多克隆性。有的淋巴小结有生发中心形成，称为次级滤泡，无生发中心的淋巴小结称为初级滤泡。生发中心成于中心细胞（裂细胞）、中心母细胞（无裂细胞）、巨噬细胞和滤泡树突状细胞等。κ阳性的B淋巴细胞与λ阳性的B淋巴细胞之比为（2~3）：1。偶尔可见无套细胞围绕的裸生发中心，需与淋巴瘤累及骨髓鉴别。

◆淋巴细胞浸润型淋巴小结。

成熟的小淋巴细胞相对集中地浸润骨髓组织间质，浸润灶中央含有脂肪细胞或粒细胞、红细胞或巨核细胞等造血细胞。浸润的细胞成分与淋巴滤泡型基本相同。此型尤其需与淋巴瘤累及骨髓鉴别。

◆ 鉴别诊断

良性淋巴小结应与淋巴瘤（尤其是分化良好的小细胞性淋巴瘤）累及骨髓鉴别（见表2-9~10）。对于淋巴细胞的分布类型，间质型两者均可见到；小梁旁型和弥漫型则几乎均为瘤性；结节型最需要鉴别良、恶性，一般来说，良性淋巴小结：①多分布于骨小梁之间，偶可靠近骨小梁，形成大致圆形的区域；②细胞成分多样，可含组织细胞、浆细胞、嗜酸性粒细胞等；③细胞形态趋向成熟，无异型，除生发中心外无核分裂象，核仁不明显。

淋巴瘤累及骨髓时，瘤细胞：①多靠近骨小梁边缘浸润，偶尔位于小梁间区，浸润区不规则；②细胞成分单一，除T细胞淋巴瘤外，不见组织细胞、嗜酸性粒细胞等；③细胞形态幼稚，异型性明显，核染色质均一，可见核分裂象，核仁明显。仅依靠形态学在很多病例中常不能区分反应性和瘤性病变。免疫组化染色和TCR、IgH基因重排检测有助于鉴别诊断。鉴别诊断尤其困难的是多形性反应性淋巴增生性淋巴细胞浸润，这些淋巴细胞聚集通常是灶性的，边缘不清，随机分布，淋巴细胞一般分化良好，有的胞体形态可不规则，核形状不规则，浸润细胞主要是淋巴细胞、浆细胞、免疫母细胞、嗜酸性粒细胞、内皮细胞、吞噬性组织细胞和上皮样组织细胞。这种病灶见于任何年龄的骨髓，并常见于伴免疫异常的疾病，如胶原性疾病和艾滋病等。有时与外周T细胞淋巴瘤的浸润灶无法区别，需做免疫组化检查。一般来说浸润性的淋巴细胞只表达T淋巴细胞抗原或只表达B淋巴细胞抗原则支持单克隆性T淋巴细胞或B淋巴细胞增殖，是肿瘤性的，而表达T淋巴细胞与B淋巴细胞抗原淋巴细胞混合增生是反应性的。但富于T淋巴细胞的B淋巴细胞淋巴瘤，多数表达T淋巴细胞抗原的细胞是反应性的，仅10%胞体较大的B淋巴细胞才是肿瘤细胞，此时做PCR，TCR基因和IgH基因重排检测极为重要，可以明确是肿瘤性增生或反应性增生。

胸腺瘤常常引起骨髓中的良性淋巴细胞聚集，常为多克隆的T淋巴细胞结节状或间质型浸润，而多克隆B淋巴细胞的结节状或窦内浸润常见于较长吸烟史的中年女性。一般说来，小梁旁浸润常为瘤性浸润，正常人也可偶见，但发生率极低，这类病例应长时间随访。伴有嗜酸细胞、巨噬细胞、上皮样细胞、浆细胞等增多的广泛的多克隆淋巴细胞浸润常见于AIDS、先天性免疫缺陷、血管免疫母细胞淋巴瘤、移植后的骨髓和自身免疫疾病，如风湿性关节炎，在苯妥英治疗过的淋巴组织肿瘤中也可见到广泛的多克隆性淋巴细胞浸润。

表 2-9 反应性淋巴小结（RLN）与6种小B淋巴细胞肿瘤的鉴别

特点	RLN	SLL/CLL	MCL	MZL	HCL	FL	LPL
结节	有	有	有	有	有	有	少见
结节位置	多小梁间	多小梁旁	多小梁旁	多小梁旁	间质	多小梁旁	不定
生发中心	有	无	无	无或萎缩	无	无	无
细胞成分	较杂	单一	单一	单核样	单一	单一	浆样，PC
		小LC	多角核	裂核C	豆形核	中心C	小LC
		圆核C	裂核样	PC、IB	圆形核	中心母	
CD43	套区–	+	+	–	–	–	部分
CD20	生发中心+	+	+	+	+	+	+
CD5	套区–	+	+	–	–	–	–
CD23	树突细胞+	+	–	–	–	FDC+	–
CD38	偶见+	–	–	–	–	–	部分
ANXA1	–	–	–	–	+	–	–
Cyclin D1	–	–	+	–	+	–	–
BCL2	套区+中心–	+	+	+	+	+	+
CD10	生发中心+	–	–	–	–	+	–
IgH	基因重排–	+	+	+	+	+	+

陈辉树．白血病．淋巴瘤．2004，13（5）：308–312.

表 2-10 骨髓良性淋巴细胞聚集与恶性淋巴瘤鉴别要点

特征	良性	恶性
分布	非小梁旁	常位于小梁旁
组织形态学	细胞聚集常界限清晰，较规则	界限不清，边界不规则，常弥漫分布
	细胞灶间无淋巴细胞间质型分布	细胞灶常位于小梁旁或破坏骨小梁
	常由多种细胞组成	细胞形态单一
	常围绕血管分布	无血管增生
	无纤维组织增生	浸润的淋巴细胞间常有纤维组织增生
	常会出现反应性生发中心	无反应性生发中心
	细胞灶或窦内无大细胞	窦内会出现大的B或T淋巴细胞
免疫学特点	常由B和T淋巴细胞混杂形成多克隆表型	B或T淋巴细胞为主的单一表型
遗传学特点	淋巴瘤相关基因重排阴性	淋巴瘤相关基因重排阳性

总之髓外无明确淋巴瘤证据时，确定骨髓淋巴瘤累及应极为谨慎。鉴别反应性和肿瘤性浸润必须将临床情况、病理学特点、免疫表型和分子学特点相结合。

四、病例分析

（一）溶血性贫血误诊为淋巴瘤侵犯骨髓

◆临床表现

男，42 岁。主因乏力、面色苍白 3 个月，入院，体查 Hb 63g/L，Ret 0.5%，WBC 正常，PLT 减低。浅表淋巴结未及，肝、脾淋巴结未及，无胸骨压痛。骨髓穿刺示原始、早幼红细胞增多，簇状分布，淋巴细胞数量增多。

◆病理组织学特点

◆第一次骨髓活检，骨髓增生极度活跃，粒红比例减低，粒系中幼及以下阶段细胞为主，红系各阶段可见，幼稚阶段细胞略增多，中晚红多见。巨核细胞不少，分叶核巨核细胞为主。淋巴细胞比例增高，散在或灶性分布。诊断考虑淋巴瘤侵犯骨髓（图 2–88）。

◆第二次骨髓活检，骨髓与上次相比增生减低，粒红比例变化不大，淋巴细胞形态与分布方式一致，有的浸润结节更大。再次诊断淋巴瘤侵犯骨髓（图 2–89）。

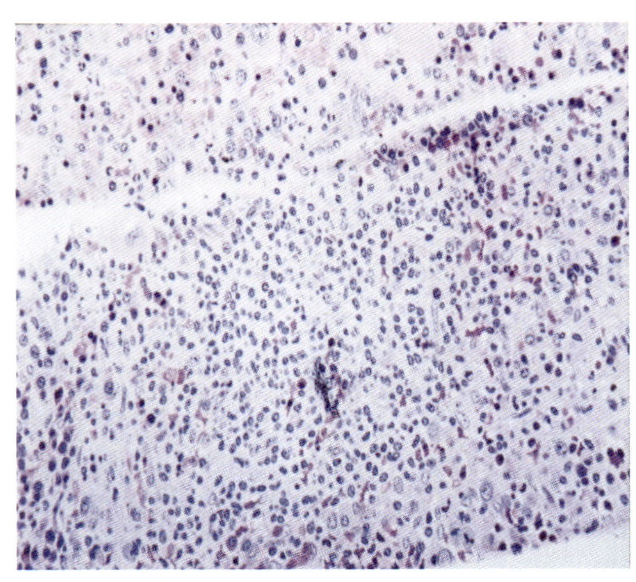

图 2–88　第一次骨髓活检

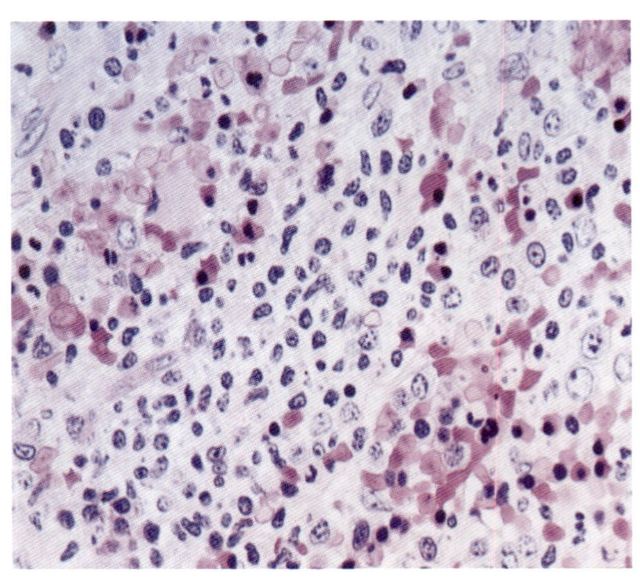

图 2–89　第二次骨髓活检

◆诊断

◆初诊为血红蛋白、血小板减少。

◆出院诊断为溶血性贫血。

◆专家点评

此例为中年男性，血象异常 3 个月，涂片及活检中均见到淋巴细胞增多，在活检中还可见到多个结节浸润，两次活检并无明显区别，排除了因取材部位不同、增生不均造成的误诊。临床症状中无淋巴瘤常有的B症状，且无浅表淋巴结，肝、脾肿大，不支持淋巴瘤诊断。经临床按溶血性贫血试治疗后效果较好，连续随访6年，患者健在。未见淋巴瘤症状及体征，提示骨髓中淋巴细胞为反应性增多，回顾性复查病理切片，淋巴细胞灶位于非小梁旁，形状较规则，界限相对清晰，淋巴细胞异型性不大，灶内可见中晚幼红细胞及嗜酸性粒细胞，散在少量浆细胞，无纤维组织增生。这些特点均不明显，不易发现，也提示在发现可疑淋巴结节时要认真观察，仔细寻找蛛丝马迹，不断对比良性淋巴小结和淋巴瘤侵犯骨髓的鉴别要点，必要时辅以分子生物学指标，从而得出正确的诊断。

（二）弥漫性大B细胞淋巴瘤侵犯骨髓误诊为淋巴细胞反应性增生

◆ 临床表现

女，57岁。发热、乏力半年，近1个月症状加重伴关节疼痛，入院。体查见消瘦明显，有B症状，贫血貌，双颌下淋巴结、腹股沟淋巴结肿大，牙龈弥漫肿胀伴触痛，右侧牙龈可见直径约2cm溃疡，肝肋下淋巴结1~2cm，软，脾淋巴结未及，胸骨无压痛。实验室检查WBC 15.77×10^9/L，Hb 43g/L，PLT 376×10^9/L，淋巴细胞比例27.8%，Ret 8.62%。CT示左锁骨上、腋下多发淋巴结肿大。骨髓涂片诊断为增生性贫血，叶酸、维生素B_{12}减低，经输血补充叶酸、维生素B_{12}后症状无好转。

◆ 病理组织学特点

◆牙龈活检，CD3阴性，CD20阳性，CD10阴性，CD30阴性，TDT阴性，BCL6阴性，MUM1 60%阳性。符合弥漫性大B细胞淋巴瘤（ABC来源）。

◆骨髓活检，骨髓增生极度活跃，粒红比例减低，粒系各阶段可见，偏成熟阶段细胞为主；红系各阶段细胞可见，幼稚阶段细胞略增多，中晚红多见。淋巴细胞比例增高，散在或灶性分布。巨核细胞不少，分叶核巨核细胞为主。免疫组化CD3部分阳性，CD45RO多灶阳性，CD20多灶阳性，CD10阴性，CD23阴性，CD5少阳性，CD38散在阳性，PAX5散在或灶性阳性，BCL6阴性，MUM1部分阳性（图2-90~93）。诊断增生性贫血伴淋巴细胞反应性增多。

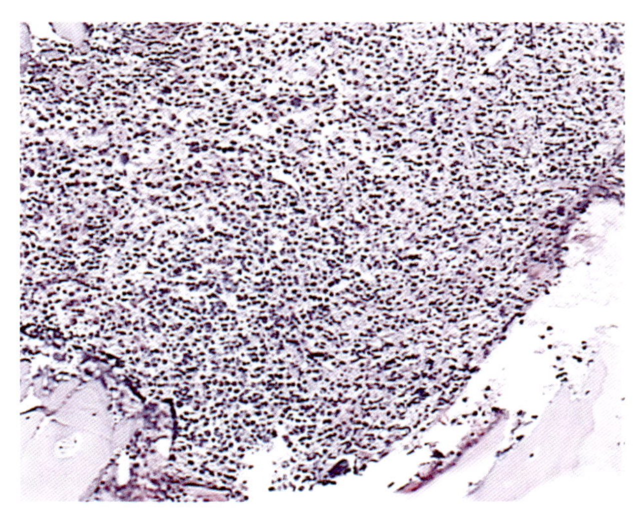

图2-90 第一次骨髓活检，见淋巴细胞增生

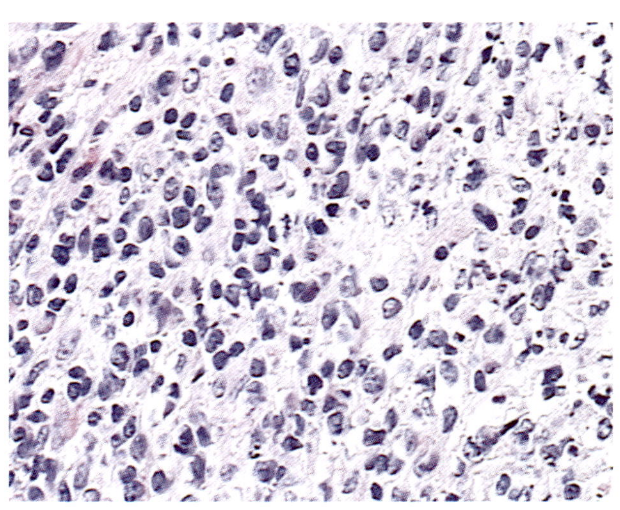

图2-91 骨髓活检，高倍观可见大小细胞混合

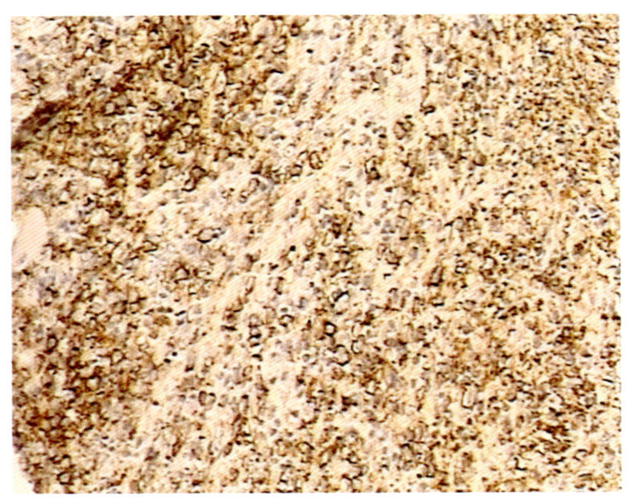

图 2-92 骨髓活检，淋巴细胞浸润灶 CD20 广泛（+）

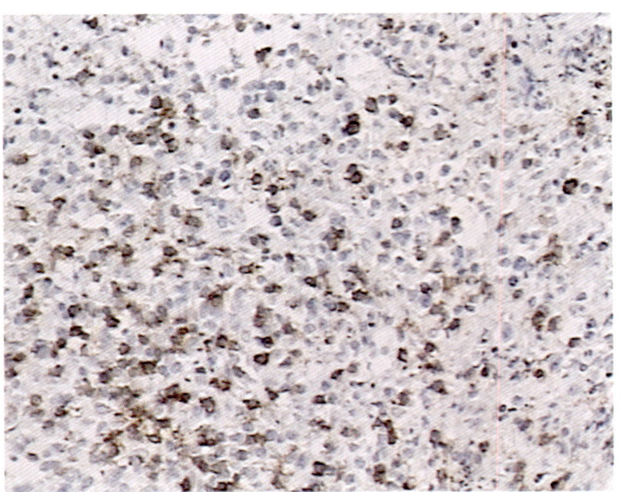

图 2-93 骨髓活检，淋巴细胞浸润灶 CD3 少数（+）

诊断

◆初诊为自身免疫性溶血性贫血。

◆出院诊断为弥漫性大 B 细胞淋巴瘤侵犯骨髓。

此例患者入院后临床送检单未提供相关病史，如存在 B 症状，浅表淋巴结肿大，肝肿大，牙龈肿胀及溃疡等（上述病史为回顾性查阅住院病历所得）。临床初诊为“溶血性贫血”。骨髓增生极度活跃，多灶性淋巴细胞浸润，因免疫组化 CD45RO、CD20、PAX5 均阳性，加之临床特点及骨髓涂片支持溶血性贫血，第一次病理诊断为“增生性贫血伴淋巴细胞反应性增生”。

后经重新复查切片发现 B 标记 CD20 阳性细胞比 T 标记 CD3 阳性细胞多，且有较多胞体较大、有异型的 CD20 阳性细胞。加之查阅所得上述病史资料，中年女性，血象异常 1 个月伴乏力，白细胞计数升高为 $15.77\times10^9/L$，B 症状明显，体查有多发浅表淋巴结肿大，肝肿大，牙龈溃疡，经过牙龈活检，病理诊断为“弥漫性大 B 细胞淋巴瘤”，结合病史，最终骨髓病理诊断为“弥漫性大 B 细胞淋巴瘤侵犯骨髓，伴溶血性贫血”。

专家点评

通过这一病例，可得出经验如下：

◆必须结合临床但不完全依靠临床，因临床医生或患者常不能给病理医师提供详实的资料，甚至临床医师在送检单上不给任何病史资料。因此，必要时病理医师要亲自去临床查看患者了解病情，以获得第一手资料。

◆病理形态观察是边观察、边分析、边找诊断依据的过程，但不能有先入为主的意识，应尽力排除看片前所受到的某些影响，防止误入歧途（陷阱）。不可浮躁，要细心观察切片，结合临床可靠的病史做出符合逻辑的正确的诊断。

◆用批判的眼光判定以往的“经验”，在病理学诊断中没有常胜将军，每诊断一例病例均可当做一场经过充分准备的战斗，疏忽任何一点蛛丝马迹（包括病理组织学的和临床病史的）都有可能全盘皆输。

◆病理医师应多与主管的临床医生或患者（家属）沟通，可有效防止误诊。

（李占琦　陈辉树）

参考文献

- 刘彤华，刘复生. 疑难外科病理诊断与鉴别诊断［M］. 北京：北京科学技术出版社，2006：645–696.
- Fletcher主编，回允中主译. 肿瘤组织病理学诊断［M］. 3 版. 北京：北京大学医学出版社，2009：1250–1262.
- 水若鸿，朱雄增. 小 B 细胞恶性淋巴瘤病理鉴别诊断［J］. 中华病理学杂志，2001，30（4）：294.
- 朱梅刚. 淋巴滤泡瘤样增生与滤泡内型滤泡性淋巴瘤鉴别诊断［J］. 临床与实验病理学杂志，2009，25（5）：545–547.
- Kojima M, Matsuda H, Lijima M, et al. Reactive hyperplasia with grant follicles in lymph node lesions from systemic lupus erythematous patients, Report of three cases［J］. APMIS, 2005, 113(7–8): 558–563.
- Sotomayor EA, Shah IM, Sanger WG, et al. In situ follicular lymphoma with a 14:18 translocation diagnosed by a multinodal approach［J］. Exp Mol pathol, 2007, 83: 254–258.
- Lorsback RB, Shay–Seymore D, Moore J, et al. Clinicopathologic analysis of follicular lymphoma occurring in children［J］. Blood, 2002, 99(6): 1959–1964.
- Campo E, Raffeld M, Jaffe ES. Mantle–cell lymphoma［J］. Semin Hematol, 1999, 36(2): 115–127.
- Campo E, Miqul R, Krenacs L. Primary nodal marginal zone lymphomas of splenic and MALT type［J］. Am J Surg Pathol, 1999, 23(1): 59–68.
- Ben Ezra J, Burke JS, Swartz WG, et al. Small lymphocytic lymphoma: a clinicopathologic analysis of 268 cases［J］. Blood, 1989, 73: 579–587.
- Anagnostopoulos I, Hansmann ML, Franssila K, et al. European Task Force on lymphoma project on lymphocytc predominance Hodgkin disease: histologic and immunohistologic analysis of submitted cases reveals 2 types of Hodgkin disease with a nodular growth pattern and abundant lymphocytes［J］. Blood, 2000, 96: 1889–1899.
- Lim MS, Beaty M, Sorbara L, et al. T–cell/histiocyte–rich large B–cell lymphoma: a heterogeneous entity with derivation from germinal center B cell［J］. Am J Surg pathol, 2002, 26: 1458–1466.
- Koss MN, Hochholzer L, Langloss JM, et al. Lymphomatoid granulomatosis: a clinicopathologic study of 42 patients［J］. Pathotogy, 1986, 18: 283–288.
- Favara BE. Langerhans cell histiocytosis pathology and pathogenesis［J］. Semin Oncol, 1991, 18: 3–7.
- Kluin PM, van Krieken JH. Kleiverda K and Kluin Nelemans HC Discordant morphologic characteristics of B–cell lymphomas in bone marrow and lymph node biopsies［J］. Am J Clin Pathol, 1990, 94: 59–66.
- Viswanatha D. Foucar K. Hodgkin and non–Hodgkin lymphoma involving bone marrow［J］. Semi Diagn Pathol, 2003, 20(3): 196–210.
- Dogan A, Morice WG. Bone marrow histopathology in peripheral T cell lymphomas［J］. Br J Hematol, 2004, 127(2): 140–154.
- Swerdlow SH, Campo E, Harris NL, et al. WHO classification of tumors of haematopoietic and lymphoid tissues［J］. 4ed. Lyon: IARC Press, 2008: 17–334.
- Jeremy ST, Thomas J. The diagnosis of lymphoid infiltrates in the bone marrow trephine［J］. Curr Diagn Pathol, 2004, 10(3): 236–245.
- 陈辉树. 淋巴瘤侵犯骨髓的诊断［J］. 中国实用内科杂志，2006，26（6）：404–407.
- 陈辉树. 骨髓病理学［M］. 北京：人民军医出版社，2011：187–200.
- 刘恩彬，陈辉树. 淋巴瘤侵犯骨髓的骨髓活检病理学诊断研究进展［J］. 癌症，2005，24（11）：1416–1420.
- 李占琦，陈辉树，刘恩彬，等. 毛细胞白血病脾脏的临床病理学研究［J］. 中华病理学杂志，2009，38(11)：769–773.

第三章　容易误诊的良性淋巴组织增生性病变鉴别诊断

第一节　反应性淋巴组织增生病变与非霍奇金淋巴瘤鉴别诊断

一、反应性淋巴组织增生病变组织学的共同特点

（一）淋巴组织（以淋巴结为代表）正常组织学的特殊性

◆淋巴组织由 T 淋巴细胞、B 淋巴细胞、NK 细胞、组织细胞及树突细胞等免疫活性细胞组成，当受到抗原性刺激后产生免疫增生反应，如细胞数量增多，核分裂象易见。

◆淋巴结由淋巴滤泡（LF）和髓索（B 淋巴细胞增殖衍化功能区）、T 区［包括被膜下滤泡间的皮质区和副皮质区（T 淋巴细胞增殖衍化区）］及淋巴窦组成。而咽部 Waldeyer 环、扁桃体、脾脏白髓及回肠 Payer 小结与继发性淋巴组织等结外淋巴组织，除缺乏淋巴窦、髓索外，其余组织学与淋巴结基本一致。

◆LF 在正常免疫反应过程中，初级滤泡（为密集小淋巴细胞，无生发中心）受抗原刺激后产生次级滤泡（出现生发中心、套区及边缘区）。次级滤泡生发中心可以分为四期：Ⅰ期（以中心母细胞为主）→Ⅱ期（中心细胞、中心母细胞与着色巨噬细胞混合）→Ⅲ期（出现以中心母细胞为主的暗极和以中心细胞为主的明极）→Ⅳ期（以中心细胞为主的免疫反应消退期）。

（二）反应性增生性淋巴结病（简称反应性增生，RH）的主要病因

◆感染。细菌、原虫、霉菌、病毒等感染，前三者引起的淋巴结病容易识别，而病毒性感染一般表现为副皮质区增生，不易识别。

◆自身免疫性疾病。一般需结合临床特殊表现才能明确诊断，如红斑性狼疮与类风湿性关节炎淋巴结病，及少见的 ALPS。

◆超敏性。由药物等引起的超敏性淋巴结病，亦不易识别。

◆特发性（Idiopathic）。一般不明原因。

（三）RH 的主要组织学类型

◇ 以淋巴结结构增生不同的分型

◆滤泡增生为主型。LF 数量增多，皮髓质区均可发生，少数可见 LF 密集，背靠背，呈 LF 瘤样增生。

◆T 区增生为主型（或称滤泡间和副皮质区增生为主型）。往往组成细胞多样，以小淋巴细胞为主混有滤泡中心细胞、中心母细胞、免疫母细胞、浆母细胞、浆细胞及组织细胞，构成 B 淋巴细胞及 T 淋巴细胞衍化系列现象及星空现象，常见于病毒性或药物过敏性淋巴结病、自身免疫性淋巴细胞增生性综合症（ALPS）。该型易与非霍奇金淋巴瘤（NHL）混淆。

◆窦性组织细胞增生型。淋巴窦扩张，充有组织细胞及淋巴细胞，易于识别。

◆混合型。可见上述 2 种以上改变同时出现。

◆ 以病变组成优势细胞的分型

◆免疫母细胞增生型。以病毒性（或病毒疫苗后及药物过敏）淋巴结病最常见，显示副皮质增生，多见大免疫母细胞散在，分裂象易见，易误为霍奇金淋巴瘤（HL）或大细胞 NHL。

◆组织细胞增生型。如 Kikuchi 淋巴结炎、皮病性淋巴结炎、弓形体病、增生性结核等。

◆浆细胞增生型。如类风湿性关节炎淋巴结病、梅毒性淋巴结炎及 Castleman 淋巴结病浆细胞型。

◆ 以发病急、慢性分型

◆急性 T 区增生型。常为病毒感染或药物超过敏，伴有急剧的临床症状。

◆慢性 T 区增生型。常为慢性病毒感染、自身免疫性疾病、慢性非特异性炎等所致。

（四）正确识别 RH 的重要性

◆由于对 RH 的识别错误，导致将良性病变误诊为恶性淋巴瘤，带来严重后果。

◆RH 病变中，淋巴滤泡瘤样增生易误诊为滤泡性淋巴瘤（FL），T 区增生性淋巴结病易误诊为 NHL 或 HL。

（五）RH 误诊的主要原因

◆ 假恶性征象出现

◆正常组织结构的紊乱。如组成细胞增生密集、淋巴窦闭合不见等，均易误为正常结构的破坏消失（图 3–1）。淋巴滤泡增多、增大、多形，部分套区增宽或变薄或消失，误诊 NHL（MCL 或 FL）。

◆核分裂象（MF）增多。当抗原性刺激后，淋巴细胞增生，必然导致生发中心和滤泡间分裂象多见（最高及 5/HPF），特别是青壮年患者易见（图 3–1）。误诊为恶性病变。

◆大淋巴样细胞增生。一般为中心母细胞、免疫母细胞、活化 B 淋巴细胞与 T 淋巴细胞及组织细胞散在或成群出现，易误诊为 HL 或大细胞 NHL（图 3–2~3）。

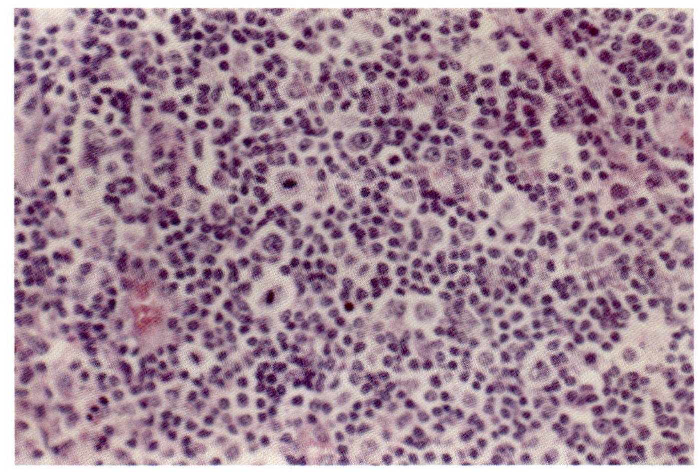

图 3–1　淋巴结 RH，假恶性征象，正常组织结构出现紊乱，如淋巴窦闭合、核分裂象增多、大细胞增多，易误为 NHL 或 CHL

◆ 切片质量差

淋巴组织增生病变误诊的一个重要原因是 HE 切片质量差，如固定不良、切片过厚、刀痕、破碎、染色不佳等。制备优质的 HE 切片，是避免误诊的先决条件。

此外，免疫组化的不合理应用与结果的错误评价也是误诊原因之一。

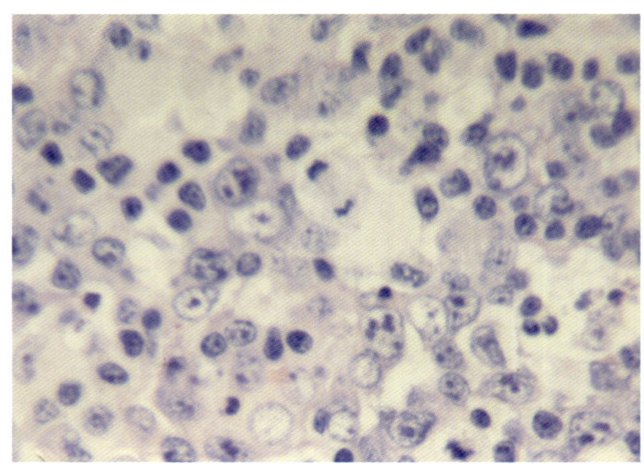

图 3-2 药物超敏反应性淋巴结，以免疫母细胞为主的大细胞明显增生，容易误诊为 ALCL、CHL 等

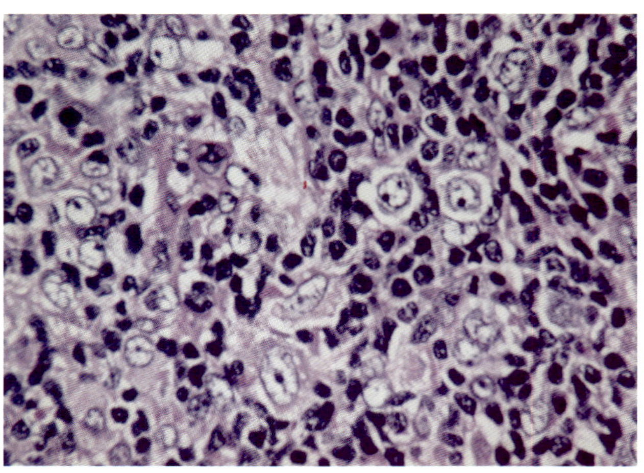

图 3-3 免疫母细胞增生性淋巴结病，许多中心母细胞（2~3 个核仁）、免疫母细胞（单个中央位）增生，其形态单一，很易误诊为 NHL 或 CHL

（六）RH 的正确识别

◆ 对淋巴组织 RH 本质的认识

RH 病变的本质是各种病原（抗原）体进入机体与淋巴组织，导致淋巴组织的免疫反应，即体液免疫与细胞免疫在淋巴组织的具体反应。体液免疫为主者以淋巴滤泡增生为主；而细胞免疫为主者以 T 区（副皮质区与皮质区）增生为主。若两者并存，则淋巴滤泡与 T 区同时增生。要应用免疫反应的本质去观察、分析、认识复杂多变的增生改变。

◆ RH 组织变化的内在规律特点

◆RH 是组成免疫活性细胞量的增多，而缺乏质的改变（恶性变）。由于量的增多，导致 LF 增多密集、淋巴窦闭合等改变，呈现组织结构的紊乱。

◆新生淋巴细胞加剧，导致 LF 内外分裂象增多，但为正常型。

◆病毒等刺激致免疫母细胞增生，T 及 B 淋巴细胞活化，可见 CD30 阳性细胞（图 3-4）。

◆具有可复性，RH 经过合理的治疗，病原消失后淋巴组织可复常，这是最本质的反应。

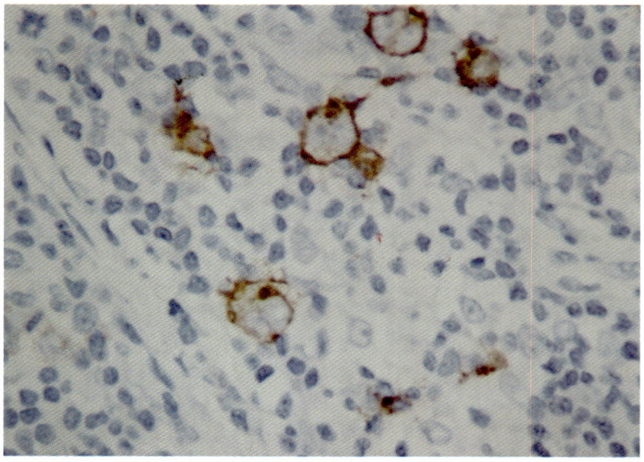

图 3-4 增生的大细胞可见 CD30 标记（+），因此易误诊为 ALCL 或 CHL

◆ 特殊的临床表现

◆青少年突发性高热、淋巴结肿大，一般为急性淋巴结 T 区增生。

◆淋巴结肿大在发热后或同时密切相关，热退后淋巴结缩小、压痛（常见），多数抗菌药有效。而对 Kikuchi 淋巴结炎或病毒性与药物过敏性淋巴结炎无效，白细胞计数低下。

◆淋巴结时大时小，或长期不长大。

◆肿大淋巴结引流区有慢性炎症病灶。如牙病致颌下淋巴结大，痔疮致腹股沟淋巴结肿大，慢性皮肤病伴浅淋巴结肿大等。

◆注射病毒性疫苗，长期服用抗痉挛药物或服用可引起过敏反应的药物等，致淋巴结肿大。

注：自身免疫性淋巴细胞增生性综合征（autoimmune lymphoproliferative syndrome，ALPS）先天性 Fas 或 FasL 基因异常，发生于儿童、少年，表现慢性淋巴结病，肝脾肿大，溶血性贫血，中性粒细胞减少，Ig 升高，CD4 与 CD8 阴性，T 淋巴细胞增多，淋巴结副皮质区免疫母细胞与浆细胞增生扩大，易误为 T 区淋巴瘤。

◆ RH 组织学改变的特点

◆正常组织学结构模式基本保存，只是组织结构与组成细胞量的增加致正常结构的暂时性紊乱，往往可见LF，部分淋巴窦。应用免疫组化与网状纤维染色可以提示正常组织结构框架（模式），闭合淋巴窦可见网状纤维集中现象，抗原消除后可以恢复正常（图 3-5~7）。

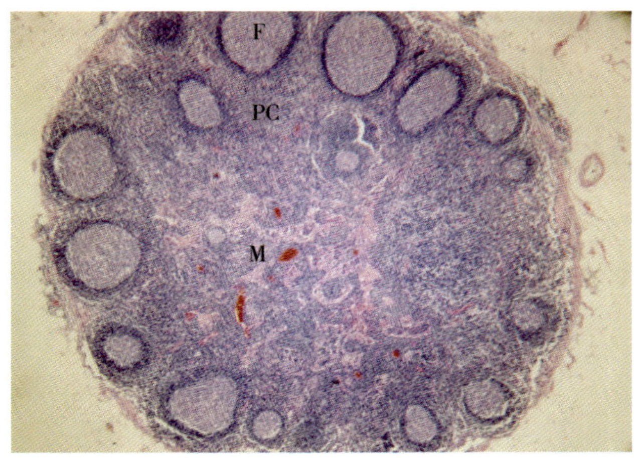

图 3-5 正常淋巴结组织学与免疫功能区，B 淋巴细胞免疫功能区—淋巴滤泡（F）与髓索（M）；T 淋巴细胞免疫功能区—滤泡间区与副皮质区（PC）

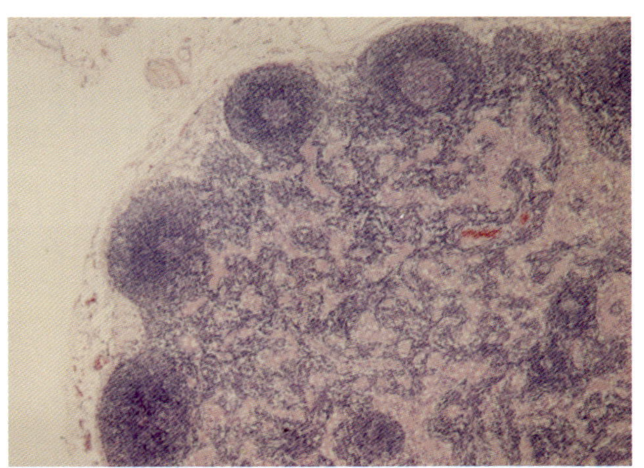

图 3-6 腹腔淋巴结，淋巴窦明显扩张，皮质相对缩小

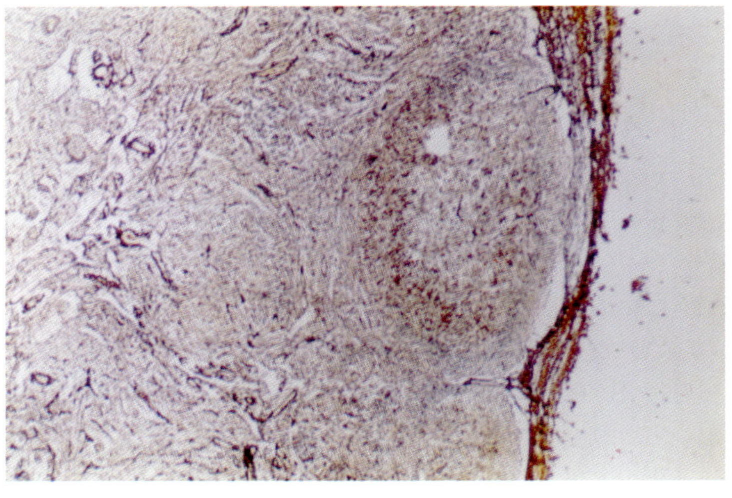

图 3-7 淋巴结网状纤维染色，显示淋巴结正常网状纤维分布模式

◆增生细胞以成熟小淋巴细胞为主，混合转化性大 B/T 淋巴细胞、浆细胞及浆母细胞，浆细胞的多样性，构成以成熟浆细胞为标志的 B 淋巴细胞增生衍化系列现象（又称 B 淋巴细胞增生谱系）。

◆增生细胞以量变为主而缺乏异型性，分化正常，小淋巴细胞核如墨点、不见胞浆；大淋巴细胞、组织细胞核膜丝环状，染色质细而少，可见嗜碱性小核仁。

◆增生细胞的量变及分裂象增多、淋巴滤泡生发中心的不同分期均与抗原刺激的强度密切相关，核分裂为正常型，有自限性。核分裂象多少不是良恶性鉴别的可靠依据。

◆增生淋巴细胞无侵蚀破坏正常组织结构的现象，但慢性扁桃体炎表面上皮内可见淋巴细胞浸润。

◆网状纤维染色可显示淋巴组织正常结构模式，如 LF 内减少，T 区血管壁、纤维支架、淋巴窦壁网状纤维阳性，淋巴窦闭合可见网状纤维集中现象。

RH 的免疫组化特点

◆增生 LF 及髓索 CD20 与 CD79a 等 B 淋巴细胞标记阳性，CD79a 生发中心较套区弱，而滤泡间区阳性细胞少量稀疏散在（图 3-8），生发中心 BCL2 阴性，而 CD10、BCL6 阳性，CD21、CD35 生发中心 FDC 树突网球形阳性，Ki67>60%阳性。Cyclin D1 套区 B 细胞淋巴阴性。

◆CD3 与 CD45RO 及 CD2 等 T 淋巴细胞标记、T 区优势性较弥漫阳性，而 LF 套区阴性，生发中心少量 T 淋巴细胞阳性（Th），阳性 T 淋巴细胞对 LF 无侵蚀现象，与 LF 分界较清楚。呈现淋巴组织 T/B 细胞功能区分布模式（图 3-8~9）。

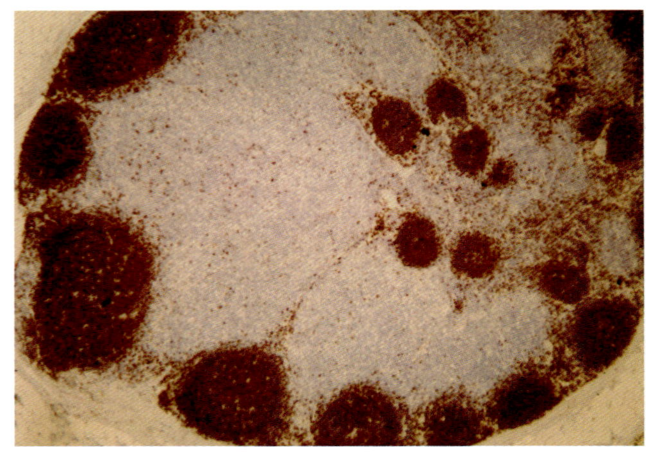

图 3-8 淋巴结免疫组化 CD20 标记低倍观，显示 B 淋巴细胞免疫功能区表型模式，如果 CD20 呈现弥漫性或大块（+），提示 B-NHL 致正常结构破坏

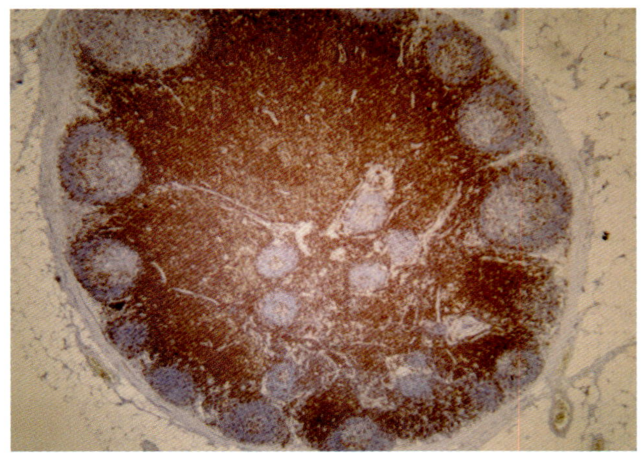

图 3-9 淋巴结 CD45RO 标记显示 T 区表型模式，如果 T 区紧密（+）并淹没滤泡，则可能为 T-NHL，破坏正常结构

◆活化 B 与活化 T 淋巴细胞 CD30 阳性，CD8 阳性，TIA1 阳性。

◆T 区 CD4>CD8 阳性。

◆淋巴窦区以组织细胞标记阳性为主，可见少量 T 或 B 淋巴细胞。

◆免疫球蛋白轻链 κ：λ 为（2：1）到（3：1）阳性细胞。缺乏单项阳性。

◆胸腺皮质淋巴细胞 TdT 阳性，骨髓、儿童扁桃体及外周淋巴组织等少数细胞 TdT 阳性。鼻与肠黏膜、皮肤有少数 CD56 阳性 NK 细胞。

RH 分子生物学检测

◆免疫球蛋白与 TCR 基因重排为胚系构型（阴性）。

◆FISH 染色体易位检测阴性。

（七）小结

◆RH 的正确识别是避免误诊为恶性淋巴瘤的重要环节，是病理工作者应下功夫之处。常因对此类病变缺乏深入认识而误诊为淋巴瘤。

◆RH 复杂多样的变化，总体特征是正常结构暂时紊乱，组成细胞以量变为主，以小淋巴细胞为主的多样性呈增殖衍化系列谱系，缺乏异型性，有自限性。

◆要抓住免疫反应这个本质去观察和理解 RH 的改变，分析其组织学变化规律。

◆特殊的临床病史有时对 RH 诊断起关键作用，甚至需要病理医师亲自去采集正确的病史资料。非患者本人的叙述，应注意其是否可靠。

◆制备优质切片，合理、正确应用免疫组化标记（T 与 B 淋巴细胞标记呈 T 与 B 细胞免疫功能区模式）。

◆在 RH 的病变出现某些可疑恶性征象，但淋巴瘤诊断依据不足时，可根据临床表现，继续观察，重取活检，可配合分子生物学技术检测等。千万不要勉强下恶性的诊断。

二、非霍奇金淋巴瘤（NHL）的共同组织学特点

NHL 的组织学诊断要点包括：①异常的组织学结构（即正常组织结构破坏消失）；②组成细胞的异型性（atypia）与克隆性；③瘤细胞侵蚀性、破坏性。

（一）异常的组织学结构

◆LF（结节）广布皮髓质、失去套区、密集、背靠背、融合、组成细胞一致性（FL）（图 3-10）。

◆副皮质区明显扩大，组成细胞相对一致性，LF 稀少、结构不清或消失，淋巴窦消失（不是闭合）特别是边缘窦消失（图 3-11 左）。但 LF 与淋巴窦残留可见于部分淋巴瘤。

◆免疫组化异常模式。

（1）免疫组化 T 淋巴细胞、B 淋巴细胞标记失去正常免疫功能区分布模式，而呈单一性阳性（图 3-11 右、图 3-12），Ki67 弥漫高指数阳性（图 3-13）。

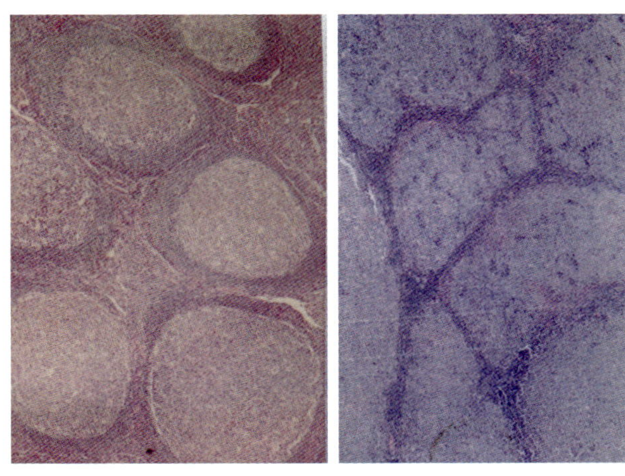

图 3-10　（左）淋巴滤泡瘤样增生，由生发中心与套区组成，相互接近而无背靠背；（右）FL 形态不一的失去套区的结节，背靠背紧密相挨，残留少量淋巴组织带

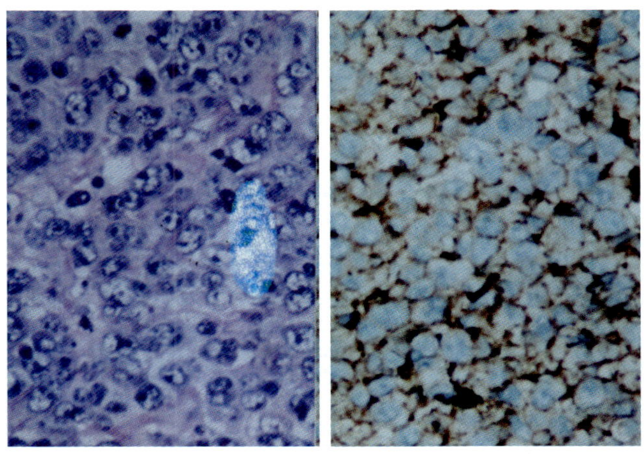

图 3-11　（左）DLBCL，瘤细胞有明显异型并呈单克隆性；（右）CD20 弥漫（+），失去了淋巴结正常表型模式

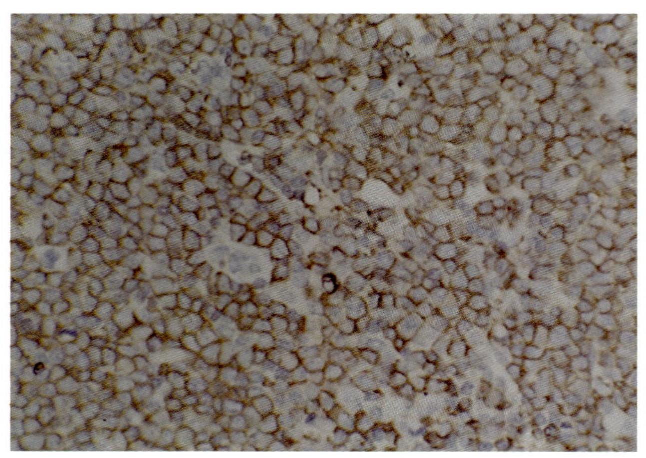

图 3-12 T-NHL，CD45RO 标记弥漫一致的表达（+），提示失去了淋巴结 T 淋巴细胞表型模式

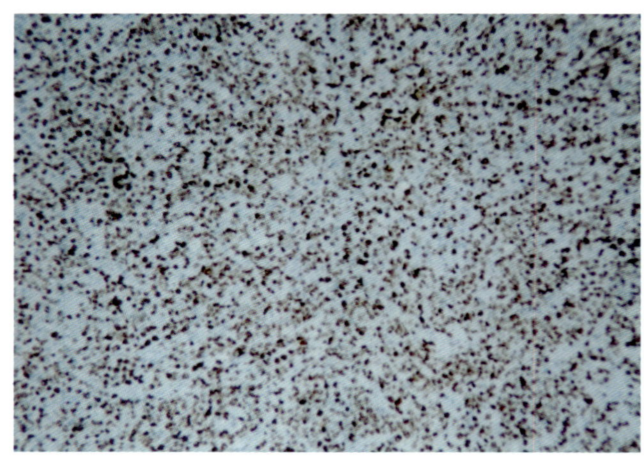

图 3-13 NHL Ki67 标记显示弥漫性高指数表达，提示瘤细胞的增殖活性高，正常结构的破坏和瘤细胞的克隆性

（2）密集滤泡样结构 BCL2 阳性提示 FL 1~2 级，但约 15% 2 级 FL、25% 3 级 FL 及皮肤 FL 阴性（图3-14）。

（3）滤泡外细胞 B 淋巴细胞标记大片或弥漫阳性，另可见破碎的 FDC 树突网（CD21/CD35 阳性）提示 B-NHL（图 3-15）。

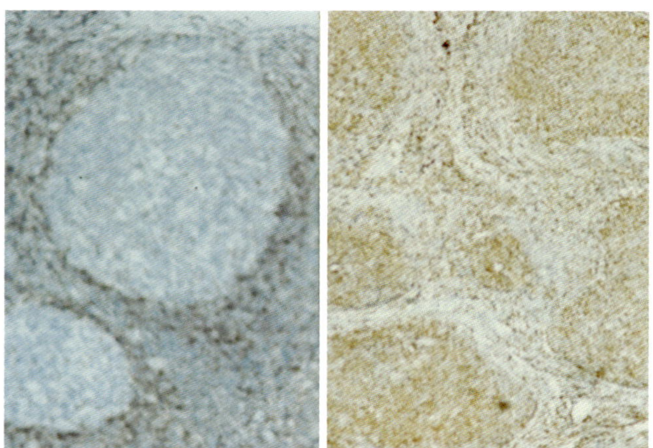

图 3-14 （左）滤泡增生，BCL2 生发中心（-）；（右）FL 瘤结节 BCL2（+）

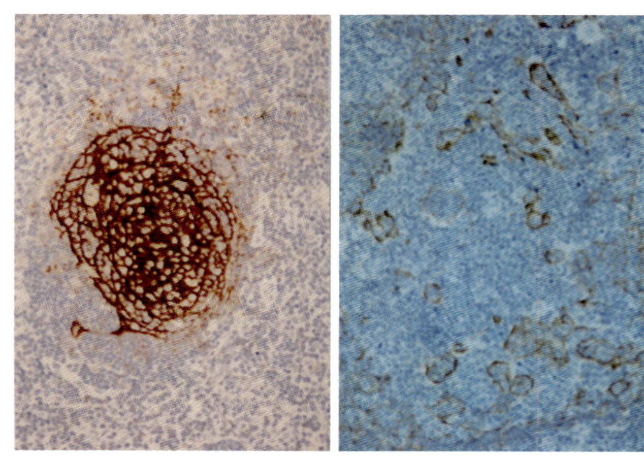

图 3-15 （左）正常 LF CD21 标记，滤泡树突细胞网完整；（右）MCL 或 MZL 瘤细胞侵入滤泡致滤泡树突细胞网破碎

◆滤泡间 T 淋巴细胞标记紧密弥漫阳性，不见或残留 LF，有时见 B 标记或 FDC 标记阳性破碎 FDC 树突网（图 3-15 右）或 B 淋巴细胞不规则形片块散在残留或排挤于被膜下，提示 T-NHL。

◆增宽套区 Cyclin D1 阳性提示 MCL。

◆新生均匀分布的网状纤维散在，失去淋巴结正常结构模式，提示 NHL（图 3-16）。

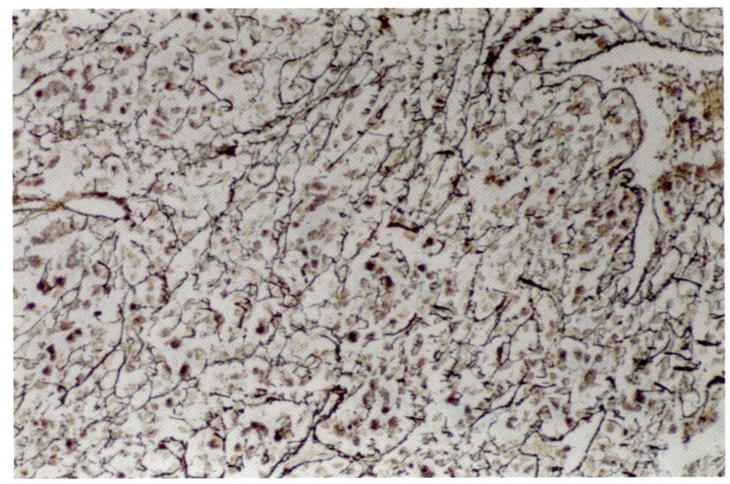

图 3-16 NHL，网状纤维染色显示网状纤维弥漫性均匀分布，失去淋巴结组织结构网状纤维分布模式

（二）组成细胞的异型性与克隆性

◆ 瘤细胞体积增大

小淋巴细胞性淋巴瘤的瘤细胞增大常不易识别，但中等大以上（核≥2 个小淋巴细胞）瘤细胞较对应正常细胞增大。核/浆比变化不大（与癌细胞不同）（图 3-17）。

◆ 瘤细胞核的变异

核膜增厚，染色质颗粒变粗，不规则，核仁明显，核形扭曲不规则（外周 T 细胞淋巴瘤明显），有时出现多核、畸形核的瘤巨细胞。核内出现假包涵体（图 3-18）。

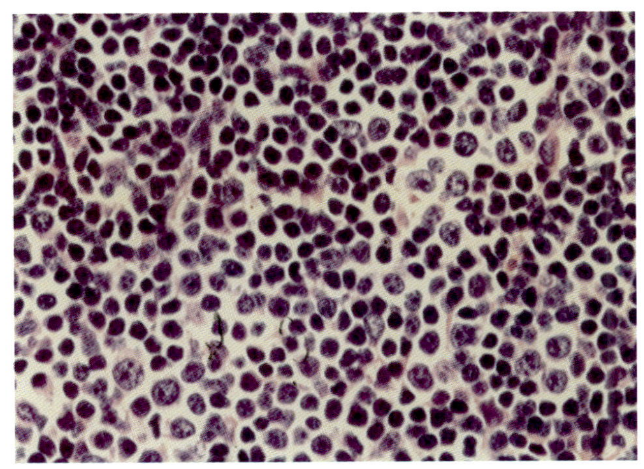

图 3-17 小淋巴细胞性淋巴瘤，瘤细胞较正常小淋巴细胞大，核染色质增多，并克隆性增生

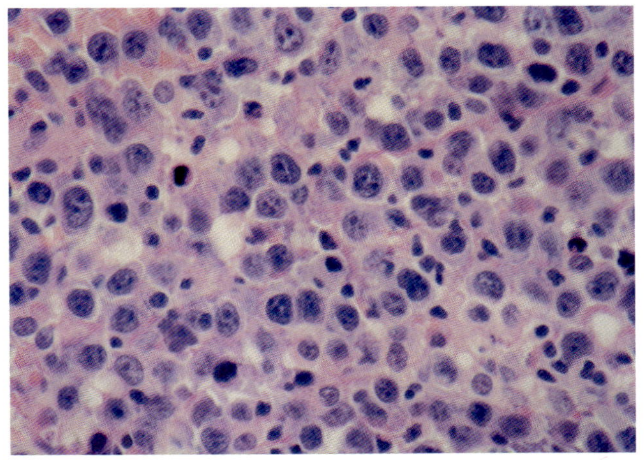

图 3-18 DLBCL，瘤细胞明显异型，体积增大，核膜增厚，核仁增大、增多，分裂象易见，单克隆性增生，另有许多凋亡小体散在

核分裂象（MF）增多

除淋巴母细胞淋巴瘤、Burkitt 淋巴瘤，瘤细胞较小而核分裂象增多外，外周性 NHL 中，往往核分裂象数量与瘤细胞大小呈正相关。易见病理型核分裂象。

瘤细胞胞浆变化

外周 T 细胞淋巴瘤细胞和边缘区淋巴瘤细胞胞浆趋色淡透明，但注意其混有非透明细胞，以防止技术因素造成的胞浆透明。另外自身免疫性淋巴细胞增生性综合征也可见到胞浆透明细胞。FL 或中心细胞淋巴瘤及浆细胞瘤胞浆中可出现卢梭氏小体，如溶解胞浆可呈印戒状。浆细胞瘤可见核内 Dutcher 小体。

瘤细胞的单隆性增生（相对一致性）

这是瘤细胞异型肿瘤病变的重要标志，且失去生长的自限性。

免疫组化的异常表达

◆淋巴母细胞淋巴瘤 CDla、TdT 弥漫阳性（胸腺皮质细胞和胸腺瘤 TdT 阳性除外）

◆单克隆浆细胞 Ig 轻连限制性表达，κ 或 λ 单项表达，故用于浆细胞增生或浆细胞瘤的鉴别诊断(图 3-19~20)。

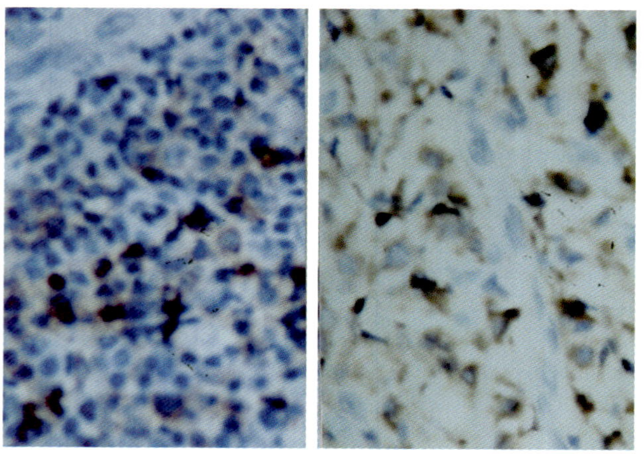

图 3-19 浆细胞肉芽肿，免疫标记 κ（左）与 λ（右）双（+），提示多克隆性

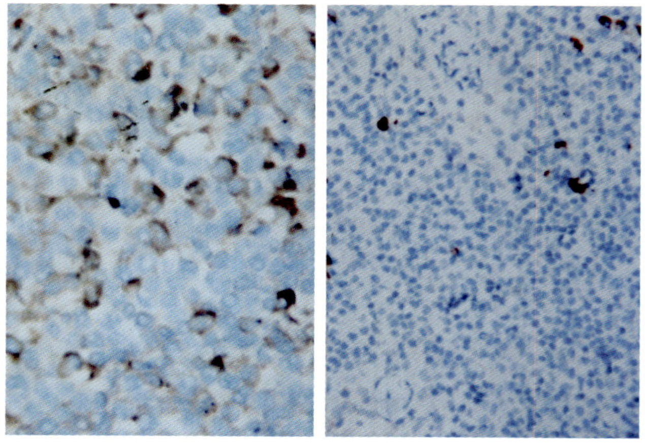

图 3-20 淋巴浆细胞淋巴瘤，免疫标记 κ（左）与 λ（右）(–)，显示单克隆性

◆FL 瘤结节 BCL2 阳性（图 3-14 右），但 15% 2 级 FL，25% 3 级 FL 与皮肤 FL，儿童型 FL 可为阴性。且生发中心 T 淋巴细胞或浆细胞多亦可出现假阳性。

◆MCL CD5、CD43、Cyclin D1 阳性，但少数毛细胞白血病（HCL）、CLL 及极少见 PTL-NOS，NK/T 细胞淋巴瘤 Cyclin D1 可以少量或小片阳性。

◆Burkitt 淋巴瘤 CD10 阳性，Ki67 100%阳性。

◆ALK 在 ALCL 阳性有相对特异性。

◆鼻型 NK/T 与其他细胞毒性 T 细胞淋巴瘤 CD56 弥漫阳性，少数阳性细胞无诊断意义。

◆滤泡与滤泡间区 CD10、BCL6 阳性提示 FL 向外浸润。B-NHL CD10 阳性、BCL6 阳性提示生发中心起源。MUM1 阳性提示生发中心外起源（特异性不强）。

◆成熟 T 淋巴细胞增生 CD4 阳性、CD8 阳性或 CD4 阴性、CD8 阴性（ALPS 除外）支持淋巴瘤。

◆T 淋巴细胞增生 CD2、CD3、CD5、CD7 全 T 标记的丢失提示 T-NHL。

（三）瘤细胞的侵蚀性（invasion）

◆ 瘤细胞的侵蚀性组织学

◆侵蚀上皮或腺体形成淋巴上皮病变、上皮缺刻、空化或碎裂（图 3-21）。几个小淋巴细胞上皮内浸润不能视为侵蚀（图 3-22）。

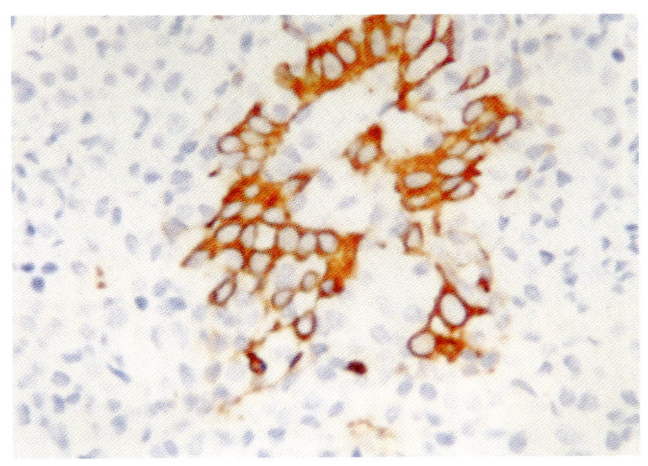

图 3-21　胃肠道 MALT 淋巴瘤，瘤细胞侵蚀腺体，致破坏成淋巴上皮病变（CK 标记）

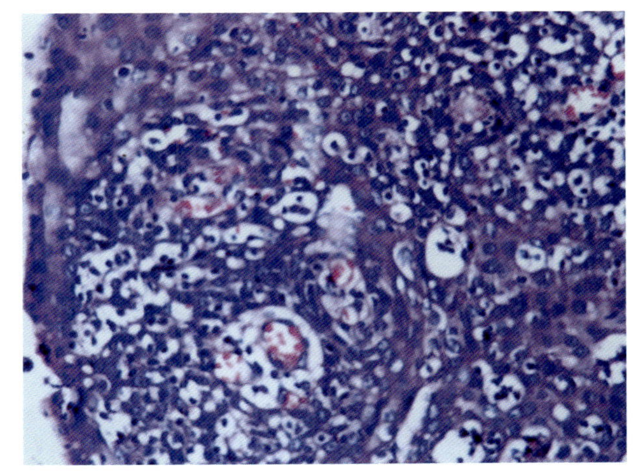

图 3-22　扁桃体陷窝表面被层鳞状上皮在慢性炎时可见许多淋巴细胞浸润，这不能视为恶性征象

◆侵蚀间叶组织和血管 NK/T 细胞淋巴瘤、淋巴瘤样肉芽肿病易见血管侵蚀现象（图 3-23~24）。

◆瘤细胞渗入组织间隙呈流水状或间质内浸润成列兵状（single-file pattern）（图 3-25）。

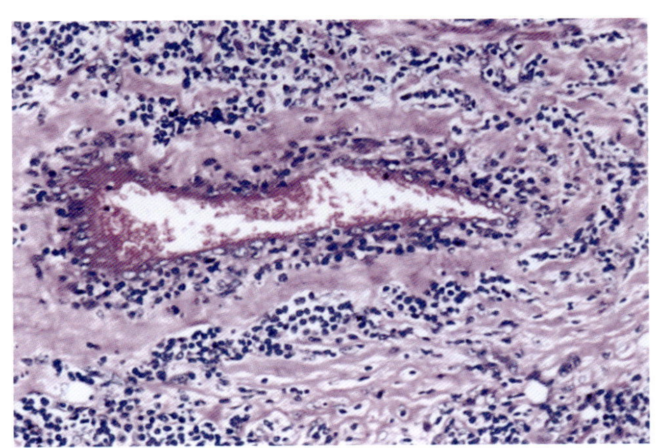

图 3-23　NHL 瘤细胞浸入血管壁

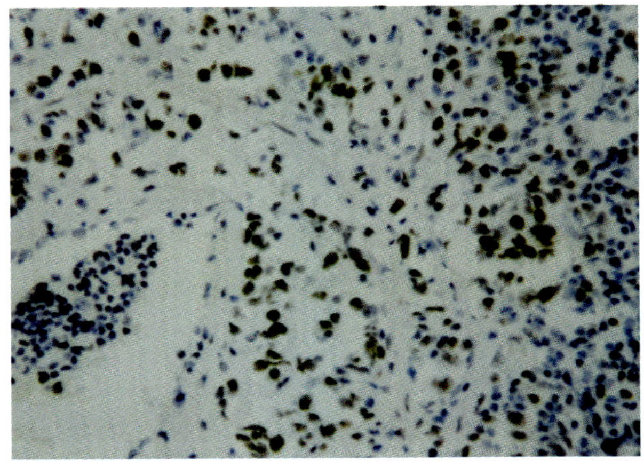

图 3-24　FL、BCL6 阳性瘤细胞浸润血管壁

◆滤泡间区瘤细胞植入 LF 套区或生发中心成滤泡植入现象（colonization of lymphoid follicle）多见于边缘区或 T 区淋巴瘤。

◆FL 瘤细胞侵入滤泡间区。

◆瘤细胞侵入淋巴结包膜外与附近器官组织（图 3–26）。

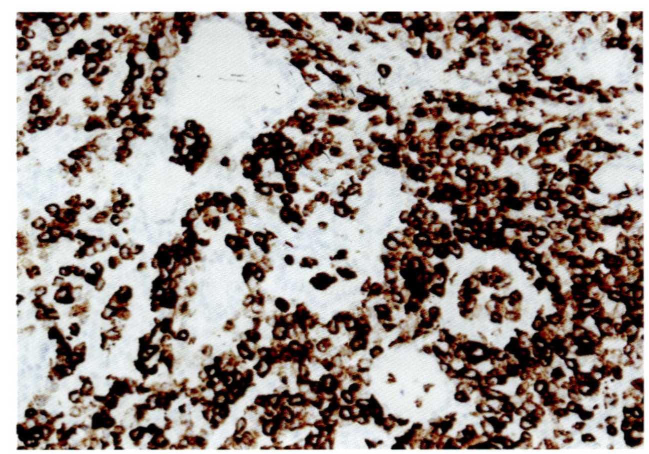

图 3–25 MALT 淋巴瘤 CD20（+）的瘤细胞浸润胃肠腺体间隙，如流水状

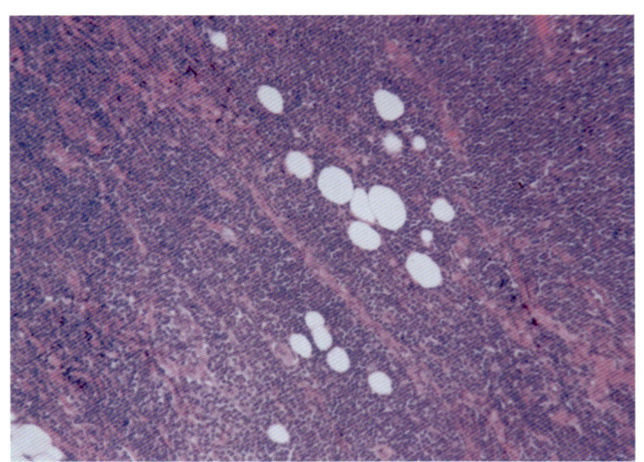

图 3–26 NHL 瘤细胞浸入淋巴结外脂肪组织

免疫组化的侵蚀表现

◆滤泡间区 CD20 异型细胞弥漫阳性增生，取代 T 淋巴细胞。

◆FL 滤泡间 CD10、BCL6 阳性瘤细胞浸润。

◆CK 标记与平滑肌免疫组化标记显示被瘤细胞侵蚀的淋巴上皮病变（虫咬状或碎裂状）和血管壁浸润、腔闭塞等。

◆CD21、CD35 标记 FDC 显示 T 或 B 细胞淋巴瘤细胞 LF 殖入现象，FDC 球形树突网破坏、碎裂或滤泡外血管周毛发状阳性（图 3–27）。

◆应用 T 与 B 淋巴细胞标记显示 T 细胞淋巴瘤中残存的 B 区呈不规则、锐角或挤边现象。

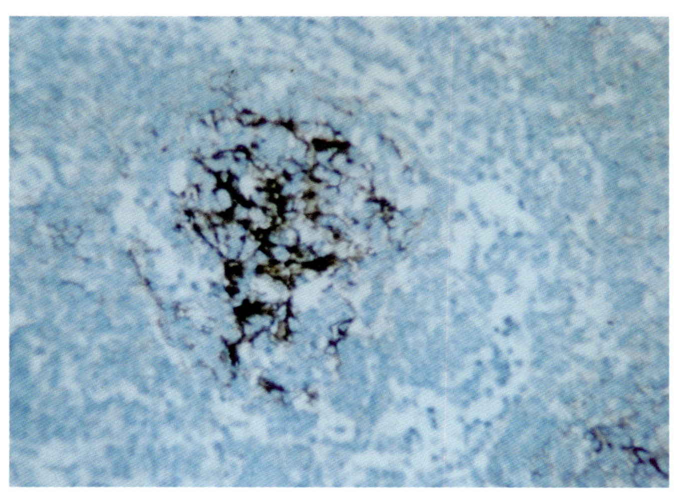

图 3–27 NHL 瘤细胞浸蚀 LF 导致滤泡树突细胞网破裂（CD21 标记）

◆ 分子生物学检测

IgH-L 与 TCR 克隆性基因重排、FISH 染色体易位阳性。

三、从病变组织学模式 NHL 与 RH 的鉴别（表 3-1）

表 3-1　从病变组织学模式 NHL 与 RH 鉴别

病变组织学模式	NHL	RH
淋巴滤泡样或有淋巴滤泡残留	1. 滤泡性淋巴瘤 2. 套细胞淋巴瘤 3. 边缘区 B 细胞淋巴瘤 4. 纵隔（胸腺）原发性大 B 细胞淋巴瘤 5. T 区淋巴瘤 6. 小淋巴细胞淋巴瘤假结节	1. 类风湿性关节炎性淋巴结病 2. 弓形体淋巴结病 3. Kimura 病（木村病） 4. Castleman 病（CD） 5. 生发中进行性转化 6. 非特异性淋巴滤泡增生 7. 艾滋病淋巴结（早期）
弥漫性或以副皮质增生为主性病变	T 或 B 细胞性弥漫性淋巴瘤	1. 非特异性副皮质增生淋巴结病 2. 病毒性（包括疫苗后）淋巴结炎 3. 皮病性淋巴结炎 4. 药物过敏性淋巴结炎 5. ALPS
有淋巴窦内细胞增生病变	1. 间变性大细胞淋巴瘤 2. 边缘区 B 细胞淋巴瘤（早期） 3. 组织细胞肉瘤	1. 非特异性淋巴结窦性组织细胞增生 2. Rosai-Dorfman 病 3. 反应性单核样 B 细胞增生 4. 传染性单核细胞增生症
坏死明显的病变	1. NK/T 细胞淋巴瘤，鼻型 2. 肠病型 T 淋巴瘤 3. 皮下脂膜炎样 T 淋巴瘤 4. 淋巴瘤梗死 5. 淋巴瘤样肉芽肿	1. 组织细胞性坏死性淋巴结炎 2. 猫抓性淋巴结炎 3. 感染性淋巴结炎 4. 狼疮性淋巴结炎 5. 淋巴结梗死
有血管或血窦浸润性病变	1. 血管内大细胞淋巴瘤 2. 肝脾 T 细胞淋巴瘤 3. 白血病性淋巴结	淋巴结窦血管转化
小血管增生明显病变	1. 血管免疫母细胞性 T 细胞淋巴瘤 2. 外周非特殊性 T 淋巴瘤	1. 病毒性淋巴结炎 2. 药物性淋巴结炎
浆细胞显著病变	1. 浆细胞瘤 2. 浆样淋巴细胞淋巴瘤 3. MALT 淋巴瘤	1. Castleman 病浆细胞型 2. 梅毒性淋巴结炎

（朱梅刚）

第二节　病毒相关性淋巴组织增生性病变

病毒特别是 EBV 与淋巴瘤和良性淋巴组织增生病变密切相关。其中 EBV 相关的淋巴瘤有 Burkitt 淋巴瘤、结外 NK/T 细胞淋巴瘤、霍奇金淋巴瘤、肺淋巴瘤样肉芽肿、血管免疫母细胞性 T 细胞淋巴瘤、老年 EBV 阳性 DLBCL、儿童 EBV 阳性 T 细胞淋巴增生性疾病，还有 HHV8 相关的多中心 Castleman 病的大 B 细胞淋巴瘤。同时与 EBV 相关的良性淋巴增生性病变有传染性单核细胞增生症（淋巴结与扁桃体），病毒疫苗相关淋巴结病，Kikuchi 淋巴结炎，HPV 相关的宫颈大 B 细胞增生病变，这些与病毒相关的良性淋巴组织增生病变，病理改变基本一致，均出现不同程度的大 B 淋巴细胞增生非常活跃，误诊为大 B 淋巴细胞淋巴瘤者不乏其例，带给患者严重后果，因此值得病理工作者高度重视。

一、病毒相关性良性淋巴组织增生病变

◆ 临床表现

◆以青少年，少数中年人高发。

◆以颈部淋巴结、扁桃体、宫颈内膜多见。

◆起病急迫，以传染性单核细胞增生症、Kikuchi 淋巴结炎最为明显，常有高热，用抗生素治疗无效，白细胞计数下降。

◆淋巴结或扁桃体肿大与发热密切相关，常与发热同时或之后肿大。热退则淋巴结缩小。

◆血清可测出抗病毒抗体，提示原发感染。

◆宫颈病变可有白带异常与增多等不适。

◆均为自限性病变，一般在 2 周至 1 个月自愈，少数可延滞数月。如患者伴有其他疾病，如自身免疫性疾病，预后较差。

◆ 病理组织学特点

◆淋巴结与扁桃体病变。

（1）以 T 区（副皮质区与滤泡间区）增生扩大，滤泡减少或挤边。

（2）以滤泡外性 B 中心母细胞、免疫母细胞为主的散在或小片状增生，并伴有不定量的浆母细胞，浆细胞增生构成 B 淋巴细胞增殖衍化谱系。

（3）出现活化大 B 淋巴细胞散在，核仁明显，核分裂象易见。

（4）小血管增多，内皮细胞中度肿胀。

（5）可出现表面或实质内灶性坏死。

（6）正常组织结构为暂时性紊乱而无破坏。

◆宫颈病变。

（1）一般宫颈呈糜烂或息肉状突起。

(2) 宫颈内膜大量淋巴样细胞浸润。在小淋巴细胞、浆细胞、浆母细胞、组织细胞粒细胞背景中见不定量的 B 免疫母细胞、中心母细胞散在，重者可成片状，核分裂象易见，少数以浆细胞占优势。

(3) 病变表浅不侵蚀肌组织或腺上皮。表面上皮与炎细胞浸润之间无空白带。

免疫组化

◆免疫标记，显示 T 淋巴细胞、B 淋巴细胞及组织细胞混合。

◆以免疫母细胞、浆母细胞、浆细胞 CD20、CD79a 阳性，强弱不一，构成分化不同的谱系改变。

◆活化大 B 淋巴细胞 CD30 阳性，强弱不一，CD15 阴性。

◆CD21 显示 FDC 网完整无破碎。

现代诊断技术

◆EBER 原位杂交散在阳性。

◆IgH 与 TCR 基因重排阴性（多克隆）。

鉴别诊断

◆与间变性大 B 细胞淋巴瘤鉴别。

后者：

(1) 正常组织结构破坏。

(2) 大型瘤细胞多形、异型明显，可有窦性浸润。

(3) 瘤细胞 CD30 阳性，无强弱不一的现象。

(4) ALK 阳性，而 CD20 阴性，CD79a 阴性，CD15 阴性/阳性。

(5) EBER 阴性。

◆与 CHL 鉴别。

后者：

(1) 一般起病较缓慢，早期无高热，但为进展性。

(2) 瘤细胞显示以诊断型 RS 细胞为代表的 2 型以上系列 HRS 细胞散在分布，不成片。

(3) HRS 细胞，CD30 阳性、CD15 阳性、CD20 阴性/阳性。

◆与间变性（CD30 阳性）DLBCL 鉴别。

后者：

(1) 正常组织结构破坏。

(2) 异型大 B 淋巴细胞弥漫性增生浸润。

(3) 瘤细胞 CD30 阳性，强弱一致。

(4) EBER 阴性。

◆与宫颈大 B 细胞淋巴瘤鉴别。

后者：

(1) 发病率很少。

(2) 异型大 B 淋巴细胞弥漫性增生浸润，一般少侵犯表面上皮。

(3) 瘤组织侵蚀肌组织与腺上皮。

(4) 瘤细胞 CD30 阴性、CD20 阳性，强弱一致。

（朱梅刚）

二、附病例分析

（一）儿童 EBV 相关淋巴组织增生性疾病误为淋巴瘤

临床表现

男性，11 岁。低烧 37.5℃持续半个月，左侧扁桃体肿大并有脓点。双侧颈部淋巴结肿大，直径 2cm，质软。PET 淋巴结部位有轻微异样。其他部位淋巴结未见肿大，肝脾阴性。行左侧扁桃体切除，病理诊断意见不一致。该病例在国内多地多家医院会诊，并赴香港会诊，诊断有：慢性扁桃体炎伴急性发作、霍奇金淋巴瘤、非霍奇金淋巴瘤、小 B 细胞淋巴瘤、B 细胞肿瘤伴浆细胞分化、淋巴瘤伴髓细胞分化、NK/T 细胞淋巴瘤、EBV 阳性淋巴组织增生性疾病、传染性单核细胞增多症等。在治疗过程中，曾出现右颈部淋巴结肿大，约鸡蛋大小，质硬，活动差，其他阴性。消炎治疗无效。B 超检查，见双颌下多发淋巴结肿大。CT、胸片阴性。骨髓细胞学阴性。

病理组织学特点

破碎扁桃体组织，见被覆的鳞状上皮和增生的淋巴组织。淋巴滤泡明显，扩大，生发中心转化明显。可见多量单核和多核的组织细胞增生，其内见增生细胞体积中等，多形性，核分裂象多见。偶见体积较大的细胞，单核，核仁红色。未见典型 RS 细胞。有明显的嗜酸性粒细胞浸润。形态上需要鉴别病毒感染的一般增生和非典型增生，淋巴瘤不能完全除外（图 3-28~29）。

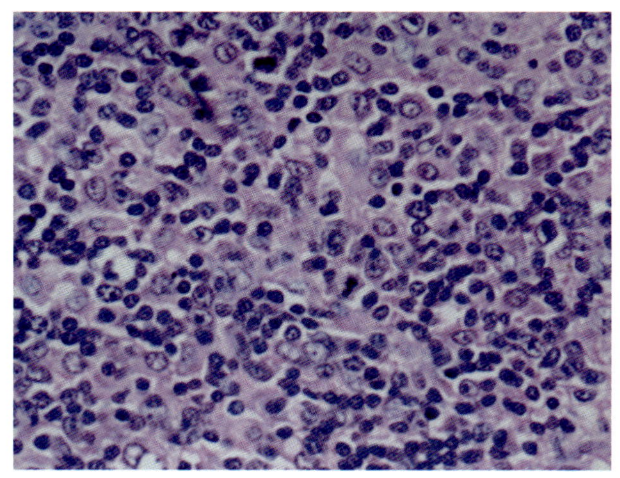

图 3-28 扁桃体正常结构明显紊乱，中小淋巴细胞增长，并有少量大淋巴细胞，排列较疏松，核分裂象易见

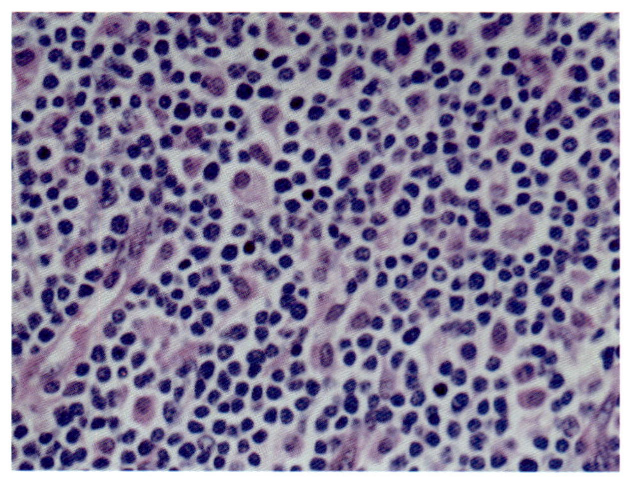

图 3-29 增生淋巴细胞中，可见散在胞浆多而嗜伊红的组织细胞，偶有吞噬现象

免疫组化

本例经过多种标记，第一批为 CD20（灶性阳性）（图 3-30），PAX5（灶性阳性），CD30（散在阳性），ALK 阴性，CD15 阴性，BCL2 阴性，CD3ε（散在阳性），Ki67（30%阳性），CD68（上皮样细胞阳性）。第二批为 CD8（少量阳性），CD56 阴性，TIA1 阳性，GranzymeB 阳性，CD7 阳性（图 3-31），CD5 阳性，CD4 阳性。

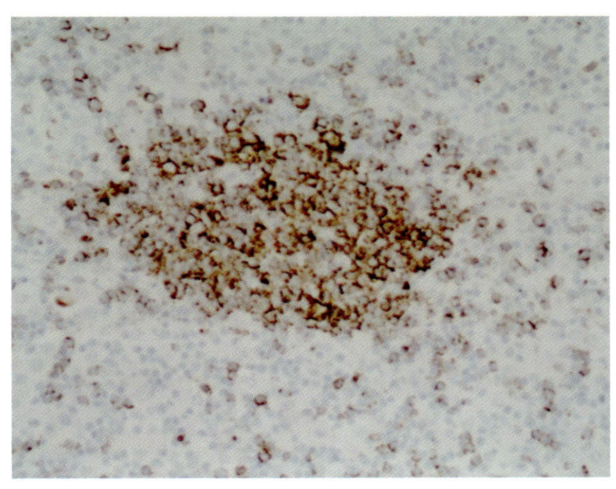

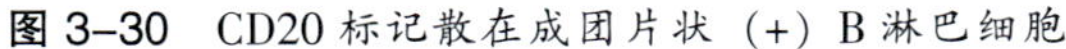

图 3-30　CD20 标记散在成团片状（+）B 淋巴细胞

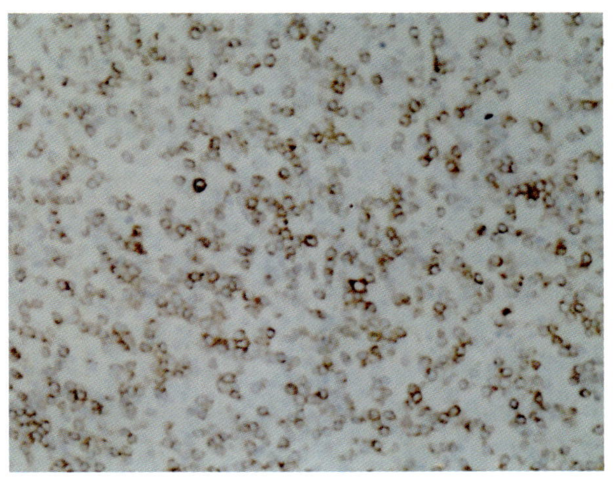

图 3-31　CD7 标记，显示多量 T 淋巴细胞

现代诊断技术

- 原位杂交，EBV-EBER 30%左右阳性（图 3-32）。
- PCR-TCR 阴性，TCR-IgH 阴性。
- 治疗后复查实时荧光定量 PCR 检验，EBV DNA 为 0。
- 流式细胞术，T 淋巴细胞占淋巴细胞 80%，B 淋巴细胞占淋巴细胞 20%。无抗原表达异常。

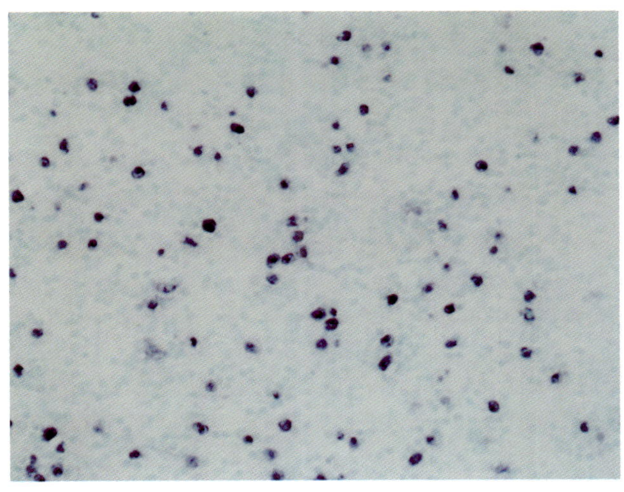

图 3-32　原位杂交检测 EBV，增生细胞 EBER 部分（+）

专家点评

本例的疾病诊断经历较长的时间，有多位病理专家会诊，也举行了临床病例讨论会。临床医师考虑为淋巴瘤，但病理会诊意见分歧较大。多数病理专家认为是淋巴瘤，但在类型上差异很大：①有因以 T 细胞增生为主，EBV 阳性，考虑为 NK/T 细胞淋巴瘤。②有因以 T 淋巴细胞增生为主，并有杀伤性 T 淋巴细胞增生，鉴于 EBV 阳性，坚持认为 EBV 感染的淋巴细胞增生性疾病。③年轻人，EBV 阳性，T、B 淋巴细胞增生明显，因此考虑为传染性单核细胞增生症的。④儿童，淋巴结肿大，EBV 阳性，虽没有见到 RS 细胞，但有单个核的大细胞，有核仁，有 CD30 阳性的细胞，因此考虑为霍奇金淋巴瘤。就是在讨论会上，病理学家讨论后认为可以排除 NK/T 细胞淋巴瘤，尽管 EBER 阳性，但未见到明显的多形性 T淋

巴细胞，CD56 阴性。分子病理学提供了 PCR 检测结果，TCR 和 IgH 均未发现克隆性重排，这种情况排除了 B 细胞淋巴瘤和其他类型的 T 细胞淋巴瘤，但 HL 不能除外。专家们进一步讨论后同意 NK/T 细胞淋巴瘤目前先不考虑，临床出现多部位淋巴结肿大，不除外 HL 的可能性。按照 HL 进行了规范化疗 3 次，肿大淋巴结有缩小。但距左侧扁桃体切除 1 年后又发现右侧扁桃体肿大，医院认为是炎症，但抗炎治疗无效，怀疑 HL 复发，进行了抗病毒治疗。同时进行右侧扁桃体活检，但病理诊断为（右侧扁桃体）淋巴组织反应性增生。随之出现右颈部淋巴结肿大，发热，再次活检。病理组织学为淋巴结结构有破坏，弥漫性小淋巴细胞为背景，散在宽胞浆的细胞增生，有片状分布的细胞，有明显的坏死和吞噬现象，未见 RS 样细胞。进一步标记提示为混合型细胞增生，有组织细胞的增生，EBV-EBER 阳性细胞明显减少，提示抗病毒效果理想。

有专家提出患者 EBV 感染，持续发热，是否存在嗜血综合征（HPS），是否有免疫异常。淋巴细胞增生如此活跃，临床上很像淋巴瘤，但病理上依据不足，建议进行遗传学异常的相关检测。经过检测获得了其母亲有PRF1 基因的异常，不能排除患儿有原发性 HPS 的可能。患儿目前一切均好，已经进入初中阶段的学习。

儿童，EBV 阳性，淋巴组织增生，其性质的判定还是需要血液病理医师的经验和多种检测技术综合应用来评价。在诊断意见分歧明显时，说明病变不典型，应保守治疗，随访观察。

（高子芬　李敏）

（二）颈淋巴结反应性增生误诊为 T 细胞淋巴瘤

临床表现与病理组织学

女性，45 岁。左颈淋巴结肿大 1 个月，做淋巴结活检。送检淋巴结 1 枚，直径约 0.8cm。镜下，淋巴结正常结构明显紊乱，多量免疫母细胞样异型大细胞分散浸润，厚壁小血管广泛增生。

免疫组化

CD21 仅见个别残留的受破坏不完整的 FDC 支架（图 3-33），CD3 大量密集阳性细胞（图 3-34），CD20 多个小灶性大细胞阳性，染色深浅不一（图 3-35）。PCR 方法检查 IgH 及 IgL 基因重排阴性，TCR 单克隆性基因重排。EBER 原经杂交阴性。

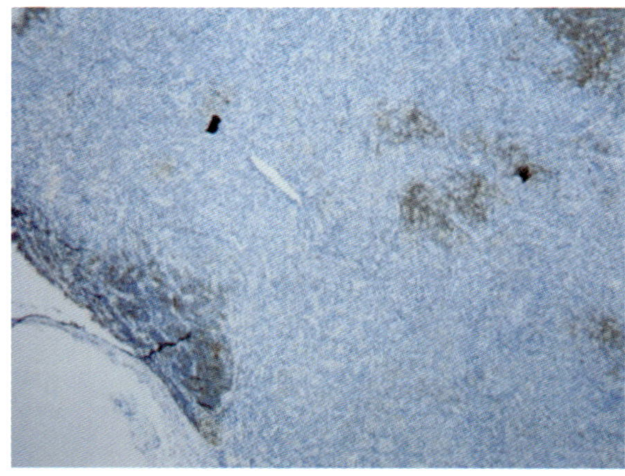

图 3-33　CD21 仅见个别残留的受破坏不完整的 FDC 支架

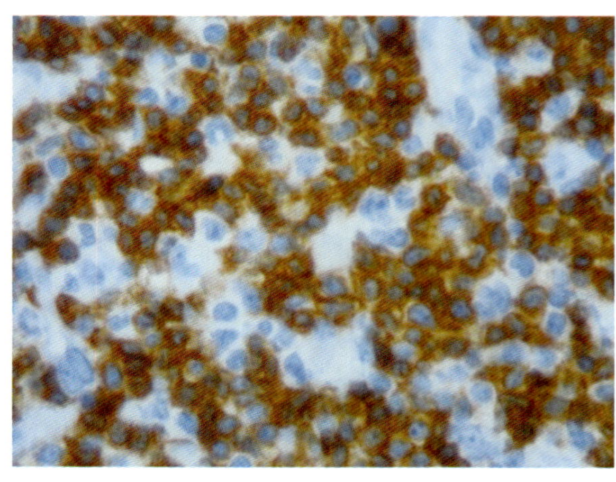

图 3-34　CD3 大量密集阳性细胞，视野中央见数个 CD3 阴性的异型大细胞

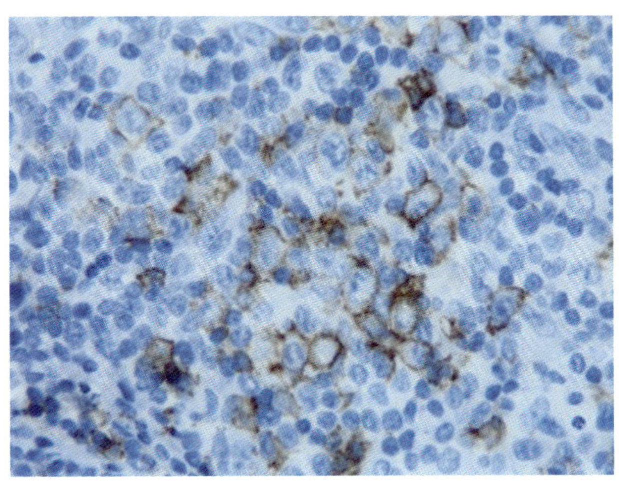

图 3–35 CD20 多个小灶性大细胞阳性，染色深浅不一

初诊为非特殊性外 T 细胞淋巴瘤。

患者未接受淋巴瘤治疗，随访观察 2 年，未出现淋巴瘤表现，颈淋巴结不大。

◆ 专家点评

本例经临床随访观察 2 年，可以否定淋巴瘤的诊断。值得吸取的经验有两点：

（1）T 淋巴细胞受体基因重排 PCR 检测阳性，可见于淋巴结反应性增生。文献屡有报道，多种原因可导致 B 淋巴细胞基因或 T 淋巴细胞受体基因出现假阳性，不能仅此一项结果肯定或否定淋巴瘤，必须综合考虑（临床表现、形态学，免疫表型和分子遗传学）。

（2）仔细复查原切片，CD3 阳性见于大量小淋巴细胞，而 CD20 阳性见于分散的异型免疫细胞，染色强度深浅不一，这种情况常见于病毒感染所致的淋巴组织反应性增生。

（庄恒国 林汉良）

第三节 传染性单核细胞增生症

传染性单核细胞增生症（infectious mononudeosis，IM）由 EBV 传染的急性淋巴结、扁桃体及肝、脾、淋巴细胞增生性病变，是儿童、青少年高发的自限性疾病。

一、传染性单核细胞增生症特点

◆ 临床表现

- 儿童、青少年多发，10~19 岁为发病高峰。

◆一般有发热（38~40℃）、咽炎、淋巴结病、咽水肿及肝、脾肿大等症状。也有症状不明显者。

◆外周血可出现 10%~30%非典型性淋巴细胞。

◆血清 EBV 抗体阳性，嗜异性凝集试验、monsport 试验阳性。

◆一般 1~4 周自愈，极少免疫缺陷患者致死亡。

◇ 病理组织学特点

◆淋巴结改变。

（1）以副皮质区（T 区）为主的多细胞性增生扩大，小血管与淋巴滤泡轻度增生。正常结构不同程度的紊乱。

（2）增生细胞包括小淋巴细胞、免疫母细胞（B、T）、组织细胞、浆母细胞、浆细胞等，构成 B 淋巴细胞增殖衍化的系列谱。核分裂象易见（图 3-36~37）。可见灶性坏死。

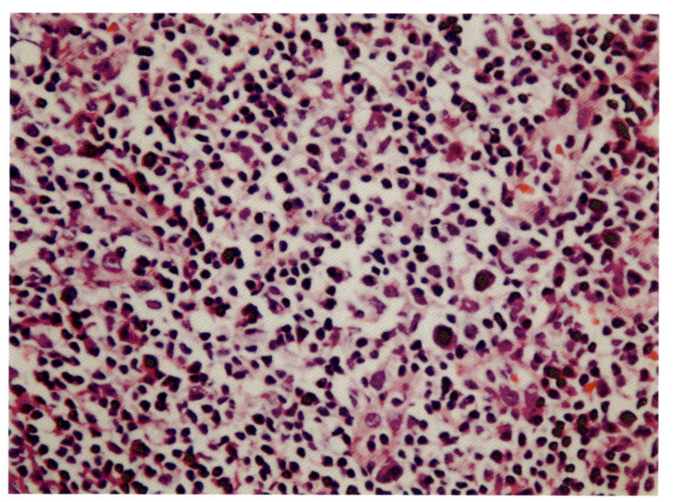

图 3-36　IM 淋巴结组织显示在增生小淋巴细胞中散在大的免疫母细胞

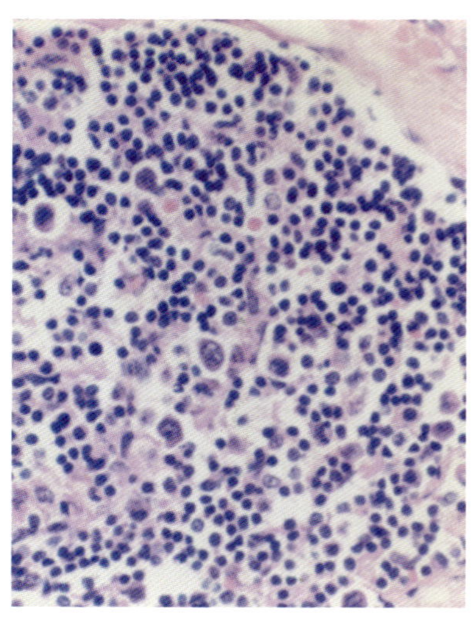

图 3-37　IM，中学生，淋巴结见散在大的免疫母细胞

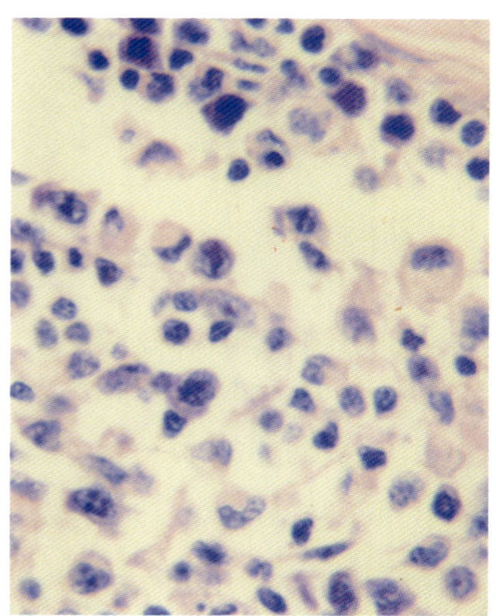

图 3-38A　IM，在淋巴窦和皮质区散在免疫母细胞

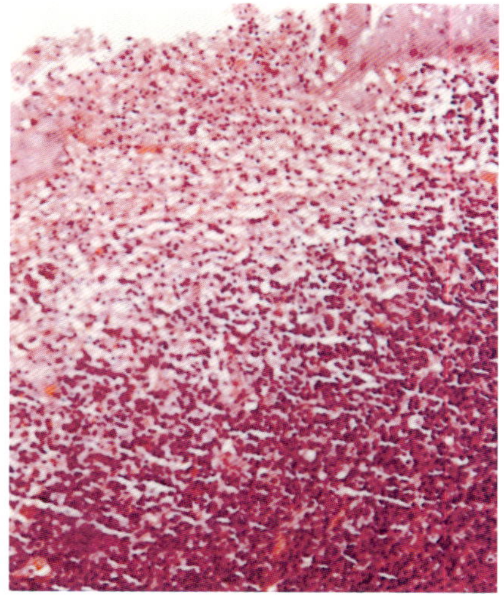

图 3-38B　IM，扁桃体病变，表面有坏死

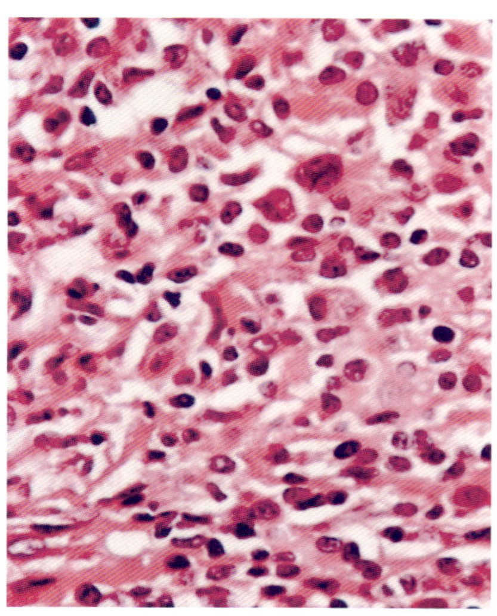

图 3-38C　IM，扁桃体实质内，见大免疫母细胞增生

(3) 增生淋巴细胞早期以感染 EBV-B 淋巴细胞居多，随后细胞毒性 T 淋巴细胞（CD8 阳性）逐渐增多，B 淋巴细胞减少，后期 T 淋巴细胞占优势。

(4) 淋巴窦可扩张，充有组织细胞、异型大淋巴细胞（图 3-38A）。

(5) 增生淋巴细胞可浸润包膜及包膜外。

◆扁桃体改变。

(1) 与淋巴结相似的多种淋巴细胞增生，正常结构明显紊乱，表面溃疡和地图状坏死常见（图 3-38B、图 3-38C）。

◆脾脏改变。

(1) 因活化淋巴细胞大量增生致红髓明显扩展。脾小梁与血管壁亦见淋巴细胞浸润。

(2) 脾脏肿胀，易受外伤而破裂。

免疫组化

◆增生 B 细胞 CD20 阳性表达因分化度不一，而强弱不一。

◆增生细胞 CD30 阳性表达亦可强弱不一，CD15 阴性。

◆增生细胞早期 B 淋巴细胞较多，随病程演变，细胞毒性 T 淋巴细胞增多。CD3、TIA1 阳性。

◆LMP1 可阳性。

现代诊断技术

◆IgH 与 TCR 基因重排阴性。

◆EBER 原位杂交阳性（B 淋巴细胞）（图 3-39）。

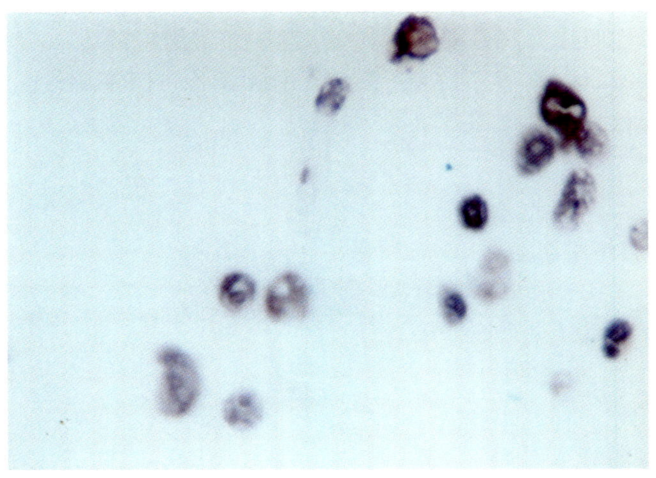

图 3-39　原位杂交检测 EBV-EBER、免疫母细胞（+）

二、鉴别诊断

与大 B 细胞淋巴瘤鉴别

IM B 免疫母细胞增生，甚至可成片，易误诊为大 B 细胞淋巴瘤。但后者：

◆异型大 B 细胞弥漫增生，正常结构破坏（图 3-40、图 3-41 左）。

◆CD20 标记弥漫阳性（图 3–41 右）。

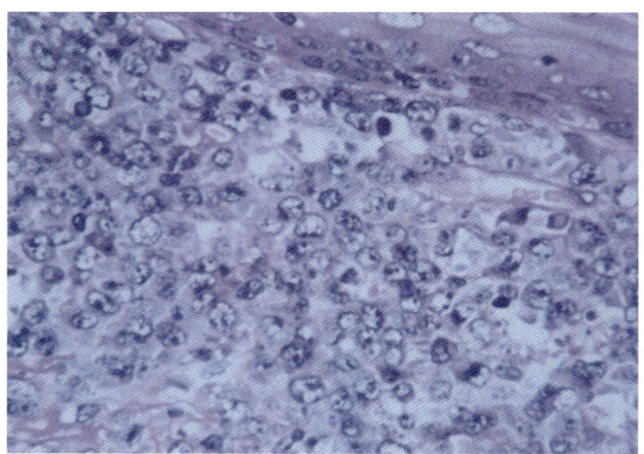

图 3–40 扁桃体 DLBCL，大的中心母与免疫母细胞弥漫增生，具有异型与单克隆性

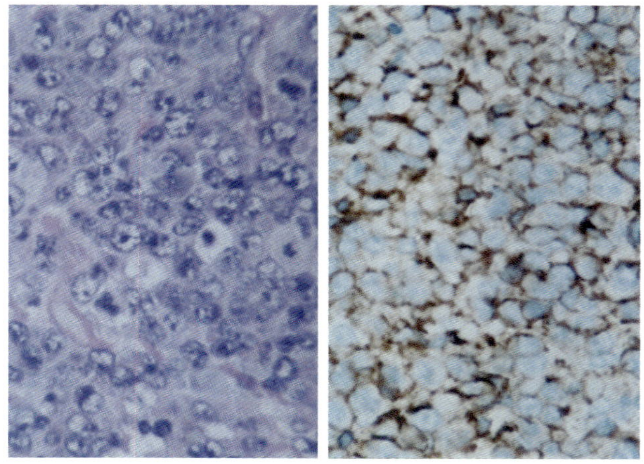

图 3–41 扁桃体 DLBCL，分裂象多见（左），CD20 标记瘤细胞膜（+）（右）

◆IgH 基因重排单克隆性。

◆EBER 阴性，血清 EBV 检测试验阴性。

◆20 岁以前大 B 细胞淋巴瘤少见，故当青少年疑似有大 B 细胞淋巴瘤时首先要排除 IM 可能。

◆ 与 ALCL 鉴别

当 IM 细胞 CD30 阳性、CD3 阳性时易与 ALCL 相混，但后者：

◆瘤细胞异型性、多形性明显，易见成团和窦性浸润，正常结构破坏。

◆瘤细胞除 CD3、CD30 阳性外，可见 EMA 阳性、ALK 阳性、EBV 阴性。

◆TCR 基因重排单克隆性（详见第四章第六节）。

◆ 与血管免疫母细胞性 T 细胞淋巴瘤（AITL）鉴别

当 IM CD3 阳性、小血管增生时易与 AITL 相误诊。但后者：

◆多发生于中老年人，有皮疹、血清学异常、浅淋巴结肿大。

◆TCR 基因重排单克隆性（详见第四章第五节）。

◆ 与 CHL 鉴别

当 IM 增生免疫母细胞偶有双核型似 HRS 细胞，加上 CD30 阳性，可误为 CHL（详见第四章第十九节）。

但后者系列 HRS 细胞体积大于免疫母细胞，且核仁较大，嗜酸。

◆IHC　HRS 细胞 CD30 阳性、CD15 阳性、CD20 阴性/阳性。

◆ 与其他病毒感染或药物诱导超敏反应淋巴结病相鉴别

IM 与二者组织学改变十分相似。主要从不同病毒检测和服用致敏药物史方面去鉴别（详见第三章第二、五节）。

（朱梅刚）

三、病例分析

传染性单核细胞增生症误诊为淋巴瘤。

◆ 临床表现

女性，20 岁。自 2008 年 11 月起自觉咽痛。2009 年 3 月发现双颈、耳后、右锁骨上及右腋窝多发淋巴结肿大，最大 2cm，活动度好，有压痛。近两日出现高热，体温达 39~40℃。当地医院检查转氨酶升高，脾大，白细胞稍高。遂于 2009 年 4 月 7 日取右颈部淋巴结活检。原单位诊断：不排除淋巴瘤。为明确诊断外出会诊。

◆ 病理组织学特点

淋巴结边缘窦扩张、淋巴滤泡扩大，生发中心转化明显。间质血管增生，内皮肥胖。间质水肿。片状淋巴细胞内散在单个核细胞，胞浆丰富，核大，类圆形，核仁明显（图 3–42）。形态上需要与病毒感染、淋巴瘤鉴别。

◆ 免疫组化

CD30（个别阳性），Ki67（散在多量阳性，生发中心阳性），CD20（灶性阳性），CD3ε（散在阳性），CD68（片状及散在阳性）。

原位杂交：Epstein–Barr 病毒检测（EBV–EBER）阳性（图 3–43）。

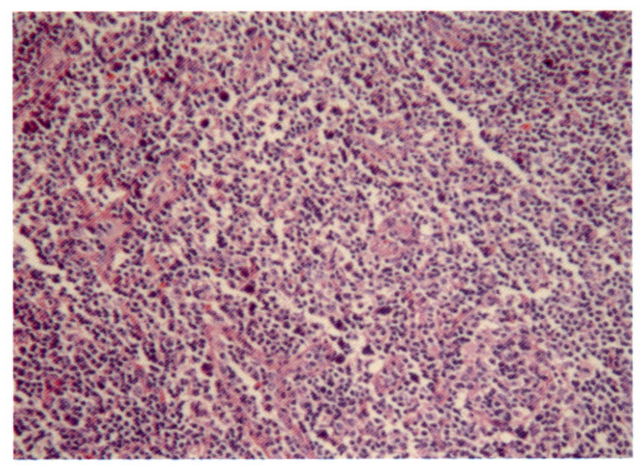

图 3–42　IM，淋巴结副皮质区增生，其内见散在大淋巴细胞，正常结构明显紊乱

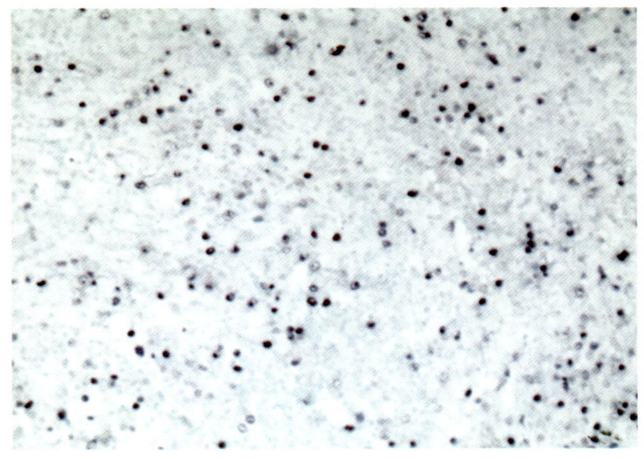

图 3–43　IM，原位杂交检测 EBV–EBER 散在大细胞（+）

◆ 专家点评

IM 常发于十几岁的青少年及年轻人，偶尔侵犯老年人。IM 的潜伏期在 30~40 天。临床三联征：发热，咽炎，颈部或系统淋巴结肿大。有时出现脾大，腭部出血点，扁桃体炎或肝脾肿大。病理组织学特点为淋巴结局部结构破坏，但未累及全部。主要改变为滤泡反应性增生，扩大，副皮质区或 T 区的变形，淋巴窦扩张。各种淋巴组织成分混杂在一起。滤泡主要为轻度增生，形态不规则，生发中心扩大，伴有

坏死及再生，并可见核碎片及吞噬现象（可染小体），大量中心母细胞处于有丝分裂期。特征性的病变是副皮质区的累及，提示T淋巴细胞为主要的反应性细胞成分。因为副皮质区中的大量免疫母细胞的增生，不像其他病毒感染性的淋巴结炎，可见虫蚀现象。有时可见R-S样的细胞，但是大部分情况下核仁不是嗜酸性。此外，HL的R-S细胞周围是小淋巴细胞或者嗜酸性粒细胞，但是IM的R-S样细胞周围是免疫母细胞。淋巴结被膜及周围脂肪组织亦可见免疫母细胞、淋巴细胞及浆细胞浸润。常见单个细胞凋亡，局灶性坏死。

本例特点：青年女性，急性发热伴淋巴结肿大。发热为高热，同时出现脾大。组织形态学可见T区增生及轻度滤泡转化，T区可见免疫母细胞、浆母细胞、浆细胞系列谱增生形成虫蚀状。EBV-EBER阳性，支持EBV感染的IM。本例经抗病毒及支持治疗，病情好转，随访后未见反复。

（高子芬　徐教生）

第四节　子宫颈淋巴细胞瘤样增生病变

子宫颈淋巴细胞瘤样增生病变（lymphoma-like lesion of the uterine cervix），在文献中又称淋巴瘤样病变（lymphoma-like lesion）或假性淋巴瘤，实际上是子宫颈内膜重度慢性炎，明显的淋巴细胞增生活跃，易误诊为子宫颈淋巴瘤，应引起重视以防误诊。

一、子宫颈淋巴细胞瘤样增生病变特点

◆ 临床表现

◆好发于育龄期妇女。

◆多数症状为阴道不规则流血，接触性出血，盆腔炎等或没有明显症状。

◆在妇科检查时，可见子宫颈糜烂或溃疡、息肉。

◆可检测到EBV、HPV等感染。

◆ 病理组织学特点

◆子宫颈表面上皮破坏脱落，从表面向内弥漫性以小淋巴细胞为主多细胞性浸润。常常含有不定量的浆细胞，B免疫母细胞，中性、酸性粒细胞，缺乏克隆性（图3-44~45）。

◆有少数病例可见体积大的B免疫母细胞散在增生或大量成熟浆细胞浸润（图3-46）。

◆增生淋巴细胞，正常核分裂象易见。

◆增生细胞不侵蚀腺体或血管及不浸润深部肌层，一般在3mm以内。

◆病变区无纤维硬化区。

◆ 免疫组化

◆T、B淋巴细胞，组织细胞标记混合性阳性，大细胞可CD30阳性，腺体无破坏（图3-47~49）。

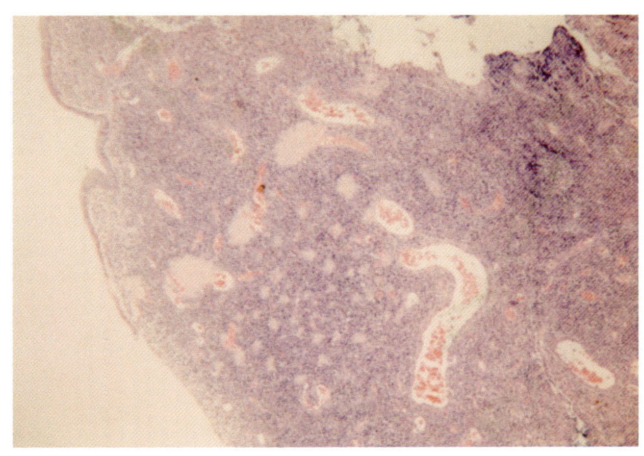

图 3-44 子宫颈淋巴细胞瘤样增生，子宫颈组织病变充血，累及上皮下

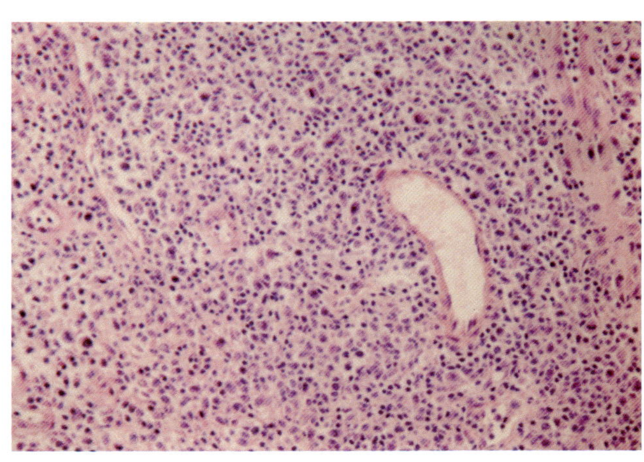

图 3-45 子宫颈淋巴细胞瘤样增生，子宫颈内膜弥漫性多种性炎细胞浸润，大、中、小细胞混合，缺乏单克隆性

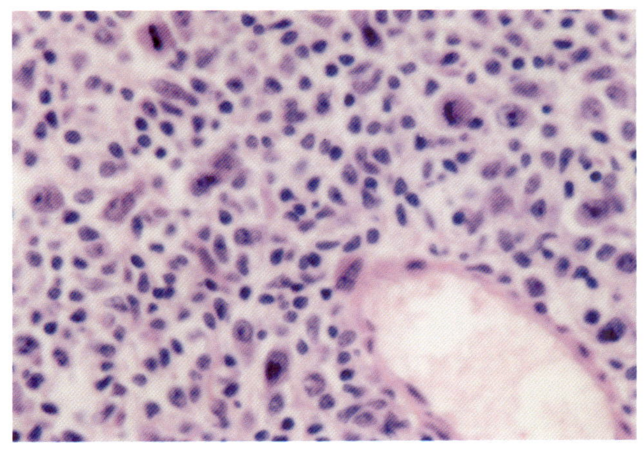

图 3-46 子宫颈淋巴细胞瘤样增生，高倍观，在上述多种炎细胞浸润之中，见有少数大细胞（免疫母细胞）散在，且有分裂象，可能为病毒感染

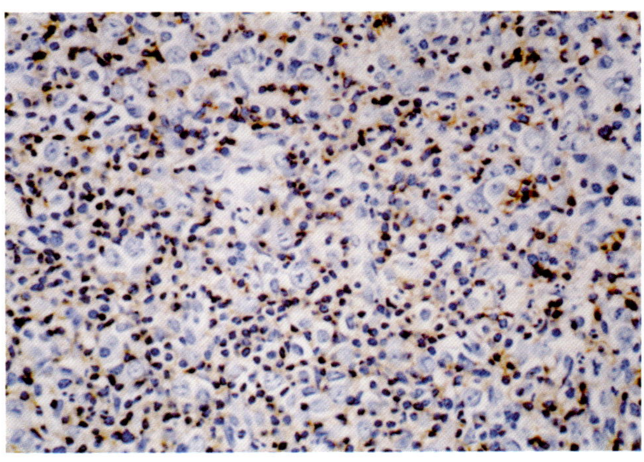

图 3-47 子宫颈淋巴细胞瘤样增生，CD3 标记，有许多 T 小淋巴细胞（+）

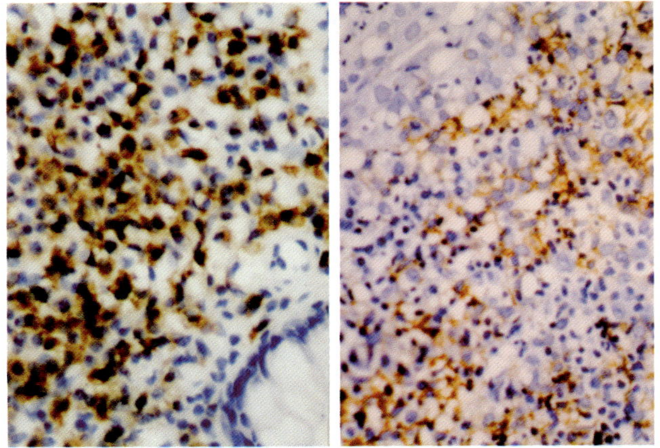

图 3-48 子宫颈淋巴细胞瘤样增生，（左）CD79a 标记与（右）CD20 标记，其中有中、大淋巴细胞（+），CD79a 浆细胞（+）

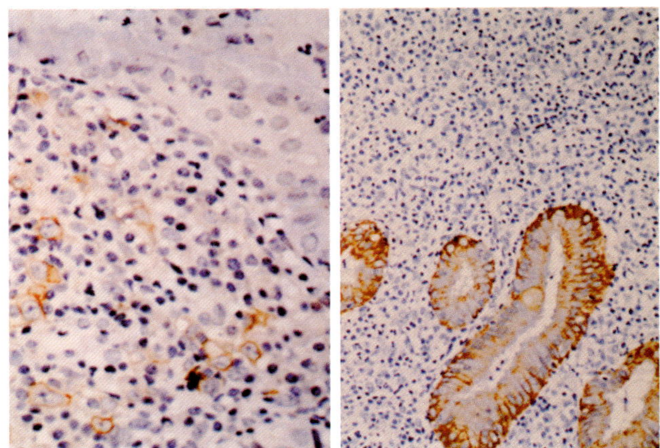

图 3-49 子宫颈淋巴细胞瘤样增生，（左）CD30 标记少数大细胞（活化淋巴细胞）（+）；（右）CK 标记，显示宫颈腺体（+），无明显破坏

◆κ·λ 多克隆表达，但常不满意，不是可靠依据。而流式细胞仪检测可靠。
◆表面增生鳞状上皮 HPV 标记可阳性。

现代诊断技术

◆EBER 原位杂交可阳性。
◆IgH、TCR 基因重排阴性。

二、鉴别诊断

与淋巴瘤鉴别

子宫颈重度淋巴细胞特别是大淋巴样细胞明显增生时容易误诊为淋巴瘤，其病变与子宫颈非霍奇金淋巴瘤（NHL）相比较，有以下鉴别点（表 3–2）：

表 3–2　子宫颈淋巴细胞瘤样增生与 NHL 鉴别

鉴别	淋巴细胞瘤样增生	非霍奇金淋巴瘤
子宫颈肿大	少见	易见
糜烂溃疡	易见	少见
浸润表面空白带	无	可见（上皮下无细胞浸润带）（图 3–50）
浸润细胞	均多样性	常为单一克隆性(图 3–51)
粒细胞、浆细胞	多见	少见或不见
浸润深度	表浅，少及 3mm	常浸润深部、肌层
侵蚀腺体、血管	无	可见
纤维硬化	无	可见
免疫组化标记	多克隆性	单克隆性(图 3–52)
IgH、TCR 基因重排	多克隆性	单克隆性

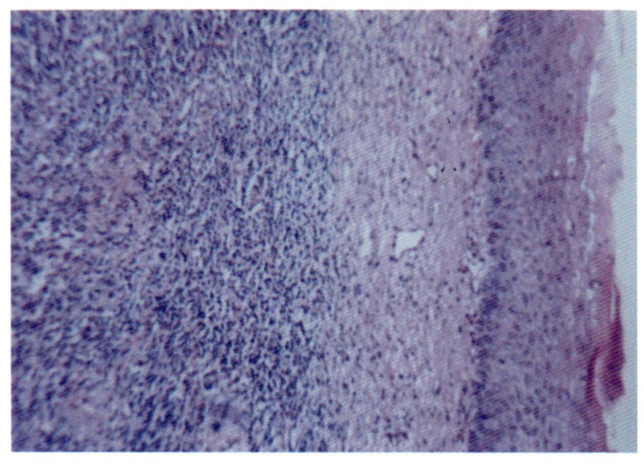

图 3–50　子宫颈 DLBCL，瘤组织与子宫颈表面上皮之间可见空白带，与宫颈炎有不同，后者无

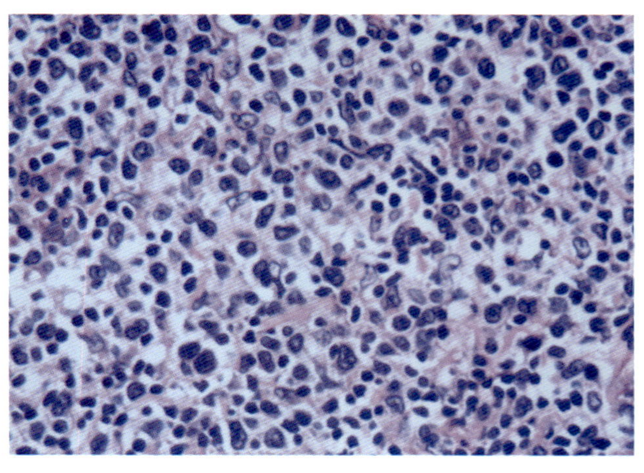

图 3–51　子宫颈 DLBCL，高倍观，大的瘤细胞有异型，弥漫浸润，伴少量反应性小淋巴细胞

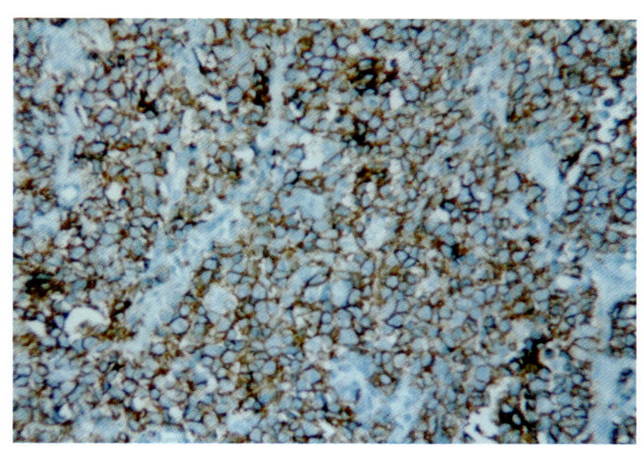

图 3-52　子宫颈 DLBCL，CD20 标记瘤细胞弥漫（+）

与子宫颈浆细胞瘤鉴别

子宫颈以浆细胞增生优势病变与子宫颈浆细胞瘤鉴别，后者：

- 浆细胞欠成熟，少或不伴有淋巴细胞、组织细胞及粒细胞浸润。
- 浸润较深而广泛。
- κ·λ 单项限制性表达（流式细胞仪检测可靠，而免疫组化不可靠）。

（朱梅刚）

三、病例分析

易误诊为弥漫性大 B 细胞淋巴瘤的子宫颈黏膜淋巴组织增生性息由。

临床表现与病理组织学

女性，45 岁，子宫颈赘生物 1 个月。活检组织 2 小块，平均 0.8cm×0.5cm。镜下，子宫颈黏膜表面上皮完整，黏液腺稀疏，腺体间大片弥漫浸润的转化淋巴细细胞，包括大量免疫母细胞、浆细胞和核仁明显或不明显的淋巴样细胞，核分裂象多见（图 3-53、54）。

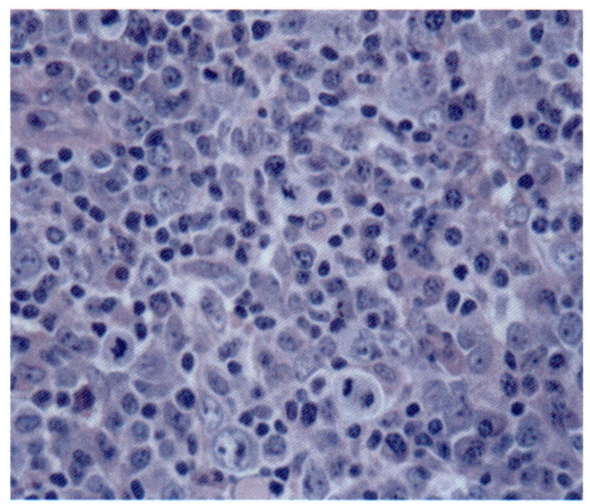

图 3-53　子宫颈黏膜腺体间大片弥漫浸润的转化淋巴细胞，包括大量免疫母细胞、浆细胞和核仁明显或不明显的淋巴样细胞，核分裂象多见

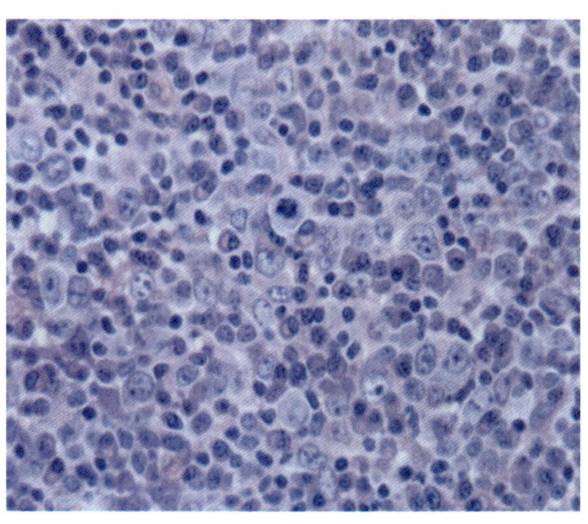

图 3-54　子宫颈黏膜腺体间大片弥漫浸润的转化淋巴细胞，包括大量免疫母细胞、浆细胞和核仁明显或不明显的淋巴样细胞，核分裂象多见

免疫组化

显示大量 CD20 阳性细胞，但阳性染色深浅不一，分散不连成片。低倍镜下见淋巴细胞只浸润浅层，深层组织未见浸润（图 3–55~57），并有许多 CD30 阳性细胞散在（图 3–58），多量 EMA 阳性细胞（浆细胞）（图 3–59），CD3 少量分散小细胞阳性细胞。

病理诊断：宫颈淋巴组织增生性息肉，大量 B 免疫母细胞及浆细胞增生浸润。

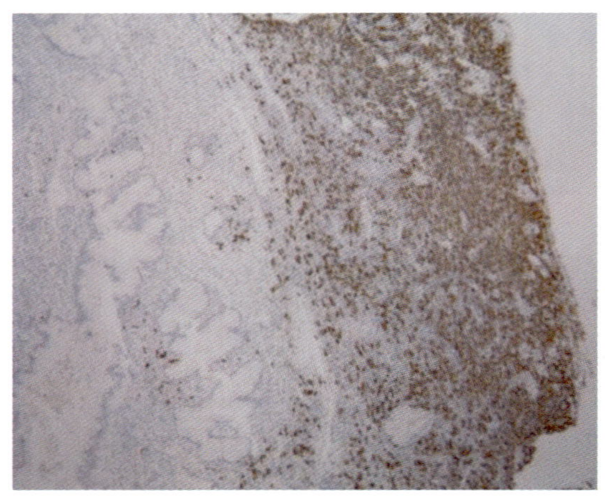

图 3–55 低倍镜下见 CD20（+）淋巴细胞只浸润浅层，深层组织未见浸润

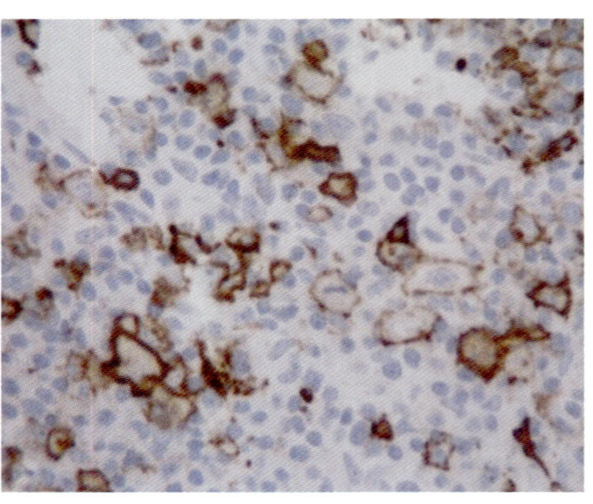

图 3–56 CD20（+）细胞，但阳性染色深浅不一，分散不连成片

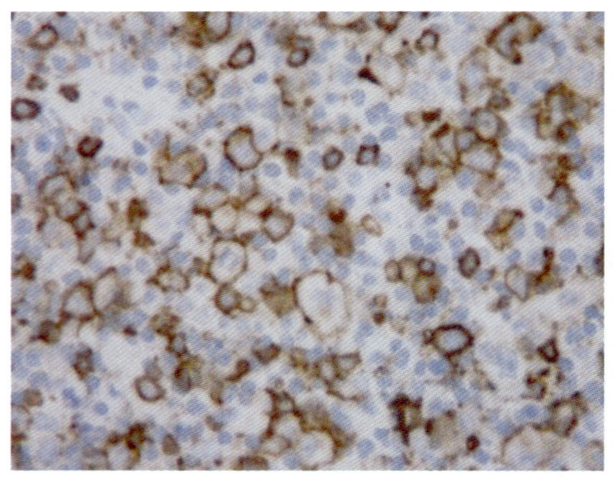

图 3–57 CD20（+）细胞染色深浅不一，分散不连成片

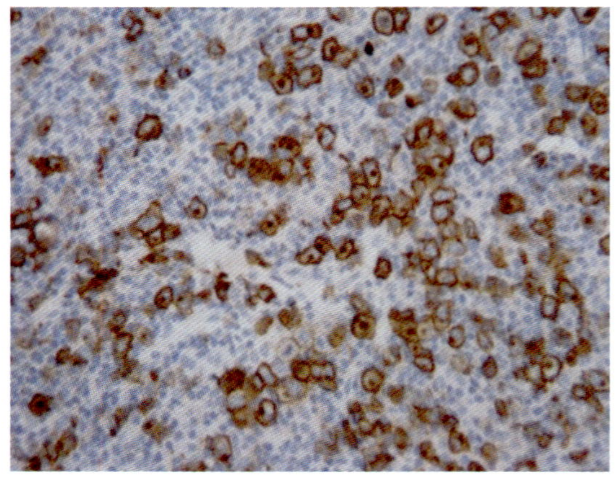

图 3–58 异型淋巴细胞 CD30（+），但染色深浅不一，阳性细胞大小不一，分散不连成片

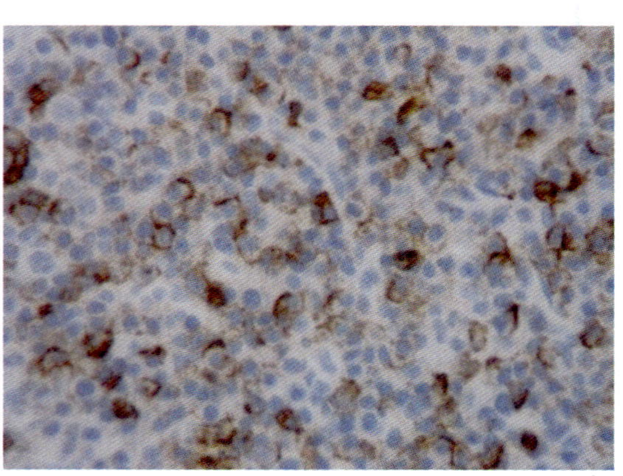

图 3–59 EMA 示浆细胞阳性

◆ 专家点评

本例如果只看高倍镜下形态有可能误诊为大B细胞淋巴瘤。根据笔者经验，如下2点值得注意：

(1) 免疫母细胞与浆细胞等转化淋巴细胞混杂存在，提示存在B淋巴细胞转化系列。CD20阳性表达深浅不一，也提示B淋巴细胞处于不同转化阶段。

(2) 大B细胞淋巴瘤很少发生于子宫颈，诊断需特别慎重，镜下见异型淋巴细胞浸润，应注意浸润深度，子宫颈有无肿物。如果异型淋巴细胞仅在子宫颈浅层多种细胞浸润，阴道镜及影像学检查并无肿物，则不宜诊断为淋巴瘤。

(周丽梅　林汉良)

第五节　药物超敏反应相关淋巴结病

药物超敏反应相关淋巴结病（drug hypersensitivity associated lymphadenopathy）是指某些药物在易感人群可以引起超敏反应综合征，伴有局部或全身淋巴结肿大，在形态学表现为副皮质区免疫母细胞增生的淋巴结病，易误为淋巴瘤。

一、药物超敏反应相关淋巴结病特点

◆ 发病机制

目前多数学者认为其致病机制可能为T淋巴细胞介导的延迟型药物超敏反应。患者在使用大剂量的致敏药物后（往往是患有自身免疫异常疾病的患者），体内既往感染的人类疱疹病毒6或7（HHV-6或HHV-7）被再次激活，HHV-6或HHV-7刺激机体T淋巴细胞活化、增生，从而引起变态反应。

◆ 临床表现

◆患者有用药史，常见致敏药物有抗惊厥类药物苯妥英（phenytoin）、卡马西平（carbamazepine）、苯巴比妥（phenobarbital）；磺胺类抗菌药柳氮磺吡啶（salazosulfapyridine）和氨苯砜（dapsone）。另外也有报道，别嘌呤（allopurinol）、消炎痛（indomethacin）、米诺环素（minocycline）、乙内酰脲（hydantoin）、索比尼尔（sorbinil）、扎西他滨（zalcitabine）、雷尼替丁（ranitidine）、沙利度胺（thalidomide）、美西律（mexiletine）、钙通道阻滞剂（calcicium channel blockers）等药物可以引起超敏反应综合征。

◆典型病例在使用上述某种药物1~8周，少数在数月后，出现发热、皮疹及面部水肿，牙龈增生。停止使用致敏药物后，皮疹仍然持续2周以上。

◆75%患者淋巴结肿大及肝脾肿大。

◆外周血白细胞增多，异常淋巴细胞增多或嗜酸性粒细胞增多。

◆严重病例出现肝功能异常、谷丙转氨酶升高，甚至肝功能衰竭。

◆大部分患者抗HHV-6或HHV-7 IgG滴度升高。

◆低或高 γ 球蛋白血症。
◆部分患者可继发 HL 或 NHL。

病理组织学特点

◆淋巴结中到明显肿大。
◆典型的形态学改变与病毒引起的淋巴结病变相似，以副皮质区增生扩大为主。
◆淋巴结结构部分或全部被弥漫多样的淋巴样细胞增生而结构紊乱，淋巴窦部分保存。
◆副皮质区血管增生及免疫母细胞样大细胞显著增生是其特点。增生细胞成分较杂，多量组织细胞、小淋巴细胞、嗜酸性粒细胞及浆细胞，核分裂象多见。免疫母细胞可成片团状。
◆偶见免疫母细胞样大细胞围绕血管分布及浸润血管壁现象，可见 R–S 样细胞，残存的淋巴窦内也可见少量异型大细胞。可见灶状坏死。
◆淋巴滤泡可呈增生或萎缩状。
◆皮疹明显时可出现皮病性淋巴结炎改变。
◆有的患者可继发 HL 或 NHL（AITL、DLBCL、FL、CLL/SLLL）。

免疫组化

◆免疫母细胞以 B 细胞谱系为主，亦可为 T 淋巴细胞标记 CD2、CD3、CD43 等阳性，CD30 呈阳性，强弱不一，CD15 阴性。
◆背景细胞多为 CD3 阳性的小淋巴细胞。浆细胞 κ/λ 多克隆性。
◆CD21 显示滤泡树突细胞网破坏，滤泡树突细胞可局灶增生。

分子生物学

IgH 和 TCR 基因重排阴性，EBER 阴性，少数阳性。

二、鉴别诊断

与 CD30 阳性的间变大细胞淋巴瘤（ALCL）鉴别

后者常见于年轻人，75%的患者有高热等 B 症状，形态上表现为淋巴结结构破坏，多形性异型瘤细胞散在，片块或弥漫分布，病变早期常常可见窦性浸润。在小细胞亚型和淋巴组织细胞亚型常常见到瘤细胞围绕血管现象。免疫组化可表达 T 淋巴细胞标记及 CD30。这些特点与药物超敏反应相关淋巴结病非常相似，但是本病常常起病较急，有用药史，镜下大细胞较分散分布，缺乏细胞的黏附性，也几乎找不到 ALCL 的特征性细胞（hallmark cells），ALK 阴性。

与血管免疫母细胞 T 细胞淋巴瘤（AITL）鉴别

后者多见于老年人，常有发热、皮疹、淋巴结肿大和肝脾肿大等症状，光镜下淋巴结结构部分破坏，高内皮血管增生及异型淋巴样细胞聚集。CD21 显示滤泡外滤泡树突细胞绕血管增生是较特征性的表现。药物超敏反应相关淋巴结病通常病程较短，虽然血管有增生，但仔细观察，并不是分支状的高内皮血管，而且血管间增生的细胞也不是非典型的胞浆透亮的淋巴样细胞。EBV 阴性。

与传染性单核细胞增多症（IM）鉴别

两者在临床上非常相似，均可以出现发热、皮疹 、全身淋巴结肿大、肝脾肿大、白细胞增高、异常淋巴细胞增多等一系列症状和体征，不同的是 IM 通常可以检出 EBV 阳性。在形态学上，药物超敏反应相关淋巴结病与 IM 也极其相似，均为 T 区淋巴组织增生。免疫表型上，IM 通常表现为 CD20 和 CD30 强弱不等的阳性，体现 B 淋巴细胞的转化谱系；到疾病晚期，则转变为 CD30 阴性的 T 淋巴细胞增生，与药物超敏反应相关淋巴结病例形态及免疫特征相似。其他病毒感染性淋巴结鉴别相似。

上述鉴别诊断的差异都非常细微，在实际工作中不容易把握，对诊断最为关键的是要密切结合临床病史及用药史，才能排除其他病变。

与 CHL 鉴别

后者结构破坏，有以诊断性 HRS 为代表的系列 HRS 细胞，CD30 阳性，CD15 阳性，EBV 阳性。药物超敏反应相关淋巴结病起病急，缺乏典型 HRS 细胞，CD15 阴性，EBV 阴性。

治疗及预后

终止致敏药物的使用通常临床症状会有所缓解。症状较重者，可用糖皮质激素及抗组织胺药治疗。患者皮疹、脾肿大及肝功能指标可能会持续一段时间存在，因此，有学者推荐用小剂量皮质激素维持治疗，并密切随访观察。

（尹为华　朱梅刚）

三、病例分析

柳氮磺吡啶超敏反应性淋巴结病。

临床表现

女性，28 岁。因发热 1 周，伴皮疹 5 天，于 2008 年 8 月 16 日入院。8 月 6 日患者无明显诱因出现发热，最高 39.0℃，予以抗病毒抗感染治疗后体温波动于 39.0~40.0℃。躯干及双上肢见红色斑丘疹，针尖大小。耳后双颈部可及数个肿大淋巴结，活动度好。入院后患者逐渐出现全身水肿、尿少、胸闷、腹胀等症状。8 月 8 日血常规：异型淋巴细胞约占 2%，血沉 32mm/h。8 月 15 日血常规：白细胞 13.24×10^9/L，中性粒细胞比值 0.28，淋巴细胞比值 0.59，单核细胞比值 0.12。8 月 19 日血常规：中性粒细胞绝对值 38.01×10^9/L，白细胞不能分类，外周血见大量异型淋巴细胞约占 30%。EB 病毒、巨细胞病毒、腺病毒 DNA 均阴性。谷丙转氨酶 314.5U/L，总蛋白 37.8g/L，白蛋白 20.7g/L，球蛋白 17.1g/L，乳酸脱氢酶 971.2U/L。B 超检查，双侧胸腔腹腔大量积液；双颈部多发散在淋巴结肿大，腹膜后多发淋巴结肿大；脾大，肝胰未见异常。骨髓检查：三系增生，血片及骨髓易见异型或异常淋巴细胞，易见网状吞噬细胞。经院内外多科专家会诊后，临床诊断未能统一，主要考虑为：①淋巴瘤；②传染性单核细胞增多症。为明确诊断，于 8 月 19 日取左颈部淋巴结活检。

病理组织学特点

送检左颈部淋巴结1枚，直径约1.5cm，切面灰白。镜下可见：正常的淋巴结结构弥漫增生的淋巴样细胞所替代，仅见少量残存的淋巴滤泡及淋巴窦，可见星空现象（图3-60）。血管增生明显，部分呈树枝状，血管之间细胞成分复杂，可见弥漫增生的大、小淋巴样细胞及较多浆细胞（图3-61）。高倍镜下，大细胞大多散在分布，局部有呈片趋势，可见围绕血管分布及浸润血管壁现象（图3-62~63）。残存的淋巴窦内可见少量大细胞；大细胞胞浆较丰富，淡红染或嗜碱性，细胞核圆形、卵圆形，可见扭曲线，核染色质较细腻，见1~3个核仁，核分裂象多见。

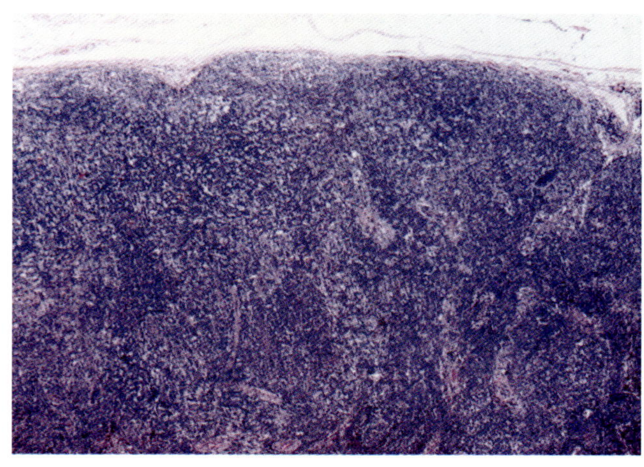

图 3-60 淋巴结正常结构明显紊乱，尚可见淋巴滤泡与淋巴窦，副皮质区增生扩大

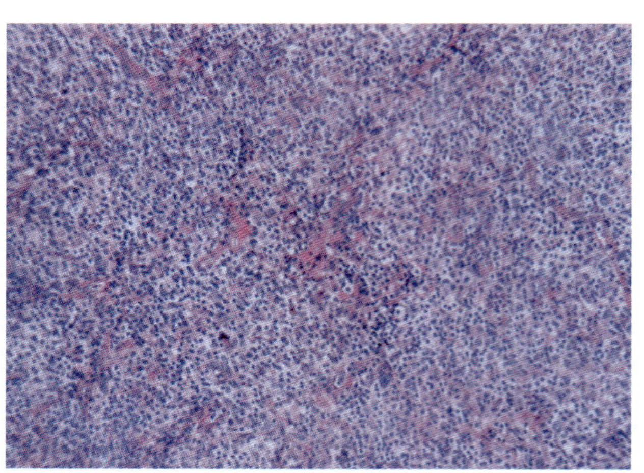

图 3-61 增生副皮质区，PCV增生，多种淋巴细胞增生

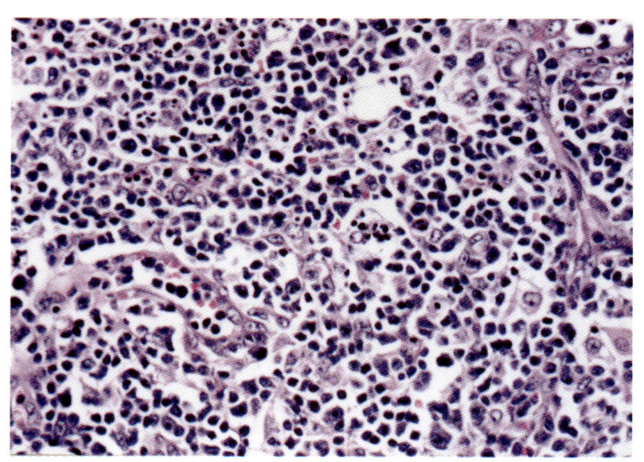

图 3-62 增生淋巴细胞中有许多大的免疫母细胞，有浸润血管壁现象

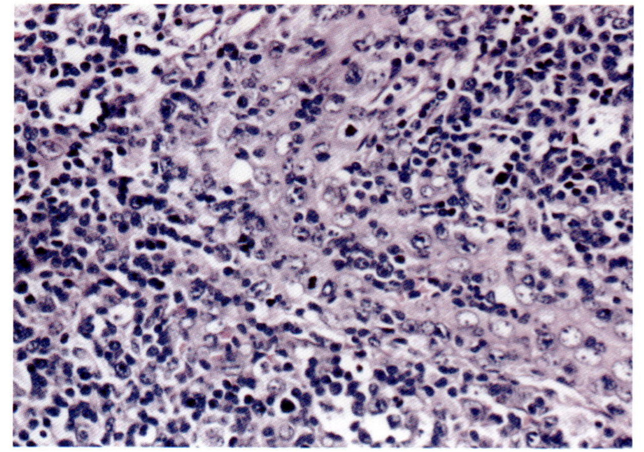

图 3-63 显示血管内皮细胞肿胀，有小淋巴细胞浸润血管壁现象

读片讨论意见

2009年4月在昆明召开的第十届全国诊断病理及淋巴造血系统疾病学术研讨会上，专家们对本病例进行了激烈的讨论，主要有以下几个诊断意见：

（1）非霍奇金淋巴瘤，倾向于T细胞淋巴瘤。诊断依据是患者临床表现为发热，皮疹，胸腹水，全身浅表淋巴结及腹膜后淋巴结肿大。镜下观察，仅见少量淋巴滤泡及淋巴窦残留，代之以较多弥漫增生的异型淋巴样细胞，血管呈树枝状增生，而且可见淋巴细胞浸润血管壁现象。

（2）有专家认为，本例较复杂，诊断困难。尽管显微镜下"异型大细胞"弥漫增生，血管增生明显，但是患者年龄较轻，起病急，诊断恶性淋巴瘤要谨慎，先考虑良性病变，随访观察。

（3）也有专家认为本例应该是传染性单核细胞增多症。因为患者年轻，病程短。临床表现为发热、皮疹、淋巴结肿大、脾大。外周血白细胞明显升高，以及异型淋巴细胞增多，镜下主要表现为淋巴结T区的免疫母细胞样的大细胞增生及血管的增生。需要看免疫表型EBER的检查结果是否支持。

初步病理诊断

（左颈部）淋巴结T区淋巴组织增生，考虑可能与病毒感染或药物等因素有关。不排除T细胞淋巴瘤，建议临床密切观察，必要时进一步会诊。

免疫组织化学

染色结果显示，大细胞表达白细胞共同抗原（LCA）、CD3（图3-64）、CD5、CD7、CD45RO、CD43、CD30（图3-65）、CD4、CD8（CD4阳性细胞数稍多于CD8阳性细胞数）；少量表达粒酶B；不表达CD20、CD79a、间变性淋巴瘤激酶（ALK）、CD15、CD56、上皮细胞膜抗原（EMA）、CD10；CD68显示较多组织细胞阳性，CD21显示局部区域滤泡树突细胞增生；Ki67 60%~70%阳性。原位杂位结果显示，EBER阴性。

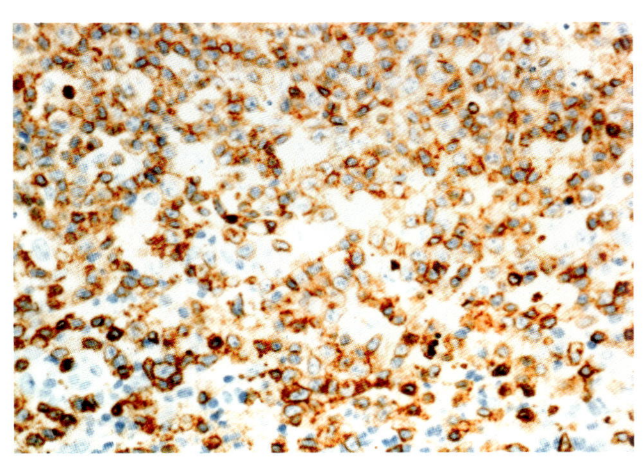

图3-64　CD3标记，浸润小淋巴细胞及部分大淋巴细胞(+)

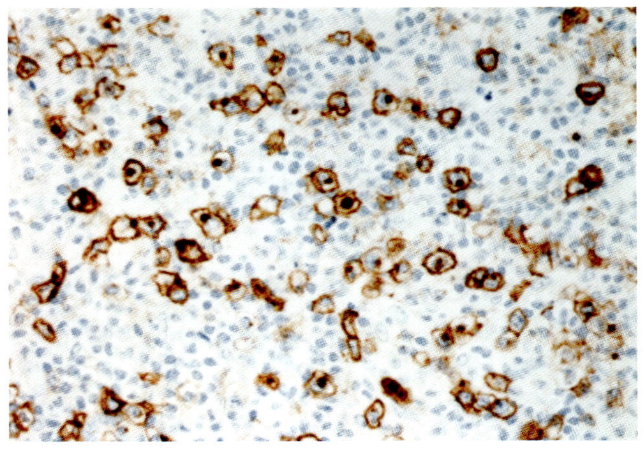

图3-65　CD30标记，增生大免疫母细胞（+）

追问病史

在请病理专家会诊后仍然不能得出明确结论的情况下，笔者到患者床边详细地询问病史。患者述，2008年5月13开始腹泻，每日3~4次，临床按照急性胃肠炎治疗1个月无效。2008年7月7日结肠镜结果提示：溃疡性结肠炎，遂给予柳氮磺吡啶（salazosulfapyridine）栓剂0.5g，每日1次；2008年7月14日改用口服柳氮磺吡啶片0.25g×4片，每日2次。用药后症状改善不明显，在腹泻次数增多时，患者同时使用了栓剂和片剂，直至2008年8月6日开始出现发热、皮疹等症状。入院后停止柳氮磺吡啶的用药。

最后病理诊断：(左颈部) 淋巴结药物超敏反应性淋巴结病。

诊断依据及讨论

◆患者为 28 岁女性，临床表现为短期内迅速出现发热、皮疹、浮肿、胸腹水及全身浅表淋巴结和腹膜后淋巴结肿大等症状。

◆既往有溃疡性结肠炎病史，使用柳氮磺吡啶片剂及栓剂，剂量共 2.5g/d，约 4 周后出现发热、皮疹等症状。

◆外周血检查结果显示血象明显升高，异型淋巴细胞明显增多。

◆肝功能异常，谷丙转氨酶升高。

◆全身淋巴结肿大，淋巴活检 HE 形态表现为淋巴结结构明显变化，T 区淋巴细胞显著增生。具体表现为血管增生及免疫母细胞样的淋巴细胞弥漫增生，夹杂较多小淋巴细胞和浆细胞。

免疫组织化学标记结果大细胞表达 T 细胞标记抗体 CD3、CD5、CD4、CD8、CD7、CD45RO、CD43 以及 CD30；不表达 CD20、CD79、CD15、ALK、CD56 等；原位杂交结果提示 EBER 阴性。

◆患者住院治疗及随访观察情况：在停止使用柳氮磺吡啶，静脉滴注地塞米松 10mg/d，数日后，发热、皮疹、水肿等症状迅速好转，各项生化指标迅速下降。1 周后，地塞米松逐渐减少为 1mg/d，此时皮疹再次出现，在提高激素剂量后皮疹逐渐消失，40 多天后患者病情好转出院。出院后，除时有皮疹再发外，无其他不适，血象等检查均正常，持续口服泼尼松 6mg/d，至 2009 年 5 月底停药，患者痊愈。

专家点评

药物诱发的超敏反应综合征 (drug-induced hypersensitivity syndrome, DIHS) 在临床上常常由卡马西平、氨苯砜以及别嘌呤醇等药物引起。柳氮磺吡啶为治疗溃疡性结肠炎和类风湿性关节炎的常用药物，由柳氮磺吡啶诱导的 DIHS 非常罕见，近年来逐渐被人们所认识并引起重视，国外文献中仅有少数个案报道。柳氮磺吡啶诱发的 DIHS 在临床上与传染性单核细胞增多症非常相似，常常表现为发热、皮疹、淋巴结肿大及肝脾肿大，实验室检查发现外周血异常淋巴细胞明显增多及肝功能异常。目前多数学者认为其致病机制为 T 淋巴细胞介导的延迟型药物超敏反应，患者在使用大剂量的柳氮磺吡啶后，在肠道微生物作用下柳氮磺吡啶被分解成 5-氨基水杨酸和磺胺吡啶，前者激活患者 (往往是患有自身免疫异常疾病的患者) 体内既往感染的人类疱疹病毒 6 (HHV-6)，HHV-6 刺激机体 T 细胞活化、增生，从而引起变态反应。因条件所限，本例患者未能施行外周血 HHV-6 检测。在昆明讨论会后，将淋巴结样本送往香港伊丽莎白医院检测 HHV-6，虽然免疫组织化学结果为阴性，但并不能完全排除该患者体内有 HHV-6 感染。关于 DIHS 的临床诊断标准，日本劳动健康与福利部研究委员会推荐了以下 7 条标准：①皮疹；②停止使用致敏药物后，皮疹仍然持续 2 周以上；③发热；④肝功能异常；⑤血液学异常 (白细胞增多或异常淋巴细胞增多或嗜酸性粒细胞增多)；⑥淋巴结肿大；⑦HHV-6 感染的再次激活。本病例满足以上 7 条标准中的 6 条，且根据随访观察结果，临床诊断为 DIHS 可以成立。本例无论从临床上还是病理学上，除了与传染性单核细胞增多症极其相似，与 CD30 阳性的 T 细胞淋巴瘤也难以鉴别。文献已有关于卡马西平、氨氯地平诱发的皮肤 CD30 阳性 T 细胞假性淋巴瘤的报道，而由柳氮磺吡啶引起的酷似 CD30 阳性 T 细胞淋巴瘤的药物性淋巴结炎国内外尚少见的报道。

(尹为华)

第六节　组织细胞性坏死性淋巴结炎（Kikuchi 淋巴结炎）

一、组织细胞性坏死性淋巴结炎特点

组织细胞性坏死性淋巴结炎（又称 Kikuchi 淋巴结炎或 Kikuchi 病，histiocytic necrotizing lymphadenitis，kikuchi lymphadenitis）的临床特点如下：

临床特点

◆青少年（亚洲）女性多发。

◆最常累及颈淋巴结，腋下或腹腔淋巴结亦有发生，淋巴结肿大与发热相关。

◆多数有发热（高及 39℃以上），不适，白细胞降低（4~5 000/mL^3）抗生素治疗无效。

◆自限性疾病，多数 2~4 周内痊愈，少数及半年。

◆有的患者与自身免疫性疾病相关，如类风湿，红斑性狼疮。

病理组织学

◆在淋巴结反应性增生背景下，单个或多个局灶性坏死，典型者在皮质区呈三角形（图 3-66~68）。

◆坏死灶病变可以分为增生期（早期，由母性组织细胞为主，浆细胞样树突细胞，抑制性 T 细胞等组成，加上少量核碎片或凋亡小体）（图 3-69）。坏死期（组成细胞坏死，大量吞噬细胞吞噬核碎片）（图 3-70）及黄色瘤样期（坏死灶周边出现黄色瘤样泡沫细胞）（图 3-71）。最后纤维愈合。同一淋巴结可有不同期病灶存在。

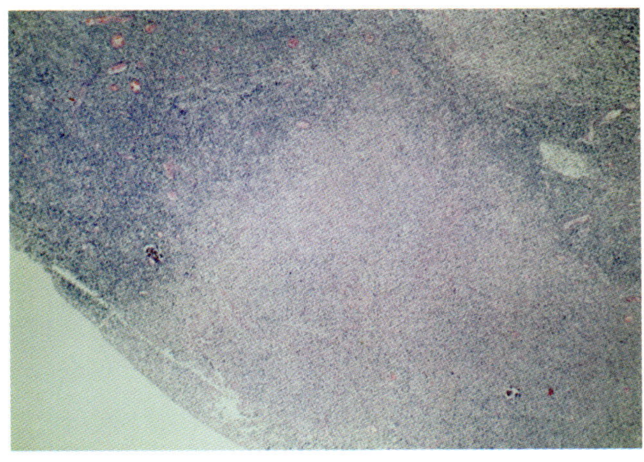

图 3-66　组织细胞性坏死性淋巴结炎，淡色区为坏死灶

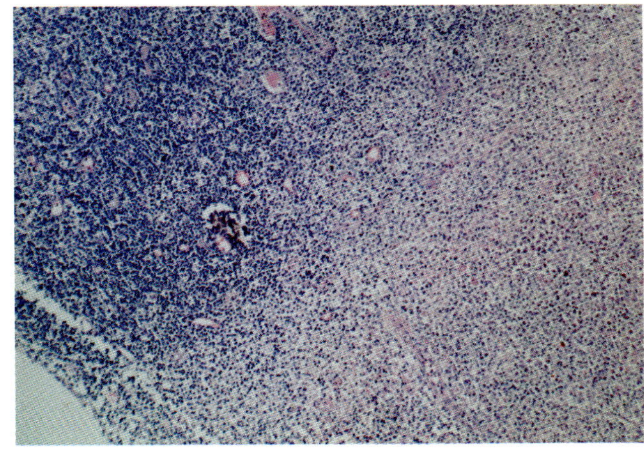

图 3-67　坏死灶区，见有大量核碎片

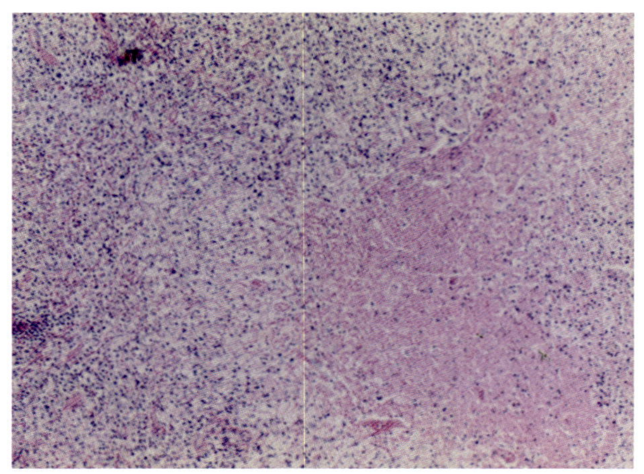

图 3–68 坏死灶中央呈纤维素样坏死

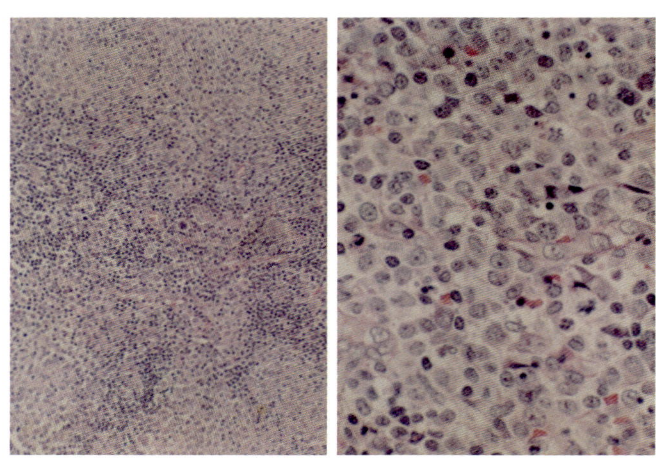

图 3–69 增生期（早期），（左）低倍观，数病变区相近；（右）高倍观，病灶区由母性组织细胞为主，核形稍不规则，另有少量 T 小淋巴细胞，核碎片或凋亡小体，可见核分裂象。无中性粒细胞浸润

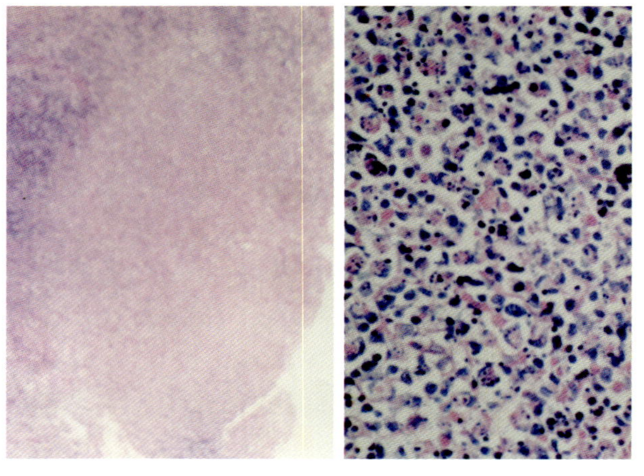

图 3–70 坏死期，（左）淋巴结近边缘坏死灶；（右）坏死灶为大量组织细胞吞噬核碎片，另为坏死细胞胞浆及核碎片，无中性粒细胞浸润

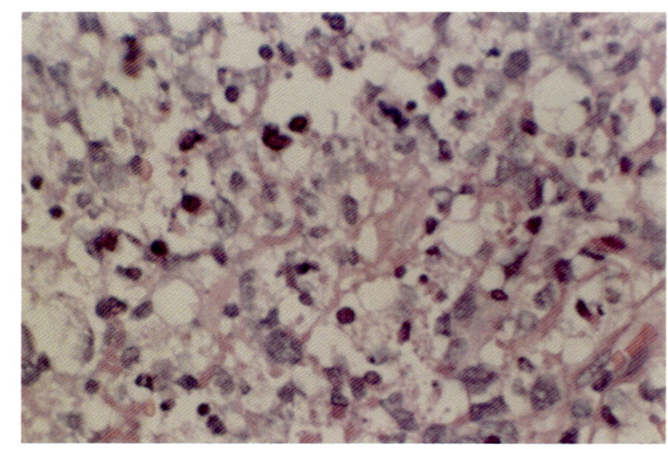

图 3–71 黄色瘤样期，病灶内主要为泡沫状组织细胞，散在核碎片

◆坏死灶无中性粒细胞浸润。

◆坏死灶周淋巴组织免疫母细胞与活化淋巴细胞增生活跃。

免疫组化

◆坏死灶组织细胞标记 CD68（图 3–72）、CD163 阳性占优势，少量 Ts 细胞 CD8、CD3 阳性，TIA1 阳性（图 3–73 左），浆样树突细胞 CD123 阳性。

◆坏死灶周边活化淋巴细胞 CD30 阳性（图 3–73 右）。

分子生物学技术检测

◆IgH 与 TCR 基因重排阴性。最近有报告偶有 TCRr 单克隆或寡克隆，但不能作为恶性诊断依据。

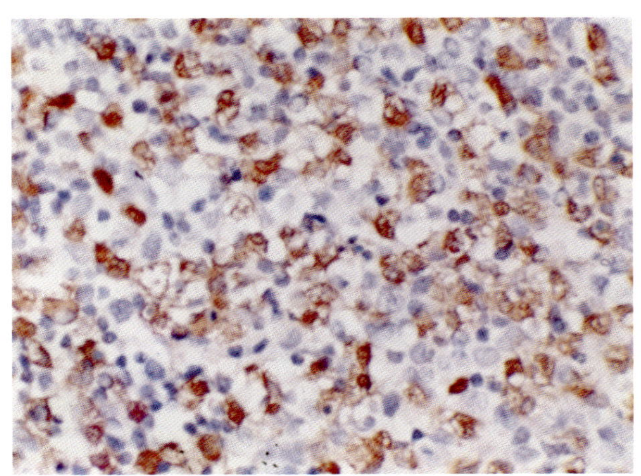

图 3-72　CD68 多数细胞（+）

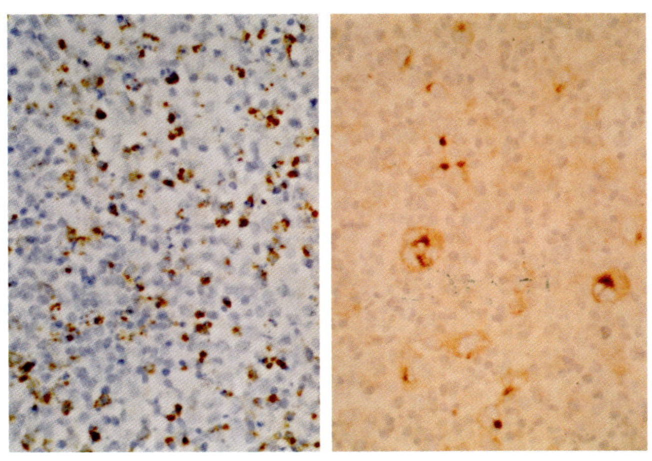

图 3-73　瘤灶区免疫组化标记，除 CD68 及 CD3（+）外，TIA1 部分细胞（+）（左）；瘤灶边缘区活化淋巴细胞 CD30（+）（右）

二、鉴别诊断

◆ 猫抓性淋巴结炎（cat-scratch lymphadenitis）鉴别

◆多见于儿童或青少年。

◆有皮肤被猫抓或咬伤病灶，淋巴引流区淋巴结肿大。

◆淋巴结单个或多个急性炎性坏死灶。

◆坏死灶内有大量中性粒细胞，周边出现类上皮细胞反应。

◆应用 Warthin Starry 银染可见病原菌（多形性短杆菌、汉赛巴尔通体）。

◆ 与外周非特殊性 T 细胞淋巴瘤（peripheral T-cell lymphoma，PTCL-NOS）鉴别

由于 KiKuchi 淋巴结炎多病灶融合，病变面积大，病灶区增生期，母性组织细胞核不规则，有 T 淋巴细胞标记阳性细胞，因而可误诊为 PTCL-NOS，鉴别如下：

◆PTCL-NOS 为弥漫性多形性异型 T 淋巴细胞。

◆正常淋巴结结构破坏。

◆免疫组化 CD3、CD45RO 与 T 细胞标记弥漫阳性，反应性 CD68 阳性细胞少。

◆TCR 基因重排克隆性常见。

◆ 与伴有核碎片（或凋亡小体）的 NHL（NHL with karyorrhectic nuclear debris）鉴别

少数 NHL 伴有较多的核碎片或凋亡小体有被误诊为 Kikuchi 淋巴结炎，鉴别如下：

◆NHL 为弥漫性异型性淋巴细胞克隆性增生，而如为 Kikuchi 淋巴结炎，坏死为灶性，背景为反应性增生改变。

◆正常组织结构破坏。

◆免疫组化 T 或 B 淋巴细胞标记弥漫阳性，少数反应性组织细胞 CD68 阳性。

◆IgH 或 TCR 克隆性基因重排阳性。

与富于淋巴细胞性经典型 HL（lymphocyte-ricle classical HL）鉴别

由于 Kikuchi 淋巴结炎病灶周围大的免疫母细胞增生，同时活化的淋巴细胞 CD30 阳性，因此可误为 LRCHL，鉴别如下：

◆Kikuchi 淋巴结炎增生的 B 免疫组免疫母细胞体积小于 R-S 细胞，核无异型，CD30 阴性。CD30 阳性的为体积小的活化淋巴细胞。正常结构保存。

◆LR CHL 正常结构破坏。

◆LRCHL 一般无坏死灶。

（朱梅刚）

三、病例分析

（一）Kikuchi 淋巴结炎误诊为 T-NHL

临床表现

男性，35 岁。主诉颈淋巴结肿大半个月余就诊（1990 年），无明显发热。要求做淋巴结活检，明确病变性质。

病理组织学特点

◆巨检：淋巴结 1 枚，大小 1.8cm×1cm×0.5cm，质中等。

◆镜检：淋巴结组织基本结构保存，但局部显示多灶融合不规则区，较单一的增生中等大淋巴样细胞，胞浆淡，核形不规则，可见少数分裂象，无明显坏死。可见少数核碎片散在。

免疫组化

◆病变区显示 T 与组织细胞标记混合阳性。

◆作 TCRPCR 基因重排检测，凝胶电泳出现不太强的单带。

病理诊断：（颈）淋巴结 T 细胞淋巴瘤（多形 T）。

患者在某医院做化疗时，借切片到他院会诊，因患者他处无淋巴结大、肝脾不大、病灶局限，怀疑不是淋巴瘤，还片时提出疑问，复查原片，淋巴结病灶区有散在少量核碎片，可能是 Kikuchi 淋巴结炎增生期，随访一直很好。

专家点评

本例误诊原因与应吸取的教训：

◆当时对 Kikuchi 淋巴结炎灶性的病理改变认识不足，特别是早期增生期，坏死不明显。

◆免疫组化病变区有 T 淋巴细胞阳性，加上 TCR 基因重排阳性。

◆当时（1990 年）PCR 基因重排检测在国内刚开始研究应用，认为没有假阳性。新近报告本病可以出现 TCRr 单克隆或寡克隆性，但不能作为 T 淋巴瘤诊断的依据。本病为自限疾病。

◆应吸取的教训是对 Kikuchi 淋巴结炎的病变加深认识，凡青年人，起病急，在反应性增生背景中灶性病变是主要诊断依据，而偶见出现 TCRr 基因重排阳性，仍应随访观察，不要轻易下 T 淋巴瘤的诊断。

（朱梅刚）

（二）ALCL 误诊为 Kikuchi 淋巴结炎

临床表现

男性，11 岁。主诉发热不退伴颈淋巴结肿大、脾轻度肿大，就诊入院。入院后白细胞不高，用激素治疗，体温不降，取颈淋巴结活检。

病理组织学特点

巨检：淋巴结 1cm×0.8cm×0.5cm，质中等。

镜检：淋巴结正常结构大部分消失，近边缘有残存淋巴组织（图 3–74）。增生细胞中偏大，胞浆色淡，核稍不规则，可见小核仁，核分裂象可见，另见少量核碎片（或凋亡小体）散布，无明确坏死（图 3–75）。

免疫组化：T 标记多数阳性，CD68（图 3–76）与 B 标记散在阳性。

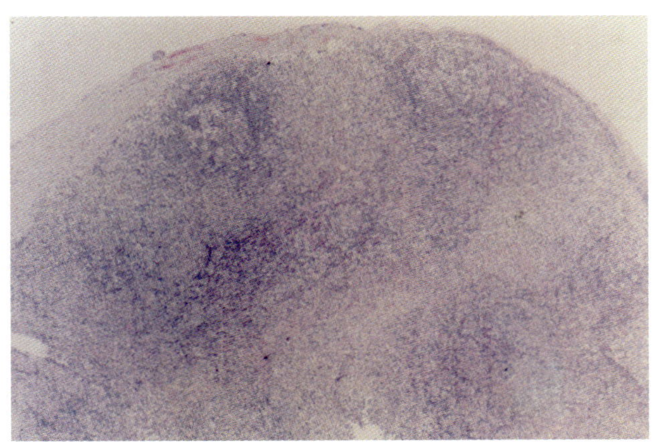

图 3–74　淋巴结低倍观，近边缘有部分淋巴组织残留，正常结构大部分破坏

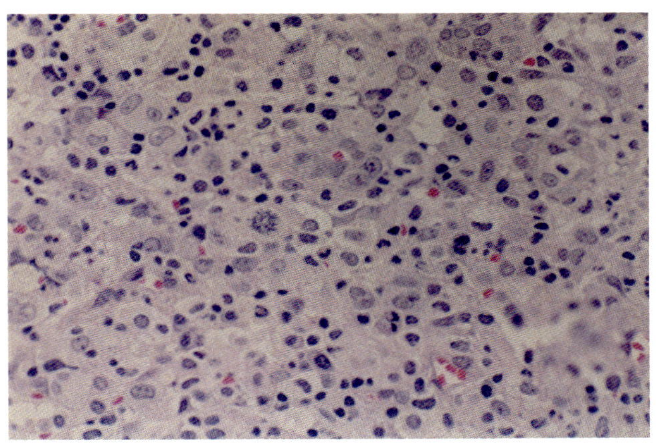

图 3–75　增生细胞中到大，胞浆淡染，核形不规则，可见小核仁和核分裂象，有少数核碎片（凋亡小体）散在

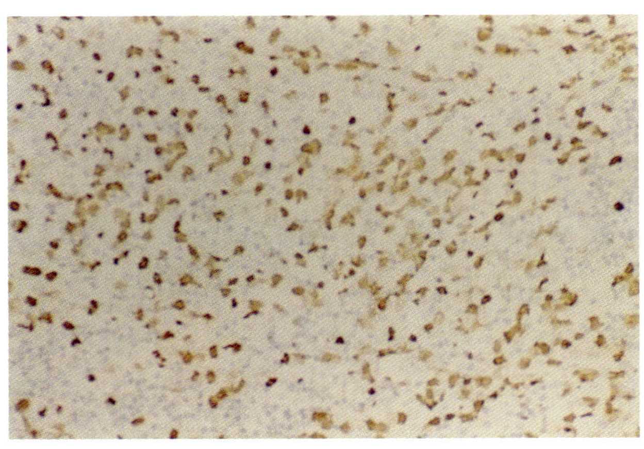

图 3–76　CD68 标记，有散在反应性组织细胞（+）

病理诊断：（颈）淋巴结 T 淋巴细胞增生活跃，结合临床有 Kikuchi 淋巴结炎可能，请结合临床，必要时再做活检。

因病情不好转而临床先后 2 次院内外会诊，大家仍倾向 Kikuchi 淋巴结炎，继续观察，并做了第 2 次淋巴结活检，病变与第 1 次相似。第 2 次会诊时有专家提出会不会是间变性大细胞淋巴瘤，他遇过这种病例。于是加做了 CD30 与 ALK 免疫组化，结果弥漫阳性（图 3–77~78），最后病理报告为淋巴结间变性大细胞淋巴瘤，延误了诊断。

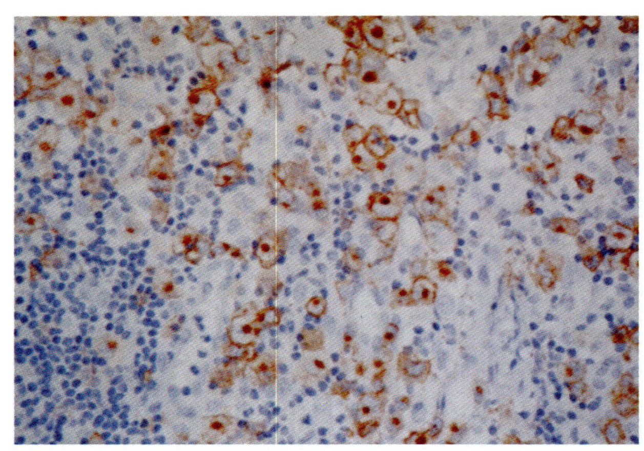

图 3–77 CD30 标记有较多细胞（+）

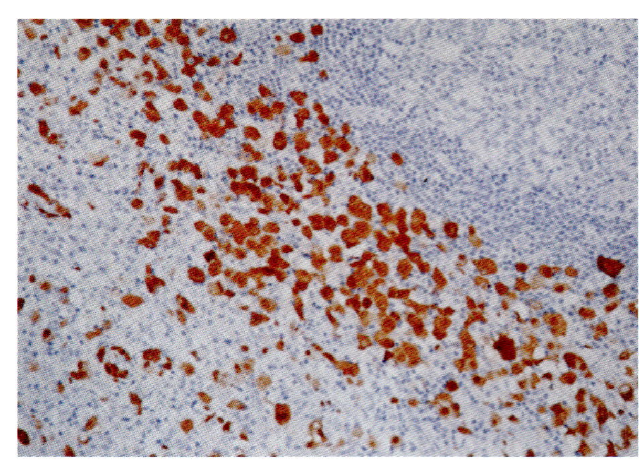

图 3–78 ALK 标记，增生细胞较多为（+）

专家点评

本例误诊原因和应吸取的教训：

◆淋巴结增生异常细胞缺乏多形性（如多核、花环状、胚胎样等）；核仁不够大，加上有核碎片。儿童、发热等原因导致不敢下淋巴瘤的诊断，更没有想到是 ALCL。第 1 次活检未做 CD30 与 ALK 免疫标记。

◆忽视了 Kikuchi 淋巴结炎灶性病变的特点，又过分重视了核碎片的意义。已发现恶性高的 NHL，特别已用了化疗时可以出现许多凋亡小体，但病变是弥漫性，细胞有异型。

◆儿童、少年，发热不退，凡是弥漫性中等以上淋巴细胞增生应考虑到 ALCL 可能。

◆该儿童的病史均为其母亲叙述，淋巴结肿大的时间可能有误。

（朱梅刚）

第七节　淋巴结坏死

一、淋巴结坏死的基本组织学类型

淋巴结坏死的基本组织学类型可包括：①化脓性坏死；②碎屑性坏死；③干酪样坏死；④纤维素样坏死；⑤梗死；⑥中心坏死性肉芽肿。

化脓性坏死

大量中性粒细胞渗出、自溶所致的液化性坏死，可含不同数量的核碎屑（碎屑性坏死），通常发生于淋巴结的化脓性细菌感染（非特异性细菌性化脓性淋巴结炎）（图 3–79）、可见于真菌感染（淋巴结真菌病）等，也可继发于淋巴结结核病的干酪样坏死（干酪样坏死继发化脓性液化）。

碎屑性坏死

表现为因核固缩、核碎裂与细胞凋亡所致的不同程度、范围的核碎屑（核尘）（图 3–80），伴有或无中性粒细胞渗出，也可伴有不同程度单核细胞渗出、组织细胞/巨噬细胞增生（以致形成中心碎屑性坏死肉芽肿）。碎屑性坏死较常见，是各种原因所致凝固性坏死的较早阶段。淋巴结的多种疾病/病变（结核病、淋巴瘤、转移瘤、系统性红斑狼疮、非特异反应性等）可发生碎屑性坏死。组织细胞性坏死性淋巴结炎（Kikuchi 病）呈现无中性粒细胞渗出的灶性、显著碎屑性坏死，但是，呈现灶性、显著碎屑性坏死者，并非总是组织细胞性坏死性淋巴结炎，对于后者必须谨慎地进行排除性诊断。后文列举的病例（病例 1~5）提示，淋巴结碎屑性坏死会是淋巴结病理诊断的一个重要难点。

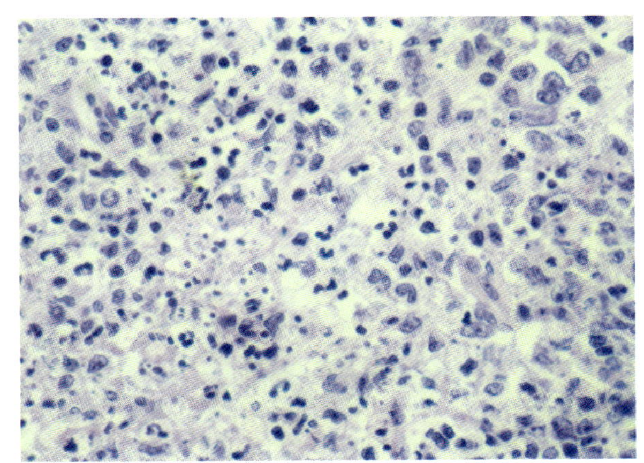

图 3–79　非特异性细菌性化脓性淋巴结炎（刀割手指皮肤并局部化脓，1 个月后同侧肘上现疼痛性肿物）

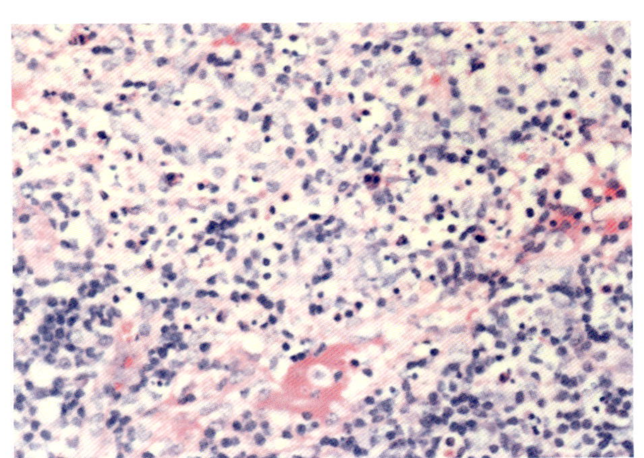

图 3–80　淋巴结碎屑性坏死

干酪样坏死

彻底的凝固性坏死，表现为无结构或颗粒样、一致性粉染物，不见或含少量坏死细胞残影（残影细胞或鬼影细胞；若普遍呈现残影细胞，需注意与梗死的鉴别）（图 3–82③）。干酪样坏死最常发生于结核病，也可发生于真菌病（例如组织胞浆菌病）。

干酪样坏死可由碎屑性坏死演变而来，因此，干酪样坏死的较早阶段可呈现：碎屑性坏死、少量残影细胞（伴有或不伴有干酪样坏死、少量中性粒细胞），可称为“前干酪样坏死”（图 3–81）。以碎屑性坏死为主的淋巴结结核病会被诊为“组织细胞性坏死性淋巴结炎（Kikuchi 病）”（参见后文病例 1）。

干酪样坏死可继发中性粒细胞渗出以致化脓，表现为干酪样坏死伴有或不伴有多量至大量中性粒细胞（也可伴有或不伴有碎屑性坏死），可称为“后干酪样坏死”（图 3–81）。

纤维素样坏死

细颗粒或细条网状、粉至红染的纤维素样物沉积，通常与变态反应有关，可见于淋巴结结节性多动脉炎、系统性红斑狼疮、结节病等。

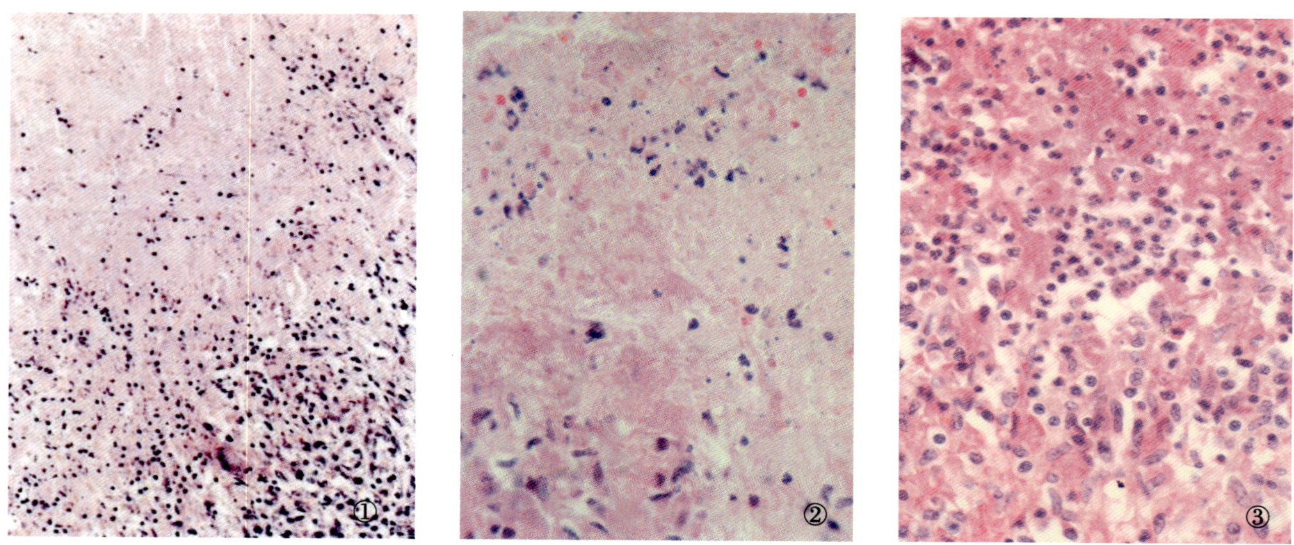

图 3-81 淋巴结结核病，①干酪样坏死的较早阶段（“前干酪样坏死”）：碎屑性坏死演变为干酪样坏死（碎屑性坏死+干酪样坏死），下方显示坏死外围的上皮样细胞（提示为肉芽肿病变）。②中央区域为典型的干酪样坏死（无结构或颗粒样、一致性粉染物），图上方显示少量中性粒细胞和核碎屑（“前干酪样坏死”），图下方显示干酪样坏死外围的上皮样细胞（提示为肉芽肿病变）。③干酪样坏死继发多量中性粒细胞渗出（干酪样坏死液化，“后干酪样坏死”）

◆ 梗死

淋巴结因缺血所致的范围广泛、境界清楚（与存活组织截然分界）的凝固性坏死（图 3-82①、②）。坏死区域普遍呈现坏死细胞残影（残影细胞或鬼影细胞，图 3-82③），可见结构残影 [例如血管残影（图 3-82④），浸银染色可显示原有架构]，可伴有碎屑性坏死和/或中性粒细胞渗出；包膜直下环绕狭窄的存活组织带（图 3-82①，应仔细观察该处有否肿瘤细胞或异型细胞）；可有肉芽组织由坏死边缘（坏死与存活组织交界处）长入坏死（图 3-82②）将其机化，可致淋巴结纤维化；结周组织可现急、慢性炎症，也可坏死。低倍镜下，淋巴结梗死可形似干酪样坏死，甚至被诊为结核病。

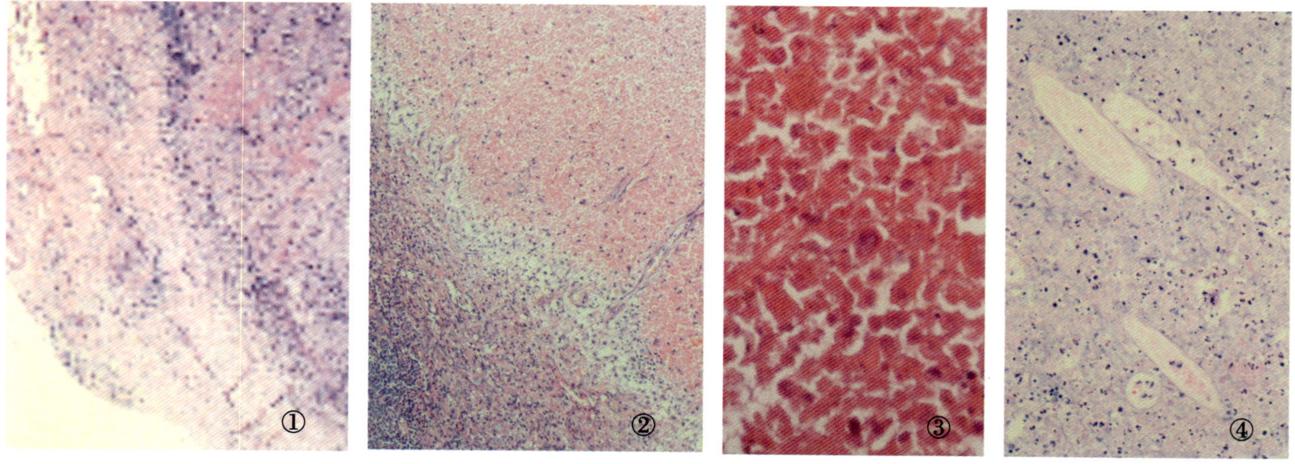

图 3-82 淋巴结梗死，继发于 B 细胞淋巴瘤，①淋巴结包膜及其周围脂肪组织显著纤维性增生；实质几乎皆坏死（广泛粉染区域），包膜直下有薄层蓝染带状组织环绕（存活组织）。②广泛的凝固性坏死（图右上大片粉染区域），境界清楚，与存活组织（图左下）截然分界。肉芽组织的毛细血管伸入坏死区域。③梗死区域可见大片残影细胞。④梗死区域含有小血管残影、散在核碎屑

淋巴结梗死属于病变（形态）性诊断表述。见淋巴结梗死时，必须尽力探讨，明确其原因。淋巴结梗死常继发于恶性肿瘤 [最常为淋巴瘤（图 3-83），也见于转移瘤（图 3-84)]，或淋巴结供血小动脉病变 [例如炎症、畸形时的血栓形成及其机化（图 3-85、3-86)]，淋巴结梗死也可继发于淋巴结穿刺活检、传染性单核细胞增生症、弥散性血管内凝血、系统性红斑性狼疮、胆固醇栓子所致的栓塞等。因此，应努力从组织学方面寻找引发梗死的原发性病变/疾病，尤其必须仔细观察：①淋巴结包膜直下存活组织狭窄环带中是否含有肿瘤细胞？②结周小动脉有否闭塞性病变？

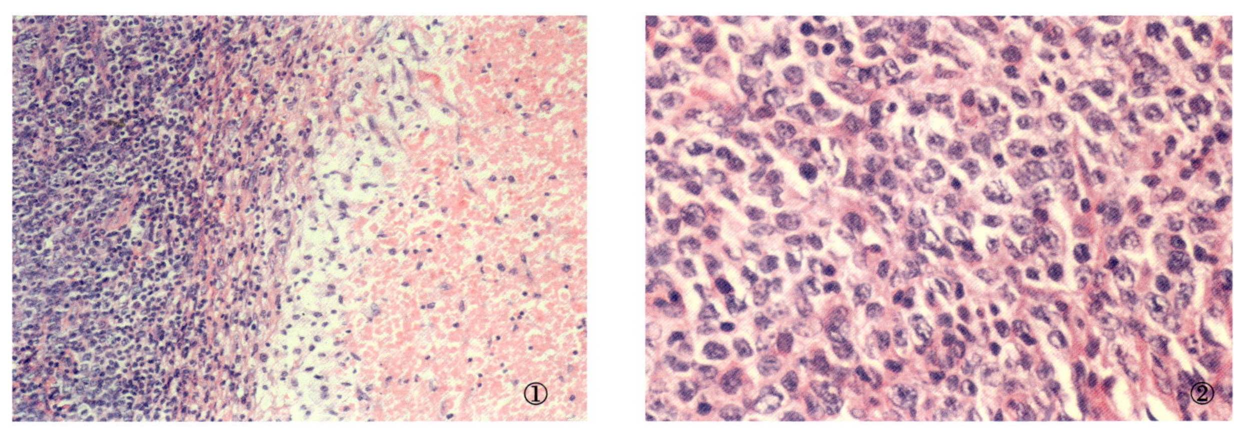

图 3-83 淋巴结梗死（①）；继发于弥漫性大 B 细胞淋巴瘤（②）

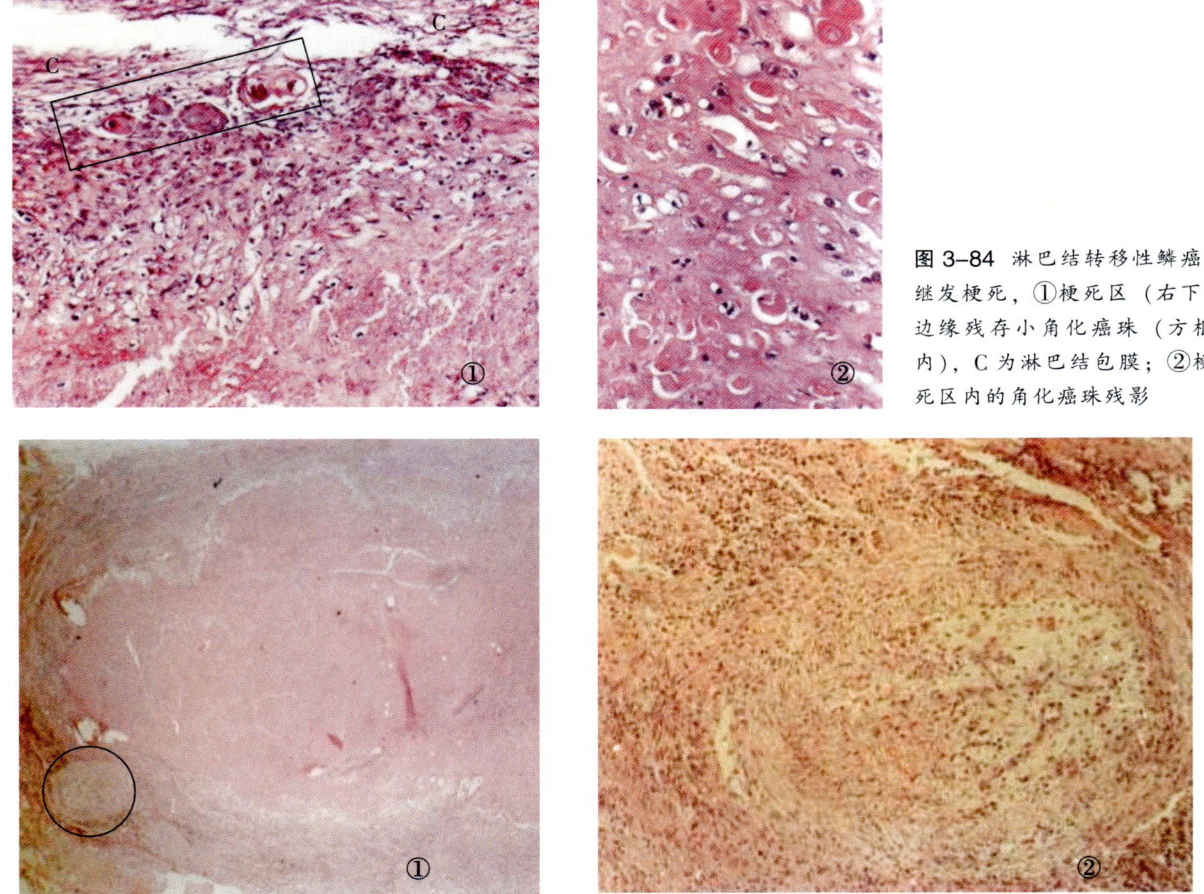

图 3-84 淋巴结转移性鳞癌，继发梗死，①梗死区（右下）边缘残存小角化癌珠（方框内），C 为淋巴结包膜；②梗死区内的角化癌珠残影

图 3-85 淋巴结结周小动脉炎继发血栓形成并机化、闭塞（图①线圈内和图②）

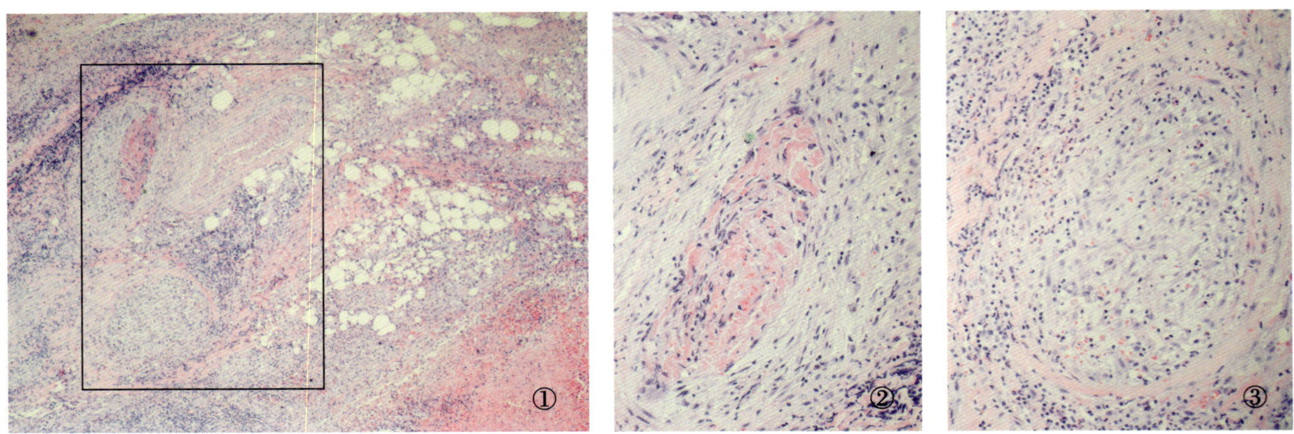

图 3–86 淋巴结结周小动脉畸形（图①左半方框内）继发血栓形成（图②）并机化闭塞（图③），导致淋巴结梗死（图①右下红染区）（45 岁男性，右侧颈部肿物 38 年余，每于情绪激动时结节性隆起，压迫时局部不适，近 1 个月来加重）

中心坏死性肉芽肿

或称中央坏死性肉芽肿，包括：①中心碎屑坏死性肉芽肿（伴有或不伴有中性粒细胞渗出，可见于结核病、猫抓病等，图 3–87①）；②中心化脓性肉芽肿（伴有或不伴有碎屑性坏死，可见于淋巴结猫抓病、结核病、性病淋巴肉芽肿、耶尔森菌病、土拉菌病等，图 3–87②、③）；③中心干酪样坏死性肉芽肿（伴有或不伴有碎屑性坏死、中性粒细胞渗出，可见于结核病真菌病等，图3–87④）；④中心纤维素样坏死性肉芽肿（可见于结节病，图 3–87⑤）。勿将恶性肿瘤（淋巴瘤、转移瘤）的局灶性坏死诊为中心性坏死性肉芽肿（参见后文病例 7）。

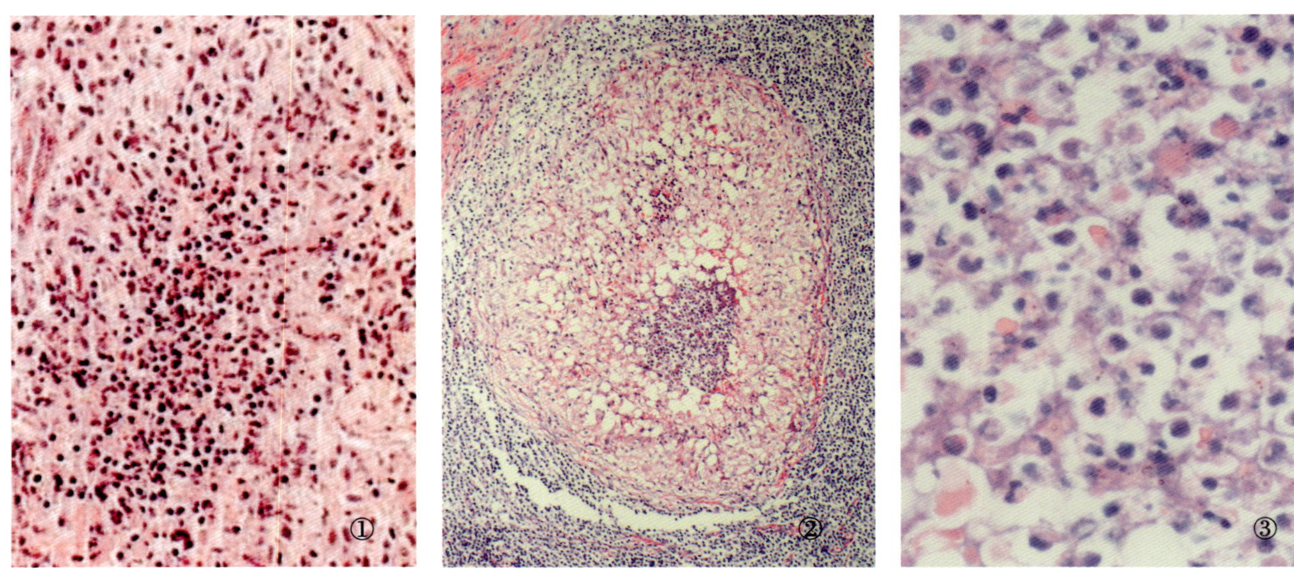

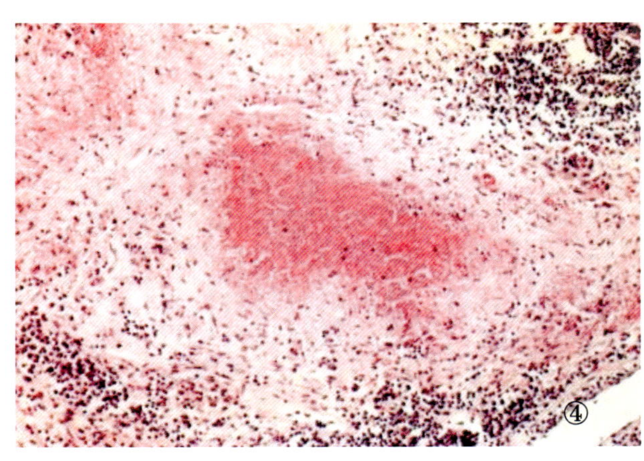

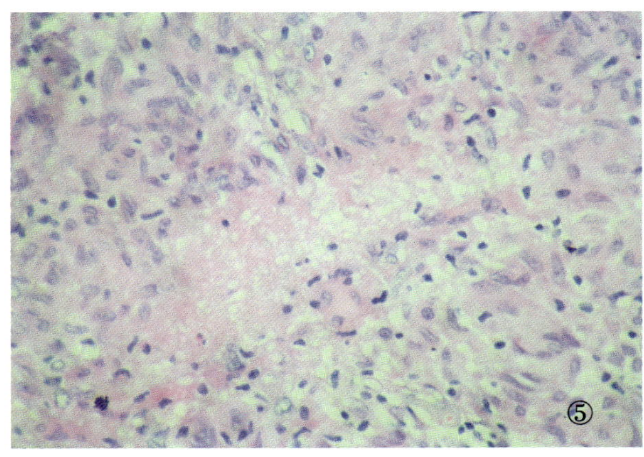

图 3-87　中心坏死性肉芽肿，①中心碎屑坏死性肉芽肿（结核病）：碎屑性坏死灶围以上皮样细胞；②中心化脓性肉芽肿（猫抓病）；③中心化脓性肉芽肿（猫抓病）：图②肉芽肿中心的脓细胞；④中心干酪样坏死肉芽肿（结核病）：坏死周围见上皮样细胞；⑤中心纤维素样坏死肉芽肿（结节病）

二、病例分析

（一）淋巴结结核病呈现碎屑性坏死被误诊为 Kikuchi 病

◆ 临床表现

女性，45 岁，全身浅淋巴结肿大并长期发热；颈淋巴结活检显示广泛碎屑性坏死，巨噬细胞吞噬核碎屑，未见中性粒细胞（图 3-88①）；3/5 位诊断病理学专家对于 HE 染片的会诊意见：“组织细胞性坏死性淋巴结炎（Kikuchi 病）”。抗酸杆菌/结核杆菌检测：抗酸染色阳性（图 3-88②），BCG-免疫组化染色阳性（图 3-88③），结核杆菌 DNA 片段-PCR 检测阳性。病理诊断：淋巴结结核病，碎屑坏死变型（或 Kikuchi 病样变型）。

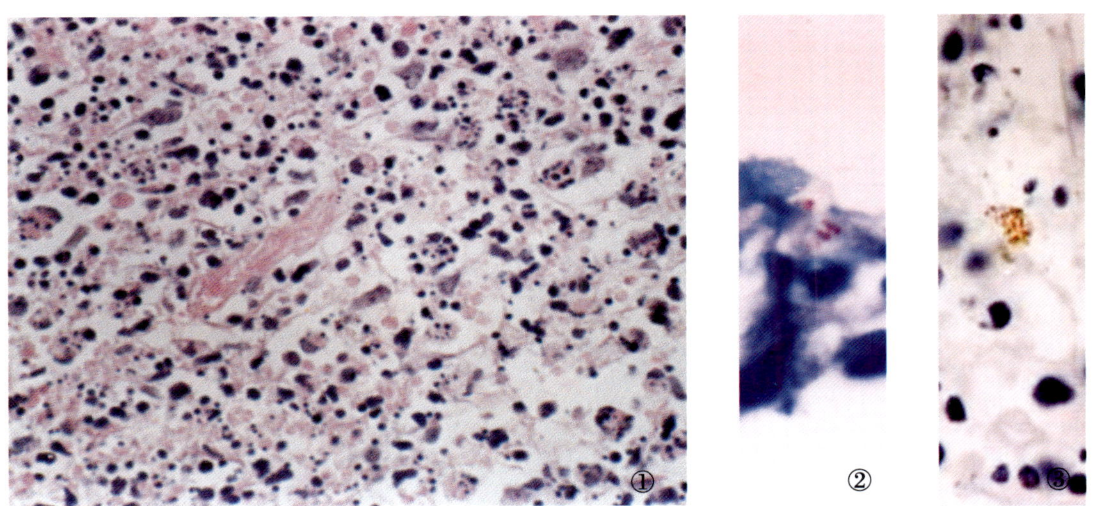

图 3-88　淋巴结结核病，碎屑坏死变型（Kikuchi 病样变型），①淋巴结广泛碎屑性坏死，巨噬细胞吞噬核碎屑，未见中性粒细胞；②抗酸染色：见 L 型阳性菌；③BCG-免疫组化染色阳性

专家点评

笔者等（1998）曾对50例呈现非肿瘤碎屑性坏死的浅淋巴结石蜡包埋组织进行了结核杆菌DNA-PCR检测。该50例的原病理诊断：①组织细胞性坏死性淋巴结炎（Kikuchi病）38例；②其他反应性病变12例。这2组病例中分别有15例（39.5%）和5例（41.6%）呈结核杆菌DNA-PCR阳性，提示该50例浅淋巴结的非肿瘤碎屑性坏死中有40%（20/50例）可能与结核杆菌感染有关。

◆大片碎屑性坏死的淋巴结，若呈现：①干酪样坏死趋势；②组织细胞、巨噬细胞、泡沫细胞不同程度增生并趋于团聚和/或形成或趋于形成上皮样细胞小结（初始性肉芽肿）；③数量不等的中性粒细胞浸润，应考虑淋巴结结核病碎屑坏死（或Kikuchi病样）变型的可能性。

（二）淋巴结淋巴瘤或异型增生继发碎屑性坏死被误诊（或拟诊、考虑）为Kikuchi病

临床表现

女性，29岁，发现双侧颈部淋巴结肿大1周，最大者直径初约1cm，1周内迅速长至花生米大，不痛，无发热、夜汗和消瘦，皮肤明显瘙痒（“荨麻疹”，夜间重，持续约半年）。切取左侧颈部淋巴结活检。

原病理诊断：组织细胞性坏死性淋巴结炎（Kikuchi病）。

病理会诊

淋巴结基本结构消失，成于大小不等、弥漫增生的异型淋巴细胞，有的为成片分布的透明细胞并伸入残存淋巴滤泡的套层内，较易见核分裂象，散在不同程度的碎屑性坏死（尤以透明细胞区域显著）。于大片严重碎屑性坏死处，几乎不见异型增生的淋巴细胞（图3-89）。

病理会诊诊断：（左侧颈部）淋巴结淋巴细胞弥漫性异型增生，考虑为外周T细胞性淋巴瘤（非特殊型），继发显著碎屑性坏死。需做免疫组化染色进一步诊断。

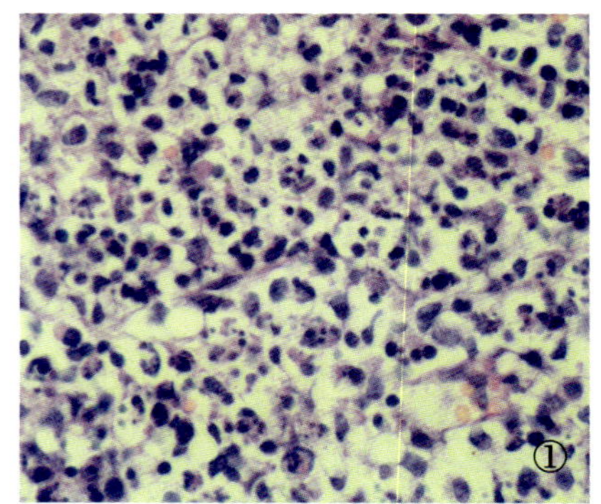
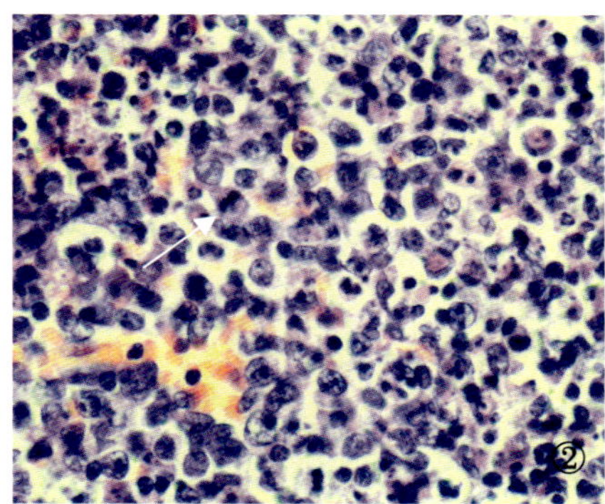
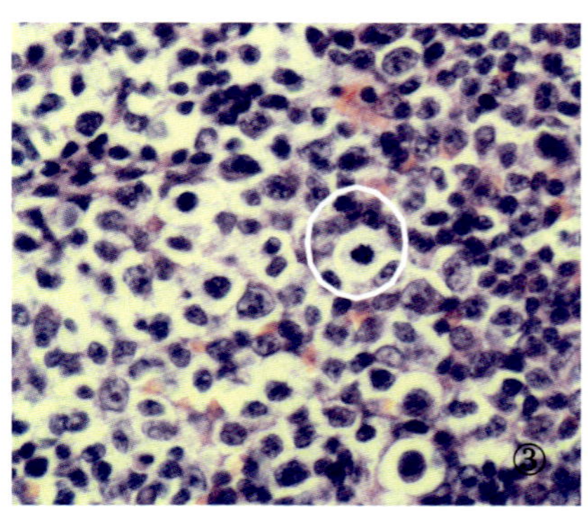

图3-89 淋巴结淋巴细胞弥漫性异型增生，考虑为淋巴结外周T细胞性淋巴瘤（非特殊型），继发显著碎屑性坏死，原病理诊断为Kikuchi病。①于大片显著碎屑性坏死处，几乎不见异型增生的淋巴细胞；②增生的异型淋巴细胞明显碎屑性坏死，可见核分裂象（↑）；③淋巴结内大小不等的异型淋巴细胞弥漫性增生，有的为成片分布的透明细胞，较易见核分裂象（圈内）

(三) 外周非特殊淋巴瘤误诊为 kikuchi 淋巴结炎

女性，52 岁，左颈淋巴结肿大 1 个多月，约计 5cm×5cm×3cm。切取活检。

原病理诊断：拟诊 Kikuchi 病（主检病理医师于签发病理诊断报告前主动亲往大医院病理科进行会诊）。

◆ 病理会诊

淋巴结基本结构消失，大、中、小异型淋巴细胞弥漫性增生，胞核多形，有些细胞胞质透明，可见大异型核细胞，易见核分裂象；增生淋巴细胞继发大片碎屑样坏死，其中许多吞噬核碎屑的豆袋样巨噬细胞；淋巴结和结周脂肪组织内增生的透明细胞皆呈 CD45RO 阳性（图 3-90）。

病理会诊诊断：（左侧颈部）淋巴结外周 T 细胞性淋巴瘤（非特殊型），继发显著碎屑性坏死。

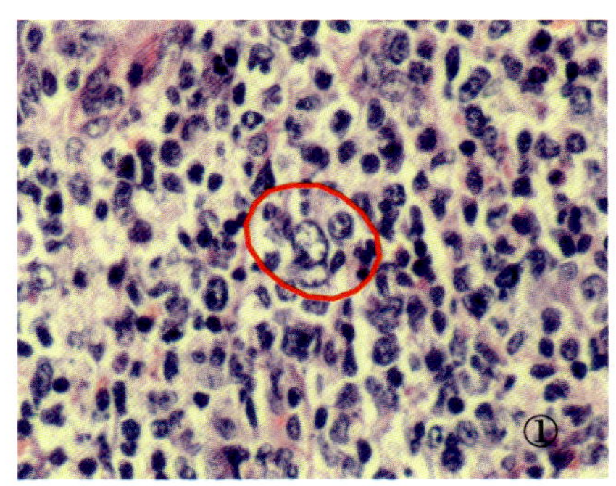

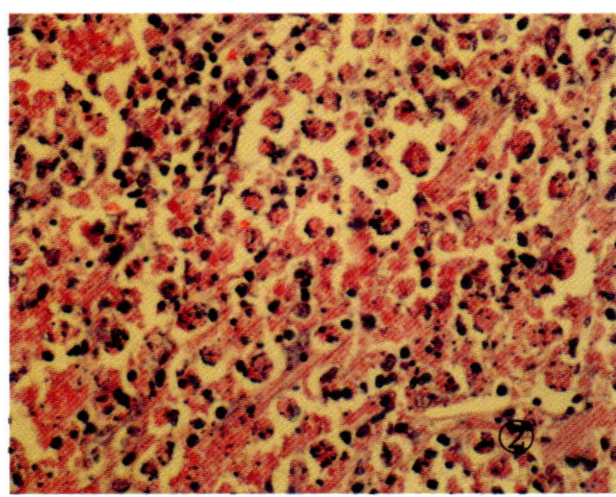

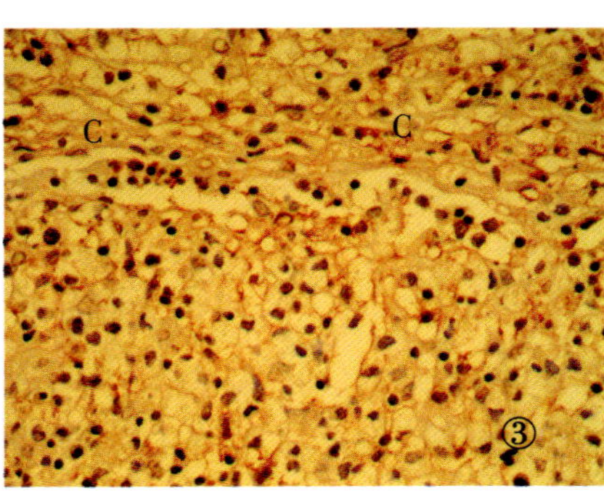

图 3–90　淋巴结外周 T 细胞性淋巴瘤（非特殊型），继发显著碎屑性坏死。原病理诊断：拟诊 Kikuchi 病 。①淋巴结大、中、小异型淋巴细胞弥漫性增生，胞核多形，有些细胞胞质透明，可见大异型核细胞（圈内）；②增生淋巴细胞继发大片碎屑样坏死，其中许多吞噬核碎屑的豆袋样巨噬细胞；③淋巴结和结周脂肪组织内增生的透明细胞皆呈 CD45RO（+）（C 为包膜）

(四) 外周非特殊性 T 细胞淋巴瘤误诊为 kikuchi 淋巴结炎

◆ 临床表现

女性，25 岁，发热（39℃），左颈部淋巴结肿大 1 个多月，随后，右颈、右腋、右腹股沟淋巴结相继肿大。切取左颈部淋巴结活检。

原病理诊断：拟诊 Kikuchi 淋巴结炎（主检病理医师未签发病理诊断报告，主动介绍患者到大医院病理科会诊）。

◆ 病理会诊

淋巴结基本结构消失，异型淋巴细胞弥漫性增生，易见核分裂象，偶见一个 3 极核分裂象；密集和散性碎屑性坏死，并伴发组织细胞增生和活跃吞噬（包括核碎屑、淋巴细胞、红细胞等）；异型淋巴细胞侵犯小血管壁（达于内皮细胞直下），并见于窦隙内；增生的淋巴细胞呈：CD45RO 和 CD3 广泛阳性，粒酶 B 散在阳性，CD68 组织细胞广泛阳性，CD56、CD20、CD30、穿孔素和 TIA1 皆阴性（图 3–91）。

病理会诊诊断：（左颈部淋巴结）外周 T 细胞淋巴瘤（非特殊型），明显细胞凋亡性碎屑样坏死。

本例患者于病理诊断淋巴瘤并接受 2 个疗程化疗后，体温正常，肿大淋巴结缩小。

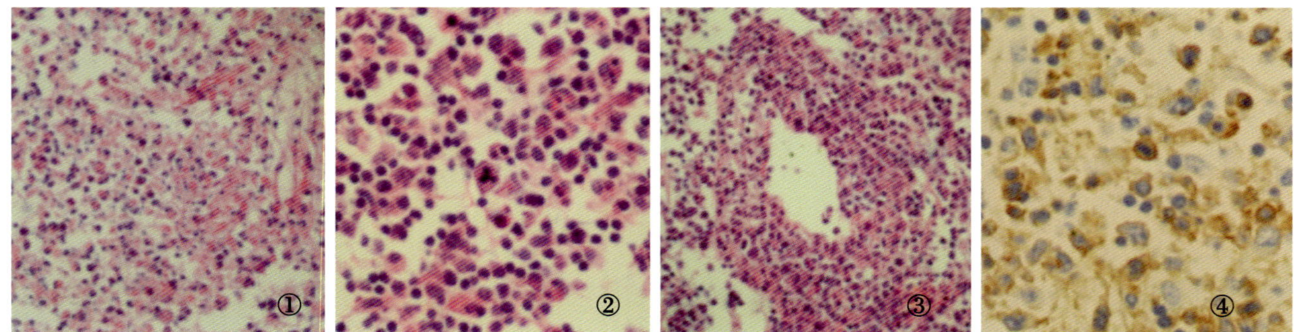

图 3-91 淋巴结外周 T 细胞淋巴瘤（非特殊型），显著碎屑性坏死。原病理诊断：拟诊 Kikuchi 病。①增生淋巴细胞成片碎屑性坏死。②异型淋巴细胞弥漫性增生，检见 3 极核分裂象（圈内）。③淋巴瘤细胞侵犯小血管壁（达于内皮细胞之下）。④增生淋巴细胞呈 CD45RO（+），圈内为 CD45RO 阳性的核分裂细胞

（五）外周非特殊性 T 细胞淋巴瘤误诊为 Kikuchi 淋巴结炎

◆ 临床表现

女性，28 岁，颈部淋巴结肿大月余，曾低热。B 超显示颈部双侧淋巴结多发性肿大（最大者：左侧约 23mm×9mm、右侧约 39mm×11mm）。血常规检查，红细胞 4.08×10^{12}/L，血红蛋白 111g/L；白细胞 4200×10^{9}/L，中性粒细胞 49.7%、淋巴细胞 37.8% 、中间细胞 12.5%；血沉 51mm/h。切取左侧颈部淋巴结活检。

原病理诊断：（左侧颈部）考虑组织细胞坏死性淋巴结炎可能性大，需与肿瘤性病变及感染鉴别。请密切复查或上级医院会诊。

◆ 病理会诊

（左颈）淋巴结基本结构大部分破坏，中等大透明细胞弥漫增生并广泛碎屑性坏死和大片凝固性坏死，较易见核分裂象；增生的淋巴细胞浸润小静脉壁并碎屑性坏死。免疫组化染色显示 T 细胞（CD3 和 CD45RO 阳性）优势增生，增生指数很高（Ki67 阳性细胞>70%）（图 3-92）。

会诊病理诊断：外周 T 细胞淋巴瘤（非特殊型），继发广泛坏死。

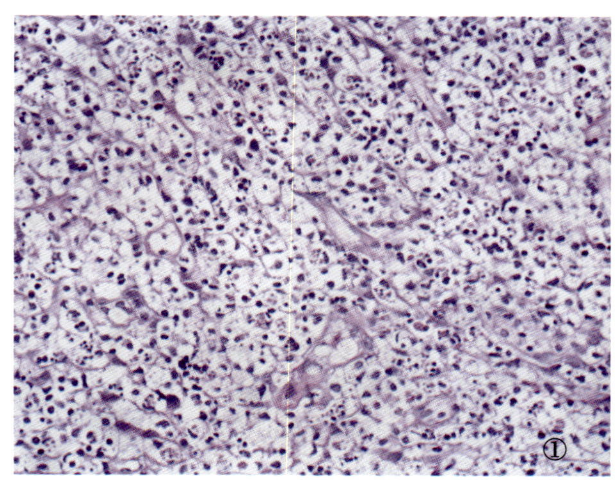

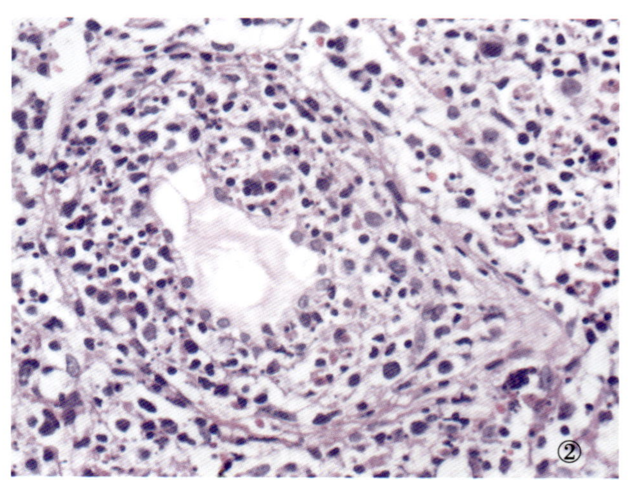

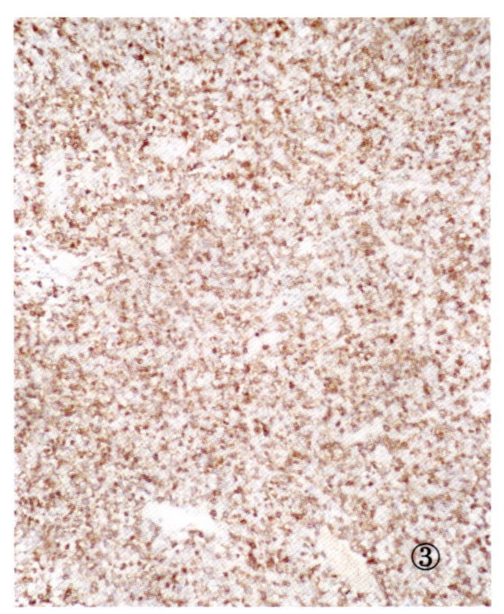
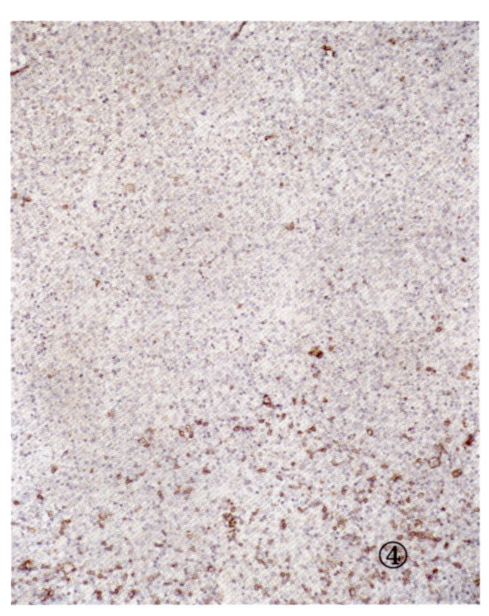
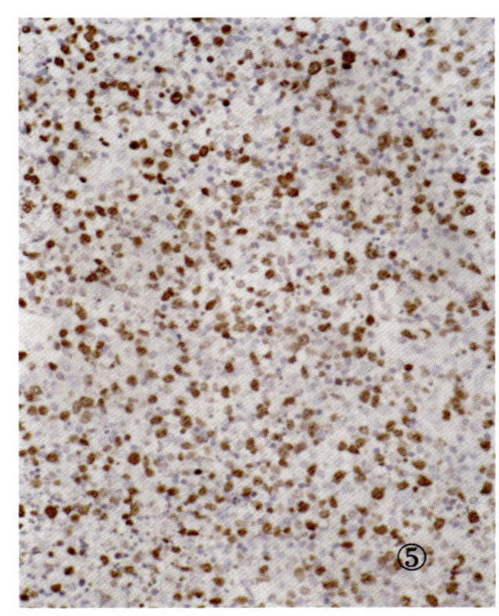

图 3–92　淋巴结外周 T 细胞淋巴瘤（非特殊型），继发碎屑性坏死。原病理诊断：考虑 Kikuchi 病。①弥漫增生的透明细胞继发碎屑性坏死；②多量异型增生、胞质透明的淋巴细胞浸润小静脉壁（达于内皮细胞之下），并显著碎屑性坏死；③CD3(+)（弥漫性）；④弥漫增生的淋巴细胞：CD20（–）；⑤Ki67（+）细胞>70%

◇ 专家点评

◆病例（二）：对于本例淋巴结病变的病理诊断可能会有不同见，但至少应诊断为淋巴细胞弥漫性异型增生，需要免疫组化染色等辅助性检测进一步诊断（除外非霍奇金淋巴瘤）。原诊断为组织细胞性坏死性淋巴结炎（Kikuchi 病）可能是受病变中成片碎屑性坏死的引导，忽视了异型淋巴细胞弥漫性增生的重要背景。原诊断时的这种忽视可能与未悉心寻觅（或不认识）淋巴细胞异型增生有关。

◆病例（三）至（五）：①淋巴结广泛显著碎屑性坏死会是引导这 3 例原诊断拟诊或考虑为组织细胞性坏死性淋巴结炎（Kikuchi 病）的依据。②病例（三）、（四）的原诊断病理医师可能注意到了淋巴结淋巴细胞弥漫性增生或其他提示恶性的病变，因而未签发病理诊断报告。他们或是亲往会诊，然后再签发诊断报告［病例（三）］，或是主动推介患者携带有关病理切片院外会诊［病例（四）］，这 2 位原诊断病理医师的慎诊，使患者及时获得确诊和治疗。病例（五）的原诊断病理医师虽然考虑为 Kikuchi 淋巴结炎，但告知患者需要“上级医院会诊”。病理医师总会遇到一时难以明确病变性质和疾病类型的“问题病例”，关键是留住“问题病例”，通过深入的病理观察、必要的免疫组化染色等辅助检查、密切结合临床资料和各层次会诊等，得出恰当的病理诊断。病理医师留住“问题病例”、谨慎进行病理诊断，正是病理医师具有较高专业水平的体现。病理医师应注重提高留住“问题病例”的能力并强化病理会诊。③病例（三）患者 52 岁，其淋巴结仅在 1 个多月时间内长至 5cm×5cm×3cm；病例（四）虽为 25 岁女性患者，但为多处浅淋巴结相继肿大。这些皆非 Kikuchi 病的典型临床表现。向临床医师、患者（患方）仔细了解病情、病变观察须与相关临床资料结合，应是病理诊断遵循的一个基本原则。④Kikuchi 病最重要的病变特点是在反应性增生的背景中单或多灶性碎屑性坏死，无异型变背景。

◆上述原病理诊断（或拟诊、考虑）为 Kikuchi 病的 4 例淋巴结活检中，病例（三）至（五）的病理会诊诊断皆为外周 T 细胞淋巴瘤（非特殊型），病例（二）考虑诊断为外周 T 细胞淋巴瘤（非特殊型），提示淋巴结碎屑性坏死的病理鉴别诊断尤应包括外周 T 细胞淋巴瘤（非特殊型）。

（六）淋巴结淋巴瘤继发梗死被诊为 Kikuchi 淋巴结炎

男性，70 岁，间断性发热 6 个月（37.5~39.5℃），夜间大汗后体温复常；左颈淋巴结肿大 20 天（左颈和颌下分别触及 5 枚和 1 枚肿大淋巴结，各约 1.5cm×1.5cm 至 2.0cm×3.0cm 和 1.5×2.0cm），稍硬，界清，欠光滑，压痛；B 超显示肝轻、中度损害；轻度贫血，血沉 37mm/h；骨髓穿刺：噬血综合征；半年来体重减轻 3kg。切取左颈肿大淋巴结活检（5cm×3cm×2cm，切面现多个结节，灰黄色，硬）。

原病理诊断：Kikuchi 淋巴结炎。

◆ 病理会诊

淋巴结包膜及其周围脂肪组织显著纤维性增厚，多量淋巴细胞浸润其中的小动脉壁并致管腔闭塞；淋巴结实质：成片深粉染（凝固性坏死）和淡蓝染（碎屑性坏死）区域，包膜下有薄层蓝染组织环绕（存活淋巴组织）；于碎屑性坏死、薄环层存活淋巴组织和非坏死区域，淋巴细胞异型增生（散在一些大个母细胞，偶见多个异型核的巨浆母细胞），并呈 CD20 阳性、CD45RO 阴性。

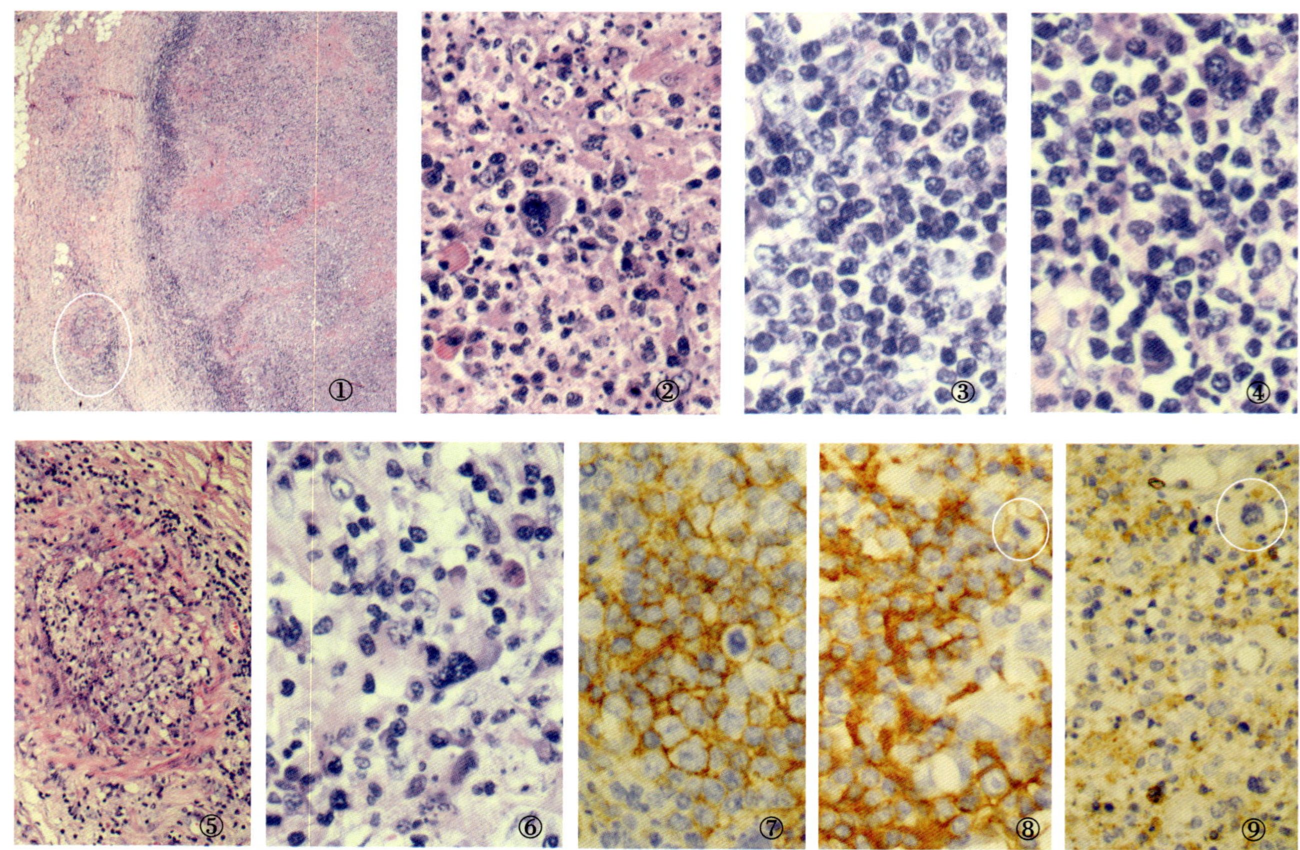

图 3–93 淋巴结 B 细胞淋巴瘤（考虑为弥漫性大 B 细胞淋巴瘤），继发梗死。原病理诊断：Kikuchi 淋巴结炎。①淋巴结包膜及其周围脂肪组织显著纤维性增生，多量淋巴细胞浸润其中的小动脉壁并致管腔闭塞（圈内，参见⑤）；包膜下环绕薄层蓝染的存活淋巴组织；实质内成片深粉染（凝固性坏死）和淡蓝染（碎屑性坏死）区域。②碎屑性坏死背景中：散在许多退变淋巴细胞、浆细胞，偶见一个含 3 个异型核的巨浆母细胞。③包膜下薄环层存活淋巴组织：成片中、小淋巴细胞背景中，散在一些大个母细胞。④包膜下薄环层存活淋巴组织：成片中、小淋巴细胞背景中，散在异型核（含双核）浆母细胞。⑤纤维性增生的淋巴结包膜及其周围脂肪组织：小动脉壁内多量淋巴细胞浸润并碎屑性坏死，管腔闭塞。⑥淋巴结非坏死区域：散在一些浆细胞，偶见异型多核巨浆母细胞。⑦梗死灶边缘存活的小片大淋巴细胞呈 CD20（+）。⑧碎屑性坏死区域：残存淋巴细胞岛内的大个核分裂象（圈内）呈 CD20（+）。⑨梗死灶边缘存活的大淋巴细胞呈 CD45RO（–）（圈内）

病理会诊诊断：（左颈）淋巴结B细胞淋巴瘤（CD20阳性，CD45RO阴性），考虑为弥漫性大B细胞淋巴瘤，继发梗死。

专家点评

◆本例淋巴结呈现广泛显著碎屑性坏死，这是原病理诊断为Kikuchi病的基本依据。

◆本例呈现典型的淋巴结梗死病变，但原病理诊断并未提及，这或许提示原诊断病理医师在理念、形态上不了解或不熟悉淋巴结梗死的病变特点及其病因，从而局限了病理诊断思路。

◆原病理诊断或许未注意到本例淋巴结下列不支持Kikuchi病而显示淋巴细胞异型增生的重要病变：①包膜及其周围脂肪组织显著纤维性增生，多量淋巴细胞浸润其中的小动脉壁并致管腔闭塞；②包膜下有薄层存活淋巴组织环绕；③碎屑性坏死、薄环层存活淋巴组织和非坏死区域皆现淋巴细胞异型增生[提示原病理诊断时未能悉心寻觅（或不认识）淋巴细胞异型增生性病变]。

◆本例的一些病史资料（70岁男性、间断性发热达6个月并夜间大汗后体温复常、半年来体重减轻3kg、切取活检的左颈多个肿大淋巴结质硬并共计达5cm×3cm×2cm等），并非Kikuchi病的典型临床表现，原病理诊断时可能对此未予重视。

◆病理诊断Kikuchi病必须采取排除法。本例若综合患者临床资料和淋巴结病变所见，循宽阔的诊断思路进行排除法病理诊断，原病理诊断时有可能避免仅据淋巴结广泛显著碎屑性坏死而肯定地诊断为Kikuchi病。

（七）淋巴结淋巴瘤继发凝固性坏死或肉芽肿反应被误诊为（或考虑诊为）结核病

临床表现

男性，55岁，发热（37~38℃）、盗汗1个月，右锁骨上淋巴结肿大3个月（大如核桃，硬）。CT显示前中上纵隔多个肿大淋巴结，脾大，符合淋巴系统肿瘤。

原病理诊断：①右锁骨上淋巴结：结核病。②前中上纵隔肿物内镜活检：考虑结核病。

病理会诊

◆右锁骨上淋巴结结构破坏，散在一些肉芽肿样结节状凝固性坏死灶并围以成片异型大透明细胞团（低倍镜下，有些形似中心干酪样坏死性肉芽肿）；凝固性坏死灶并非干酪样坏死；成片异型大透明细胞团呈LCA阳性，CD45RO阳性（弱），CD30阳性（散在），AE1/AE3阴性，CD20阴性，ALK阴性，CD68阴性；未见R-S细胞。非霍奇金淋巴瘤（可符合T细胞淋巴瘤，疑为间变性大细胞淋巴瘤），继发结节样凝固性坏死灶（图3-94）。

◆前中上纵隔肿物，检材为大片较致密纤维结缔组织和少量脂肪组织，散在一些小淋巴细胞，可见几个结节样凝固性坏死灶（形同上述右锁骨上淋巴结的低倍观，图3-94①），坏死灶周围偶见大深染核细胞。未做免疫组化染色。结合病史资料和（右锁骨上）浅淋巴结活检所见，考虑为恶性淋巴瘤。

本例患者于病理诊断淋巴瘤并接受化疗后，体温正常，肿大淋巴结缩小，病情显著改善。

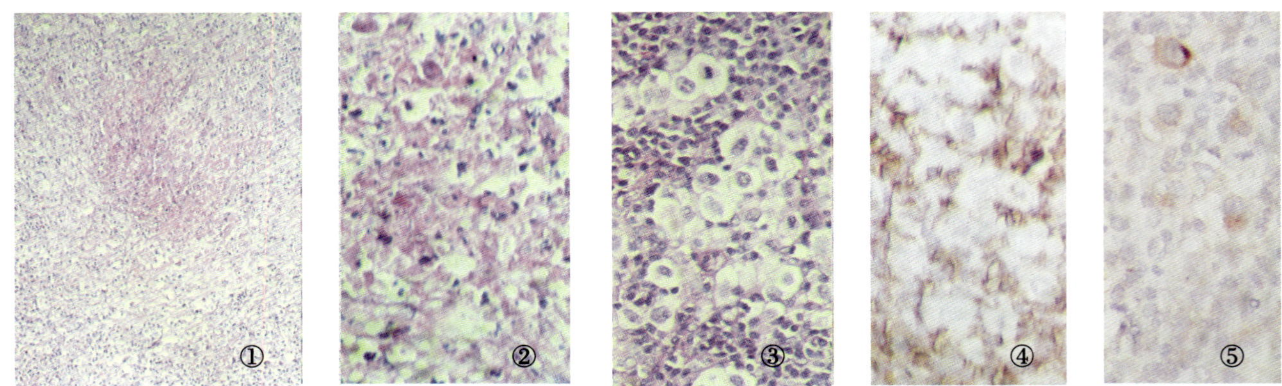

图 3-94 （右锁骨上）淋巴结非霍奇金淋巴瘤（可符合 T 细胞淋巴瘤，疑为间变性大细胞淋巴瘤）。原病理诊断：淋巴结结核病。①肉芽肿样结节状凝固性坏死灶，围以成片的异型大透明细胞（有些形似中心干酪样坏死性肉芽肿）；②肉芽肿样结节状凝固性坏死灶：非干酪样凝固性坏死（多为残影细胞）；③肉芽肿样结节状凝固性坏死灶周围：异型大透明细胞团，未见组织细胞或上皮样细胞，CD68（-），含一个核分裂象（圈内）；④肉芽肿样结节状凝固性坏死灶周围：异型大透明细胞团呈 CD45RO（+）；⑤肉芽肿样结节状凝固性坏死灶周围：异型大透明细胞团呈 CD30（+）（散在）

（八）外周 T 细胞淋巴瘤体肉芽肿误诊为结核病

临床表现

男性，53 岁，右侧颈部肿物 16 天。查体：右侧颈部中上、胸锁乳突肌后缘处 4cm×3cm×2 .5cm 肿物，触痛，边界不清，质地中等，活动差。B 超：双侧颈部多发性淋巴结大。切取胸锁乳突肌后缘、肩胛锁骨肌浅面多个淋巴结活检（计约 4cm×3cm×1.5cm）。

原病理诊断：淋巴结结核病。

病理会诊

淋巴结结构破坏；淋巴细胞（含成片透明细胞）异型增生，易见核分裂象（有些欠规则，偶见病理性核分裂象）；高内皮小静脉灶性增生；伴发肉芽肿反应（包括中心碎屑性坏死肉芽肿、上皮样细胞肉芽肿、散在的组织细胞、孤立性朗格汉斯巨细胞等）（图 3-95）。

病理会诊诊断：（右侧颈部）淋巴结淋巴细胞异型增生，考虑为外周 T 细胞淋巴瘤，伴发肉芽肿反应，需免疫组化染色进一步诊断。

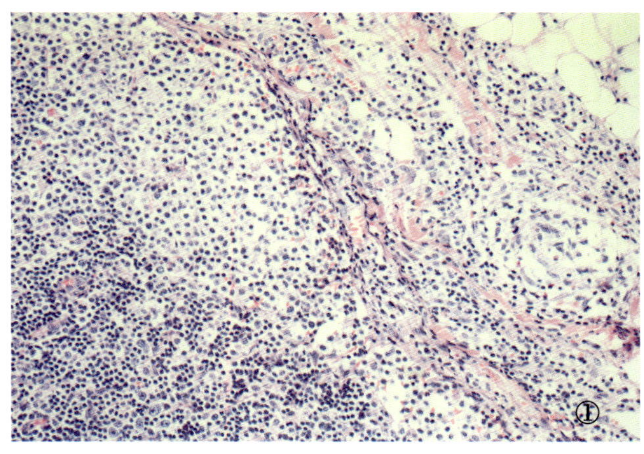

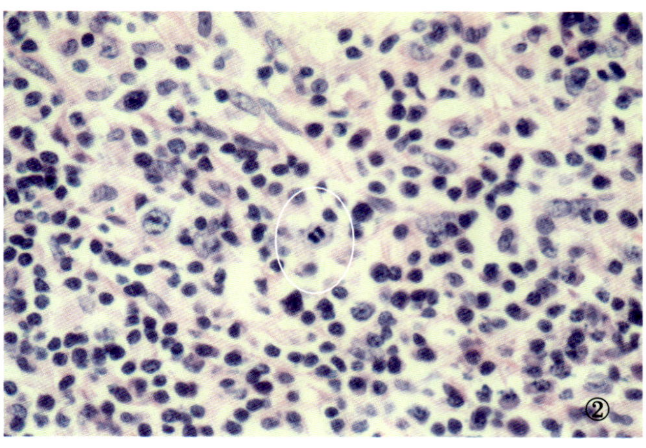

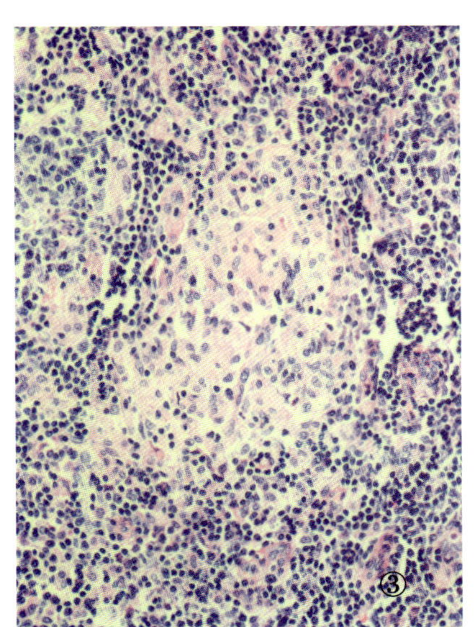
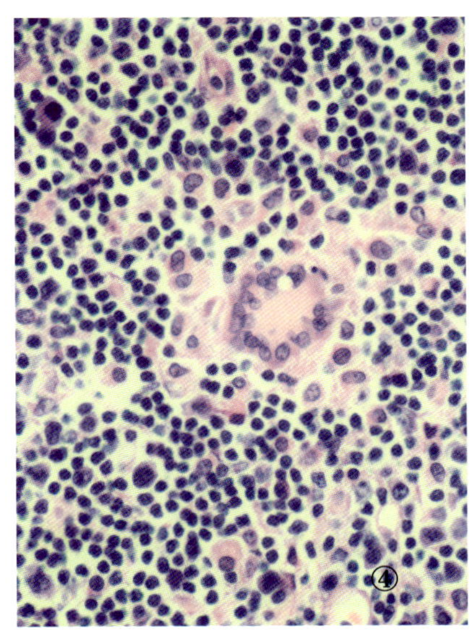
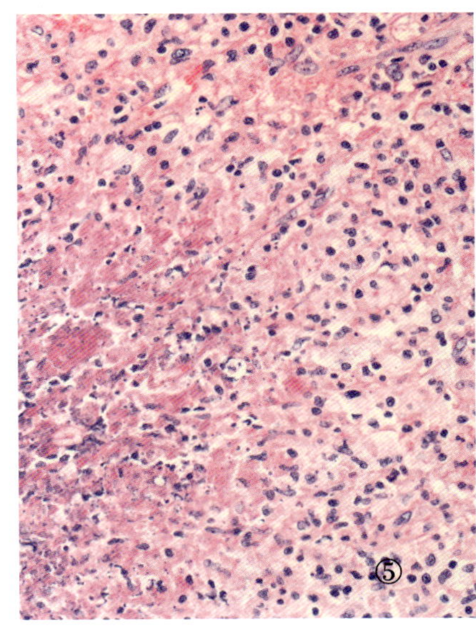

图 3–95　淋巴结淋巴细胞异型增生，考虑为外周 T 细胞淋巴瘤，伴发肉芽肿反应。原病理诊断：淋巴结结核病。①淋巴结包膜直下和结周成片透明细胞增生，并浸润结周；②淋巴结淋巴细胞增生并散在大异型核淋巴细胞，易见核分裂象（圈内）。③上皮样细胞肉芽肿；④散在的组织细胞和孤立性朗格汉斯多核巨细胞；⑤中心碎屑性坏死肉芽肿病变：碎屑性坏死灶（右中下）边缘散在上皮样细胞

（九）外周非特殊性 T 细胞淋巴瘤误诊为结核病

◆ 临床表现

女性，11 岁，发热、咳嗽 5 个月余。B 超：腹腔内实性占位和多发性淋巴结肿大，多量腹水；腹腔血管前方多个大小不等结节（最大者 3.2cm×1.6cm）、右下腹结节（4.5cm×3.9cm）。血红蛋白 113g/L。切取腹膜后淋巴结活检（首次淋巴结活检）。尔后，又现表浅淋巴结肿大、胰头部肿物，遂行表浅淋巴结活检（再次淋巴结活检）。

原病理诊断：①腹膜后淋巴结（首次淋巴结活检），考虑为淋巴结结核病；②表浅淋巴结（再次淋巴结活检），淋巴结外周 T 细胞淋巴瘤（考虑为非特殊型）；③TCR 基因重排检测阳性。

◆ 病理会诊

◆腹膜后淋巴结，淋巴结结构破坏，大片边界清楚的凝固性坏死（低倍观形似干酪样坏死，高倍观表现为成片残影细胞，可符合梗死）；坏死外围成于弥漫性增生的透明细胞(多呈 CD45RO 阳性，散在几个 CD20 阳性细胞)，易见核分裂象（CD45RO 阳性，CD20 阴性）。

◆表浅淋巴结，淋巴结结构破坏，淋巴细胞弥漫性增生并易见核分裂象，散在一些嗜酸性粒细胞；免疫组化染色显示 CD45RO 阳性淋巴细胞显著优势增生。

◆上述原病理诊断（或考虑诊断）为结核病的 3 例淋巴结活检皆为外围 T 细胞淋巴瘤（2 例考虑为非特殊型、1 例疑为间变性大细胞淋巴瘤），提示淋巴结结核病的病理鉴别诊断应包括淋巴瘤，尤其是外周 T 细胞淋巴瘤。

◆ 专家点评

非霍奇金淋巴瘤伴肉芽肿反应或“干酪样坏死灶”（实为凝固性坏死）被误诊为结核病的主要原因是：①不知道淋巴瘤亦可伴发肉芽肿或干酪样坏死灶的事实；②忽视了背景细胞有无异型变，淋巴结结核，背景细胞为一般增生而无异型性变。

三、淋巴结坏死病理诊断的基本要点

◆ 系统、仔细地病理组织学观察

◆坏死性病变。

（1）坏死类型（化脓性，碎屑性，梗死性，干酪样，细胞性、结构性残影）。

（2）是否恶性肿瘤（淋巴瘤/转移瘤）坏死。

（3）是否碎屑性坏死。①是否继发于肿瘤；②结核病变型（Kikuchi 淋巴结炎样变型）；③其他反应性病变；④组织细胞性坏死性淋巴结炎（Kikuchi 淋巴结炎，以“排除法”诊断）。

（4）是否肉芽肿性坏死（中心碎屑坏死性肉芽肿，中心化脓性肉芽肿，中心干酪样坏死性肉芽肿，中心纤维素样坏死性肉芽肿）。

（5）若为肉芽肿性坏死：①肿瘤伴发性；②结核性；③其他肉芽肿性疾病。

（6）若拟诊结核病：①是否与肿瘤伴发；②是否为其他类型肉芽肿（结核样肉芽肿）；③是否为假性中心坏死性肉芽肿。

（7）坏死性病变中的存活成分：①类型；②性质。

（8）坏死区域边缘的病变：①有无异型细胞/恶性肿瘤细胞；②有无上皮样细胞/肉芽肿(类型)。

（9）非坏死区域病变（淋巴结坏死的“背景病变”），非肿瘤性炎性病变（良性增生），肿瘤性（异型变）。

（10）淋巴结包膜和结外脂肪组织内病变。

◆ 高度重视有关的临床资料

淋巴结病理诊断尤其需要密切结合临床（年龄、有无发热、淋巴结变化特点）。

◆ 其他

◆酌情有关病原体检测。

◆必要的免疫组化染色和其他辅助性检测。

（张乃鑫）

第八节 淋巴结梗死

淋巴结梗死（infarction of lymph node）是指淋巴结因不同原因导致淋巴结营养动脉阻塞或重度缺氧而发生广泛性坏死病变，具有诊断与临床意义。

一、淋巴结梗死特点

◆ 临床表现

◆非肿瘤性疾病，如黏膜皮肤淋巴结综合征（川崎病）、系统性红斑性狼疮所致血管炎、血栓形成、机械压迫、血细胞阻塞血管引起的淋巴结梗死。

◆少数癌症、淋巴瘤患者不明原因的所属淋巴结或肿瘤淋巴结梗死。

◆部分病例有细针穿刺活检史。

◆部分原因不明。

◆淋巴结梗死的临床意义在于邻近的淋巴结或随诊的淋巴结发现淋巴瘤的概率较高（27%~40%）。

◆可有局部疼痛。

◆ 病理组织学特点

◆非肿瘤性淋巴结梗死，被膜增厚，被膜下窦扩张，被膜下残留肉芽组织或淋巴细胞影迹。用网状纤维染色可显示淋巴结的基本结构。在坏死边缘与周边脂肪中可见中性粒细胞浸（图 3–96~97）。

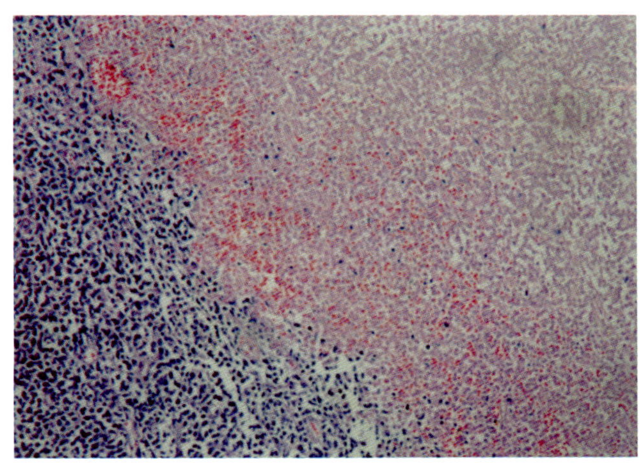

图 3–96 淋巴结梗死，显示凝固性坏死，坏死边缘区有出血

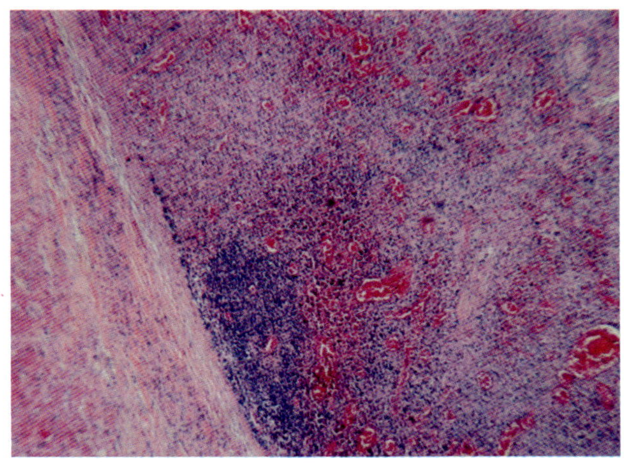

图 3–97 淋巴结梗死，残留片状淋巴组织，小血管充血

◆肿瘤性梗死淋巴结，坏死边缘可见残留瘤细胞，坏死区可见瘤细胞印迹显示（图 3-98）。网状纤维染色均匀分布，失去淋巴结正常结构。

◆文献记载，淋巴瘤梗死的发生率 DLBCL>FL>HL>T 细胞淋巴瘤。

免疫组化

Norton 等报告 12 例淋巴瘤淋巴结做免疫组化染色检测，其中 10 例（B 型 7 例，T 型 2 例，HL 1 例）有表达，表明大部分病例仍有抗原性。与坏死的时间长短有关，膜抗原一般比核抗原可靠。但要注意坏死后的非特异性染色，以坏死边缘及包膜内浸润瘤细胞免疫标记较可靠（图 3-99）。

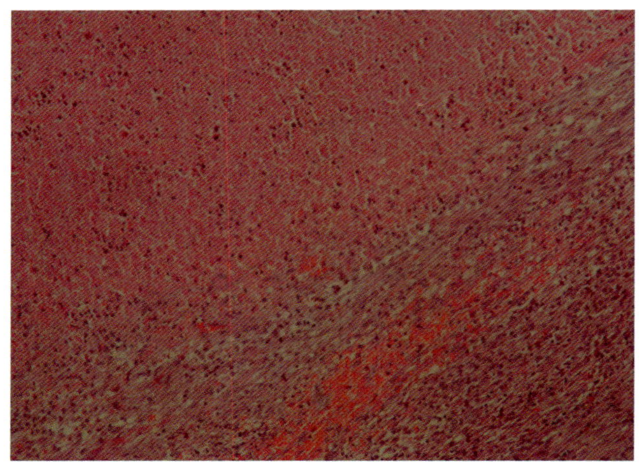

图 3-98 非霍奇金淋巴瘤梗死，近边缘残留瘤细胞，在坏死中可见瘤细胞印迹及细胞核碎片

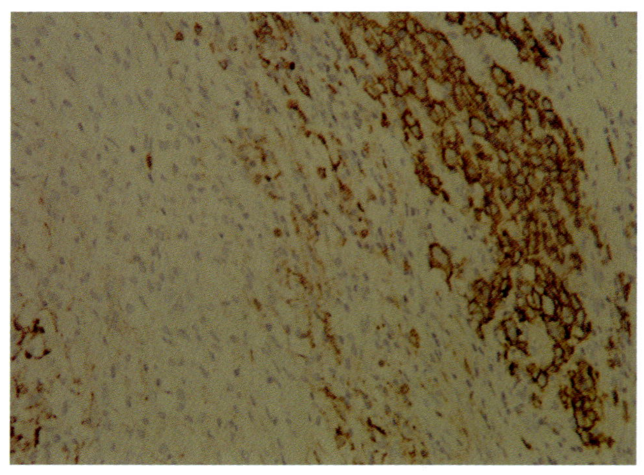

图 3-99 非霍奇金淋巴瘤梗死，CD20 标记近边及被膜内瘤细胞（+）

现代技术

有少数基因重排检测结果阳性。注意假阳性和阴性率很高。

二、鉴别诊断

◆主要是淋巴瘤有坏死与坏死性淋巴结炎和干酪坏死淋巴结鉴别，后二者均有特殊的组织学改变与淋巴瘤梗死区别。

◆凡是梗死淋巴结仍应做网状纤维染色与免疫组化标记，找到良恶性的不同结果。建议随访和做其他非梗死淋巴结活检，以求明确诊断。

（朱梅刚）

第九节　反应性噬血细胞综合征

一、反应性噬血细胞综合征特点

反应性噬血细胞综合征（reactive hemophagocytic syndrome，RHPS）的特点如下：

◇ 临床表现

◆多次大量输血、败血症、脓毒血症、肿瘤（包括淋巴瘤）晚期、自身溶血性贫血等，患者继发RHPS，原发病加重，促进死亡。

◆最明显的症状是进展性贫血，白细胞及血小板减少，严重者有黄疸、皮疹。

◆淋巴结、肝、脾肿大。

◇ 病理组织学特点

◆成熟组织细胞增生，并有明显的噬红细胞现象，多及数10个，偶有吞噬淋巴细胞与血小板（图3-100~102）。

◆以淋巴结、肝、脾、骨髓组织为主，淋巴窦、血窦为主的浸润，其他肺等器官亦可受累，分布不均匀。

◆正常组织结构无损坏，有时见肝脏与骨髓坏死。

◆有的肿瘤（包括淋巴瘤）瘤组织中伴RHPS。

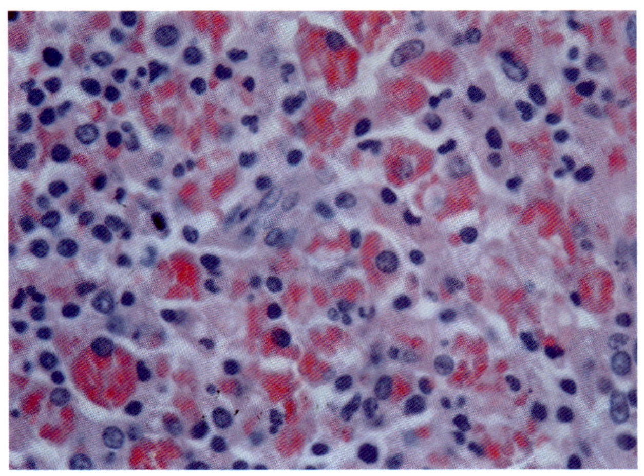

图3-100　脾脏RHPS，脾红髓血窦内充有许多噬红细胞组织细胞

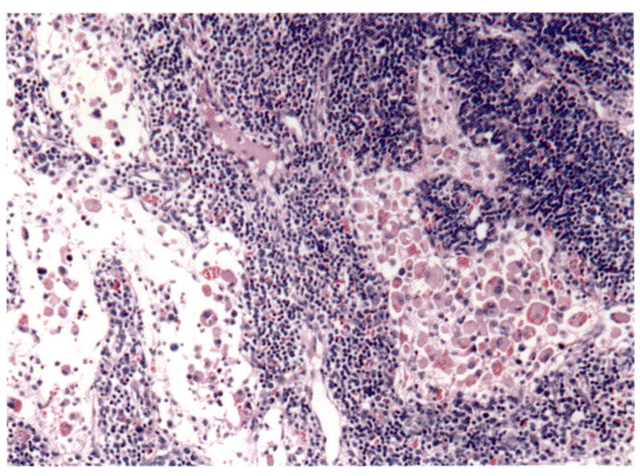

图3-101　淋巴结RHPS，高倍观，许多巨噬组织细胞胞浆中吞噬多个红细胞

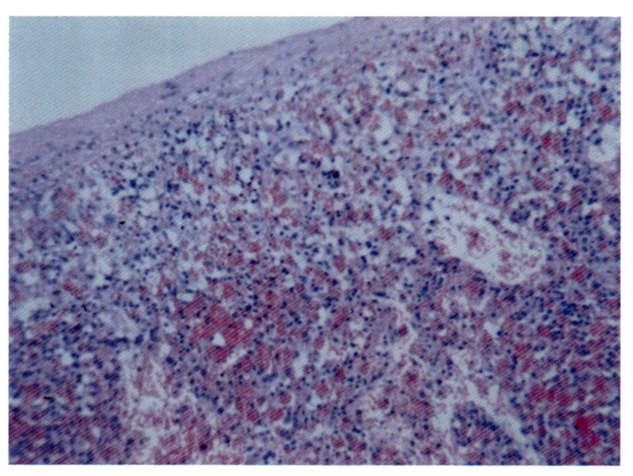

图 3-102 淋巴结 RHPS，淋巴窦充满噬有红细胞的巨噬细胞

免疫组化

◆增生组织细胞 CD68、CD163、Mac387 均可阳性。

二、 鉴别诊断

与恶性组织细胞增生症（简称恶组）鉴别

20 世纪 70 年代以前曾把 RHPS 误诊为本症，虽然本症在淋巴瘤新分类中已未列出，但仍有文献报告少数真性恶性组织细胞增生症病例，强调要严格诊断标准，即浸润组织细胞有异型性，组织细胞标记阳性。与 RHPS 鉴别如下：

◆RHPS 的组织细胞为成熟型，核无异型，对正常组织无破坏性。

◆恶组瘤细胞核有异型，极少噬血细胞现象，对正常组织有破坏性。

与恶性淋巴瘤继发 RHPS 鉴别

一般恶性淋巴瘤患者晚期突然全血象下降，病情加重时就可能继发了 RHPS，这时检查血象与骨髓，可以发现红、白细胞明显下降，骨髓中有噬红细胞的成熟组织细胞增生，患者往往加速死亡，这只是病人危险信号，已无实质意义。

与恶性淋巴瘤伴组织细胞反应鉴别

淋巴组织细胞性 ALCL 亚型、鼻型 NK/T 细胞淋巴瘤、肠病性 T 细胞淋巴瘤及皮下脂膜炎样 T 淋巴瘤病理组织中均有不同程度的反应性组织细胞，这些组织细胞偶见噬红细胞现象，临床无血象下降改变，这不能认为继发性 RHPS。

（朱梅刚）

三、病例分析

噬血细胞综合征（RHPS）疑为淋巴瘤

临床表现

男性，23岁，无明显诱因发热2个月，最高41.3℃，双侧颈部、腋窝、腹股沟淋巴结多发肿大1个月，最大者位于左颈部，肝、脾肿大。血常规检查，PLT：$13.4\times10^9/L$，WBC：$0.4\times10^9/L$。肝功能未见明显异常。在当地医院淋巴结取材困难，进行脾穿，未见明显异常。增强CT：显示肺部、肾脏包块。肺脏穿刺报告肺炎，肾穿刺提示淋巴瘤可能。骨髓涂片可见噬血。曾一过性出现全腹及腰部疼痛，现已好转。目前患者自觉乏力，无发热，无皮疹。来北京进行确诊。

病理组织学特点

骨髓活检长度达标，髓腔内细胞成分部分不均，可见明显的出血、坏死及轻度纤维化。增生细胞丰富，多样性，体积中等偏大，胞浆淡染，核类圆，染色质细（图3-103）。可见反应性的小淋巴细胞。可见噬血现象（图3-104）。各系造血细胞均可见，但有减少。高度怀疑异常髓系增生。

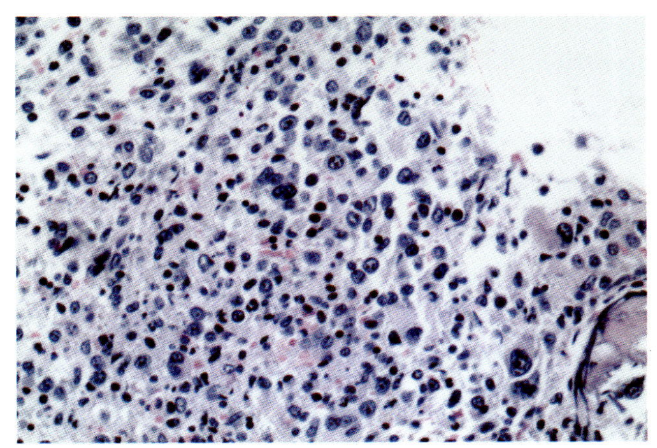

图3-103 RHPS，骨髓活检，显示细胞丰富，多样性，大、中、小均有，胞浆色淡，核类圆形

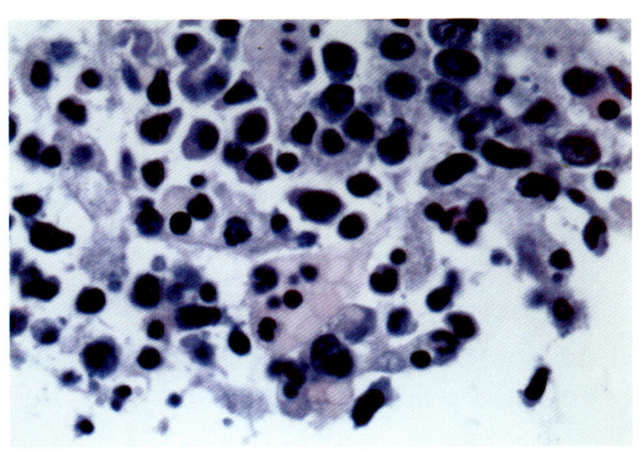

图3-104 RHPS，可见巨噬细胞吞噬红细胞与淋巴细胞现象

免疫组化

CD2阳性，CD3ε阳性，CD4阳性，CD5阳性，CD7阴性，CD8（个别阳性），CD20（个别阳性），CD34阴性，CD31（大细胞阳性），CD117阴性，LMP1阴性（图3-105），Lys阳性，MPO（部分阳性），PG-M1（多量阳性），TDT阴性。

原位杂交

EBV-EBER阳性（图3-106）。

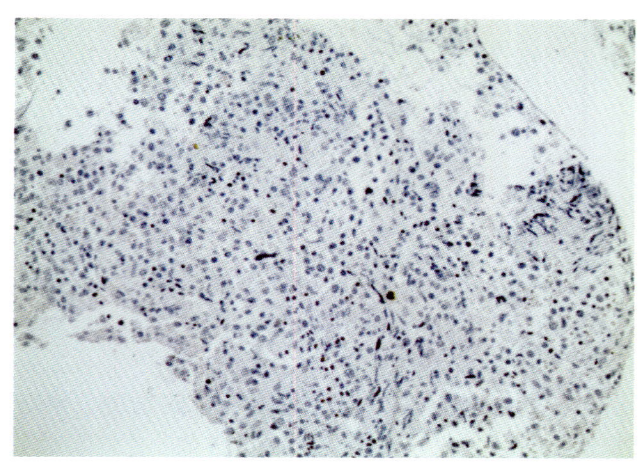

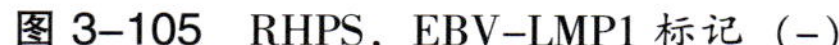

图 3-105　RHPS，EBV-LMP1 标记（-）

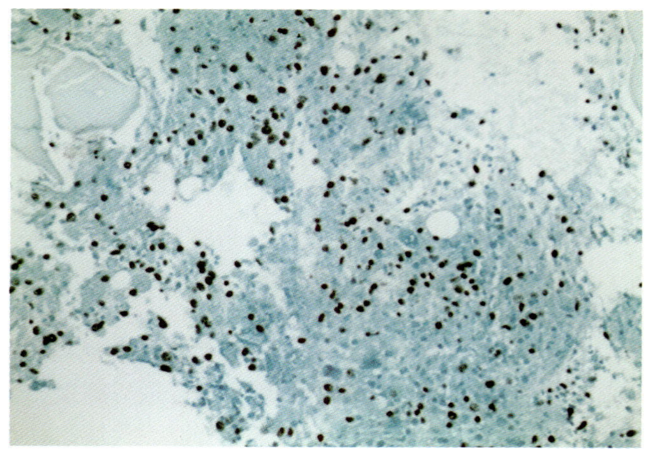

图 3-106　RHPS，EBV-ERER 原位杂交有许细胞（+）

专家点评

噬血细胞综合征是一种重要的非肿瘤性增生性疾病，又称为噬血细胞性淋巴组织细胞增生症，以形态良性的巨噬细胞增生并吞噬红细胞为典型特征。临床多见于儿童，表现为起病急、发热、两系或以上血细胞减少、脾脏或肝脏肿大等。病因包括病毒、细菌以及真菌等感染，以及部分 T 细胞及 NK 细胞淋巴瘤，儿童有遗传性导致的，其中以 EB 病毒（Epstein-Barr virus，EBV）感染最为常见，该类型噬血综合征称为 EB 病毒相关淋巴细胞增生性噬血细胞综合征。

目前诊断噬血细胞综合征的标准仍沿用 2004 年 WGHS 的诊断方案，符合以下标准 8 项中的 5 项即可诊断：①发热；②脾脏增大；③外周血至少两系减少，其中血红蛋白<90g/L，血小板<100×10^9/L，中性粒细胞<1.0×10^9/L；④高甘油三酯血症和/或低纤维蛋白原血症；⑤骨髓、脾脏或淋巴结中有噬血现象；⑥NK 细胞活力降低或缺乏；⑦血清铁蛋白≥500mg/L；⑧可溶性 CD25（SIL-2R）≥2 400U/mL。

病理检测对于噬血细胞综合征的诊断提示作用，除了明确噬血现象之外，还可以协助诊断是否为肿瘤相关性或病毒相关性，对于临床治疗方案选择具有不可替代的指导意义。本例通过多项免疫标记，排除了骨髓肿瘤性增生，但检测 EB 病毒阳性，提示为病毒感染相关性。在病理检测中常用的 EBV 标记物有 LMP1 抗体和 EBER 探针，但我们发现 LMP1 常阴性，但 EBER 结果阳性较好，提示 FISH 方法的灵敏度及可靠性均优于免疫组化。此外，影响病理诊断准确性的因素较多，包括取材、组织处理及技术操作的规范性等，需要密切结合全面的临床信息给予准确的诊断。

在很少数的儿童病例 HPS 是原发性的，是由于 PRF1 基因异常导致的，可检测出 S168N 或 C393R 杂合子突变，导致 NK 细胞功能异常，易发感染。需要通过造血干细胞移植治疗。

（高子芬　何耀鑫）

第十节　弓形体病

一、弓形体病特点

弓形体病（toxoplasmosis）的特点如下：

临床特征

◆它为人畜共患病，故牧区人易犯。另一方面可为化疗等免疫低下病人的继发病。

◆年轻人多发，发病率女性高于男性。常以颈淋巴结肿大为主的浅淋巴结肿大。常有不规则发热、乏力等症状。

病理组织学

◆淋巴结正常结构保存，副皮质区与淋巴滤泡均有增生。

◆副皮质区、淋巴窦均见成簇上皮样组织细胞散在，并侵入淋巴滤泡为其特征（图 3–107 左）。

◆ 组织细胞内外可见到（油镜下）月牙或香蕉形滋养体，但在组织切片往往成断面，不易识别和检测确诊。

现代诊断技术

可应用弓形体 PCR–DNA 检测确诊。

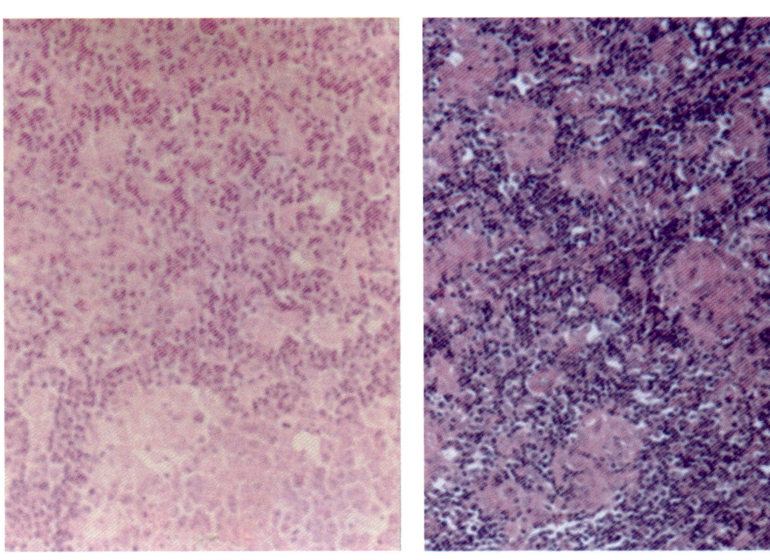

图 3–107　（左）弓形体病，淋巴结内许多上皮样组织细胞簇散在，并侵入淋巴滤泡；（右）Lennert T 细胞淋巴瘤，淋巴结正常结构破坏，在导型小 T 淋巴细胞之间散布组织细胞团

二、鉴别诊断

与 Lennert 淋巴瘤（Lennert lymphoma）鉴别。

◆ Lennert 淋巴瘤为外周非特殊性 T 细胞淋巴瘤的变异型。

◆ 在异型 T 小淋巴细胞背景中成簇上皮样组织细胞散布，有时可见类 R-S 细胞。淋巴结正常结构破坏（图 3-107 右）。

◆ 免疫组化，背景淋巴细胞 CD3 阳性、CD45RO 阳性、CD30 阴性，组织细胞 CD68 阳性、CD163 阳性。

（朱梅刚）

第十一节　组织细胞噬细胞性脂膜炎

一、组织细胞噬细胞性脂膜炎特点

组织细胞噬细胞性脂膜炎（histiocytic cytophagic panniculitis，HCP）为嗜血细胞综合征相关性脂膜炎，为一种因免调控异常的系列性疾病，其组织学改变易与皮下脂膜炎样 T 细胞淋巴瘤（SPTL）相混而误诊。

◆ 临床表现

◆本病的发生与病毒（巨细胞病毒、EBV）细菌、真菌及寄生虫感染有关，亦可为苯妥因治疗后，系统性红斑性狼疮、骨髓移植后并发症。

◆本病可为皮肤 T 细胞淋巴瘤的并发症。

◆表现为红色、紫红色或出血性皮肤结节，以下肢和躯干多发。

◆可有发热、不适、体重减轻、疲倦及肌肉疼痛等症状。

◆另可有全血象下降，肝、脾肿大，淋巴结肿大及 DIC 等症状。

◆本病系良性病变，但其与潜在恶性疾病相关，常因血象低下继发感染加重病情而死亡。

◆ 病理组织学特点

◆病变主要累及皮下脂肪小叶脂肪细胞间，也可累及真皮（图 3-108 左）。

◆浸润细胞主要为组织细胞，部分胞浆噬红细胞呈红色，另有不定量的淋巴细胞和中性粒细胞，亦可见噬淋巴细胞与核碎片的豆袋细胞（图 3-108 右、图 3-109 左）。

◆组织细胞噬红细胞与红细胞外溢出血为特征性改变。

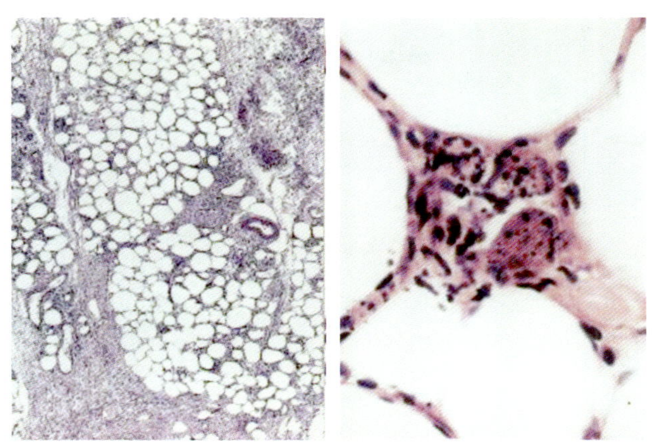

图 3-108　HCP，（左）皮下脂肪小叶内组织细胞浸润；（右）在脂肪细胞之间有组织细胞与多核巨噬细胞

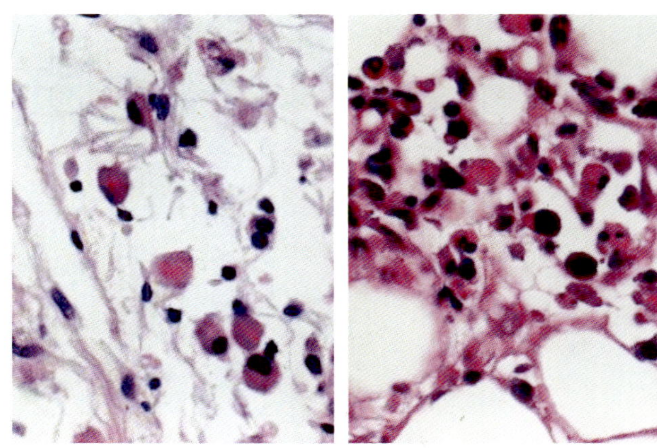

图 3-109　（左）HCP，巨噬细胞有吞噬红细胞与淋巴细胞现象；（右）皮下脂膜炎样 T 细胞淋巴瘤，脂肪细胞间有异型的 T 淋巴细胞及反应性组织细胞（本例照片引自朱学骏，孙建方主译《皮肤病理学》，2007，354-56）

免疫组化

增生组织细胞 CD68、CD163、Mac387 阳性，淋巴细胞 T 与 B 标记阳性。

二、鉴别诊断

与皮下脂肪炎样 T 细胞淋巴瘤（SPTL）鉴别

- 皮肤单发或多发结节，可溃破坏死（图 3-109 右、图 3-110~111）。
- SPTL 脂肪小叶浸润的 T 细胞有异型性，核不规则。
- 少量反应性组织细胞，少有噬红细胞现象和出血改变。
- 免疫组化瘤细胞 CD3、CD2、CD45RO 阳性，CD8 阳性，TIA1 阳性，CD56 阴性（图 3-112~113）。
- 为进展性病程，预后差。

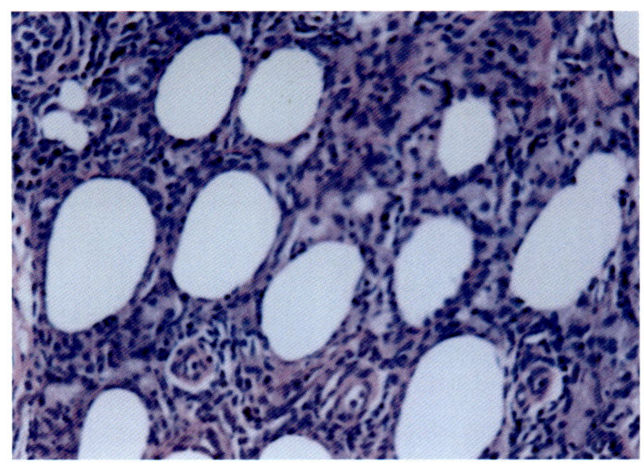

图 3-110　皮下脂膜炎样 T 细胞淋巴瘤，皮下脂肪细胞之间，异型 T 细胞及少量组织细胞浸润

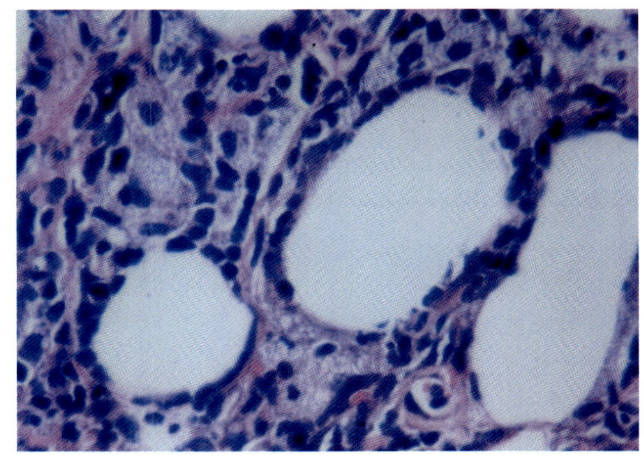

图 3-111　皮下脂膜炎样 T 细胞淋巴瘤，高倍观，异型瘤细胞围绕脂肪细胞

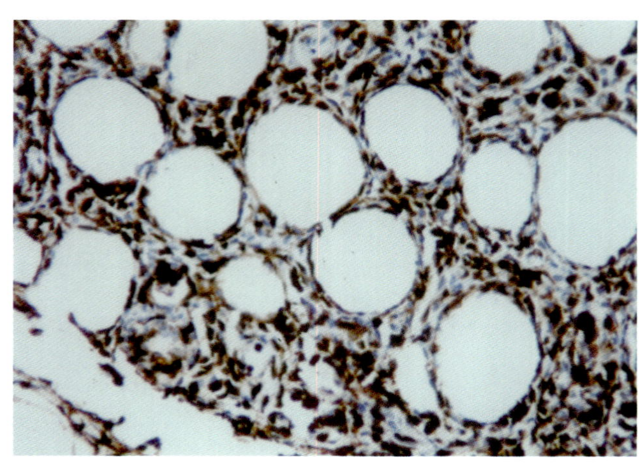

图 3-112　皮下脂膜炎样 T 细胞淋巴瘤，CD3 标志瘤细胞（+）

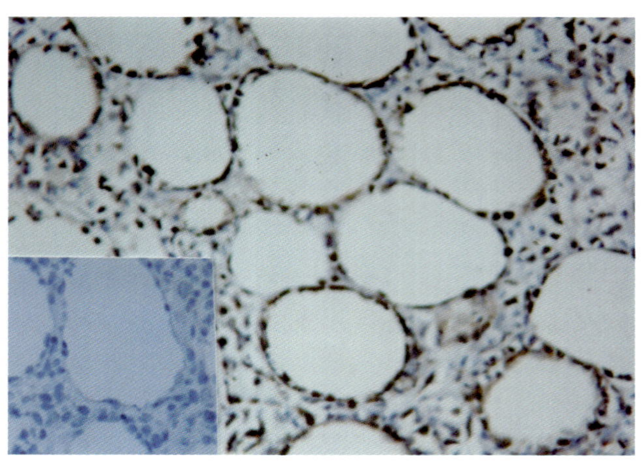

图 3-113　皮下脂膜炎样 T 细胞淋巴瘤，穿孔素标记瘤细胞（+）；（左下方）为 CD56 标记（-）

与皮肤 Rosai-Dorfman 病鉴别

◆通常侵犯真皮层。

◆在增生组织细胞中有许多胞浆内含多个淋巴细胞的巨大组织细胞为特征，噬红细胞现象不常见。

◆胞浆含多淋巴细胞的巨大组织细胞除 CD68 阳性外，S-100 阳性，CDla 阴性。

（朱梅刚）

第十二节　单灶性浆细胞增生性慢性骨髓炎

一、单灶性浆细胞增生性慢性骨髓炎特点

单灶性浆细胞增生性慢性骨髓炎（single focus plasma cell proliferative chronic osteomyolitis），以浆细胞浸润为主时，很易误诊为骨孤立性浆细胞瘤。

临床表现

◆局部疼痛不适，功能障碍。

◆骨 X 线摄影显示骨局部不规则破坏。

◆一般多发于四肢长骨，尤其是下肢骨。

病理组织学特点

◆骨髓腔纤维肉芽组织增生，伴有死骨片（图 3–114）。
◆大量成熟浆细胞浸润，较疏松，并混有不定量的小淋巴细胞，组织细胞及粒细胞（图 3–115）。
◆不伴其他骨病变，血清 Ig 正常。

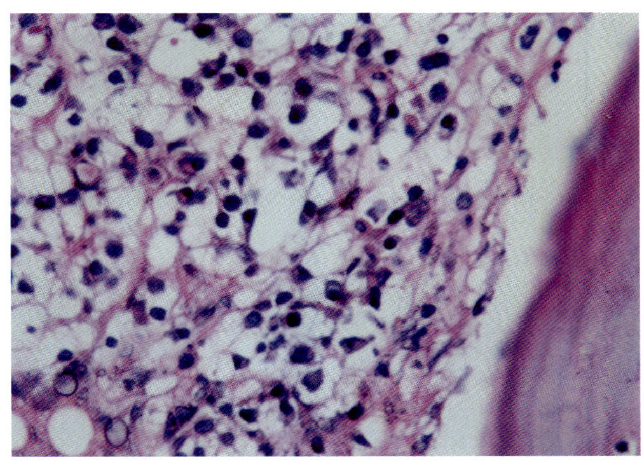

图 3–114　单灶性浆细胞增生性慢性骨髓炎，显示以浆细胞为主的淋巴细胞及组织细胞弥漫浸润

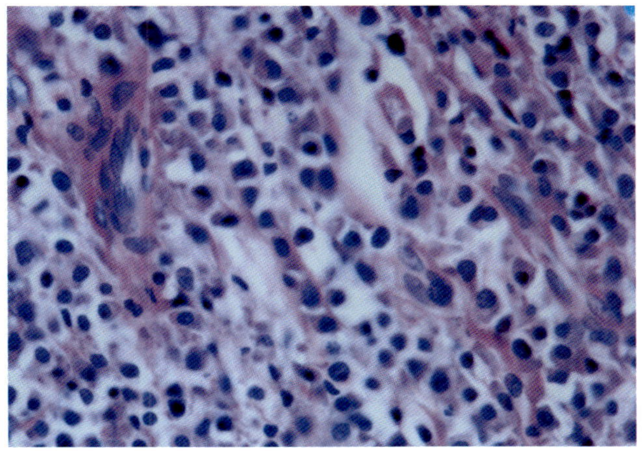

图 3–115　单灶性浆细胞增生性慢性骨髓炎，在肉芽组织背景中，大量成熟浆细胞浸润

免疫组化

◆κ、λ 多克隆表达（图 3–116）。
◆浆细胞 CD20 阴性，CD79a 部分阳性，CD38、CD138 阳性。
◆混杂少量 CD20 阳性，CD3 阳性，CD68 阳性细胞。

二、鉴别诊断

与骨孤立性浆细胞瘤鉴别

后者：
◆多发于扁骨，长骨少见，可伴有潜在多发病灶。
◆肿瘤性浆细胞有一定的异型性，可见核内 Dutcher 小体。
◆瘤细胞单一，很少有淋巴细胞等相混，排列紧密，间质少（图 3–117）。
◆缺乏肉芽性组织背景。
◆瘤细胞 CD38、CD138 阳性（图 3–118）。
◆κ、λ 单克隆性表达（图 3–119）。

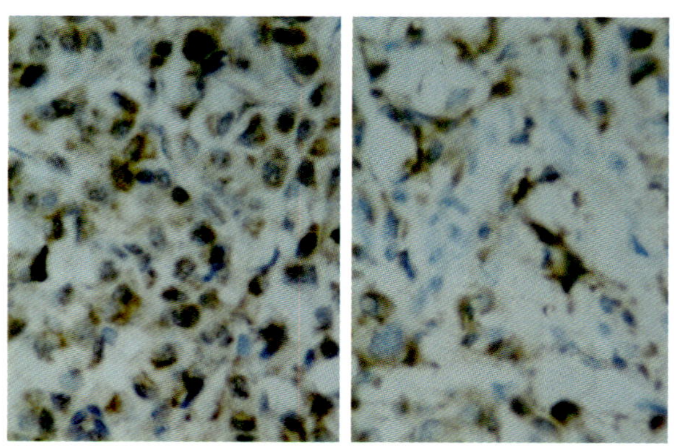

图 3-116 单灶性浆细胞增生性慢性骨髓炎，κ、λ 标记双（+），为多克隆性

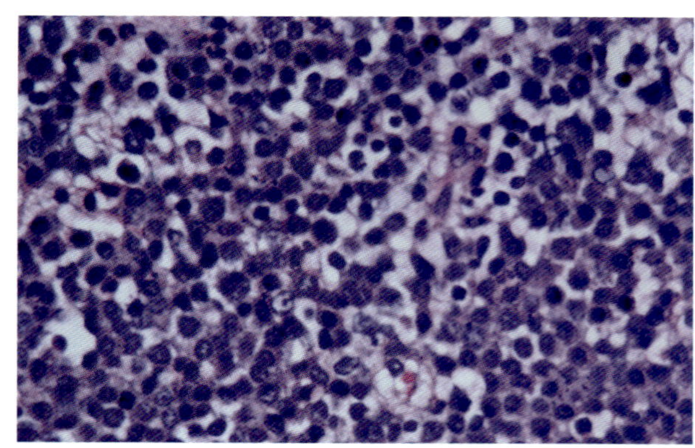

图 3-117 骨浆细胞瘤，欠成熟的浆细胞弥漫浸润

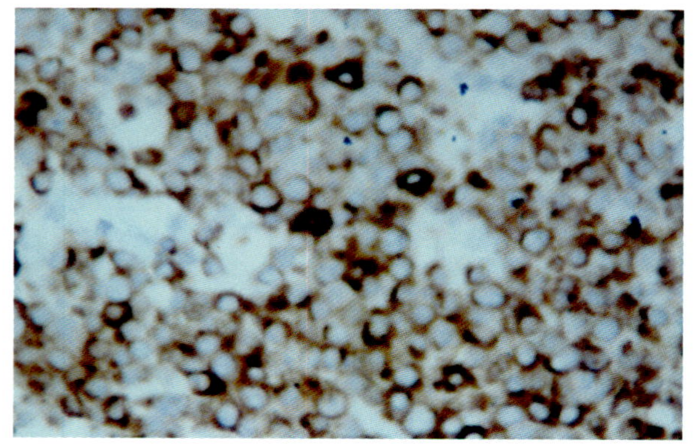

图 3-118 骨浆细胞瘤，CD38 标记瘤细胞（+）

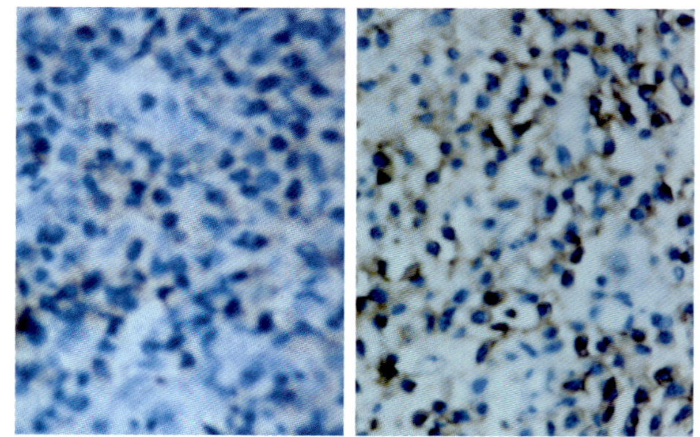

图 3-119 （左）κ 标记瘤细胞（-）；（右）λ 标记瘤细胞全（+），为单克隆表型

（朱梅刚）

第十三节　浆细胞性黏膜炎

一、浆细胞性黏膜炎特点

浆细胞性黏膜炎（plasma cell mucositis）黏膜组织以浆细胞为主的慢性炎，易被误诊为髓外浆细胞瘤。

◆ 临床表现

- ◆鼻咽部、子宫颈等处黏膜好发，中老年多见。
- ◆除局部组织结节状突起外，表面可糜烂或轻度坏死。
- ◆可有炎性渗出物，抗炎治疗有效。

病理组织学

◆以成熟浆细胞为主的淋巴细胞、组织细胞、中性或嗜酸性粒细胞混合浸润，细胞松散（图 3-120~122）。

◆小血管与纤维细胞增生。

◆病变表浅，不侵犯深部组织。

◆不见异型细胞。

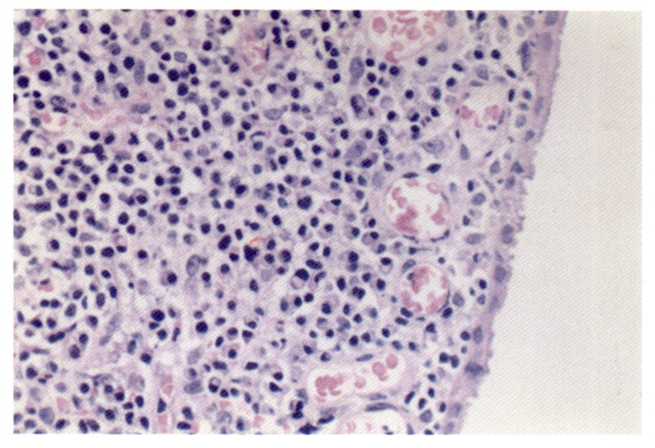

图 3-120 子宫颈浆细胞性黏膜炎，大量浆细胞及少量淋巴细胞弥漫性浸润，新生小血管增生

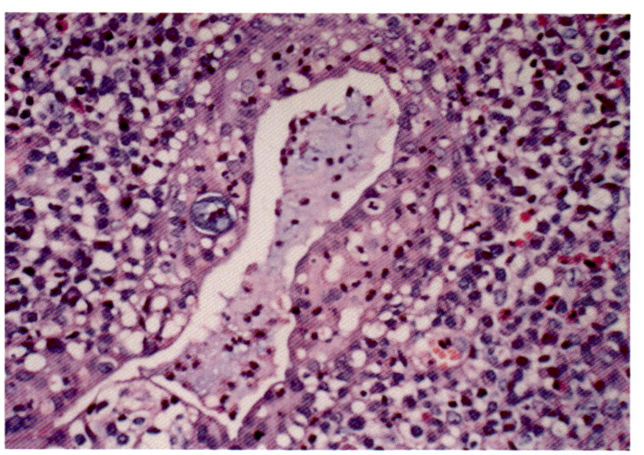

图 3-121 子宫颈浆细胞性黏膜炎，腺体有粒细胞浸润

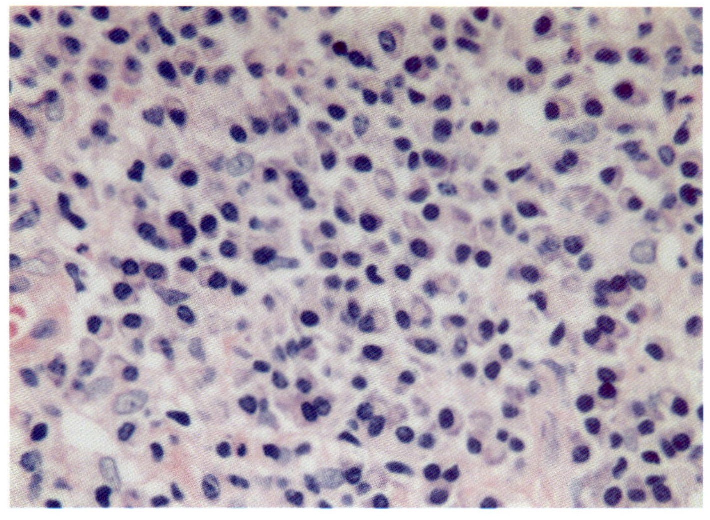

图 3-122 鼻咽部浆细胞黏膜炎，成熟浆细胞松散浸润，易误为髓外浆细胞瘤

免疫组化

浆细胞 CD138、CD79a 阳性，CD20、CD3、CD68 少数阳性（图 3-123~124），偶见 CD30 阳性，κ·λ 多克隆阳性。

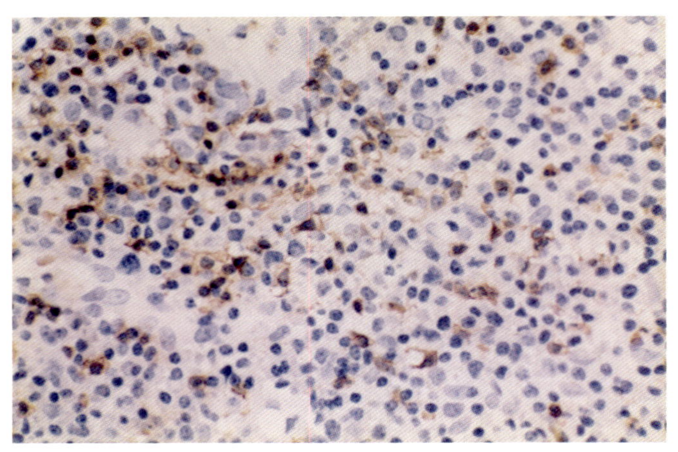

图 3–123 子宫颈浆细胞性黏膜炎，CD79a 标记，部分浆细胞（+）

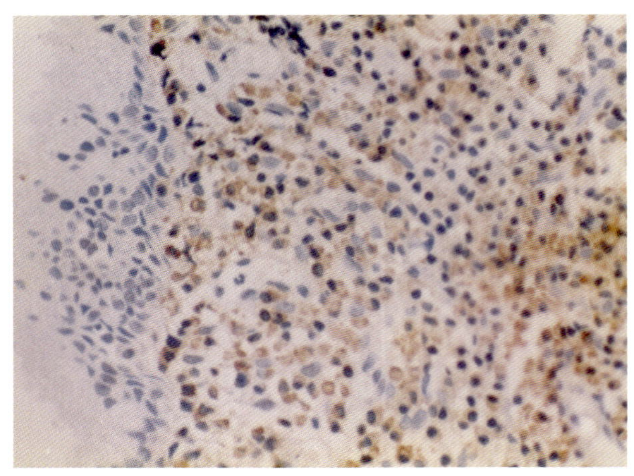

图 3–124 子宫颈浆细胞性黏膜炎，CD138 标记，浆细胞全部（+）

二、鉴别诊断

与髓外浆细胞瘤鉴别

后者：

◆鼻咽部、呼吸道、胃肠道黏膜较多见，子宫颈内膜少见。

◆轻度异型的浆细胞弥漫性浸润，排列紧密。

◆一般不见其他炎细胞和坏死。

◆κ·λ 单克隆表达，IgH 基因重排阳性。

详见第四章第十二节。

（朱梅刚）

第十四节 IgG4 相关硬化性疾病

IgG4 相关硬化性疾病（IgG4-related sclerosing disease）是新近认识的临床病理综合征。1 个或多个内分泌腺涎腺、淋巴，浆细胞增生伴纤维母细胞增生硬化，IgG4 阳性浆细胞占 IgG 阳性细胞百分比>40%。IgG4 阳性>50/HPF。

一、IgG4 相关硬化性疾病特点

临床表现

◆中老年多发，男性发病率高于女性。

◆常发生于胰腺、胆管、颌下腺、泪腺、肝、肺、乳腺、肾、纵隔腹腔内淋巴结等。
◆可伴发类风湿性关节炎、Sjogen 综合征。
◆有些病人血清出现自身抗体。
◆血清 IgG 与 IgG4 抗体升高。
◆应用激素治疗效果很好。随时间发展可累及多个器官。

◇ 病理组织学特点

◆淋巴结与内分泌腺、涎腺组织学改变一致，主要为淋巴、浆细胞明显增生浸润，席纹状纤维增生硬化及闭塞性静脉炎（图 3-125~127）。

◆外分泌腺腺泡萎缩，导管增生。

◆淋巴结改变分 3 型：Ⅰ型，多中心 Castleman 病样；Ⅱ型，单纯性反应性淋巴滤泡增生；Ⅲ型，滤泡间区扩大。纤维增生不明显。

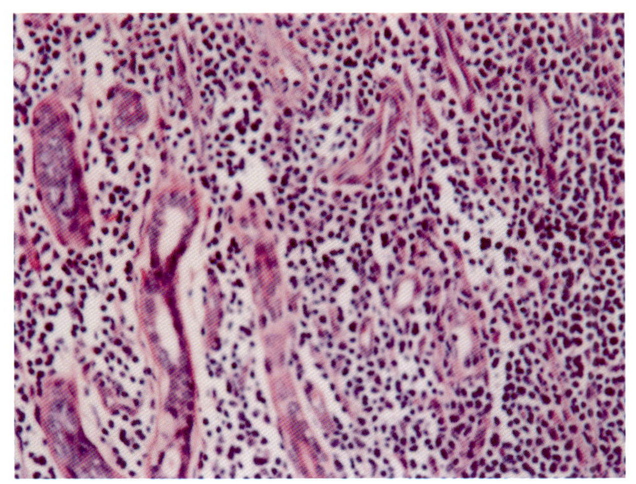

图 3-125 IgG4 相关硬化性涎腺炎，显示腺泡萎缩，弥漫性淋巴浆细胞浸润（本例照片由陈国璋教授提供）

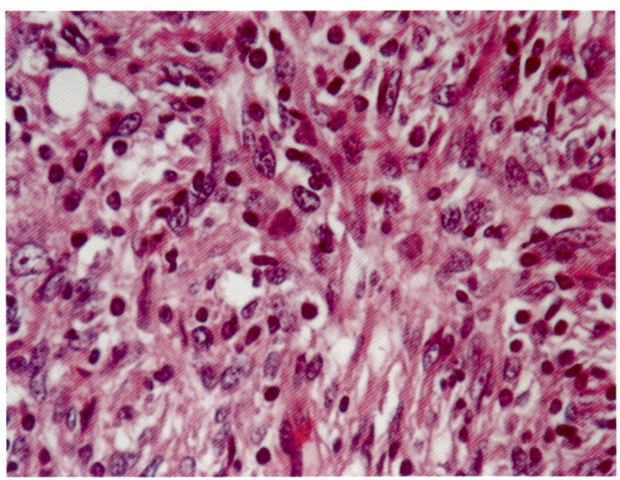

图 3-126 IgG4 相关硬化性涎腺炎，淋巴浆细胞浸润，纤维母细胞增生

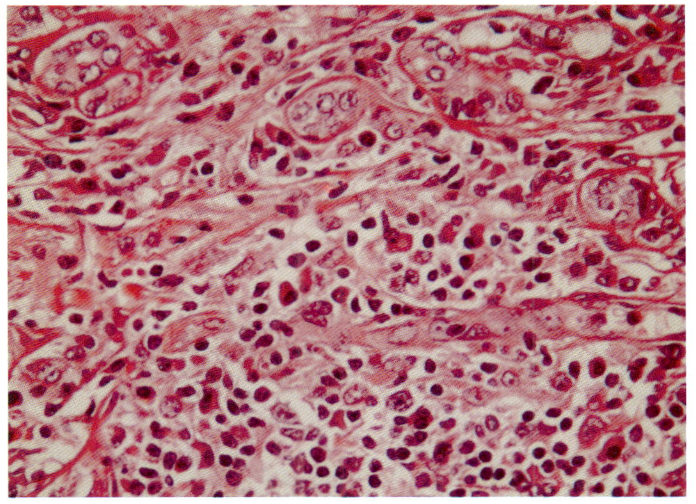

图 3-127 IgG4 相关硬化性涎腺炎，高倍观

◆ 免疫组化

关于病变组织浆细胞 IgG4/IgG 阳性百分比标准各家报告不一，陈国璋教授提出的标准为 IgG4/IgG 阳性百分比>40%（对照<30%）和 IgG4 阳性细胞>50/HPF，2 项指标必须同时具备。

◆ 现代诊断技术

IgH、TCR 基因重排为多克隆性。

二、鉴别诊断

◆ 淋巴结病变与多中心 Castleman 病，浆细胞型鉴别

后者常有发热，而血清无自身抗体，IgG4 不升高，预后差。

◆ 胰腺、涎腺病变与慢性炎鉴别

一般慢性炎浆细胞 IgG4/IgG<40%。IgG 阳性细胞<50/HPF。

◆ 与淋巴瘤鉴别

◆淋巴结滤泡间区扩大型有浆样分化时应与边缘区淋巴瘤区别，后者增生单核样 B 细胞有克隆性、侵袭性表现。基因重排有克隆性。

◆胰腺、涎腺病变应与 MALT 淋巴瘤鉴别，后者增生边缘区细胞有克隆性和淋巴上皮病变及滤泡殖入现象与侵袭性表现，其因重排有克隆性。

（朱梅刚）

第十五节　自身免疫性淋巴细胞增生综合征

一、自身免疫性淋巴细胞增生综合征特点

自身疫性淋巴细胞增生综合征（autoimmune lymphoproliferative syndrome， ALPS）是遗传性淋巴细胞凋亡障碍疾病，大部分因患者 Fas 或 Fasl 基因胚系突变，淋巴细胞凋亡减少导致淋巴结 T 免疫母细胞等淋巴细胞增生。

◆ 临床表现

◆儿童、年轻人好发，慢性复发性淋巴结肿大，肝脾肿大。

◆血清出现抗心肌、脂肪等自身抗体，产生自身免疫性贫血，中性粒细胞减少症。
◆外周血 CD4、CD8 阴性，IgE 增高。
◆有时伴发淋巴瘤或 Rosai–Dorfman 病。

病理组织学特点

◆淋巴结副皮质区 T 免疫母细胞明显增生，中等大，胞浆透明，类似 T 区淋巴瘤（图 3–128、129）。
◆淋巴滤泡增生，可见生发中心进行转化。
◆浆细胞增多。

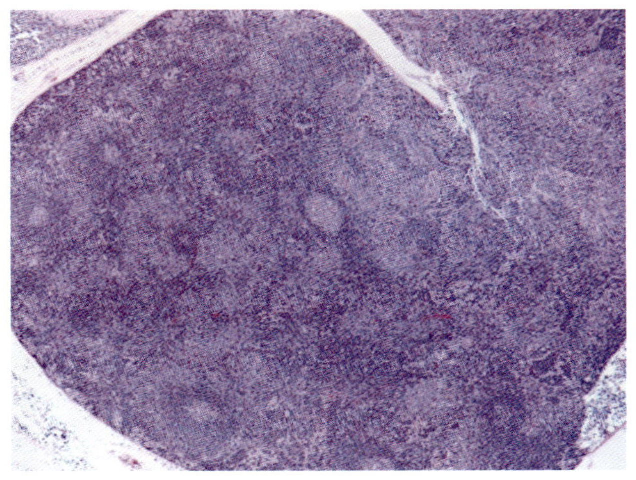

图 3–128 ALPS 淋巴结改变，皮质区淋巴滤泡明显增生（本例图片由陈国璋教授提供）

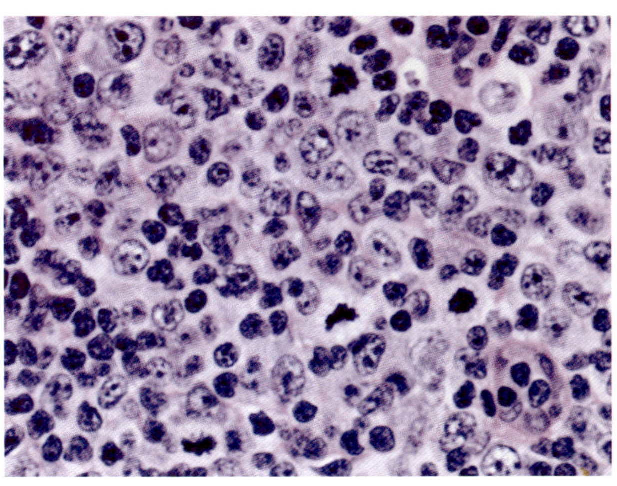

图 3–129 ALPS，皮质区 T 免疫母细胞及浆细胞增生，核形不规则，核分裂象易见

免疫组化

增生细胞 CD3 阳性，CD4 阴性，CD8 阴性，CD45RO 阳性，CD21 显示 FDC 网无破裂现象。

现代技术

IgH 与 TCR 基因重排阴性。

二、鉴别诊断

主要与 T 区淋巴瘤鉴别

◆ALPS 有特殊的临床表现，除胞浆透明 T 免疫母细胞增生外还有小淋巴细胞和浆细胞等增生，无克隆性与侵蚀破坏生发中心现象，T 淋巴瘤细胞有异型克隆性与侵蚀性，破坏生发中心，中老年多发。

◆ALPS TCR 基因重排阴性，T 区淋巴瘤 TCR 基因重排阳性。

（朱梅刚）

第十六节　黏膜相关淋巴组织增生

一、黏膜相关淋巴组织增生特点

黏膜相关淋巴组织增生（mucosa associated lymphoid tissue hyperplasia，MALT）分为2部分，一是固有MALT，即回肠黏膜peyer小结；二是获得性MALT，这是因慢性炎症、自身免疫性疾病所致原本没有淋巴组织的黏膜产生了淋巴组织。如胃黏膜幽门螺杆菌所致淋巴组织增生，其他肠道、肺、支气管黏膜，因细菌、吸烟导致淋巴组织增生。之后凡是上皮性组织器官因自身免疫性疾病或慢性炎所产生的淋巴组织均统称为MALT，如Sjogren综合征所致涎腺、泪腺淋巴组织增生，本病所致甲状腺淋巴组织增生，乳腺、皮肤、结合膜、肝汇管区慢性炎所致淋巴组织均称之为MALT。以往曾把它称为假性淋巴瘤。在上述MALT的基础上可以继发多种NHL。特别是MALT淋巴瘤，其与MALT增生鉴别相当困难。

临床表现

◆多发生于中老年人。

◆患者主要症状为慢性炎所引起的症状，如胃痛、食欲不振、咳嗽、咳痰、口眼干燥症、甲状腺功能下降等。

◆胃肠黏膜增厚粗糙，涎腺、泪腺、甲状腺肿块，乳腺包块等，与肿瘤无明显不同。

病理组织学特点

◆在黏膜或实质器官局限性，单灶或多灶，或弥漫性淋巴组织增生，胃肠道可见表面溃疡。

◆增生淋巴组织除无包膜和淋巴窦以外与淋巴结组织结构类似，分为淋巴滤泡为主的B细胞区与滤泡外的T细胞区2部分组合。

◆组成细胞分化成熟，无异型变。滤泡间区可以出现以B小淋巴细胞增殖衍化的系列谱系现象，即小B淋巴细胞→中心母细胞→免疫母细胞→浆母细胞→浆细胞。Sjogren综合征与桥本氏病可见大量浆细胞。另外可有少量嗜酸性粒细胞与组织细胞浸润。

◆增生淋巴组织可以排挤腺体，但无侵蚀破坏腺上皮和淋巴滤泡（滤泡植入现象）及周边正常组织改变。

◆涎腺、泪腺、甲状腺淋巴组织增生，腺泡减少消失，而导管保留，甚至有增生。

免疫组化

◆T与B细胞标记显示T与B细胞免疫功能区分布。

◆κ·λ多克隆表达。

◆CK标记上皮无破坏现象，CD21标记FDC网完整无损。

◆ 现代技术

◆IgH 与 TCR 基因重排阴性。

二、鉴别诊断

◆ 与黏膜相关淋巴组织边缘区 B 细胞淋巴瘤（MALT 淋巴瘤）鉴别

后者：

◆一般无明显特殊症状，可有原有症状加重，包块增长加快现象。

◆40 岁以上多发，以胃肠道最高发。

◆内镜检查可见胃、肠黏膜隆起如脑回状。表面溃疡边缘明显隆起。

◆病理组织学改变有：

（1）单核样、裂核样瘤细胞单一或混合克隆性增生，中等大，胞浆透明是最重要的改变，分裂象少见。

（2）瘤细胞可不同程度的浆样分化（克隆性），应与边缘区正常浆细胞分开。

（3）淋巴上皮病变（瘤细胞侵蚀破坏上皮）在切除标本一般均可见到，小块内镜活检也可见到。

（4）滤泡植入现象（瘤细胞侵入淋巴滤泡），切除标本易见，但小块内镜活检不易见到。早期可保留正常泡。

（5）部分病例可向大 B 细胞淋巴瘤转化，中心母与免疫母样瘤细胞成片浸润，如超过 1/2 量可诊断为 DLBCL。

（6）免疫组化除 T 与 B 细胞标记显示 B 细胞克隆性外必须做 CK 标记，观察有无上皮破坏现象，CD21 或 CD35 标记 FDC 网，显示被侵蚀致 FDC 网破碎现象。

（7）内镜小块活检或穿刺活检组织量少，有时有挤压变形等依据不足时应保守诊断，建议随访，重复活检。必要时辅助分子遗传学检测。

◆ 与小淋巴细胞淋巴瘤鉴别

◆小淋巴细胞单一性增生浸润，可见假滤泡而无真滤泡，均有全身淋巴结、肝、脾肿大，CD20、CD5、CD23 阳性。

◆ 与 MCL 鉴别

◆后者可见中等大不规则核瘤细胞单一增生，胞浆不透明，Cyclin D1 阳性。

鉴别诊断详见第四章第四节。

（朱梅刚）

第十七节 肠淋巴组织增生性息肉

一、肠淋巴组织增生性息肉

肠淋巴组织增生性息肉（lymphoid tissue proliferative polyps）属良性病变，以往又称假性淋巴瘤或直肠扁桃体。如缺乏认识易误诊为淋巴瘤，特别是小块活检组织。

临床表现

- 好发于直肠，其他肠道亦可发生。
- 单个或多发性息肉样突起。
- 可有便血，肛门脱出，无明显症状，常在肠镜时发现。

病理组织学特点

- 单个或多发性息肉样突起，有蒂，表面光滑。
- 肠黏膜固有层或黏膜下正常淋巴组织增生，可见淋巴滤泡（图 3–130）。
- 淋巴组织可压迫排挤黏膜腺体，而不破坏腺体，少数可累及肌层。

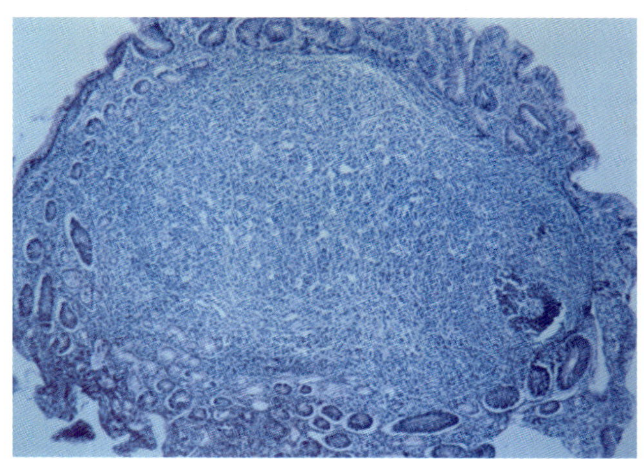

图 3–130 肠淋巴组织增生性息肉，显示黏膜下层淋巴组织增生，见一大的淋巴滤泡。部分浸润固有层

免疫组化

- 应用 T 与 B 细胞标记显示，T 与 B 细胞免疫功能区保存（图 3–131~132）。
- 用 CD21 或 CD35 标记 FDC 网完整无破坏，CK 标记腺上皮无破坏现象。
- κ·λ 标记多克隆阳性。

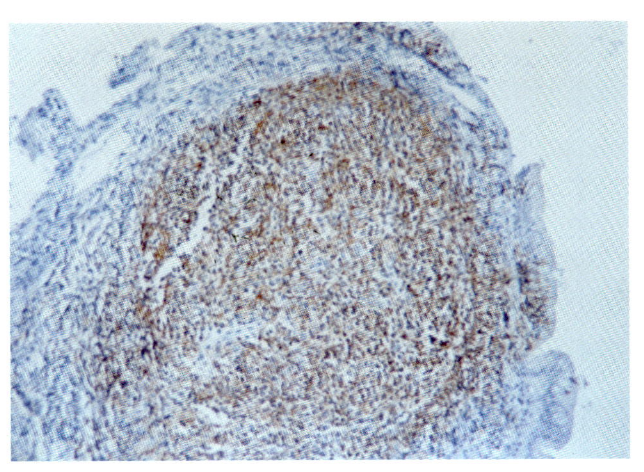

图 3-131　肠淋巴组织增生性息肉，CD20 标记淋巴滤泡(+)

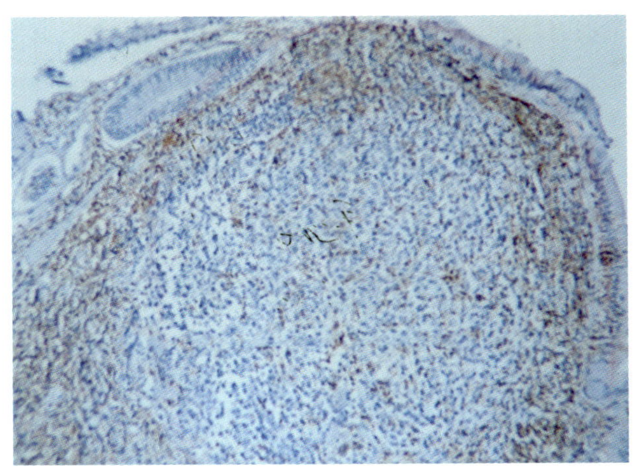

图 3-132　肠淋巴组织增生性息肉，CD3 标记滤泡外(+)

现代技术

◆Ig H 与 TCR 基因重排阴性。

二、鉴别诊断

与淋巴瘤样息肉病（套细胞淋巴瘤）鉴别

◆后者滤泡套细胞有异型，套区增宽，生发中心萎缩或消失。
◆免疫组化：Cyclin D1 阳性，CD21 显示 FDC 网有破坏现象。

与肠道滤泡性淋巴瘤鉴别

◆后者可发生于全肠，包括小肠多发性息肉样突起。
◆组织学、免疫组化与分子遗传学与结内 FL 相似（见第二章第三节）。

第十八节　淋巴瘤样胃病

一、淋巴瘤样胃病特点

淋巴瘤样胃病（lymphomatoid gastropathy， LyGa）是新近由日本 Takeuchi 等新建立的胃非典型性 CD56 阳性的 NK 细胞增生性自限性病变。共报告 10 例 LyGa 病例，以前曾被诊断为淋巴瘤或胃未分化癌。经过血清学 LOH 检测、超声、CT、FDG-PET、内镜复查等措施，最后证明能自愈，不需化疗或放疗的假恶性病变。对此病变的充分认识，避免误诊十分重要。

临床表现

- 目前报告的 10 例，5 男 5 女，46~75 岁。
- 无明显自觉症状。
- X 线扫描可见胃黏膜有异常影，疑为胃癌或淋巴瘤。
- 胃镜显示 1cm 左右的黏膜溃疡或突起病变。
- 随访 10 年，未经治疗而消失，无复发。

病理组织学特点

- 病变限于黏膜固有层，异型细胞弥漫浸润（图 3-133）。
- 增生细胞中到大，中量透明或淡嗜伊红性胞浆。20%~90%细胞胞浆内常见嗜酸性颗粒。圆或卵圆形核或稍不规则，染色质细，小核仁，核分裂象偶见。不定量嗜酸性粒细胞小淋巴细胞浸润（图 3-134~136）。

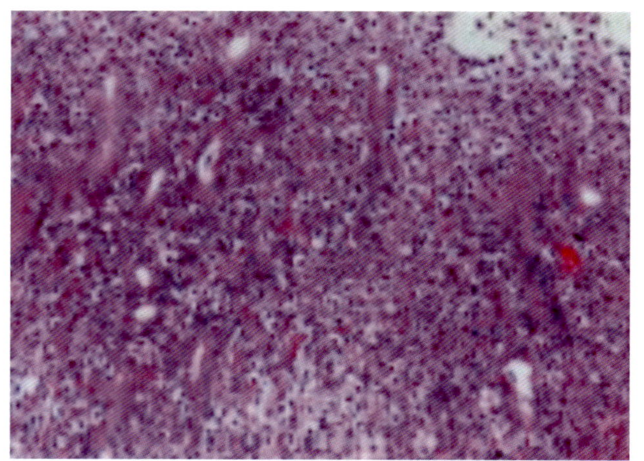

图 3-133 LyGa，NK 瘤细胞弥漫浸润胃固有膜

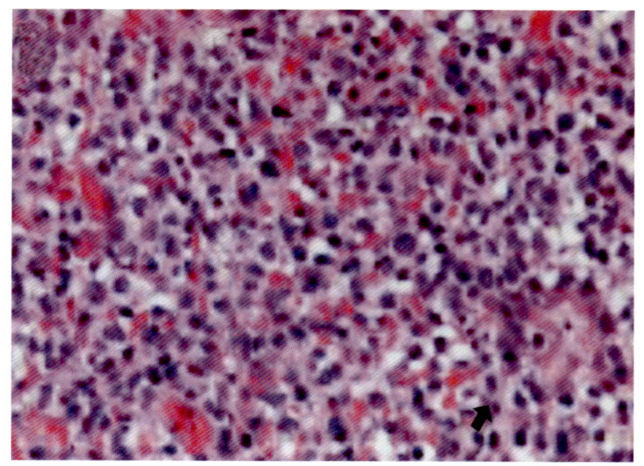

图 3-134 LyGa，偶见 NK 细胞偶尔浸润胃腺上皮（⬆），显示淋巴上皮病变

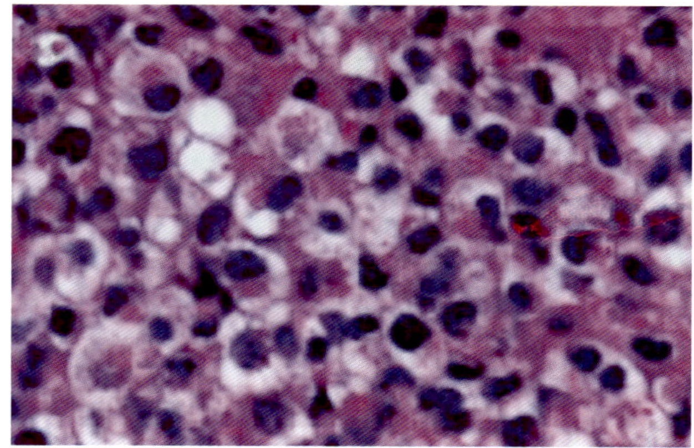

图 3-135 LyGa，非典型性 NK 细胞胞浆中嗜酸性颗粒核染色深染

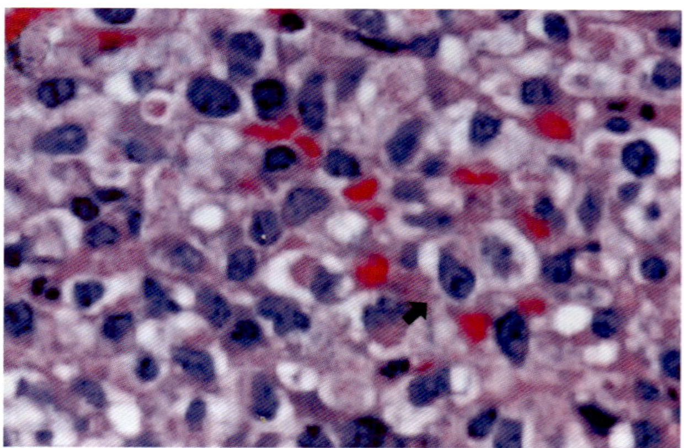

图 3-136 LyGa，非典型性 NK 细胞有些核仁明显（⬆）

◆不破坏腺体与黏膜肌层，偶有浸润腺上皮现象（图 3-134）。

◆有时有坏死发生，但无血管破坏性改变。

◆9/10 例有幽门螺杆菌感染。

免疫组化

◆增生细胞 LCA 阳性，CD7 阳性（图 3-137）。CD56 阳性（图 3-138），TIA1 阳性，GrB 阳性（图 3-139），Perf 阳性，CD3 阳性（图 3-140），CD4 阴性，CD8 阴性，CD20 阴性，CD5 阴性，CD117 阴性。

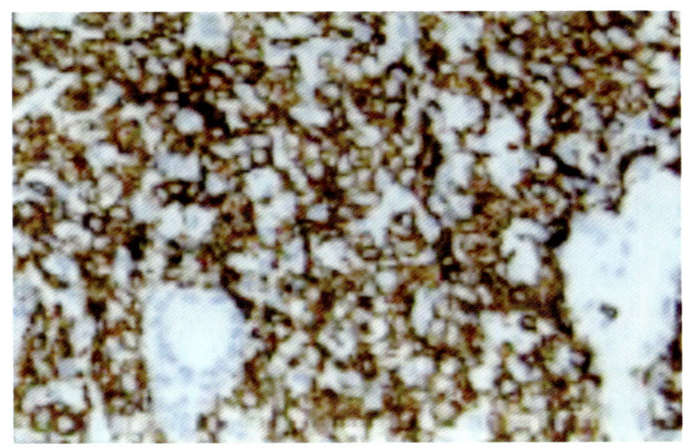

图 3-137 LyGa，免疫组化，非典型 NK 细胞 CD7（+）

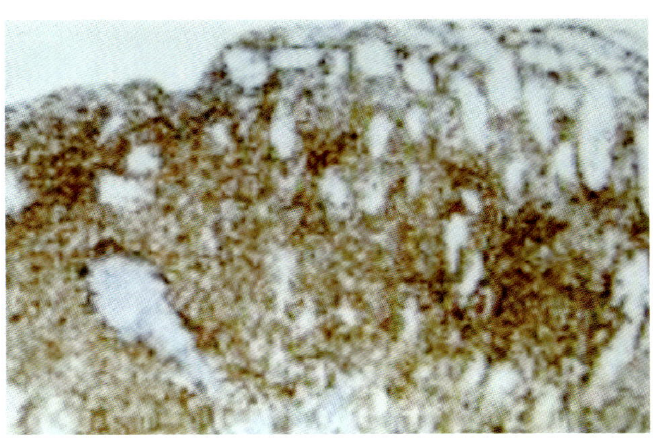

图 3-138 LyGa，非典型 NK 细胞 CD56（+），免疫组化标记

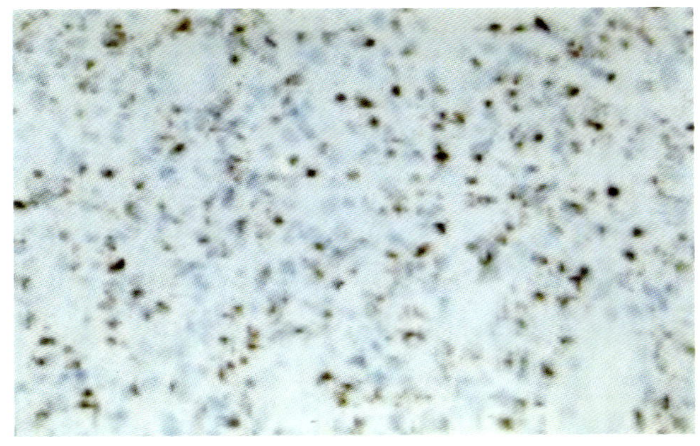

图 3-139 LyGa，免疫组化，颗粒酶 B（gzanzgme B）非典型 NK 细胞（+）

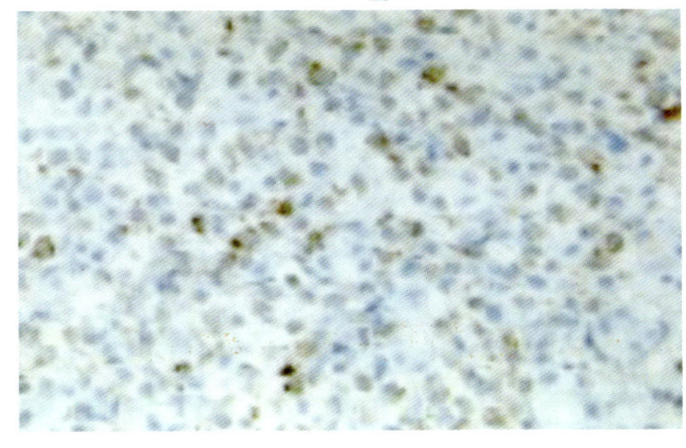

图 3-140 LyGa，免疫组化，胞浆型 CD3ε 标记非典型 NK 细胞部分（+）

（上述照片引自 Takeuchi et al，Blood，2010，116：5631-137）

诊断新技术

◆EBER 阴性。

◆IgH 与 TCR 基因重排阴性。

二、鉴别诊断

与鼻型 NK/T 细胞淋巴瘤（nasal type NK/T-cell lymphoma）鉴别

后者：

- 胃不是 NK/T 细胞淋巴瘤好发部位。
- 血管中心性坏死易见，而 LyGa 不见。
- 瘤细胞胞浆透明，不见嗜酸性颗粒，对胃组织有广泛破坏性，不限于固有层。
- EBER 阳性，而 LyGa 阴性。
- 进展性病程预后差，不能自行消退。

与胃未分化癌（gastric undifferential cacinoma）鉴别

- 胃粘膜腺体破坏与癌细胞有移行过程。
- 癌细胞呈团片状浸润，可见印戒状细胞，有间质增生反应。
- 癌细胞向胃壁浸润。
- 免疫组化：癌细胞 CK 阳性，LCA 阴性，CD56 阴性，TIA1 阴性。

（朱梅刚）

第十九节　皮肤假性淋巴瘤

一、皮肤假性淋巴瘤特点

皮肤假性淋巴瘤（cutaneous pseudolymphoma， CPL）以往曾用名称很多。自 1923 年 Biberstein 提出皮肤淋巴细胞瘤（lymphocytoma cutis）名称后，相继有称皮肤良性淋巴腺瘤、Spiegler 和 Fendt 假淋巴瘤、皮肤淋巴组织增生、皮肤淋巴细胞瘤等，说明 CPL 的病理、生物学行为的特殊性与重要性及复杂性，也提示 CPL 与皮肤淋巴瘤鉴别诊断的困难。

临床表现

- 发病包括各年龄组，如包柔螺旋体引起的 CPL 好发于青少年，而药物性 CPL 常发于成人。
- 好发部位多为暴露区的头颈、上胸、四肢和隐湿多皱部位，如扁虱所致的 CPL 手、阴囊、乳头等处。
- 不同原因引起不同症状，如瘙痒、皮疹。
- 皮疹可为扁平、圆饼状、丘疹、结节等，单个或多个。
- 微生物、虫咬、物理、化学（纹身）、螺旋体、烟草及药物等可为致病因子。
- 多数致病因子消除后自愈，但部分 CPL 可演变成淋巴瘤。

◆ CPL 分类

CPL 由多种病因引起，病理改变不尽一致，但总体上可分为 3 类：①以 T 淋巴细胞浸润为主的 CTPL；②以 B 细胞浸润为主的 CBPL；③混合和未分类细胞浸润为主的 CPL。

◆以 T 细胞浸润为主的 CTPL：

(1) 特发性或药物性 T 淋巴细胞浸润。

(2) 可触及的游走性弓形红斑。

(3) 淋巴瘤样接触性皮炎。

(4) 日光性网状细胞变性。

(5) 持续结节性节肢动物咬伤反应。

(6) 炎性传染性软疣。

(7) 淋巴瘤样丘疹病。

◆以 B 淋巴细胞浸润为主的 CBPL：

(1) 皮肤良性淋巴腺病。

(2) 儿童肢端假性淋巴瘤性血管角皮瘤。

(3) 炎性假瘤。

(4) 包柔螺旋体感染。

◆混合性和未分类细胞浸润为主的 CPL：其常与鳞状细胞癌、基底细胞癌、早期恶性黑色素瘤，色素痣伴发的 T 与 B 淋巴细胞反应性增生浸润混淆。

◆ 病理组织学特点

◆细胞浸润可略呈倒三角形，浸润细胞上重下轻。

◆一般浸润真皮上中层，少侵及表皮与皮下组织，边界不清（图 3-141~144）。

◆浸润细胞的围绕小血管，袖套式浸润明显，亦有附件周浸润改变。

◆浸润细胞包括 T 或 B 淋巴细胞为主或混合性浸润为主并伴有不定量的嗜酸性粒细胞及组织细胞（单核或多核）等多细胞松散浸润，分化正常，缺乏克隆性与异型性。

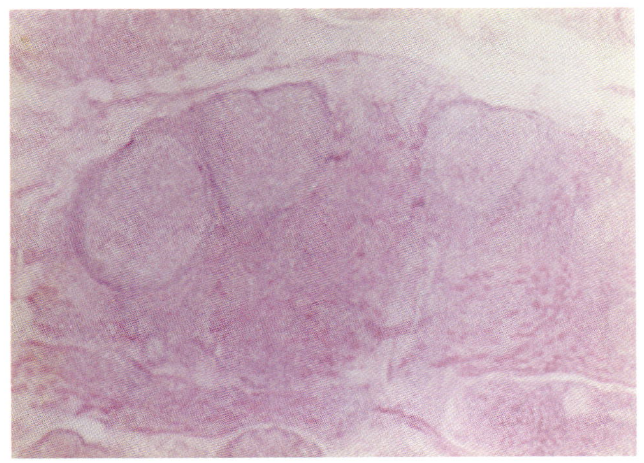

图 3-141　CPL，真皮层淋巴组织增生，可见多个淋巴滤泡

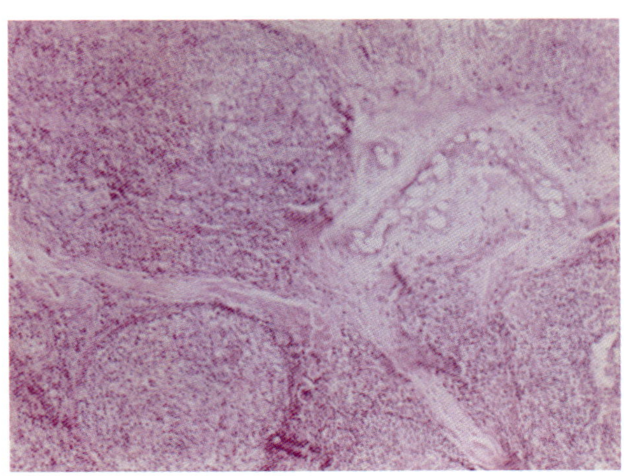

图 3-142　CPL，滤泡生发中心扩大，套区变窄环状

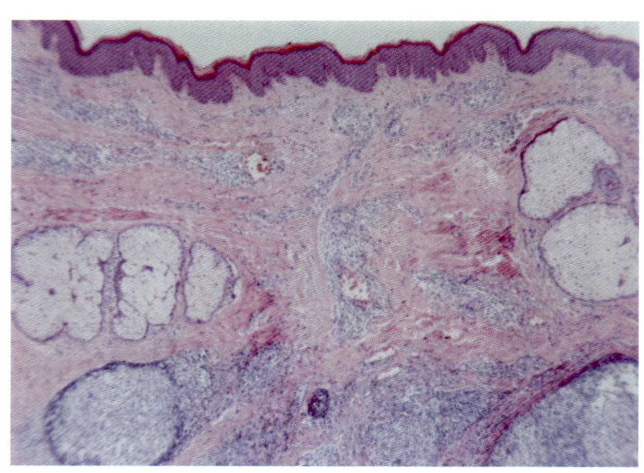
图 3-143 CPL，真皮浅层，血管周片状淋巴细胞浸润，真皮深层，淋巴滤泡增生

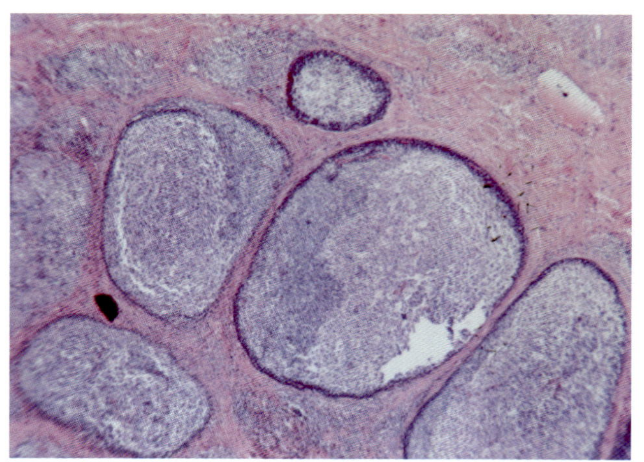
图 3-144 CPL，淋巴滤泡高度增生，套区呈环状

◆T 淋巴细胞浸润为主 CPL，少或不见淋巴滤泡，而以 B 细胞浸润为主的 CPL 则可见多少不一的淋巴滤泡，生发中心增生活跃，浆细胞多见。

◆淋巴瘤样丘疹病是潜在恶性的瘤前病变，可以多形而异型的 T 与 CD30 阳性的细胞浸润，可从 CPL 中排除。

◆ 免疫组化

◆应用全 T 或全 B 细胞标记显示以 T 或 B 细胞为主的阳性表达，或二者混合均呈阳性（图 3-145）。

◆CD4 阳性多见，也可 CD8 阳性细胞。

◆不定量的 CD68、CD163 阳性组织细胞散在。

◆以 B 细胞浸润为主的 CPL κ、λ 多克隆表达。淋巴滤泡生发中心 BCL2 阴性，CD10、BCL6 生发中心阳性无滤泡间浸润，Ki67>50%阳性（图 3-146），可见明暗极，CD21、CD35 标记 FDC 网完整。

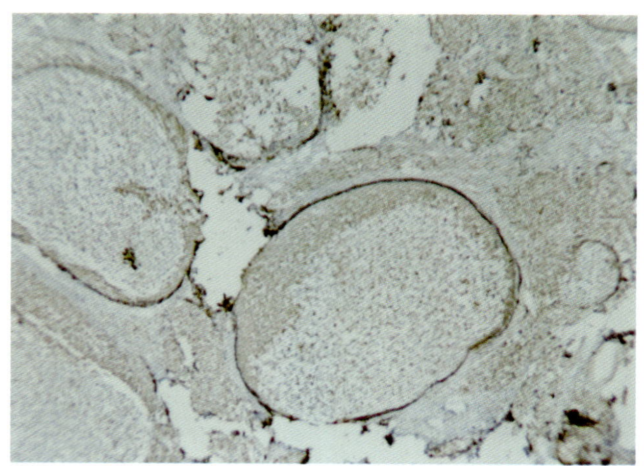
图 3-145 CPL，CD20 标记优势（+）表达

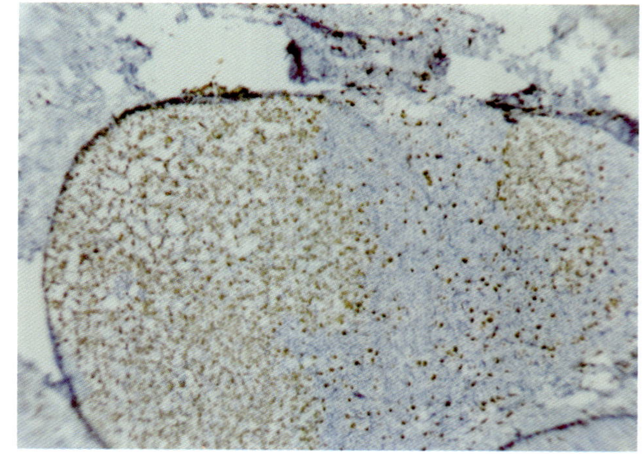
图 3-146 CPL，Ki67 标记生发中心高表达，且有极性表型

◆ 现代技术

IgH 或 TCR 基因重排阴性。

二、鉴别诊断

CPL 与 CTCL 或 CBCL 鉴别

部分病例细胞浸润重者鉴别诊断十分困难，要强调的是要高度重视病因病史，现将 CTPL 和 CBPL 分别讨论如下（表 3–3、表 3–4）：

表 3–3　CTPL 与 CTCL 鉴别

鉴别	CTPL	CTCL
病因	较明确，多见药物超敏反应	不明
病变范围	通常局限，边界不清	常系统性，边界较清楚
临床过程	自发消退（一般<1 个月）	进行性
嗜表皮性	无或轻	明显
侵蚀附件上皮	无	易见
皮肤海绵层水肿	明显	轻
Pautrier 微脓肿	一般缺乏	常见
淋巴细胞	小而成熟	大而非典型性
嗜酸性粒细胞和组织细胞	多见	少见
CD2、CD3、CD7	可见表达	有时缺失
CD4，CD8 表达	CD4>CD8	CD8>CD4
TCR 基因重排	10%~19%（+）	90%以上（+）

表 3–4　CBPL 与 CBCL 鉴别

鉴别	CBPL	CBCL
临床特点	单发多见	单发或多发
	病因明确	病因不明
	可以自愈（在 1 个月内）	进展性
组织学特点		
浸润形式	结节状（>90%）	弥漫或结节状
病灶结构	上部浸润重	下部浸润重
组成细胞	成熟、多样、易见淋巴滤泡	异型单一，少见生发中心
病灶边界	内凹边界不清	外突，边界清楚，胶原间浸润
免疫组化	κ·λ 多克隆，T、B 细胞混合FDC	κ、λ 单克隆，B 细胞单一，FDC
	网与附件无破坏	网与附件受瘤细胞侵蚀破坏
IgH 基因重排	阴性	阳性

总之，皮肤假性淋巴瘤与皮肤淋巴瘤的鉴别诊断要重视临床病史、病变、疹型，结合病理改变。缺乏足够依据时，随访观察，连续治疗，十分重要。

（朱梅刚）

第二十节　皮病性淋巴结病

一、皮病性淋巴结病特点

皮病性淋巴结病（dermatopathic lymphadenopathy）又称皮病性淋巴结炎，是广泛性脱屑性皮肤炎症而伴发的淋巴结组织细胞等增生性及噬脂黑色素为特征的病变。它易与淋巴结良恶性病变发生误诊。

临床表现

◆中、老年人多发。

◆多有脱屑性皮炎或皮肤瘙痒及多发性肿瘤性皮疹。

◆病变引流区淋巴结肿大，一般直径<2cm，最多见于腋或腹股沟淋巴结。

病理组织学特点

◆肿大淋巴结切面可见灰黑色斑点。

◆副皮质区的淡染组织细胞为主与朗格汉斯细胞（LC）、指状突树突细胞（IDC）3 种细胞增生（图 3-147）。

◆增生巨噬细胞噬有中性脂与黑色素，位于淋巴窦与副皮质区或游离细胞外（图 3-148）。

◆增生淡染细胞包绕增生淋巴滤泡，分界清楚。

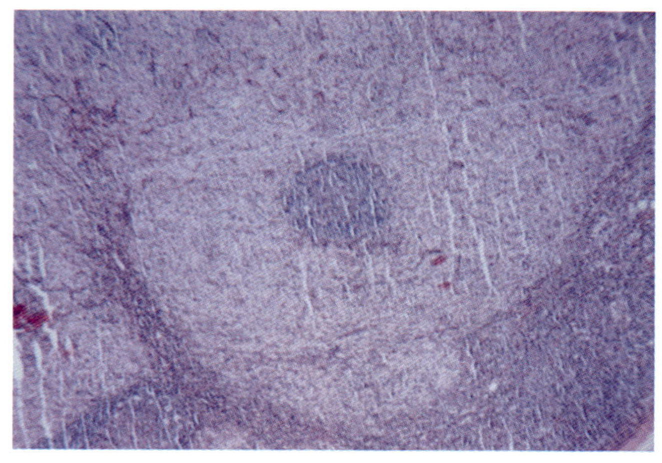

图 3-147　皮病性淋巴病，副皮质区大量色淡增生组织细胞，围绕淋巴滤泡（本例切片由中山大学肿瘤医院病理科提供）

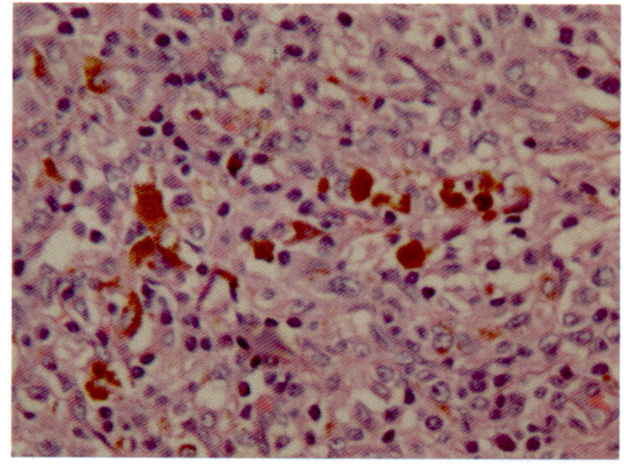

图 3-148　皮病性淋巴结病，图示不规则黑色素团块沉着

免疫组化

◆组织细胞 CD68 与 CD163 阳性。IDC CD68 与 S-100 阳性，LC S-100 与 CD1a 阳性（图 3-149~150）。
◆HMB45 与 Melan A（阴性）。

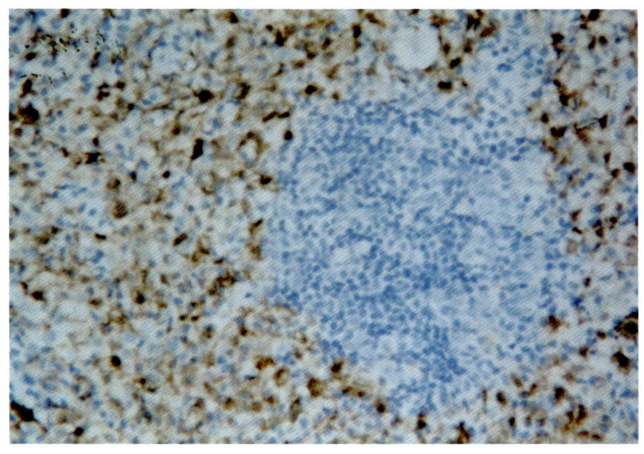

图 3-149　皮病性淋巴结病，免疫组化 S-100 标记，增生细胞大部分（+）（IDC）

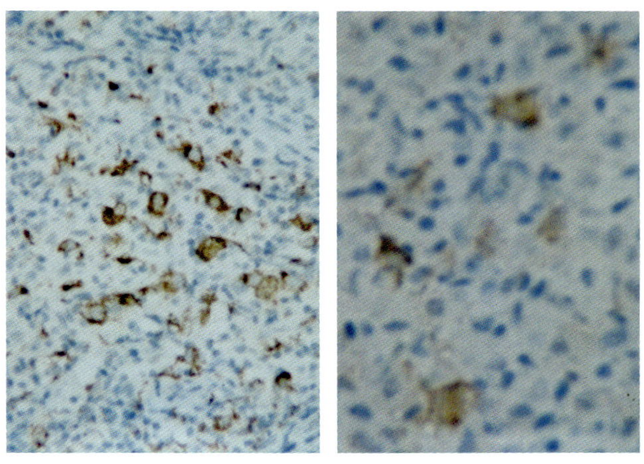

图 3-150　皮病性淋巴结病，（左）CD68 标记部分增生细胞（+），（右）CDla 标记少数细胞（+）（朗格汉斯细胞）

二、鉴别诊断

与组织细胞肉瘤或单核细胞白血病累及淋巴结鉴别

后二者组织细胞有异型变和克隆性，附近或骨髓、血、肝、脾有肿瘤改变。

与蕈样霉菌病（MF）累及淋巴结鉴别

后者亦可发生皮病性淋巴结病，如果皮肤瘤细胞同时累及淋巴结则要鉴别。MF 扩散到淋巴结除有皮病性淋巴结病改变外，同时有成片或部分区异型脑回状 T 淋巴细胞浸润。再则应取皮肤肿瘤块做活检，确定是否为 MF。

与淋巴结转移性恶性黑色素瘤鉴别

后者瘤细胞异型明显，成片成巢。免疫组化 HMB45 阳性，Melan A 阳性。

与淋巴结朗格汉斯细胞组织细胞增生症（LCH）鉴别

后者一般副皮质区不扩大，增生 LC 从淋巴窦成片增生后侵入副皮质区，伴嗜酸性粒细胞浸润，皮病性淋巴结病则 LC 少量散在浸润不成片，无嗜酸性粒细胞浸润。

（朱梅刚）

第二十一节　淋巴瘤样丘疹病

一、淋巴瘤样丘疹病特点

淋巴瘤样丘疹病（lymphomatoid papitosis，LyP）是皮肤 CD30 阳性 T 细胞增生性良性疾病，有特殊的临床表现，部分病例可演变成皮肤 ALCL，二者在组织学方面十分相似，很易误诊，应特别重现二者的鉴别诊断。

◆ 临床表现

◆多数发生于成人，男性多于女性。

◆好发于躯干与四肢，偶见于口腔黏膜。

◆为多发性、慢性、复发性、自愈性皮肤斑丘疹或结节性病变。

◆一般在 3~12 周愈合，留浅表性疤痕。无全身不适症状。

◆约有 20%的患者可以演变成皮肤 ALCL、蕈样霉菌病及 HL。

◆ 病理组织学特点

◆病变主要侵犯真皮，不侵表皮，而可侵及皮下。

◆瘤组织大小形态多样，单核、多核或双核 R~S 细胞样，核仁明显，同时伴小淋巴细胞、组织细胞，中或酸性粒细胞浸润（图 3-151）。

◆病变又可分为 A、B、C 3 亚型，A、C 型类似，如上述改变，B 型少见（<10%），主要为小脑回状异型细胞，类似 MF，有亲表皮性。

◆ 免疫组化

A 与 C 型瘤细胞 CD30 阳性，CD3 阳性（图 3-152），CD45RO 阳性，CD8 阳性；B 型则 CD30 阴性，CD4 阳性，CD8 阴性。

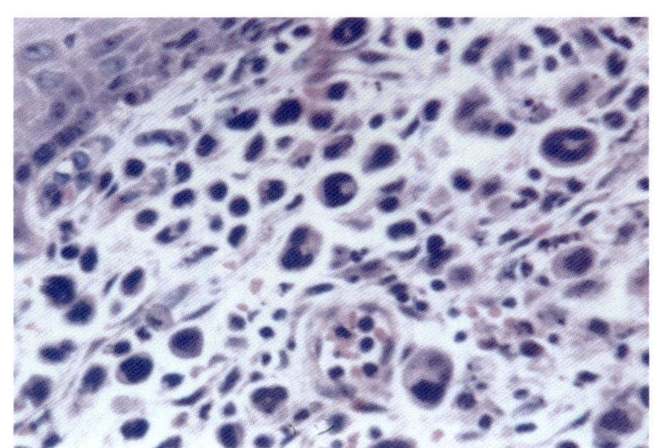

图 3-151　LyP，真皮有多形异型的大、中、小瘤细胞

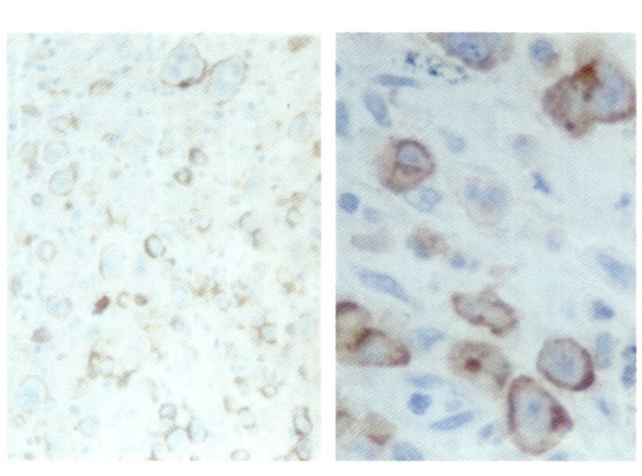

图 3-152　LyP，（左）CD3 标记瘤细胞的弱（+）；（右）CD30 标记瘤细胞膜点（+）

二、鉴别诊断

◇ 与皮肤炎性伴 CD30 阳性细胞病变鉴别

后者如虫咬性皮炎、化脓性汗腺炎、单纯疱疹、药物过敏及挤奶员皮损等。

◆有病源因素病史，可有发热、疼痛等症状，病因消失后自愈。

◆病变为非特殊性炎细胞混合浸润，无异型淋巴细胞。

◆有的有坏死灶，中性粒细胞浸润。

◆其中少数活化淋巴细胞 CD30 阳性。

◇ 与皮肤间变性大细胞淋巴瘤（cutaneous anaplastic large cell lymphoma，C-ALCL）鉴别

后者：

◆中老年人多发，进展性表现。部分有淋巴结或他处扩散。

◆单发或区域性多个结节、瘤块，可有溃疡，不能自愈。

◆瘤细胞明显多形性，异型明显，弥漫浸润真皮及皮下。

◆>75%瘤细胞 CD30 阳性。

三、病例分析

◇ 临床表现

男性，57 岁，左前臂丘疹、结节，临床拟诊：①孢子丝菌病；②化脓性肉芽肿。切除 1 个病变活检。

◇ 病理组织学

皮肤组织表皮完好，真皮层水肿，散在大小不一的多形性异型瘤细胞，有单核、多核瘤巨细胞，伴小淋巴细胞，组织细胞及嗜酸性粒细胞浸润。

◇ 免疫组化

瘤细胞 CD3 阳性，CD30 阳性。

病理诊断：左前臂皮肤 CD30 阳性 T 细胞增生性疾病。建议进一步了解病情，再确定是 LyP 还是 ALCL。

向病房经管医生了解病情：左前臂复发性，自愈性丘疹共 3 个。用碘酊及鱼石脂软膏外涂，20 多天消退，留色素疤。

最后诊断：左前臂皮肤淋巴瘤样丘疹病，随访观察。

◇ 专家点评

本例从组织学所见与皮肤 ALCL 无明显不同，只是瘤细胞不够弥漫。从病史看目前还是复发生、自愈性皮损，故仍诊断为 LyP。LyP 与 ALCL 组织学改变几乎相同，而临床病史十分重要，在病史不详时，勿急于下肯定性诊断。

（朱梅刚）

第二十二节　Castleman 病

Castleman 病（Castleman disease， CD）最早由 Castleman 描述而得名，曾有称巨淋巴结、胸腺错构瘤、血管滤泡增生淋巴结等。其为一良性淋巴组织增生病变，因其组织学变化多样，且可继发或伴发淋巴瘤，容易发生误诊，应引起重视，避免误诊。

一、Castleman病的分型

◆透明血管型 CD（hyline vascular CD， HV-CD），占 80%~90%。

◆浆细胞型 CD（plasmacytic CD， PC-CD），较少见。还可分为 2 种：

（1）局限性 PC-CD。

（2）多中心性浆细胞型 PC-CD（multi focus PC-CD， MCD）。还可分为 2 种：

1）HHV8（-）MCD。

2）HHV8（+）MCD 又分伴浆母细胞淋巴瘤（PBL）与不伴 PBL 。

二、各型病理诊断与鉴别诊断

（一）透明血管型（HV-CD）

临床表现

◆好发于青少年，但任何年龄均可发生。无性别差异。

◆除淋巴结肿大外，无特殊症状。胸、腹腔者可大及 10~20cm。

◆好发于纵隔淋巴结，颈部、腋下、腹腔淋巴结均可累及。

◆少数病例可继发 CHL、NHL。

◆切除可以治愈。

病理组织学特点

◆淋巴窦减少或不见。

◆特殊的淋巴滤泡散布于整个淋巴结（图 3-153）。

◆滤泡内外小血管增生，且透明性变。

◆淋巴滤泡套区增宽，小淋巴细胞可呈蚊香样排列，小血管插入生发中心，透明变可呈胸腺小体样（图 3-154~156）。

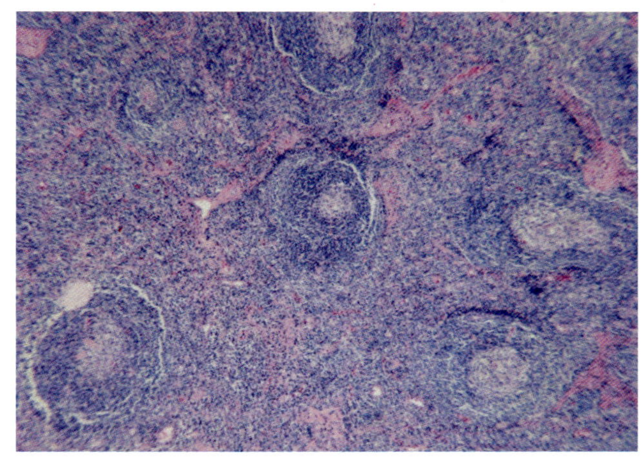

图 3-153　HV-CD，淋巴结内散布特殊淋巴滤泡，淋巴窦大部分不见

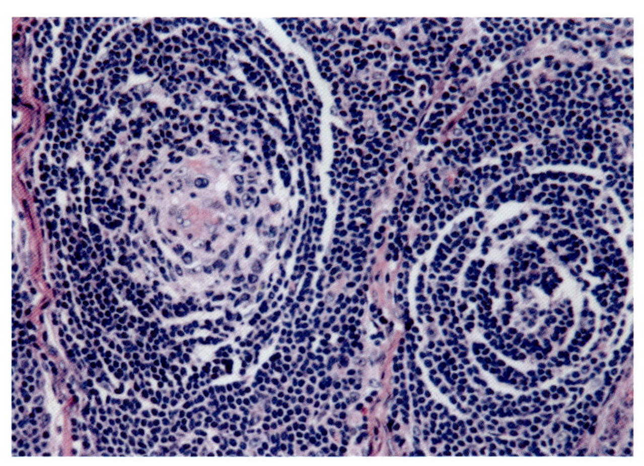

图 3-154　HV-CD，滤泡生发中心萎缩，套细胞蚊香状排列

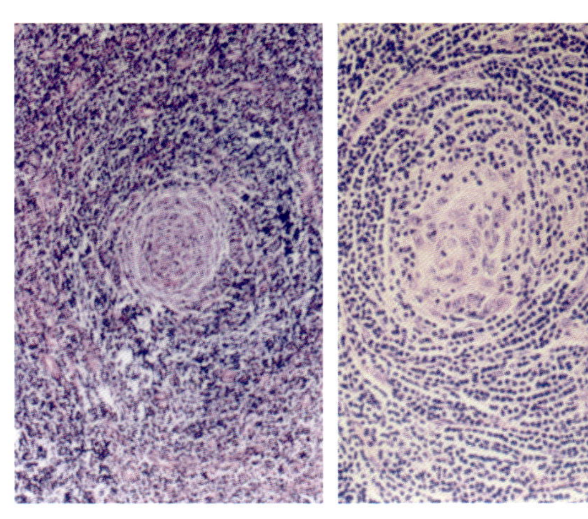

图 3-155　HV-CD，（左）见增生滤泡为胸腺小体样生发中心；（右）图套区淋巴细胞呈蚊香状排列

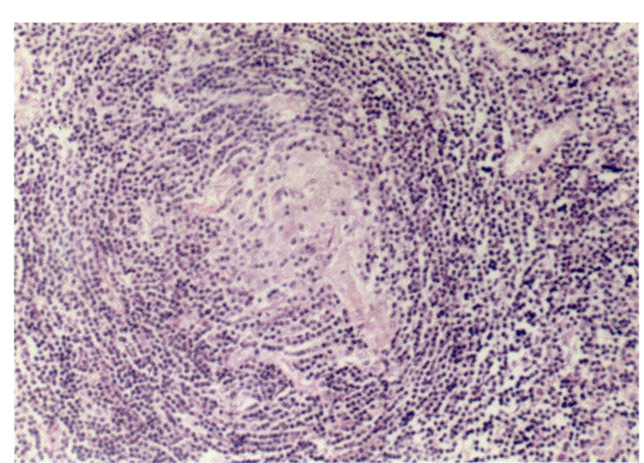

图 3-156　HV-CD，见血小管插入生发中心，并玻璃样变

◆生发中心可 1 个或多个，或不明显。

◆有时生发中心滤泡树突细胞增生活跃。

◆滤泡间区可见少量浆细胞、免疫母细胞、浆样树突细胞，较多 CD8 细胞。少数滤泡间区明显扩大，滤泡稀少，血管肌样细胞增生，所谓富于间质变异型。

免疫组化

◆T 与 B 细胞标记与一般淋巴结免疫功能区分布相似。

◆生发中心 BCL2 阴性。

◆CD21、CD35 标记 FDC 网扩大，少数可明显增生呈不规则蛇形。

现代诊断技术

◆IgH 基因重排多克隆性。

鉴别诊断

◆与套细胞淋巴瘤鉴别：HV-CD 常显套区增宽，生发中心萎缩，易与 MCL 套区增宽型混淆。但套区为成熟小淋巴细胞，Cyclin D1 阴性。CD5 与 CD43 阴性。MCL 瘤细胞稍大，异型。Cyclin D1 阳性，CD5 与 CD43 阳性。

◆与 FL 鉴别：后者生发中心扩大，由异型中心细胞及中心母细胞组成，套区消失。CD10、BCL2、BCL6 均阳性，并向滤泡间浸润。偶见小血管穿入瘤结节，呈 CD 样（图 3-157~162）。

◆与 FDC 肉瘤鉴别：HV-CD FDC 有时明显增生，梭形细胞超出滤泡外，可误为 FDC 肉瘤。但后者 FDC 弥漫，有明显异型，分裂象易见。CD21、CD35 不呈网，而弥漫阳性（详见第四章第二十二节）。

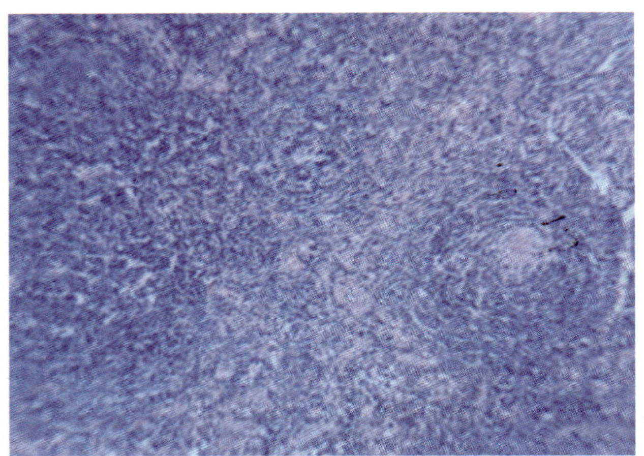

图 3-157 HV-CD，滤泡较一般 CD 密集

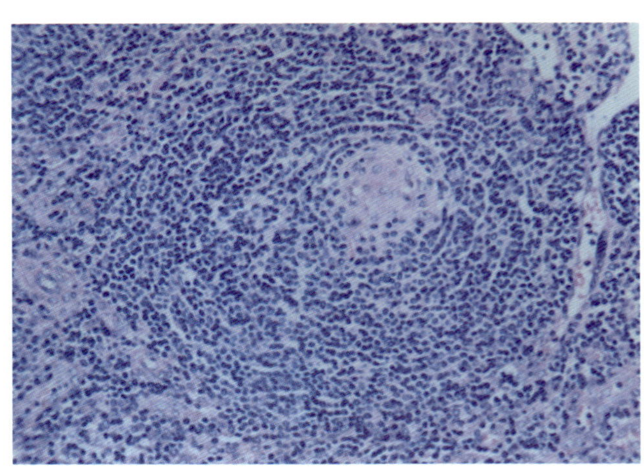

图 3-158 HV-CD，显示典型的胸腺小体样萎缩生发中心

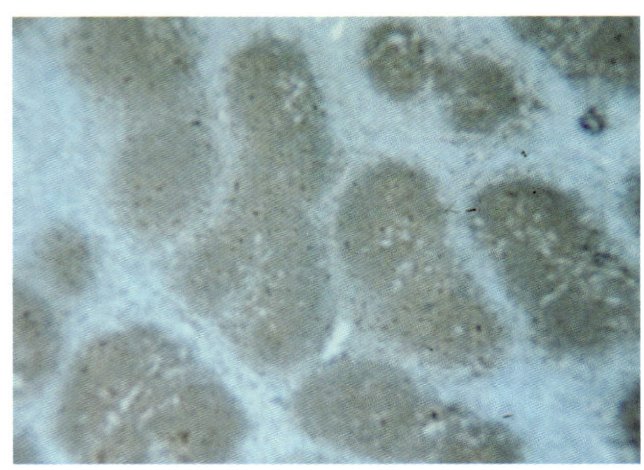

图 3-159 HV-CD，CD20 标记增生滤泡较密集

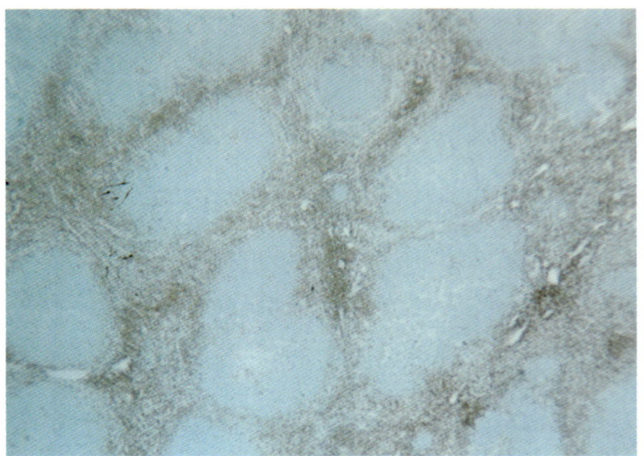

图 3-160 HV-CD，CD3 标记，在滤泡密集区在滤泡间（+），与滤泡性淋巴瘤十分相似，应防止误诊

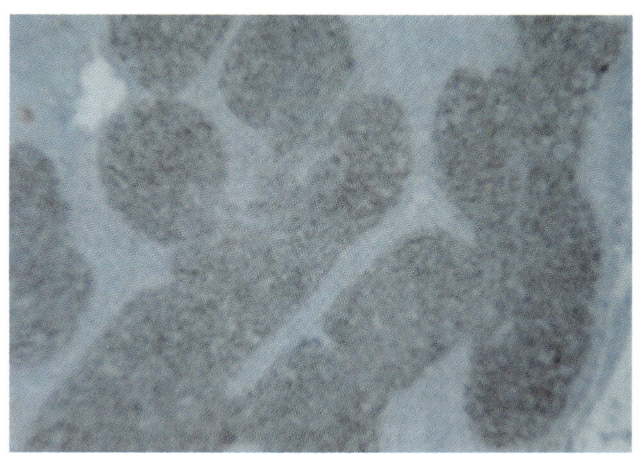

图 3-161 HV-CD，CD21 标记显示滤泡树突细胞网与增生滤泡相一致

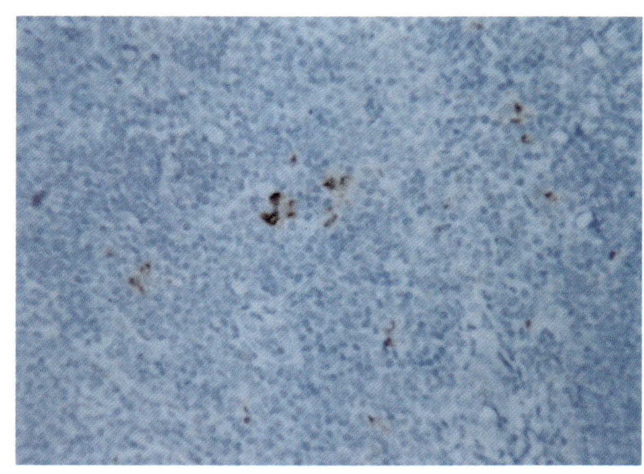

图 3-162 HV-CD，Cyclin D1 标记除血管内皮细胞（+）外为（-），可除外 MCL

（二）局限性浆细胞型（PC-CD）

临床表现

◆发病率很少，中年多发，男女性无差别。

◆好累及腹腔淋巴结，亦可见于颈、肺、腋下、腹腔后、软组织、淋巴结、鼻咽、脑膜等。

◆可有发热，贫血，盗汗，多克隆 γ 球蛋白血症，低白蛋白血症，SR 上升，血清 IL-6 明显增高，骨髓浆细胞增多。

◆切除可治愈，但可仍有全身症状残存。

病理组织学特点

◆淋巴结正常结构保存，淋巴滤泡散布。

◆生发中心正常或扩大，少见或不见小血管增生，可有嗜酸性物沉积。

◆最显著的特点是滤泡间区，副皮质区浆细胞成片或弥漫浸润，可有双核浆母细胞，可见卢梭氏小体（图 3-163~164）。

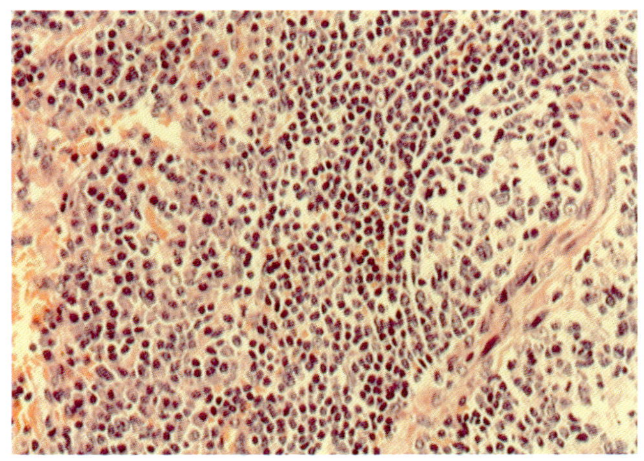

图 3-163 PC-CD，见淋巴滤泡有小血管长入，滤泡周大量成熟浆细胞增生浸润

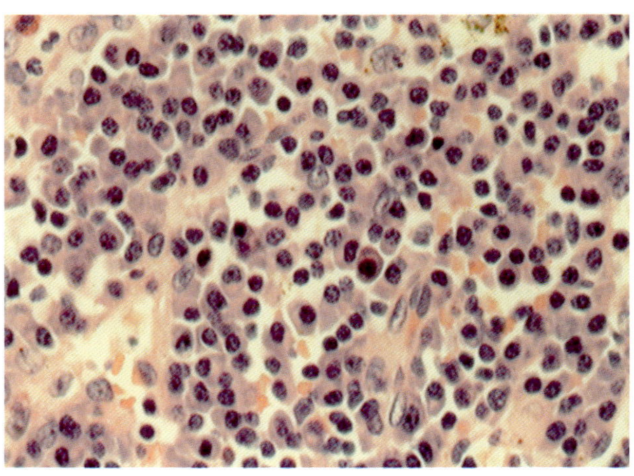

图 3-164 PC-CD，显示滤泡间大量成熟浆细胞增生浸润

免疫组化

◆增生浆细胞有半数病人 IgL 单克隆表达。
◆T、B 细胞标记为正常免疫功能区表型。FDC 网正常。
◆增生浆细胞 CD138 阳性，CD38 阳性，CD79a 阳性，CD20 阴性/阳性。

现代诊断技术

◆IgH 基因重排为多克隆性。

鉴别诊断

◆与类风湿关节炎性淋巴结病鉴别：二者在组织学方面不易鉴别，需要结合临床表现，二者完全不同，后者血清中有类风湿因子阳性，而无多克隆 γ 球蛋白增高，IL-6 不增高。

◆与非特异性浆细胞增生性淋巴结病鉴别：主要要结合临床与血清学检查进行鉴别。后者无特殊临床表现。

◆与淋巴结浆细胞瘤鉴别：后者欠成熟浆细胞弥漫增生浸润，对淋巴结正常结构破坏，血清 Ig 增高，IL-6 不增高。

◆与 MZL 浆样分化鉴别：后者正常结构破坏，浆细胞在单核样 B 细胞之间，有侵蚀滤泡现象，而 PC-CD 浆细胞主要在滤泡间，并有特殊的临床症状。

（三）多中心性（MCD）

临床表现

◆十分少见，50~60 岁易见，无性别差异，HIV 感染年轻男性多见。
◆多处淋巴结受累，肝脾肿大。
◆有与单发性 PC-CD 相同的临床症状。
◆有 15%患者有 POEMS 综合征（Crow-Fukase 病）。
◆部分病例病变组织能检测到 HHV8/KSHV。
◆预后较差，死于肺或肾并发症，并可继发淋巴瘤。

病理组织学特点

◆基本病变与局限性 PC-CD 相似。
◆特殊性病变是有滤泡溶解现象，结构模糊不清。
◆套区与滤泡内可见非典型性浆细胞与浆母细胞增生。
◆HHV8（-）MCD 可发展为 CHL、DLBCL、MCL 及 PTCL 等。

◆HHV8（+）MCD 可伴发浆母细胞淋巴瘤（PBL）外，尚可伴发 Kaposi 肉瘤或其他 CHL 与 NHL。WHO 2008 年淋巴瘤分类定名为 HHV8 相关 MCD 大 B 细胞淋巴瘤。

免疫组化

◆HHV8-MCD 浆母细胞表达单克隆 IgM 和 λ，LANA1 和 IL-6，CD20 阴性/阳性，CD79a 阳性/阴性，CD138 阳性，CD38 阳性，MUM1 阳性。而滤泡间浆细胞 IgA 阳性，κ 阳性/λ 阳性，LANA1 阴性。

◆HHV8 相关 PBL，HIV 阳性，EBV 阳性，κ 阳性/λ 阴性或相反，CD138 阳性，CD38 阳性，MUM1 阳性。

现代诊断技术

◆IgH 基因重排 HHV8+MCD 为多克隆，HHV8+PBL 为单克隆。

◆HHV8+PBL EBER 阳性。

鉴别诊断

◆与边缘区淋巴瘤（MZL）鉴别：MZL 可有明显浆样分化，但其淋巴组织结构破坏，IgL 与 IgH 基因重排单克隆性。缺乏 PC-CD 和 HHV8+MCD 一套临床症状，血清 IL-6 不增高。

◆与淋巴结浆细胞瘤鉴别：后者淋巴结正常结构破坏，Ig 克隆性增生为 IgG 或 IgA，而不是 IgM。

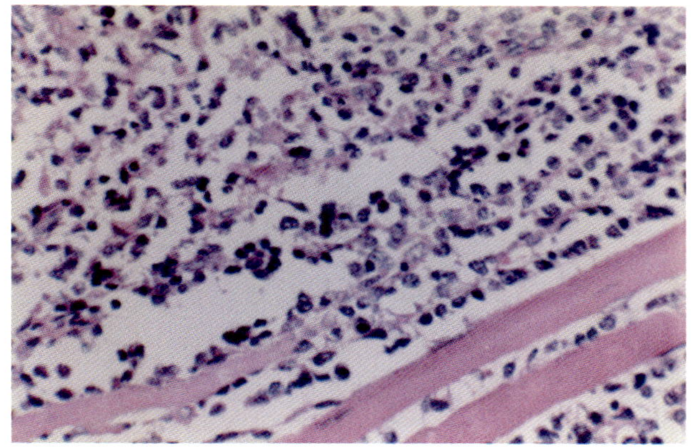

图 3-165　CD 继发小 B 细胞淋巴瘤，浸润横纹肌间

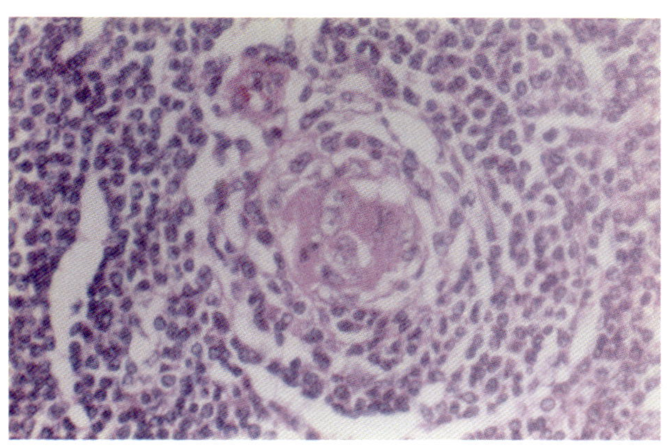

图 3-166　CD 继发小 B 细胞淋巴瘤，在淋巴瘤中，残留 CD 胸腺小体样生发中心

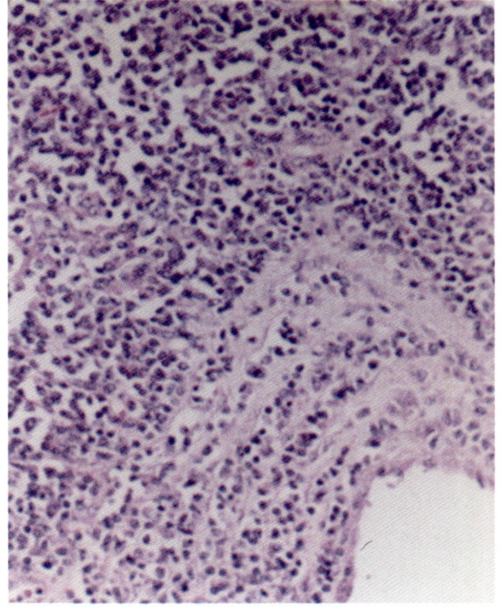

图 3-167　CD 继发 B 细胞淋巴瘤，瘤细胞侵蚀血管壁

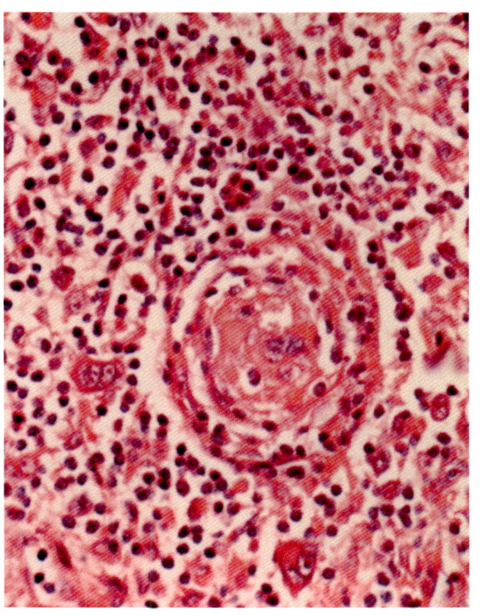

图 3-168　CD 继发 HL，图示在 HL 中残留胸腺小体样生发中心，其周围见 2 个双核 R-S 细胞（昆明医学院张林主任提供）

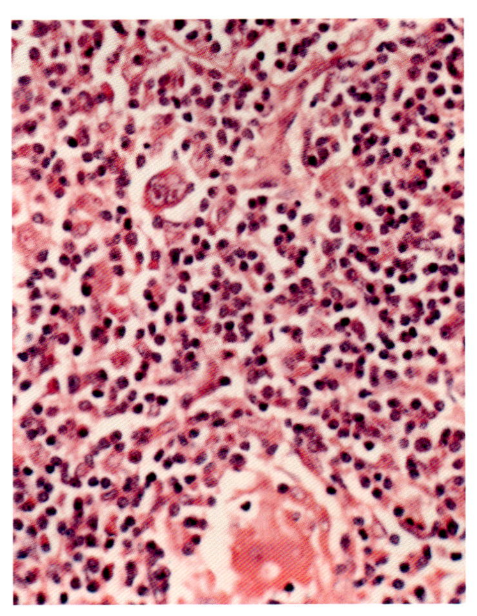

图 3-169　CD 继发 HL，可见双核 R-S 细胞（上）和残留生发中心（下）

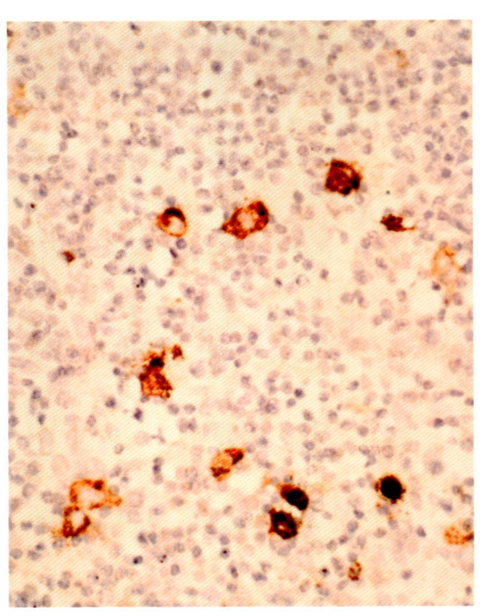

图 3-170　CD 继发 HL，免疫组化 CD30 标记 R-S 细胞（+）

◆与 AILD/AITL 鉴别：后者可浆细胞增生以及 T 与 B 免疫母细胞增生，可与 MCD 相混淆，但其正常结构破坏，常有嗜酸性粒细胞浸润，有明显的高内皮分支小血管散布。瘤细胞 CD3 阳性，CD10 阳性，BCL6 阳性，CXCL13 阳性，TCR 基因重排阳性，而 IL-6 不增高。另有滤泡外围小血管 FDC 增生（CD21 阳性）。

◆MCD 与类风湿关节炎淋巴结鉴别：前者淋巴滤泡有溶解现象，滤泡内有非典型性浆细胞与浆母细胞，同时二者临床症状表现完全不同可以区别。

此外，本病可继发 NHL（图 3-165~167）和 CHL（图 3-168~170）。

（朱梅刚）

第二十三节　淋巴结或脾脏髓外造血

一、淋巴结或脾脏髓外造血特点

淋巴结或脾脏髓外造血（extramyeloid haematopoiet of spleen or lymph node）的特点如下：

◆ 临床表现

◆高度贫血，乏力不适。

◆脾脏肿大、颈淋巴结肿大（直径可<2cm）。

病理组织学特点

- 脾脏游血、红髓增生、白髓萎缩状。
- 淋巴结正常结构保存，局部纤维增生。
- 成簇核浓染，不规则的巨核细胞及髓样细胞散在（图 3–171~172）。

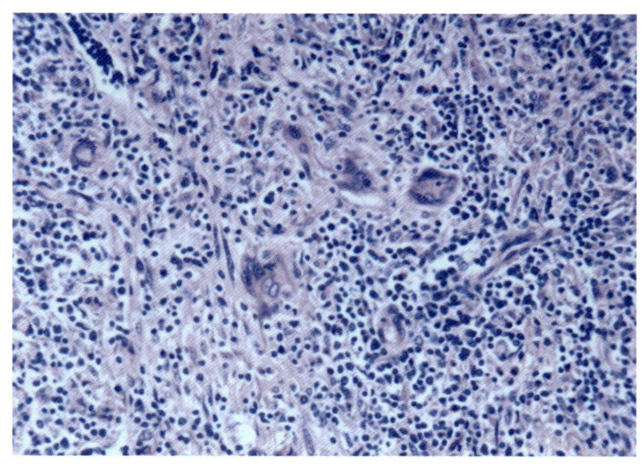

图 3–171　淋巴结髓外造血，图示血小板巨核细胞及少量髓样细胞

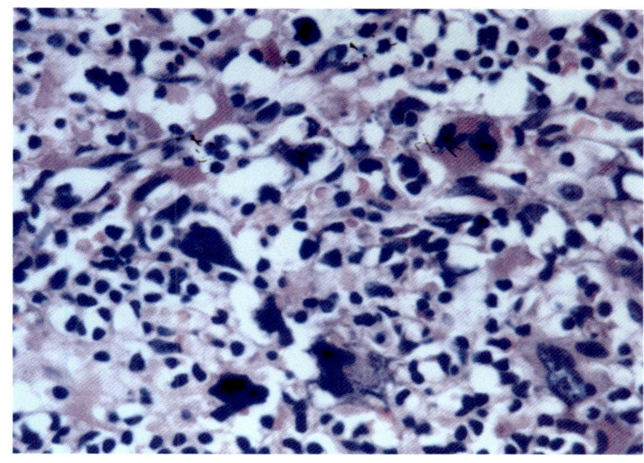

图 3–172　淋巴结髓外造血，高倍观，巨核细胞易被误认为固缩型 R–S 细胞

免疫组化

血小板巨核细胞 CD30 阴性，CD3 阴性，CD20 阴性而 CD31 阳性，MPO 阳性（图 3–173）。

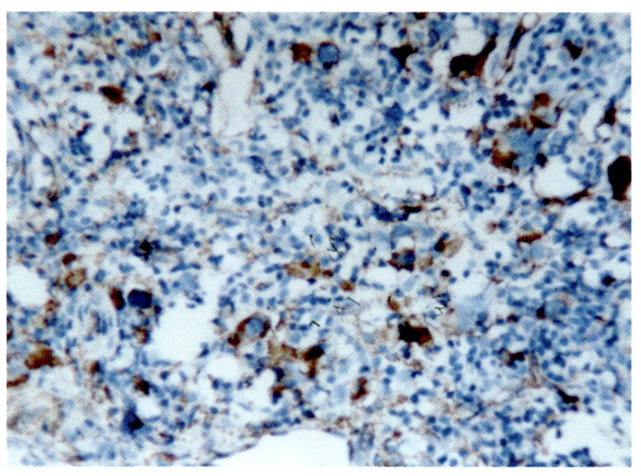

图 3–173　淋巴结髓外造血，CD31 标记血小板区巨核细胞（+），而 CD30（–）

二、鉴别诊断

- 与霍奇金淋巴瘤（Hodgkin lymphoma，HL）鉴别。

后者：

◆脾脏或淋巴结正常结构破坏。

◆HL 的 HRS 细胞核膜清楚，核仁大而明显。

◆巨核细胞有些像固缩型 R-S 细胞，但该型 R-S 细胞单独出现不能诊断 HL，需同时有诊断性与其他 HRS 细胞才能诊断 HL。

三、病例分析

◆ 临床表现

女性，52 岁，主诉左锁骨上淋巴结肿大 3 个月余，无发热，抗炎治疗无效。B 超检查发现脾肿大，下极及髂前上棘。其内见片状低密度影。临床疑为肿瘤转移，取颈淋巴结活检。

病理组织学发现淋巴结正常结构保存，局部纤维增生，并见数小片大而不规则核，浓染的巨细胞。当地病理医师初步拟诊为 HL，但无完全把握，寄来会诊。

◆ 病理组织学

散在巨核细胞单核，多核、浓染、有 1 个双核，核仁明显嗜碱。淋巴结正常结构保存。

◆ 免疫组化

血小板巨核细胞 CD31 胞浆阳性，CD30 阴性，证明为淋巴结髓外造血。

◆ 专家点评

脾脏与淋巴结髓外造血比较少见。一般均在高度贫血的情况下代偿性骨髓外淋巴组织造血。其最明显的血小板巨核细胞易被误为 R-S 瘤细胞，加上背景反应性淋巴组织，易误诊为 HL。遇到另一例脾脏髓外造血，亦被当地医生误诊为 HL。2 例因脾大而引起血象下降、贫血。初检医生对 HL 的 HRS 形态特点认识不清，另外忽视了 HL 正常组织结构破坏的要点。

（朱梅刚）

第二十四节　猫抓病

一、猫抓病特点

猫抓病（cat scratch disease）是较常见的由汉赛巴尔通体感染引起的区域性表浅淋巴结炎的人畜共患病。可出现多种临床症状，淋巴结病变不特异，易与多种相似病变混淆而误诊。目前家庭饲养猫等宠物日趋增多，应引起重视。

临床表现

◆经典型猫抓病最常见临床表现：

(1) 猫抓伤、咬及舔后 3~10 天，有 20%~50%患者在皮损部出现红斑、丘疹等皮损。

(2) 大约 2 周后（5~20 天）在皮损同侧肢体淋巴引流区出现急性淋巴结肿大，可有红、肿、热痛症状。

(3) 可有发热、疲乏、厌食，甚至肝、脾肿大等全身症状，6~9 周消退。亦有无明显症状。

◆非经典型猫抓病临床表现：

10%~15%患者除局部淋巴肿大外，常因血行播散致淋巴结外组织器官受累，统称为非经典型猫抓病，可引起严重的后果而受到重视，国外报告日益增多。其可分为下列临床类型：

(1) 眼病型：可能是因病原由手、眼接触感染。可表现为帕里诺眼腺综合征（Parinaud oculoglandular Syndrome）、视网膜炎、视神经炎、黄斑病、脉络膜炎、葡萄膜炎、视网膜血管闭塞等。

(2) 中枢神经型：常为儿童，发生脑炎、脊髓炎、多发性神经炎。最初在发热与浅淋巴结肿大后 2 周出现。癫痫发作是最常见的初发症状。积极治疗后 1 年内痊愈，不留后遗症。偶见死亡病例。脑组织、脑膜肉芽肿性炎中查到汉赛巴尔通体。

(3) 肝脾型：较少见，0.3%~0.7%发生率，常有发热、腹痛，肝脾、淋巴结肿大，而往往肝功能正常。预后良好。

(4) 肌肉骨骼型：Maman 等 11 年间确诊的 913 例猫抓病中 10.5%有不同程度的肌肉关节痛、关节炎、骨髓炎。20 岁以上女性发生较多。中位时间 6 个月康复。

(5) 乳腺型：病原菌常接种于手、臂及胸壁，出现乳腺孤立性肿块，常伴发同侧腋下淋巴结肿大。

(6) 全身型：很少见。因病菌血循环全身播散，除淋巴结肿大外并有 2 个以上组织器官受累。除上述部位外，肾、肺、肠等亦可受累，这常为免疫机能低下者。一般 3 年内自愈，不留后遗症。

◆一般健康人预后好，为自限性，而免疫机能低下者可复发或死亡。

病理组织学特点

◆受累淋巴结或其他结外组织器官病变相同。

◆典型改变为单灶或多灶性坏死肉芽肿。早期为坏死灶，中期为小脓肿形成，晚期为肉芽肿形成。各期病变相继或同时存在（图 3-174）。

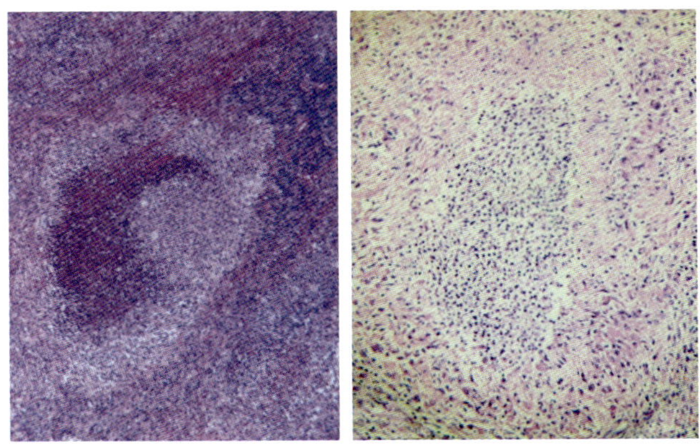

图 3-174 （左）猫抓病，淋巴结坏死灶，周边为组织细胞增生；（右）坏死灶周边类上皮细胞栅栏状排列，无多核巨细胞

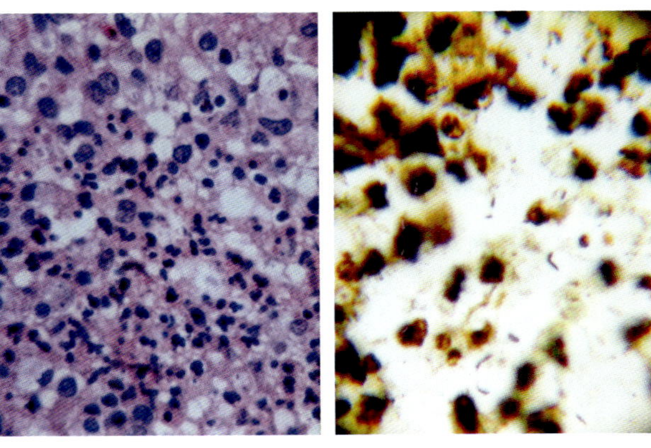

图 3-175 猫抓病，（左）坏死区大量中性粒细胞浸润；（右）坏死区 warthy-starry 染色见许多棒状杆菌——汉赛巴尔通体病原体（此照片由广西医大邓卓霖教授提供）

◆一般中央为化脓性坏死，大量中性粒细胞浸润；周围为组织细胞，或类上皮细胞栅栏状排列。无多核巨噬细胞（图 3-175 左）。

◆经治疗以纤维肉芽组织，纤维化愈合。

◆应用 Warthin-Starry（WS）染色见短棒状杆菌——汉赛巴尔通体（Barthonella henselae）病原体（图 3-175 右）。也可用分离培养，血清学及 PCR 检测病原体。

临床诊断标准

1977 年美国病理学年鉴中提出临床诊断标准为：

（1）有猫抓伤且有眼或皮肤的原发病损。

（2）猫抓病皮试阳性。

（3）淋巴结活检具有特征性病理形态改变。

（4）实验室检查排除其他致淋巴结肿大原因。

至少具有 4 条中 3 条。目前强调病原体阳性的证据。

二、鉴别诊断

与组织细胞性坏死性淋巴结炎鉴别

后者：

◆无猫抓、咬伤史和猫抓病特殊临床症状。

◆淋巴结病灶中为组织细胞和坏死核碎片，无中性粒细胞浸润。

◆坏死周无类上皮细胞栅栏状排列。

◆病灶中无汉赛巴尔通体病原体。

与淋巴结结核鉴别

后者：

◆无猫抓或猫抓病病史而常有肺结核史。

◆淋巴结病灶一般为干酪样坏死，坏死周为类上皮细胞和多核朗格汉斯巨细胞。

◆病灶中很少有中性粒细胞浸润。

◆病灶中可查到抗酸杆菌而无汉赛巴尔通体病原体。

与非特殊化脓菌感染淋巴结炎鉴别

二者病理改变同为化脓性坏死灶，但后者无类上皮细胞成栏栅状排列，最主要的病原菌不同，后者为革兰氏球菌或杆菌。

（朱梅刚）

第二十五节　淋巴结良性结节硬化

一、淋巴结良性结节硬化特点

淋巴结良性结节硬化（benign nodular sclerosis of lymph node）特点如下：

临床表现

- ◆好发于中老年。
- ◆一般多发于腹股沟淋巴结，颈部淋巴结偶有发生。
- ◆均伴有会阴部、肛门或下肢、口腔慢性感染灶，导致腹股沟或颈部淋巴结反复慢性炎，纤维增生。
- ◆其不能自行消退，亦不进行性增大。

病理组织学特点

◆淋巴结大小一般直径<2cm，质较硬，与周边组织可粘连。

◆淋巴结被膜增厚，纤维组织向淋巴结内延伸，将淋巴结组织分割成大小不一的结节。纤维组织中可有小血管与淋巴、浆细胞及嗜酸性粒细胞浸润（图 3-176）。

◆结节性淋巴组织为正常 T 区与淋巴滤泡组成，无异型淋巴细胞。

免疫组化

- ◆应用 T 与 B 细胞标记可显示 T 与 B 细胞免疫功能区分布。
- ◆κ·λ 标记为多克隆。
- ◆CD30、CD15 阴性。

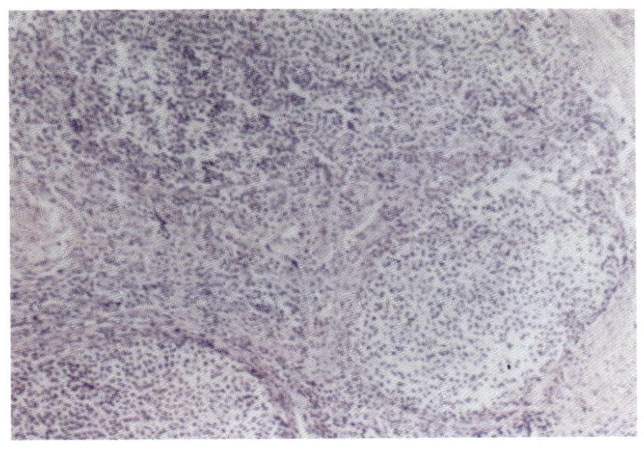

图 3-176　腹股沟淋巴结良性结节硬化，增生纤维组织分割淋巴组织呈大小不一结节，可见生发中心

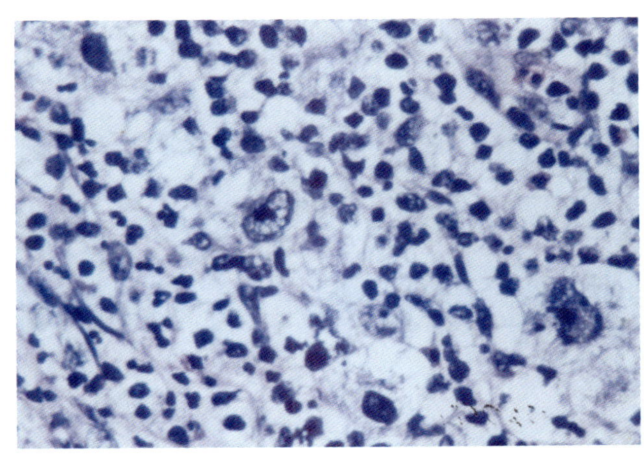

图 3-177　NSCHL，显示瘤结内见有大的胞浆空而透明的陷窝型 R-S 细胞

现代诊断技术

◆IgH 与 TCR 基因重排阴性。

二、鉴别诊断

与 NSCHL 鉴别

后者：

◆在结节淋巴组织中有以陷窝型 R-S 细胞为主的系列 HRS 细胞（图 3-177）。

◆免疫组化，HRS 细胞 CD30 阳性，CD15 阳性/阴性，CD20 阴性。

与 NHL 结节硬化鉴别

◆NHL 结节硬化十分少见。

◆瘤结节为克隆性异型淋巴细胞。

◆IgH 与 TCR 基因重排单克隆性。

（朱梅刚）

参考文献

◆朱梅刚. 淋巴结反应性增生与恶性淋巴瘤鉴别诊断问题［J］. 诊断病理学杂志，1994，1（2）：102.

◆黄庆祖，朱梅刚. 淋巴组织反应性增生与非霍奇金淋巴瘤中网状纤维分布的比较观察［J］. 临床与实验病理学杂志，1994，10（2）：110.

◆周小鸽. 提高急性淋巴结 T 区增生性病变的认识［J］. 中华病理学杂志，2007，36（2）：73-75.

◆Hsa JL, Glaser SL. Epstein-barr virus-associated malignancies: epidemiologic patterns and etiologie implications［J］. Crit Rev Oncol Hematol, 2000, 34（1）: 27-53.

◆Ioachim HL, Medeiros LJ. Infectious mononucleosis lymphadenitis//Ioachim's lymph node pathology［M］. Philadelphia New York press, 2008: 76-81.

◆Alameda F, Bellosillo B, Bam J, et al. Large cell lymphoma-like reaction in a cervical polyp［J］. Gynecol Oncol, 2003, 99（2）: 481-485.

◆Ioachim HL, Madeieros LJ. Durg-indnced lymphadenopathy//Ioachim's lymph node pathology［M］. Philadelphia New York press, 2008: 255-257.

◆尹为华，张红宇，李雪峰，等. 药物性淋巴结炎［J］. 中华病理学杂志，2010，39（3）：192-194.

◆Nathan DL, Belsito DV. Carbmazepine-induced pseudolymphoma with CD30 positive cells［J］. J Am Acad Dermatol, 1998, 38: 806-809.

◆Fukamachi S, Sugita K, Samada Y, et al. Drug-induced CD30+ T cell pseudolymphoma［J］. Enr J Dermatol, 2009, 19（3）: 292-294.

◆朱梅刚. Kikuchi 淋巴炎的病理研究进展［J］. 中华病理学杂志，2000，29（4）：306.

◆Kuo JT. Kikuchi disease（histiocytic necrotizing lymphadenitis）: A clinicopathologic study of 79 cases with a analysis of histologic subtype, inmunohistology and DNA Plodity［J］. Am J Surg Pathol, 1995, 19: 798.

◆Huh J, Chi HS. A study of the viral etiology of histiocytic necrotizing lymphadenitis［J］. J Korean Med Sci, 1998, 13: 27-30.

◆Chamulak GA, Barynes RK, Nathisani BN. Kikuchi–Fajimoto disease mimicking malignant lymphoma［J］. Am J Surg Pathol, 1990, 14（6）: 514–521.

◆周志韶. 反应性嗜血细胞组织细胞增生症（72 例成人尸检及 8 例外检）临床病例研究［J］. 临床与实验病理学杂志，1993，9（3）：200–222.

◆Hu L, Yang J, Cui T, et al. Diagnosis of infectious mononuclesis by combined detection of atypical lymphocytes and transaminase［J］. J Huazhong unir Sci Technolog Med Sci, 2006, 26: 384–385.

◆Wong KF, Chan JK. Reactive hemophagocytic Syndrome: a clinicopathologic study of 40 patients in an asiantal population［J］. Am J Med, 1992, 93: 177–180.

◆Reiner AP, Spivak JL. Homatophagc histiocytosis A report of 23 new patients and a review of the literatures［J］. Medicine, 1988, 67（6）: 369–388.

◆Mccabe RE, Brooke RG. Dorfman RF, et al. Clinical spectrum in 107 cases of toxplasmic lymphadenopathy［J］. Rcv Infecf Dis, 1987, 9: 754–774.

◆朱学骏， 孙建方，译. 组织细胞噬细胞性脂膜炎［M］// 皮肤病理学与临床的联系. 3 版. 北京：北京大学医学出版社，2007, 354–356.

◆Craig AJ, Cualing H, Themas G, et al. Cytophagic panniculitis: a Syndrome associated with benign and malignant pannicutitis case comparison and review of the literatures［J］. Am Acad Dematol, 1998, 39: 721–736.

◆Govemder D, Harilal P, Dada M, et al. CD31 （JC70）expression in plasma cell, A immunohistochemical analysis of reactive and neoplastic plasma cell ［J］. J Clin Pathol, 1997, 50（6）: 490–493.

◆姜余梅，刘卫平，廖殿英，等. 鼻浆细胞性黏膜炎与浆细胞瘤临床病理分析［J］. 临床与实验病理学杂志，2002，18（1）：6–8.

◆陈刚，卓华，陈国璋. IgG4 相关硬化性疾病. 一种似在演变中的综合征［J］. 中华病理学杂志，2010，39（12）：851–868.

◆Rosai J, Lymphoid polyps. Rosai and Ackerman's Surgical Pathalogy, ninth edition［M］. Mosby, 2004：822.

◆Takeuchi K, Yokoyama M, Ishizawa S, et al. lymphomatoid gastropathy: a distinct clinicopathalogic entity of self–limited pseudomalignant NK–Cell proliferation［J］. Blood, 2010, 116: 5631–5637.

◆邱丙森. 皮肤假性淋巴瘤，皮肤淋巴造血组织肿瘤［M］. 北京：人民卫生出版社，2011：572–590.

◆Geeuld E, Porto R, Albores–Saavedre. Dermatopathic Lymphadenitis, The spectrum and significance of its morphologic features［J］. Arch Pathol Lad Med, 1988, 112: 1145.

◆邱丙森. 淋巴瘤样丘疹病，皮肤淋巴造血组织肿瘤［M］. 北京：人民卫生出版社，2011：357–364.

◆张彤，曲渊，黄凯丹. 17 例单发与多发血管滤泡性淋巴结增生的临床病理特点［J］. 诊断病理学杂志，2000，7（4）：266–269.

◆Bowne WB, Lewis JJ, Filippa DA, et al. The management of unicentric and multicentric castleman's disease, A report of 16 cases and a review of the literature［J］. Cancer, 1999, 8: 706–717.

◆张乃鑫. 慎诊组织细胞性坏死性淋巴结炎［J］. 临床与实验病理学杂志，2006，22（3）: 257–261.

◆丁顺利，赵天如，张乃鑫，等. 结核性淋巴结炎：组织细胞性坏死性淋巴结炎变型［J］. 天津医药，1977，25（3）：166.

◆马鸿达，张乃鑫，朱钧，等. 淋巴结非瘤性碎屑性坏死与结核杆菌感染的 PCR 检测［J］. 中华病理学杂志，1998，27（4）：304–305.

◆谭郁彬，张乃鑫主编. 外科诊断病理学［M］. 天津：天津科学技术出版社，2000：249–260.

◆李尚明. 间变性大细胞淋巴瘤伴结核样肉芽肿反应 1 例［J］. 中华病理学杂志，2006，35（2）：125.

◆O'Malley D P, George T I, Orazi A, et al. Benign and Reactive conditions of Lymph Node and Spleen［M］. Washington DC: ARP、AFIP, 2009: 150–155, 497–500.

◆Ioachim H L. Medeiros L J. Ioachim's Lymph Node Pathology［M］. Philadelphia: Lippincott Williams & Wilkins, 2009: 199–202, 259–262.

◆Weiss LM. Lymph Nodes, Cambridge Illustrated Surgical Pathology［M］. New York: Cambridge University Press, 2008: 59–64.

◆Dorfman RF, Berry GJ. Kikuchi's hitiocytic necrotizing lymphadenitis: an analysis of 108 cases with emphasis on differential diagnosis［J］. Semin Diagn Pathol, 1988, 5: 329–345.

◆Cleary KR, Osborne BM, Bulter JJ. Lymph node infarction foreshowing malignant lymphoma [J]. Am J Surg Pathol, 1982, 6: 435-442.

◆Maurer R, Schmid U, Davies JD, et al. Lymph-node infarction and malignant lymphoma: a multicentre survey of European, English and American cases [J]. Histopathology, 1986, 10: 571-588.

第四章　容易误诊的恶性淋巴瘤鉴别诊断

第一节　T 急性淋巴母细胞性白血病/淋巴瘤

一、T 急性淋巴母细胞性白血病/淋巴瘤特点

T 急性淋巴母细胞性白血病/淋巴瘤（T acute lymphoblastic leukemia/lymphoma，T-ALL/LBL）为 T 淋巴母细胞性肿瘤，侵犯骨髓外周血或原发于胸腺、淋巴结或结外部位。作为组织的肿块出现，没有骨髓侵犯时称之为 T-LBL；广泛侵犯骨髓和外周血（通常但并不总是），没有组织的肿块时，则称之为T-ALL。但它们是同一种疾病，只是在发病时的组织分布不同。在组织分布不清时，可统称之为 T 急性淋巴母细胞白血病/淋巴瘤。当病人同时有组织肿块和骨髓有淋巴母细胞时，称 T-LBL，还是 T-ALL，几乎是随意的。临床上，骨髓母细胞>25%作为 ALL 的阈值。诊断 ALL 的最少骨髓母细胞数没有定论。骨髓母细胞<20%时应尽量避免。

临床表现

◆好发于儿童、青少年、年轻成人，占 85%~90%，中老年也可发生，发病率男性高于女性。

◆T-ALL 全部侵犯骨髓、外周血，T-LBL 常见于纵隔（胸腺），其次为淋巴结，或结外部位，如皮肤、扁桃体，肝、脾、中枢神经系统及睾丸等。

◆T-LBL 常见前纵隔包块及淋巴结，生长快速，T-ALL 则除骨髓外周血累及以外常伴纵隔，淋巴结或结外包块，肝脾肿大。

◆T-ALL/LBL 预后较差，年龄与 LDH 水平影响预后因素。

病理组织学特点

◆瘤细胞小到中等大，胞浆少而淡染，核圆或不规则、扭曲状。染色质细如尘，核仁不明显或小核仁。核分裂象多见（图 4-1）。

◆淋巴结多数正常结构完全破坏，亦可部分侵犯副皮质区。

◆有时淋巴结病变，可因细纤维束分割成结节状。可见星空现象，组织细胞吞噬凋亡小体。偶见嗜酸性粒细胞浸润。

免疫组化

◆最常见的阳性标记有 TdT（图 4-2 右）、CD1a，CD99、CD34、CD3 阳性（图 4-2 左）。

◆其他 CD2、CD4、CD5、CD7、CD8 也可阳性。10%病例 CD79a 阳性。

现代诊断技术

TCR 单克隆性基因重排，约 20%病例可同时 IgH 基因重排单克隆性。

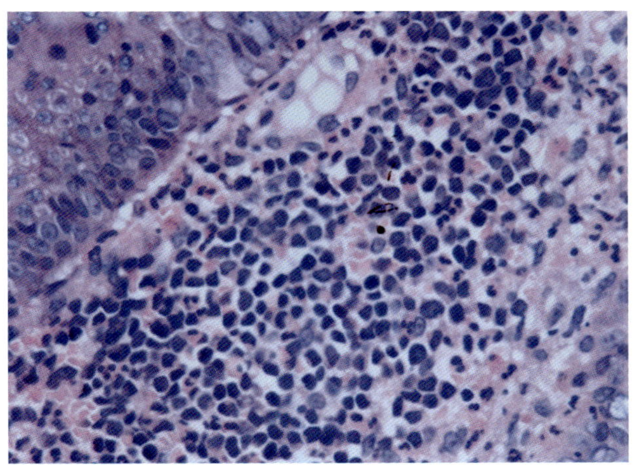

图 4-1　肠 T 淋巴母细胞淋巴瘤，瘤细胞小到中等大，胞浆少而淡染，核圆或卵圆，染色质细，核分裂象易见

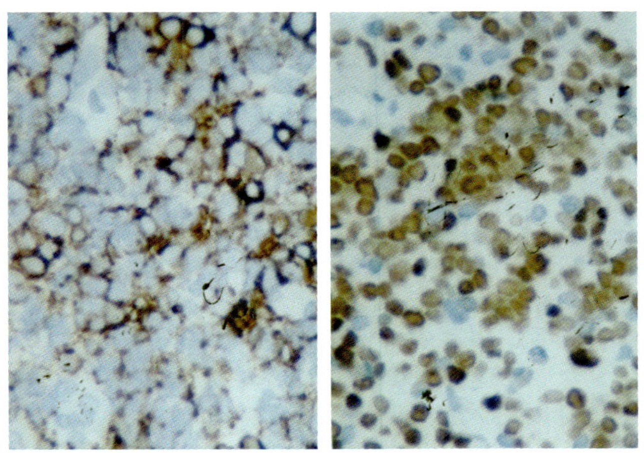

图 4-2　肠 T 淋巴母细胞淋巴瘤，（左）CD3 标记瘤细胞（+）；（右）TdT 标记瘤细胞核（+）

二、鉴别诊断

与髓细胞肉瘤鉴别

后者：

◆核易见肾形外观，核仁明显。

◆常可伴有数量不定的嗜酸性粒细胞。

◆TdT、CD99、CD1a、CD3a、CD3 阴性，而 MPO 与 Lyso 阳性。

与胸腺瘤 BI 型鉴别

特别是纵隔包块，穿刺活检，因胸腺淋巴细胞 TdT、CD3 可以阳性很易发生误诊，但后者：

◆淋巴细胞分化较好，核分裂象很少，星空现象不见。

◆CK 标记在淋巴细胞之间上皮样网状细胞阳性，是重要的鉴别点。

与母细胞性套细胞淋巴瘤鉴别

◆早、中期瘤细胞呈结节状排列，常残留萎缩生发中心。

◆瘤细胞 Cyclin D1、CD5、CD43 阳性，而 TdT 阴性。

与 Burkitt 淋巴瘤鉴别

后者：

◆瘤细胞胞浆较多，常有明显的星空现象。

◆CD20、CD79a、CD10 阳性，而 TdT 阴性。

◆ERER 阳性，cMYC 基因重排阳性。

（朱梅刚）

三、病例分析

颈淋巴结 T 细胞淋巴母细胞淋巴瘤（cervical lymph node with T-cell lymphoblastic lymphoma）

临床表现

女性，35 岁，3 年前有急性早幼粒细胞性白血病史，临床上处于完全缓解状态。因出现左锁骨上包块，面部肿胀和呼吸短促而入院。X 线显示前纵隔包块，压迫上腔静脉，提示有上腔静脉综合征。星期五进行锁骨上淋巴结活检。

病理组织学特点

收到棕黄到暗红新鲜组织标本，其中一块为 2.5cm×2.0cm×0.8cm。另外 3 小块，0.3cm×0.3cm×0.2cm 到 0.6cm×0.6cm×0.3cm。用部分新鲜组织行冷冻切片和印片。部分新鲜组织提交做流式细胞检测和分子遗传学检测，部分标本用 Z 固定液固定。

冷冻切片显示淋巴组织正常结构完全破坏，疑为淋巴瘤，加急做了流式细胞检测（图 4-3~4）。一异常 T 细胞群散光低。CD45 阳性（强），CD2 阳性（中等），胞浆 CD3 阳性（强），CD3 膜阳性（部分和不均一），CD4 阳性（中等，均一），CD5、CD7 和 CD8（强而均一），CD1a、CD38、CD71，HLA-DR 及 TdT 阳性，但髓细胞和 B 细胞标记阴性。根据免疫学诊断为 T 淋巴母细胞性白血病/淋巴瘤，当天下午及时将诊断结果电话通知肿瘤科医师。很快开始应用化疗，第 2 天上腔静脉综合征消失。2 天后得常规 HE 切片（图 4-5~6）。HE 染色切片显示淋巴结正常结构被破坏，取而代之为小到中等大单形性淋巴细胞，这些淋巴细胞染色质细，核仁不明显，大量凋亡小体与核分裂象。这些特点符合淋巴细胞母淋巴瘤，没有再加做免疫组化分析。

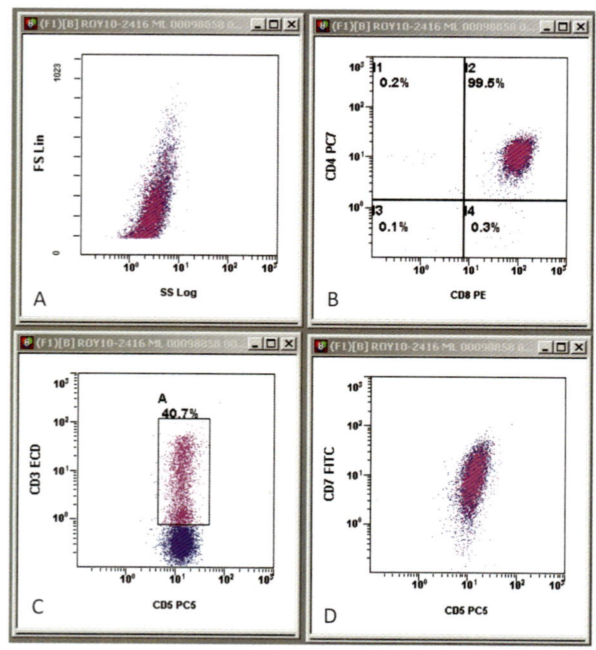

图 4-3 CD3、CD4、CD7 流式细胞检测结果

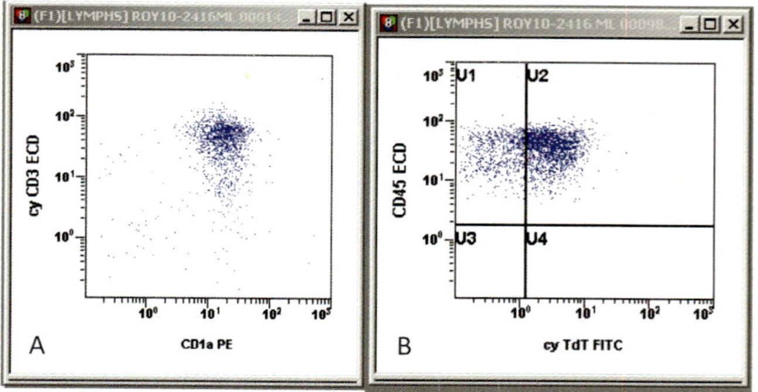

图 4-4 CD3、CD45 流式细胞检测结果

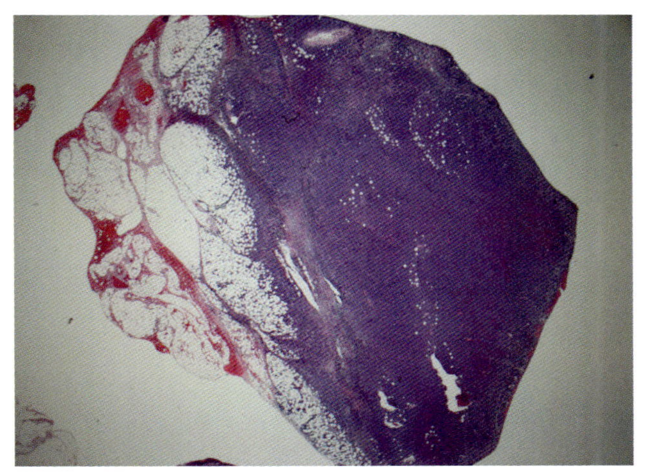
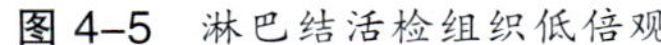

图 4-5　淋巴结活检组织低倍观

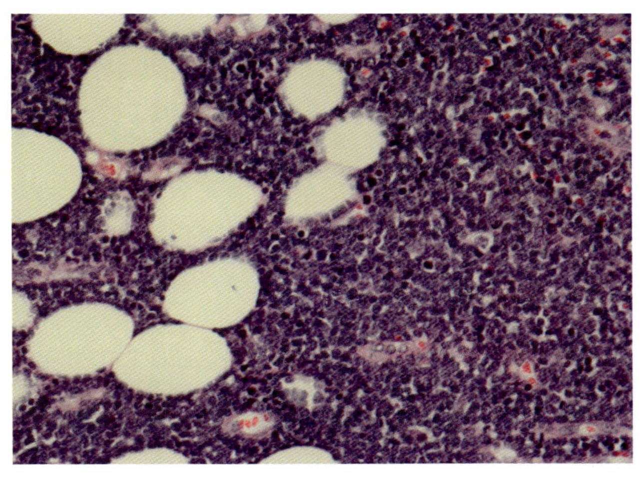

图 4-6　淋巴结活检组织中倍观，病细胞幼稚，弥漫分布

专家点评

如有典型的细胞学特点和免疫组化表型，诊断 T 细胞淋巴母细胞淋巴瘤很容易。因上腔静脉综合征，需要及时诊断和尽快治疗。用流式细胞检测，在该例标本收到约 4h 内即可快速确诊。因为在周末，不适宜做常规组织学分析和免疫组化。如果没有送检流式检测则要延迟诊断 2~3 天。淋巴母细胞淋巴瘤侵袭性强，发展凶猛，延滞诊断和治疗，对病人来说很危险。

本例 T 细胞的免疫表型很异常，包括变异的 CD3 丢失于细胞表面抗原，异常的双表达 CD4 与 CD8，和表达不成熟 T 细胞标记（CD1a 与 TdT）。正常不成熟 T 细胞只在胸腺中出现。胸腺外不成熟 T 细胞的检出，可确诊 T 细胞淋巴母细胞性淋巴瘤/白血病。在淋巴母细胞性淋巴瘤，CD1a、CD34 和 TdT 表达个体变化大，不一定同时表达。虽然淋巴细胞性淋巴瘤 CD45 常为弱表达，CD45 强表达，不排除淋巴母细胞性淋巴瘤。正常胸腺、胸腺增生或胸腺瘤中淋巴细胞可表达 CD1a 与 TdT，还会有 T 细胞亚群双表达 CD4 和 CD8，有可能会被误诊为 T 细胞淋巴母细胞淋巴瘤，要小心。正常非肿瘤性胸腺细胞中有 T 细胞的正常成熟分化而淋巴母细胞性淋巴瘤缺乏 T 细胞成熟分化的表现。

（James Huang）

第二节　B 急性淋巴母细胞性白血病/淋巴瘤

一、B 急性淋巴母细胞性白血病/淋巴瘤特点

B 急性淋巴母细胞性白血病/淋巴瘤（B acute lymphoblastic leukemia/mphoma，B-ALL/LBL）为 B 淋巴母细胞肿瘤，其他概念与 T-ALL/LBL 相同，其发生率明显减少，而预后较好。

临床表现

◆一般本瘤占 ALL/LBL 的 10%以下，发病率男性高于女性。
◆一般临床表现与 T-ALL/LBL 相同。
◆预后较 T-ALL/LBL 好，缓解率>95%，80%可治愈。儿童好于成人。
◆有 7 种重现性基因异常，其临床表现与预后有些不同。

病理组织学特点

◆瘤组织学与瘤细胞形态与 T-ALL/LBL 相同。
◆病情发展较慢，瘤细胞核分裂象较少见。不见星空现象与坏死性。
◆很少有纤维分割瘤组织呈结节改变。
◆有 7 种重现性基因异常，变异型，形态学无明显异常。

免疫组化

◆TdT 阳性，CD99 阳性，CD34 阳性。
◆CD20 阴性，CD79a 偶尔阳性，最有效的是 PAX5 阳性与 CD19 阳性。
◆T 淋巴细胞标记阴性。LCA 阴性。

现代诊断技术

◆IgH DJ 克隆性基因重排。
◆约有 20%可以出现 TCR 基因重排，但无助于分型的作用。
◆有 7 种重现性基因异常。

二、鉴别诊断

除与髓细胞肉瘤、胸腺瘤、母细胞性套细胞淋巴瘤及 Burkitt 淋巴瘤相鉴别外（见 T-ALL/LBL），还应与下列淋巴瘤鉴别：

与 B-CLL/SLL 鉴别

当 B-ALL/LBL 固定不佳，瘤细胞固缩，相似于 B-CLL/SLL，但后者染色质不清，核仁更不见，核分裂象不见。TdT 阴性，CD99 阴性。

如肿瘤组织有纤维束分割结节状时应与滤泡性淋巴瘤鉴别

后者：
◆组成细胞为异型中心细胞和中心母细胞。
◆CD10、BCL6 阳性，BCL2 75%~100%阳性，而 TdT 阴性，CD99 阴性。

（朱梅刚）

三、病例分析

B 淋巴母细胞性淋巴瘤

临床表现

◆男性，10 岁，主诉左颈部与胸前多发性肿块 5 个月余。局部无红肿，发热。近期肿块增多、增大。曾用抗结核治疗无效。余未见特殊症状。

◆左颈及胸前可扪及多个肿大淋巴结，最大者 3cm×2cm，其余为 0.5cm×1.0cm，外周血未见异常细胞。

病理组织学特点

◆送检颈淋巴结，正常结构消失，由中等大新生淋巴细胞弥漫增生所代替。瘤细胞核圆或卵圆形，染色质细，核仁不明显，核分裂象<10/HPF，胞浆少而污染。见 1 个残留生发中心（图 4–7、图 4–8左）。

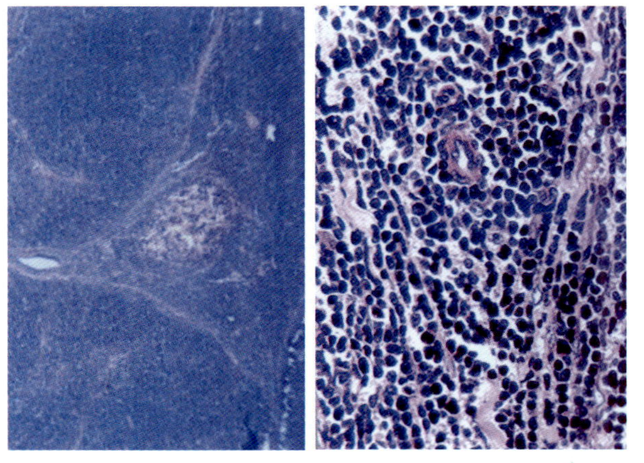

图 4–7 B–LBL，（左）低倍观，见瘤组织由细纤维隔分割成大结节，并残留一生发中心；（右）瘤细胞呈列兵状排列或弥漫浸润

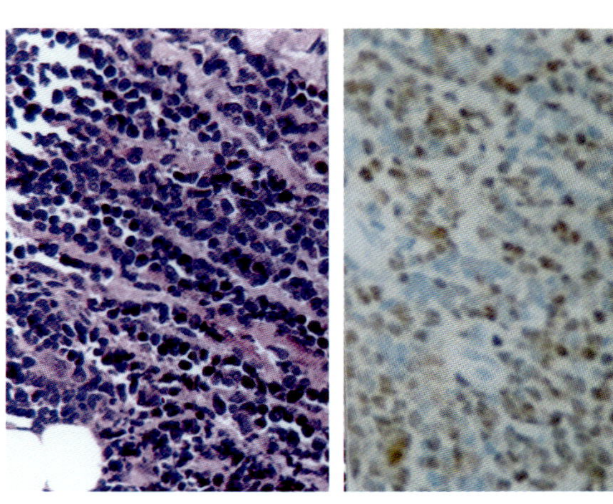

图 4–8 B–LBL，（左）瘤细胞呈列兵状或条束状排列；（右）TdT 标记瘤细胞（+）

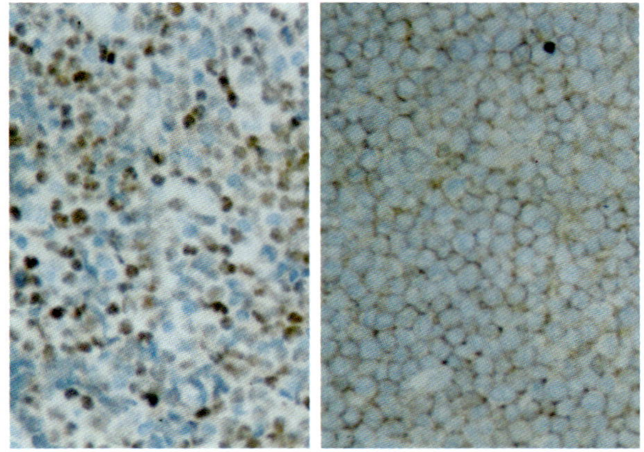

图 4–9 B–LBL，（左）PAX5 标记瘤细胞核（+）；（右）CD99 标记瘤细胞核膜（+）

◆瘤组织部分被纤维束分割成大小不一的结节，边缘有列兵状排列（图 4–7 左）。

◆未见星空现象与坏死。

免疫组化及基因重排检测

◆瘤细胞 TdT 阳性（图 4–8 右），CD99 阳性（图 4–9 右），CD34 阳性，PAX5 阳性（图 4–9 左）Ki67>60%阳性。

◆CD3、CD45RO、CD20 均阴性。

◆IgH 单克隆性基因重排，TCRγ 未见克隆性重排。

专家点评

◆B 淋巴母细胞性淋巴瘤（B–lymphoblastic lymphoma，B–LBL）比较少见，占 ALL/LBL10%以下，男性发病率高于女性，其预后较 T–LBL 为好，完全缓解率>95%。80%可以治愈，儿童更好于成人。本例病情发展较慢，组织学瘤细胞分裂象不高，Ki67 60%阳性。未见坏死与星空现象。

◆本例瘤组织有结节状变型十分少见。

（朱梅刚）

第三节　淋巴结边缘区 B 细胞淋巴瘤

一、淋巴结边缘区 B 细胞淋巴瘤特点

淋巴结边缘区 B 细胞淋巴瘤（nodal marginal zone lymphoma）是原发于淋巴结滤泡边缘区的小 B 细胞淋巴瘤，不伴结外边缘区 B 细胞淋巴瘤或脾边缘区淋巴瘤。瘤细胞小至中等大，常有中量淡染胞浆的单核样 B 或小中心细胞样。肿瘤常常广泛浸润滤泡间区（interfollicular zone）。

临床表现

◆该肿瘤少见，约占所有淋巴瘤的 1.8%。发病高峰年龄在 60 岁左右，男女发病率相近。

◆患者多表现为局限或广泛的淋巴结肿大。常常发生于颈淋巴结，其次为腋下及腹股沟淋巴结。在诊断时患者多为Ⅰ期或Ⅱ期。但近来研究发现，淋巴结边缘区 B 细胞淋巴瘤处于Ⅲ期或Ⅳ期的患者比淋巴结外边缘区 B 细胞淋巴瘤多。约 15%患者有 B 症状。

◆临床进展缓慢，5 年总生存率约 56%，5 年无症状生存率（failure–free survival）为 28%，仅在疾病早期有治愈可能。

病理组织学特点

◆肿瘤常在滤泡边缘区围绕淋巴滤泡及淋巴窦增生（图 4–10）。进而瘤细胞植入滤泡，即滤泡植入现象似 FL（图 4–11）。

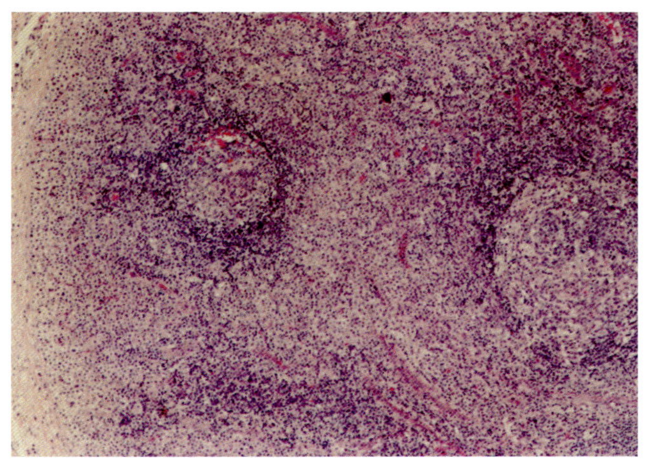

图 4–10　淋巴结边缘区淋巴瘤，显示滤泡间边缘区细胞弥漫增生（色淡）（此图片由复旦大学朱雄增教授提供）

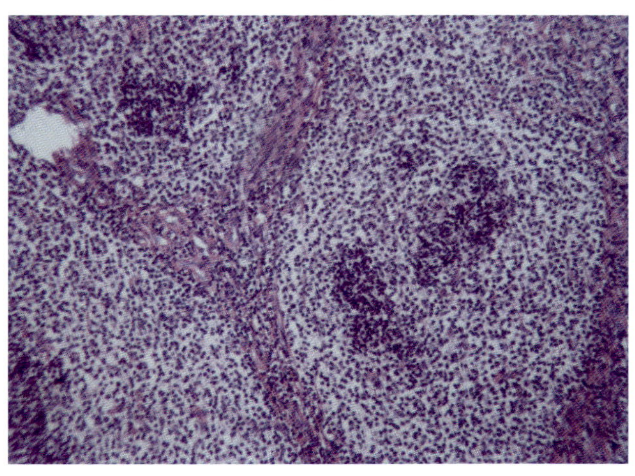

图 4–11　淋巴结边缘区淋巴瘤，边缘区细胞增生扩大，并部分植入滤泡

◆瘤细胞多为单核样 B 细胞，中心细胞样中等大，胞浆较丰富、浅染透明，核圆形，偶呈曲核或裂核，染色质稍粗，核仁小（图 4–11~12）。

◆可有中心母细胞、免疫母细胞及浆细胞混杂存在。核分裂象较少，偶可较多。偶有嗜酸性粒细胞浸润。

◆随着病变的发展阶段不同可分为滤泡周、结节性、滤泡间及弥漫性 4 种变型或 2 种混合型（图 4–12）。

◆肿瘤可浆细胞分化和向弥漫大 B 细胞淋巴瘤转化（大 B 细胞占 50%以上）。

◆ 免疫组化

◆常为阳性抗体有 CD19、CD20、CD22、CD79。50%与 CD43 共同表达。大部分病例 BCL2 阳性。

◆常为阴性抗体有 CD5、CD10、CD23、BCL6 及 Cyclin D1。

◆植入滤泡可通过 CD21 和 CD35 显示滤泡内滤泡树突细胞网扩大破裂现象。

◆ 分子生物学

◆肿瘤细胞 IgH 基因重排阳性。

◆细胞遗传学检测，60%病例可检测出完全或部分性 3 三体，7 三体、18 三体（均见报道）。

二、鉴别诊断

◆ 与淋巴滤泡增生伴单核样 B 细胞反应性增生鉴别

后者淋巴滤泡增生，生发中心明显，边缘区可见单核样 B 细胞片（图 4–13）。免疫组化显示生发中心细胞 CD10 阳性，BCL2 阴性，Ki67 指数高，CD21 或 CD35 显示完整的滤泡树突细胞网，无瘤细胞植入破坏现象。

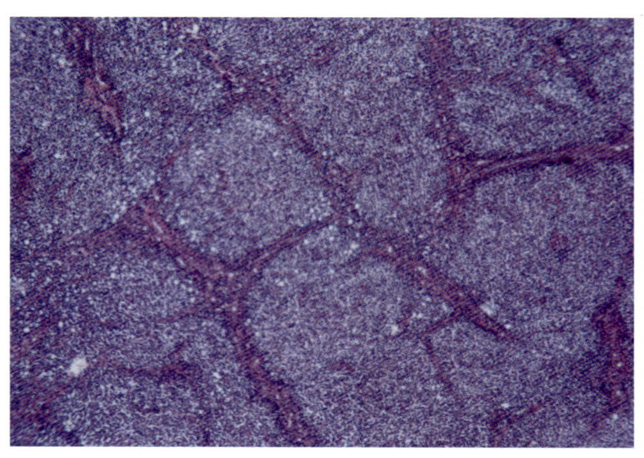

图 4-12 淋巴结 MZL，结节型，显示增生瘤细胞呈结节状中心细胞样，中等大，胞质透明，核稍不规则排列

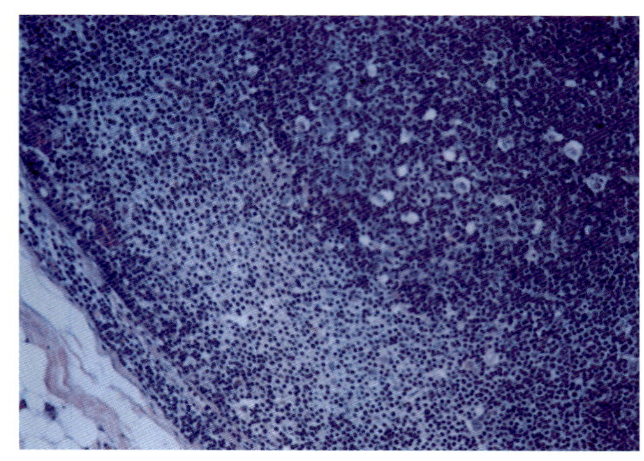

图 4-13 淋巴结反应性增生，增生滤泡一侧呈片状单核样 B 细胞增生

◆ 与滤泡性淋巴瘤鉴别

结内边缘区 B 细胞淋巴瘤当呈结节型，滤泡植入现象非常明显时，需与滤泡性淋巴瘤鉴别，特别有边缘化细胞分化时。但滤泡性淋巴瘤肿瘤性滤泡密集，其内由中心细胞和中心母细胞组成，CD10、BCL6 阳性，而 MZL 为阴性。

◆ 与套细胞性淋巴瘤鉴别

后者早期以滤泡套区增生为主，生发中心逐渐萎缩，肿瘤呈结节状并相互融合，最终成弥漫性。瘤细胞中等大，胞浆少，不透明，一般少见母细胞的浸润。免疫组化显示瘤细胞Cyclin D1，CD5、CD43 阳性，CD21 显示萎缩的生发中心。

◆ 与 B 小淋巴细胞淋巴瘤鉴别

后者瘤细胞多为小淋巴细胞样，胞浆少，核圆形，染色深。肿瘤内可见假滤泡，表现为境界不清的浅染区，主要由前淋巴细胞和副免疫母细胞组成。免疫组化，瘤细胞 CD20、CD5、CD23 阳性。

（朱梅刚）

三、病例分析

主动脉周围淋巴结边缘区 B 细胞淋巴瘤（periaortic lymph node with marginal zone Lymphoma ）

◆ 临床表现

男性，63 岁，有呼吸短促，已往有冠状动脉病，缺氧性心肌病和腹主动脉瘤。胸部 X 线片显示肺左上叶后部有 1 个直径 5cm 圆形阴影。腹主动腺瘤修复时，并顺便做了主动脉周淋巴结活检。

病理组织学特点

收到 1 个 1.5cm×1.3cm×0.5cm 粉红色淋巴结。取部分组织作冷冻切片及印片并送做流式细胞检测，冷冻切片诊断倾向于反应性改变。无明确的恶性改变。

其组织切片显示由小而不规则单核细胞样的淋巴细胞组成的结节性增生（图 4–14）。淋巴结被膜完整，淋巴窦开放，有窦性组织细胞增生。偶见小而萎缩生发中心。边缘区有明显的扩增，浆细胞增多。

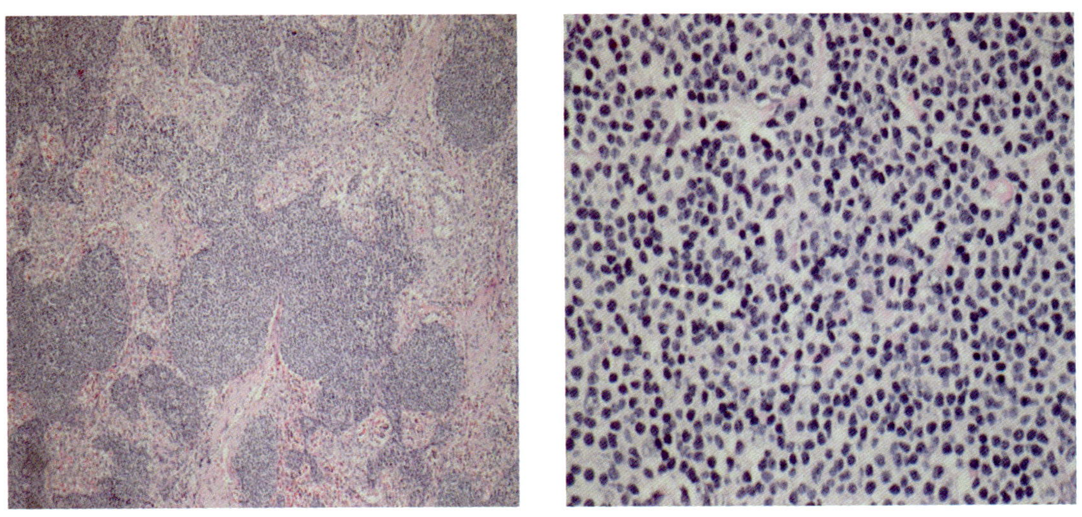

图 4–14　主动脉周淋巴结边缘区 B 细胞淋巴瘤（左）低倍观；（右）高倍观

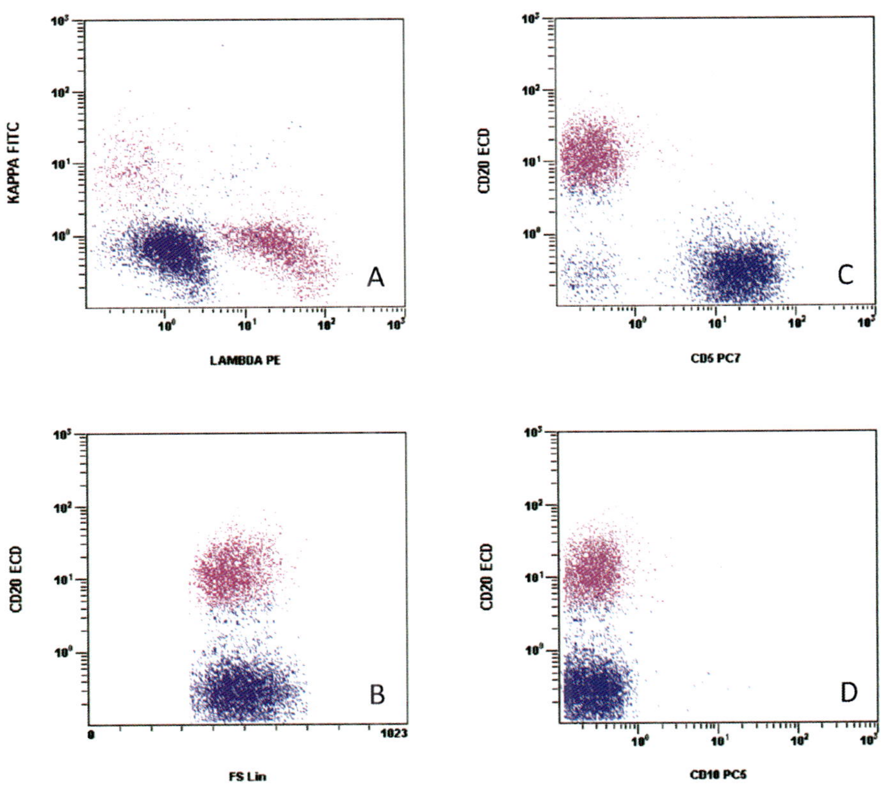

图 4–15　流式细胞检测结果

◆ 免疫组化

显示有边缘区 B 细胞扩增，CD20 与 BCL2 阳性，而 CD3、CD5、CD10、CD43 及 BCL6 都阴性。CD21 显示残留的滤泡树突细胞网被边缘区 B 细胞植入而破坏。生发中心 B 细胞明显减少几乎缺乏。CD138 浆细胞阳性，多见于滤泡间区。滤泡间区 T 细胞 CD3、CD5 及 CD43 阳性。原位杂交显示浆细胞为多克隆性。

流式细胞检测显示接近 40%淋巴细胞为单克隆 B 细胞（图 4–15A）。这些细胞体积小，CD20 阳性（图 4–15B），但 CD5 阴性（图 4–15C）及 CD10 阴性（图 4–15D）。另外单克隆 B 细胞表达 CD19、CD22、CD45 及 CD79b。T 细胞（占 57%淋巴细胞）表达 CD4：CD8=5.3：1，没有免疫表型变异。

◆ 专家点评

其主要鉴别诊断包括反应性淋巴组织增生（良性）与 MZL 边缘区淋巴瘤（恶性）。如明确 B 细胞结节，开放的淋巴窦和多克隆的浆细胞提示反应性过程。但单核样 B 淋巴细胞淹没生发中心，在有残余滤泡树突细胞网区缺乏生发中心细胞，倾向于低度恶性的 B 细胞淋巴瘤的诊断。在这里 B 细胞的单克隆性是确诊 B 细胞淋巴瘤的关键证据。应用 B 细胞克隆性流式细胞检测非常可靠。如果仅有石蜡包埋组织则应考虑做 IgH 基因重排检测，尤其在免疫组化或者原位杂交未能检测 B 细胞或浆细胞有单克隆性轻链表达时。在 MZL 浆细胞可以是单克隆性，也可能多克隆性（反应性）。

（James Huang）

第四节　黏膜相关淋巴组织边缘区 B 细胞淋巴瘤

一、黏膜相关淋巴组织边缘区 B 细胞淋巴瘤特点

黏膜相关淋巴组织边缘区 B 细胞淋巴瘤（marginal zone B–cell lymphoma of mucosa associated lymphoid tissue，MALT lymphoma）是继发于固有结外淋巴组织和继发性淋巴组织基础上淋巴滤泡边缘区细胞克隆性增生的惰性 B 细胞淋巴瘤。它以发生于胃肠道为主，延伸到具有上皮性组织的组织器官。在 20 世纪 70 年代其与所谓的假性淋巴瘤相混淆，后应用免疫组化、基因重排克隆性检测技术，才发现“假性淋巴瘤”中大部分为 MALT 淋巴瘤，而且明确了组织学诊断标准。

◆ 临床表现

◆好发于中老年人，发病率男性高于女性。

◆常继发于胃肠道慢性炎，幽门螺杆菌感染，甲状腺、涎腺、泪腺自身免疫性疾病所继发的增生淋巴组织。

◆发病部位以胃肠道多见，其他肺、涎腺、泪腺、甲状腺（图 4–16~17）、眼结膜、胸腺、乳腺、皮肤等均可发生。

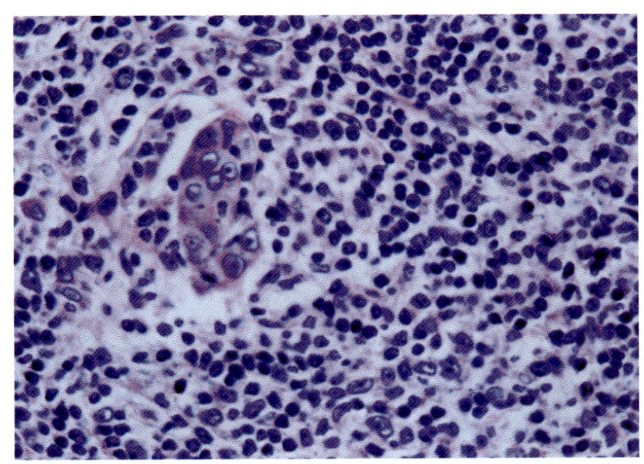

图 4-16　甲状腺 MALT 淋巴瘤，瘤细胞弥漫增生浸润，并侵蚀残留滤泡上皮团

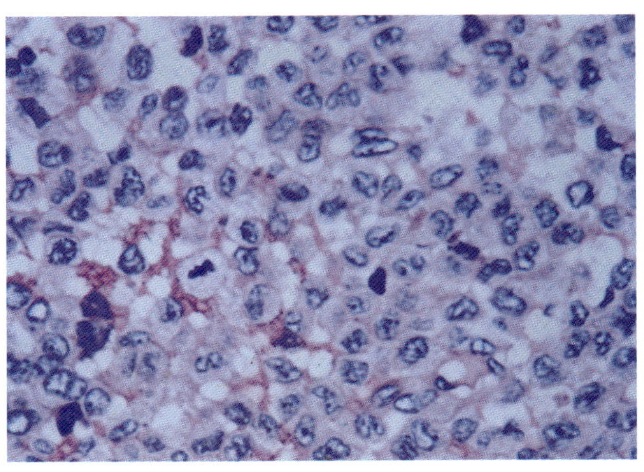

图 4-17　甲状腺 MALT 淋巴瘤，高倍观，瘤细胞核形不规则，如中心细胞样，胞浆淡染

◆除局部肿块外，胃肠道可有腹痛、出血症状，发展慢。但如发展成弥漫性大 B 细胞淋巴症则症状明显加重。

◆ 病理组织学特点

◆瘤细胞中等大，以单核样 B 细胞（核圆）或小裂核样（核不规则）单一性或混合增生，胞浆透明淡染，核分裂象少见（图 4-16~18）。

◆瘤细胞先从淋巴滤泡边缘区周边增生扩大到整个滤泡间区，进一步瘤细胞浸润入滤泡生发中心，成滤泡植入现象（图 4-19 右）。

◆瘤细胞侵蚀上皮组织，造成淋巴上皮病变（图 4-19 左）。

◆瘤细胞有部分病例出现浆样分化。

◆瘤组织可侵犯黏膜下、肌层、浆膜层及附近淋巴结。

◆部分病例可演变成 DLBCL。

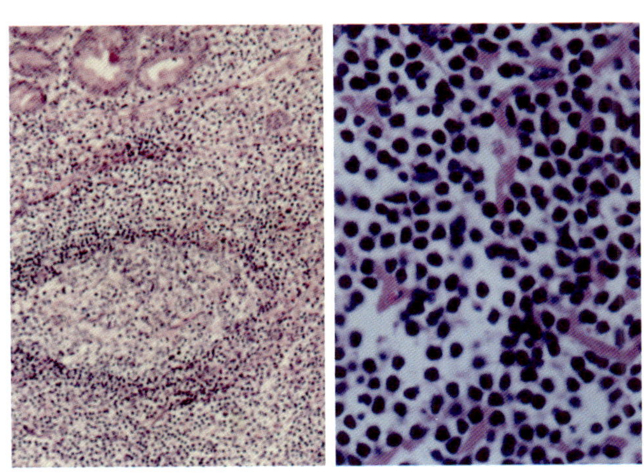

图 4-18　胃 MALT 淋巴瘤，（左）显示淋巴滤泡边缘区 B 细胞弥漫性单克隆增生；（右）瘤细胞中等大，胞浆透明，核圆或卵圆形，少数不规则形

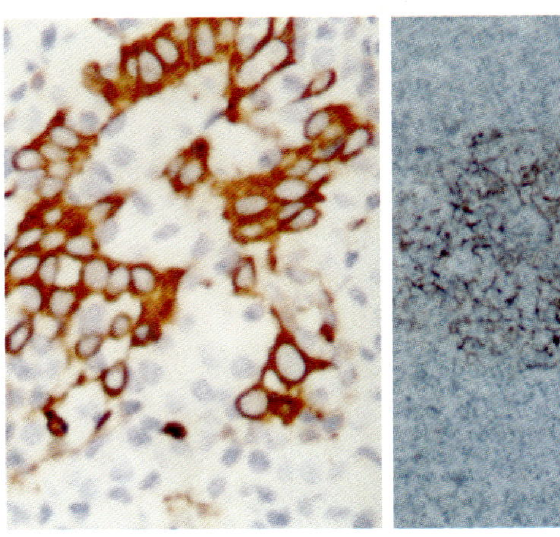

图 4-19　胃 MALT 淋巴瘤，（左）瘤区瘤细胞侵蚀破坏腺上皮，CK 标记显示淋巴上皮病变；（右）显示瘤细胞植入淋巴滤泡致滤泡树突细胞网破坏（CD21 标记），称滤泡植入现象

◆ 免疫组化

◆瘤细胞 CD20、CD79a、PAX5 均阳性（图 4–20），浆样分化则 CD20 阳性/阴性。CD10 阴性，BCL6 阴性，BCL2 阳性。

◆κ·λ 单项表达。

◆CD21、CD35 显示 FDC 网被瘤细胞植入破坏现象（图 4–19 左）。

◆CK 显示上皮结构，显示被瘤细胞侵蚀破坏现象（图 4–19 右）。

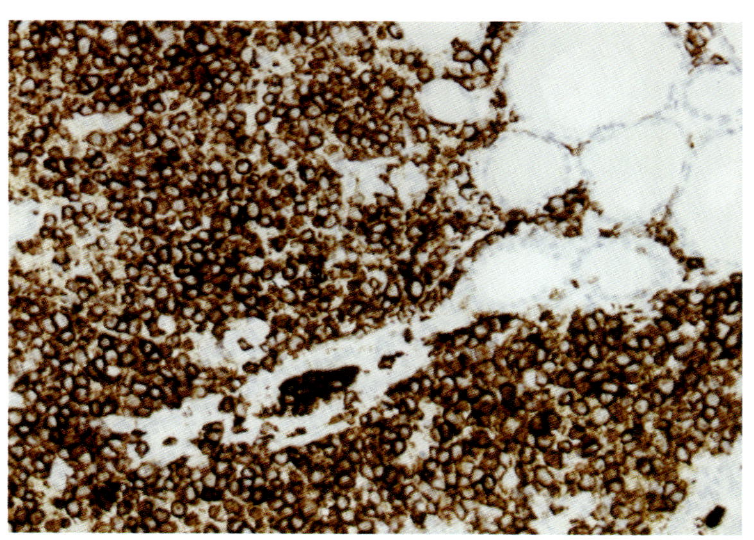

图 4–20　胃 MALT 淋巴瘤，CD20 标记瘤细胞（+），并向腺体间渗入

◆ 现代诊断技术

如为胃肠道内镜活检，往往诊断困难，加用 IgH 克隆性基因重排检测有帮助。

二、鉴别诊断

◆ 与 MALT 增生鉴别

后者：

◆以成熟小淋巴细胞为主，胞浆少，不透明，具与转化 B 淋巴细胞（中心母细胞、免疫母细胞），成熟浆细胞构成 B 淋巴细胞衍化系列谱。

◆增生淋巴组织对上皮组织与淋巴滤泡无侵蚀破坏现象。一般少侵及黏膜下、肌层等。

◆κ·λ 与 IgH 基因重排检测无克隆性。

◆ 与滤泡性淋巴瘤鉴别

MALT 淋巴瘤淋巴滤泡被瘤细胞植入后结构模糊，生发中心不清，BCL2 可阳性，易与滤泡性淋巴瘤混淆，但后者：

◆瘤性滤泡组成细胞以单一性中心细胞为主，胞浆不透明。

◆滤泡密集，甚者有背靠背或融合现象。
◆CD10、BCL6 阳性，并侵入滤泡间区，MALT 淋巴瘤 CD10、BCL6 阴性。

（朱梅刚）

三、病例分析

乳腺边缘区 B 细胞淋巴瘤（breast with marginal zone B-cell lymphoma）

◆ 临床表现

女性，69 岁，影像检查双侧乳腺有异常。随后做了双侧乳腺穿刺活检，显示非典型性小淋巴细胞浸润。建议做组织进行病理分析，后来做了右乳乳腺的局部环切活检。CT 显示下背部多个皮下淋巴结。

◆ 病理组织学特点

穿刺活检小淋巴细胞向组织周边脂肪组织扩展，未见淋巴结包膜。小淋巴细胞占优势，偶见小生发中心细胞，大细胞少见。HE 切片图像低倍观显示 3 块组织有广泛的淋巴细胞浸润（图 4–21），高倍观可见残留的生发中心（图 4–22）。

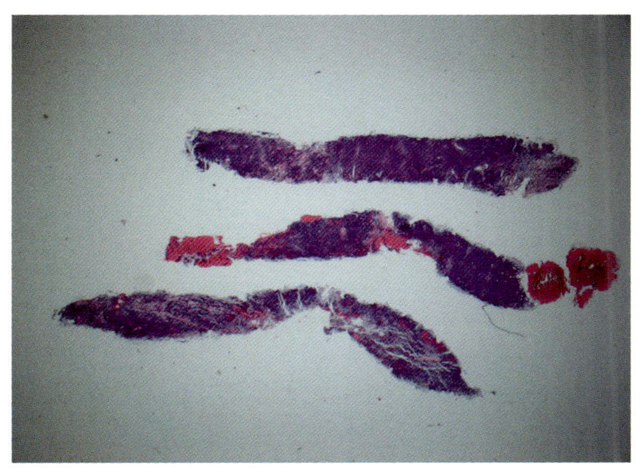

图 4–21　乳腺边缘区 B 细胞淋巴瘤，低倍观

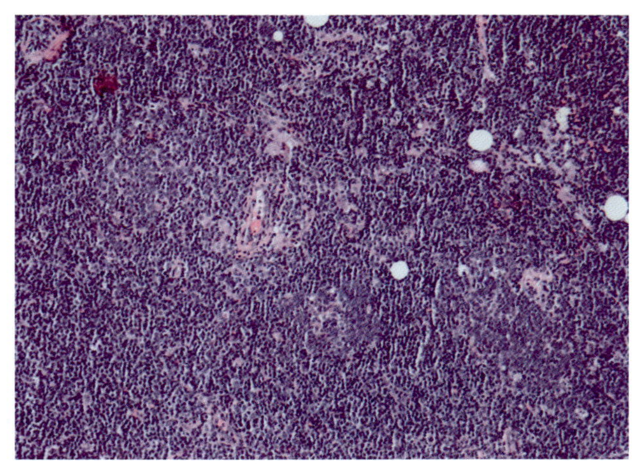

图 4–22　乳腺边缘区 B 细胞淋巴瘤，高倍观

◆ 免疫组化

显示大多数淋巴细胞为 CD20 阳性 B 淋巴细胞（图 4–23）。许多 B 淋巴细胞在生发中心外周，为边缘区 B 淋巴细胞，CD3（图 4–24）、CD5 与 CD43 染色显示少量 T 细胞。但 B 细胞不表达 CD5 和 CD43。BCL2 于大部分 B 细胞中表达，而生发中心阴性。部分 B 细胞 BCL6 阳性。CD10 阳性。CD21（图 4–25）和 CD23 明显地显示残留滤泡树突细胞网，被非生发中心 B 细胞植入而破裂。非生发中心 B 细胞有 20%~30%的细胞为 Ki67 阳性。

标本全部被福尔马林液固定，没有送流式细胞检测。然而对石蜡包埋组织进行了 PCR B 细胞基因重排检测阳性，证明了 B 细胞单克隆性。综合形态学、分子生物学及临床表现诊断为低度恶性 B 细胞淋巴瘤，其形态学和免疫表型相符合边缘区淋巴瘤。

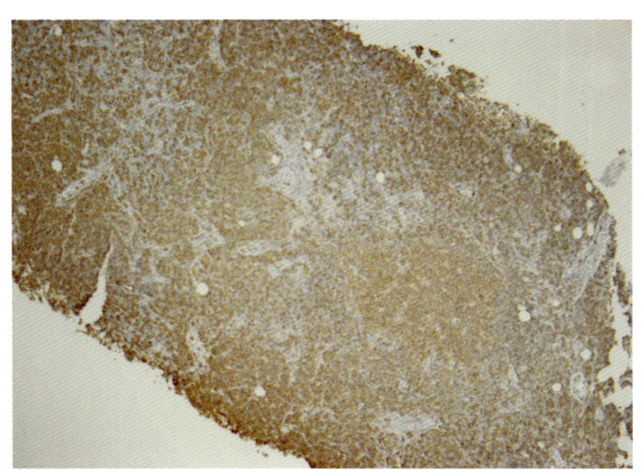

图 4-23 乳腺边缘区 B 细胞淋巴瘤，CD20（+）B 淋巴细胞

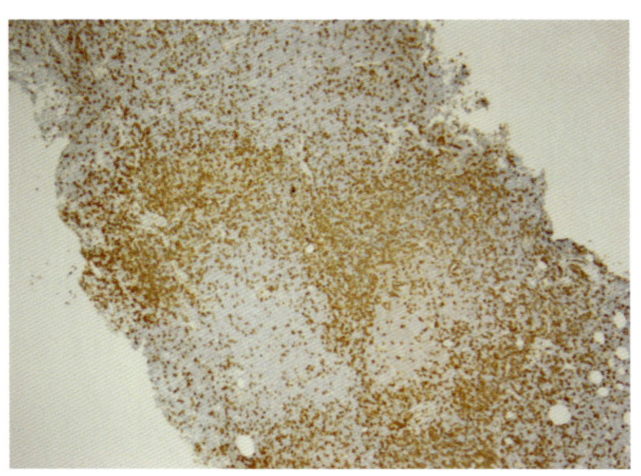

图 4-24 乳腺边缘区 B 细胞淋巴瘤，CD3 散在（+）T 淋巴细胞

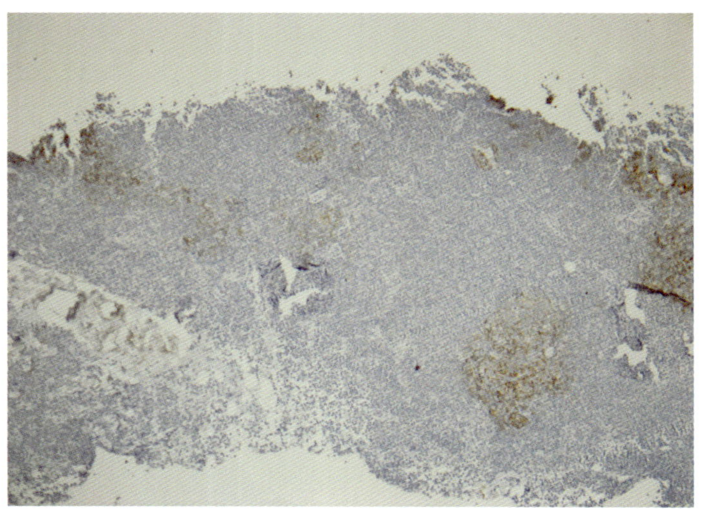

图 4-25 乳腺边缘区 B 细胞淋巴瘤，CD21 显示残留滤泡树突细胞网有破损

◆ 专家点评

患者显示持续的和增大的乳腺包块 1 年余，以前进行的 2 次乳腺活检病变相比较十分相似，符合低度恶性 B 细胞淋巴瘤。但是因病理医生经验不足，只诊断为非典型淋巴细胞增生，倾向于反应性病因而延误。虽然组织较小，基于形态学、免疫组化及 IgH 基因重排的证据，有经验的血液病理医生可以及时早期诊断。边缘区淋巴瘤早期诊断，如果及时进行区域放疗，有治愈的可能性。

后来，背部皮下淋巴结活检，取部分组织作流式细胞检测，显示接近 32%为单克隆 B 淋巴细胞，表达 CD19、CD20、CD22、CD23（dim）、CD45、CD79a、λ 轻链、BCL2。不表达 CD5 和 CD10。其 T 淋巴细胞（48%细胞）CD4：CD8 为 7：1，没有免疫表型的变异。其形态学特点与边缘区 B 细胞淋巴瘤相一致。

（James Huang）

第五节　血管免疫母细胞性 T 细胞淋巴瘤

一、血管免疫母细胞性 T 细胞淋巴瘤特点

血管免疫母细胞性 T 细胞淋巴瘤（angioimmunoblastic T cell lymphoma，AITL）是起源于生发中心辅助性 T 细胞的外周 T 细胞淋巴瘤。除了有 T 免疫母细胞克隆性增生外，同时有散布分支高内皮小血管，滤泡外滤泡树突细胞（FDC）增生和伴有多克隆性 B 淋巴细胞浸润，构成组成细胞的多样性。这些特点带来 AITL 诊断的困难和易发生误诊。

◇ 临床表现

◆好发于中老年人，男女发病率相似。

◆一般有全身浅淋巴结肿大，肝、脾肿大。

◆常有发热、皮疹、瘙痒、体重下降和夜汗等症状。

◆血清常有多克隆 γ 球蛋白血症、溶血性贫血，类风湿因子和抗平滑肌抗体阳性。

◆少数病例可继发 DLBCL，同一标本或异处淋巴结发生。

◇ 病理组织学特点

◆淋巴结正常结构大部分破坏，可残留不清晰的淋巴滤泡呈焖燃状。

◆小到中等大，核不规则，胞浆透明的 T 免疫细胞围绕滤泡和高内皮小静脉（HEV）成片或弥漫性增生，同时有不定量的成熟小淋巴细胞，B 免疫母细胞、浆细胞、浆母细胞及组织细胞、嗜酸性粒细胞，构成组成细胞的多样性（图 4–26~27）。

◆分支状高内皮小静脉散布也是显著特点。

◇ 免疫组化

◆瘤细胞 CD3（图 4–28）、CD2、CD5、CD45RO、CD4 阳性，同时特异地表达 CXCL13（图 4–29）、CD10（图 4–30）、BCL6 阳性（图 4–31）。

◆CD21、CD35 及 CD23 除残留滤泡 FDC 网阳性外，在 HEV 周 FDC 呈火焰状增生也是特殊性改变（图 4–32）。

◆反应性淋巴细胞为 B 细胞标记阳性（图 4–33）。

◇ 现代诊断技术

◆TCR 克隆性基因重排阳性。

◆反应性 B 细胞基因重排多克隆性。

◆EBER B 免疫母细胞阳性，也可能 B 细胞基因重排单克隆性。

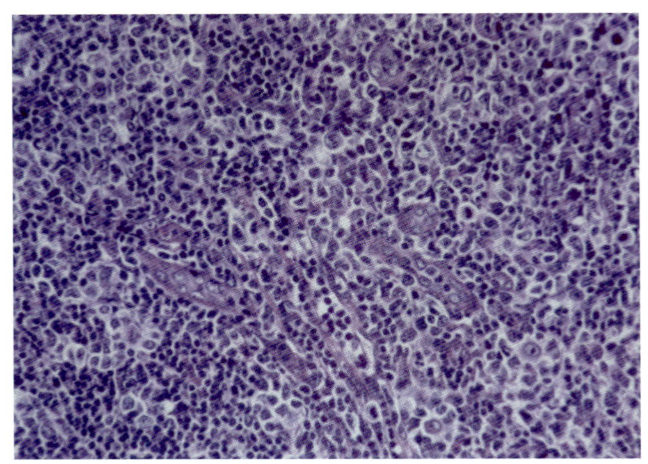

图 4-26 AITL，总的瘤区组成细胞多样性，其中散在不规则片状胞浆透明 T 免疫母细胞。另外见明显的高内皮的小血管

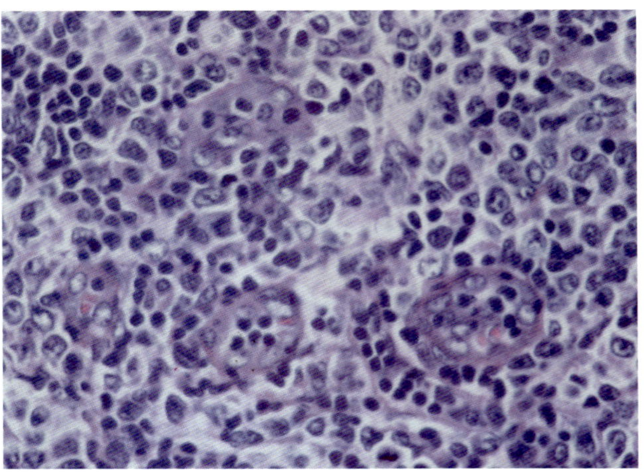

图 4-27 AITL，中倍观，除胞浆透明的 T 免疫母细胞外，尚可见中心母细胞、浆细胞等，高内皮细胞小血管有小淋巴细胞浸润

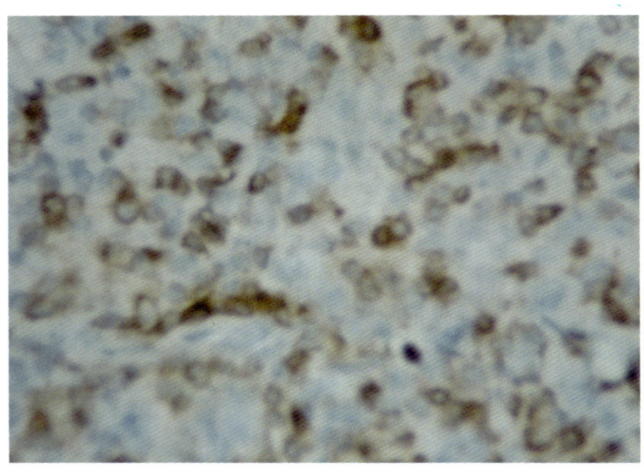

图 4-28 AITL，CD3 标记瘤细胞（+）

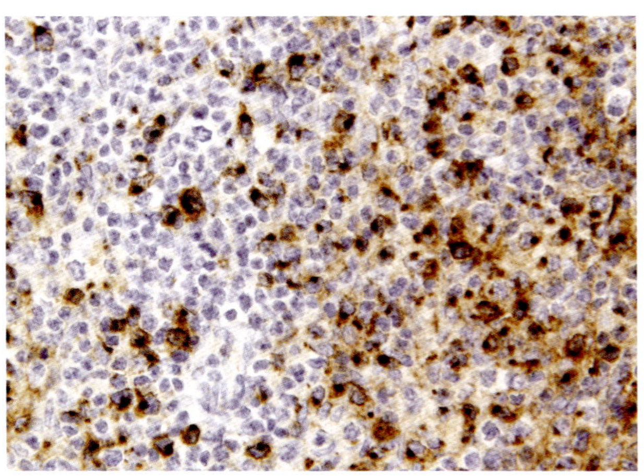

图 4-29 AITL，CXCL13 标记瘤细胞（+）

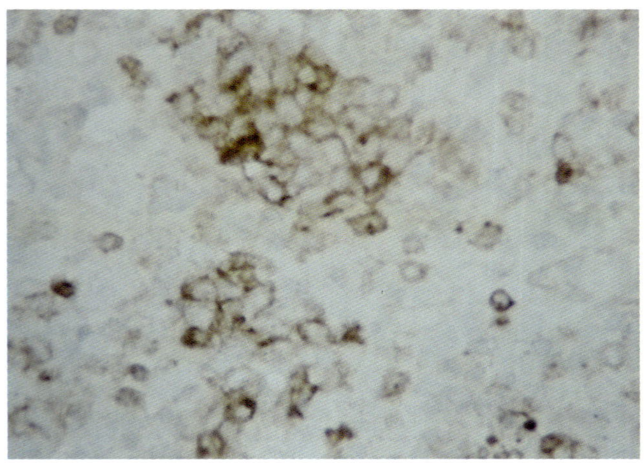

图 4-30 AITL，CD10 标记成片瘤细胞（+）

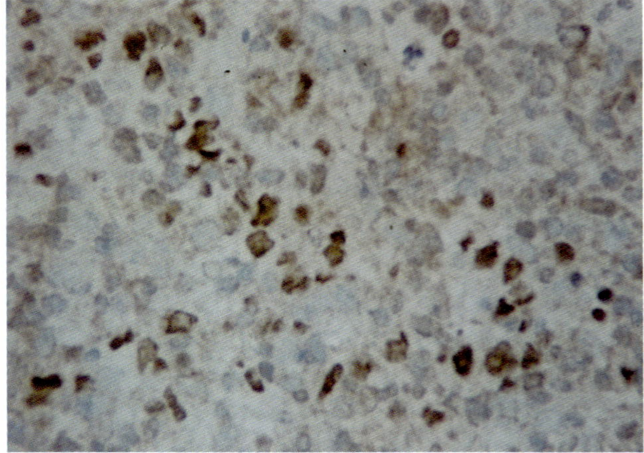

图 4-31 AITL，BCL6 标记瘤细胞核（+）

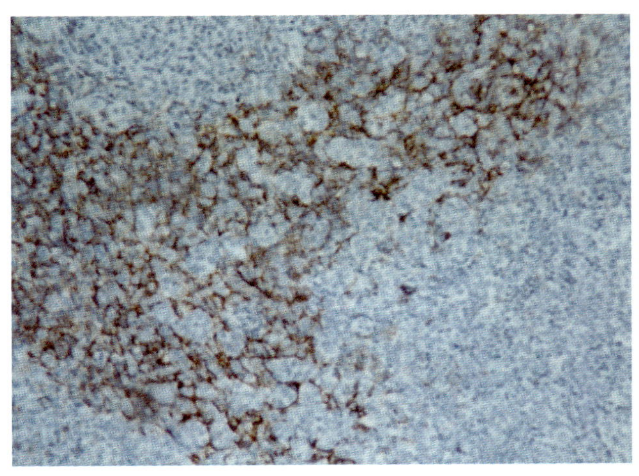

图 4-32　AITL，CD21 标记显示滤泡树突细胞围绕小血管增生

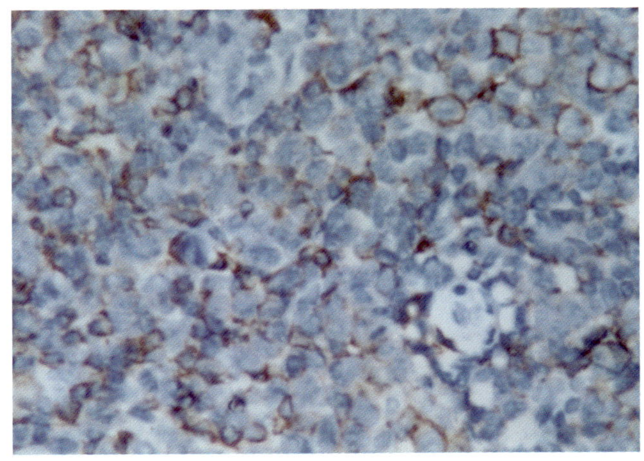

图 4-33　AITL，CD20 标记显示散在（+）B 细胞

二、鉴别诊断

与反应性副皮质区增生鉴别

后者：

◆组织结构未破坏，增生 T 细胞缺乏片状或弥漫性克隆性和异型性。

◆PCV 内皮细胞轻度增生。

◆缺乏滤泡外围 HEV FDC 增生现象。

◆一般为病毒感染或药物过敏所致，可以自愈或治愈。

◆增生 T 细胞 CD10、BCL6 阴性，CXCL13 阴性。

◆TCR 基因重排阴性。

与外周非特殊性 T 细胞淋巴瘤（PTCL-NO5）鉴别

二者在临床表现为组织学改变相似，但后者最大的不同是：

◆缺乏多克隆的 B 淋巴细胞增生。

◆多数不见滤泡外围血管 FDC 增生。

◆CXCL13 阴性。

（朱梅刚）

三、病例分析

血管免疫母细胞性 T 细胞淋巴瘤并发弥漫性大 B 细胞淋巴瘤

临床表现

男性，70 岁，发热，颈部、腋下、腹股沟淋巴结大 3 个月余，左颈淋巴结最大者 2cm×1.5cm×1cm，可活动。余无特殊改变。取左颈淋巴结活检，当地医院疑为淋巴瘤送来会诊（申请单病史不详）。

病理组织学特点

◆正常组织结构大部分破坏，偶见残留的不完整的生发中心。

◆增生淋巴细胞以中大型为主，中型细胞、胞浆色淡，核不规则，大型细胞呈不规则大片状分布。大型与中型细胞分界不清，大型细胞核仁明显，分裂象多见（图 4–34~35）。

◆小血管不显著，内皮细胞不肿胀。

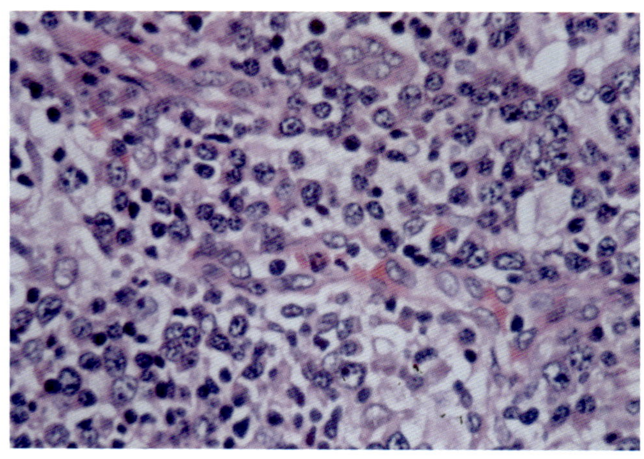

图 4–34　AITL 并发 DLBCL，部分区瘤细胞中等偏大，胞浆空化透明，核形不规则，核小或无，小血管增生

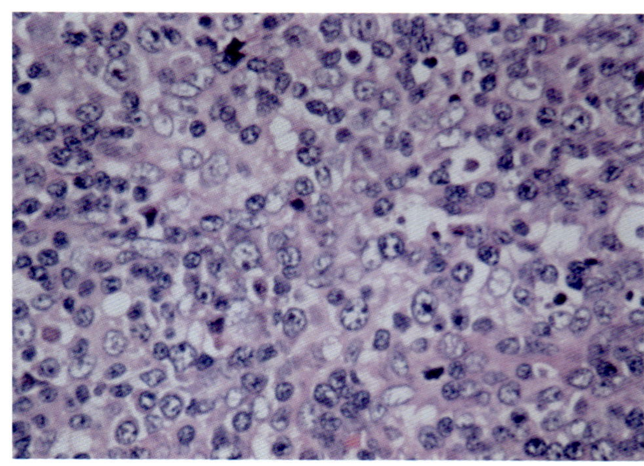

图 4–35　AITL 并发 DLBCL，部分大片状大淋巴细胞，以中心母细胞为主，增生，胞浆嗜伊红，核分裂象易见

免疫组化

◆除 CD20 不规则片状阳性（图 4–36 左），有的密集相挨外，其余 CD79a、PAX5、CD3（图 4–36 右）、CD45RO、CD5 均混合性阳性分布，大细胞以 B 细胞标记为主。

◆CD10 片块状阳性，BCL6 少量小片阳性（图 4–37 左），MUMl 较多弥漫阳性，CD30 少数大、中、小细胞阳性，Ki67 约 50%阳性。

◆CD21 除少数类圆形 FDC 网外，大部分滤泡外围小血管毛发状不规则增生（图 4–38）。

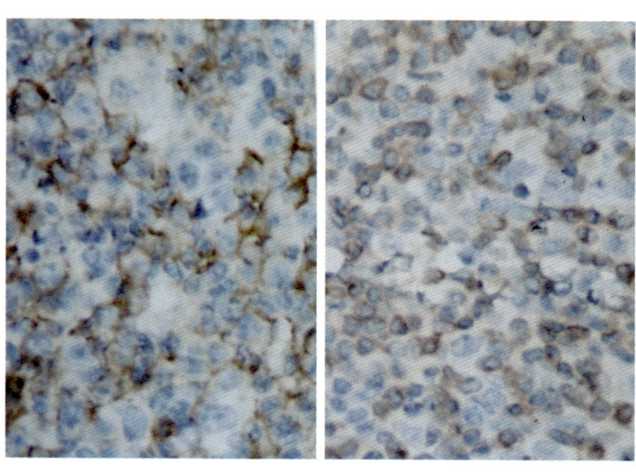

图 4–36　AITL 并发 DLBCL，（左）CD20 标记，大细胞（+）；（右）CD3 标记中等偏大细胞（+）

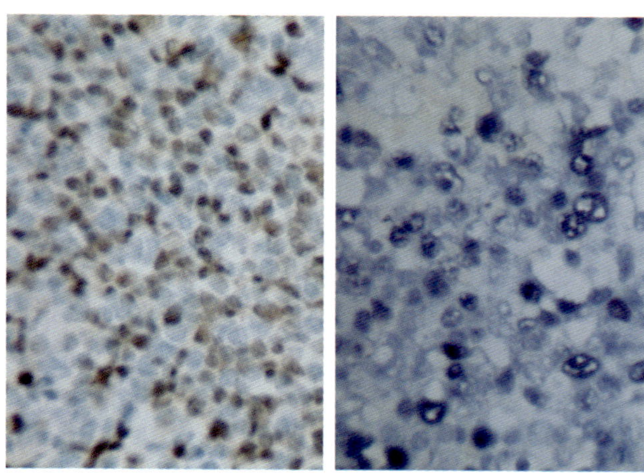

图 4–37　AITL 并发 DLBCL，（左）BCL6 中、大细胞（+）；（右）EBV–EBER 原位杂交中大细胞（+）

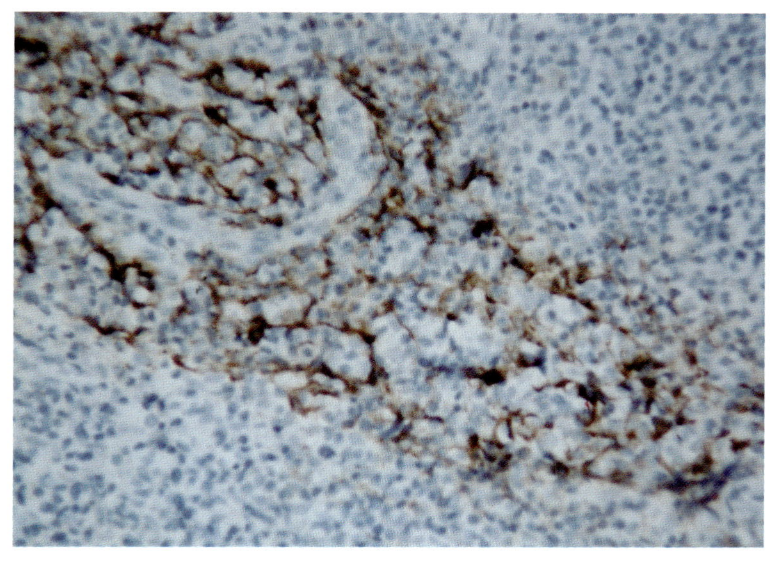

图 4-38 AITL 并发 DLBCL，CD21 标记滤泡外围绕小血管滤泡树突细胞增生

现代诊断技术

◆EBV-EBER 原位杂交，大、中细胞阳性（图 4-37 右）。

◆IgH 与 TCRr 基因重排检测均出现单克隆重排。

病理诊断：根据组织学、免疫组化、EBER 原位杂交和基因重排检测结果，本例具有血管免疫母细胞性 T 细胞淋巴瘤的依据，同时又有弥漫性大 B 细胞淋巴瘤的依据，同时存在两种淋巴瘤，故最后病理诊断为血管免疫母细胞性 T 细胞淋巴瘤并弥漫性大 B 细胞淋巴瘤。

专家点评

◆本例组织学形态比较特殊，大细胞呈不规则片状增生，不像一般 DLBCL 完全弥漫一致，免疫组化 T 与 B 细胞标记呈混合性阳性表型，EBER 阳性。初步诊断有的认为 EBV 阳性老年人 DLBCL，有的认为与一般 DLBCL 不一样，又有滤泡树突细胞滤泡外增生等异常情况。故初步报告为 EBV 阳性淋巴组织增生病变，建议做 IgH 与 TCR 基因重排检测。

◆意外发现 IgH 与 TCRr 均出现单克隆重排（应用毛细管电泳等美国试剂匣，结果可靠）。这结果与免疫组化、EBER 阳性结果，只有 AITL 可以全面合理解释。CD10、BCL6 阳性，EBER 阳性，FDC 滤泡外增生均支持 AITL。同时原有多克隆的 B 细胞在 EBV 刺激下可以演变为 DLBCL，二者可以在同一淋巴结或不同部位淋巴结。临床浅表多部位淋巴结肿大也符合 AITL。但本例小血管增生不够典型，也可能是一种特点。

◆从本例诊断的确定表明，能尽量多采用分子遗传学技术检测对一些疑难病例的诊断起到独到的作用。

（朱梅刚）

第六节　间变性大细胞淋巴瘤

一、间变性大细胞淋巴瘤特点

间变性大细胞淋巴瘤（anaplastic large cell lymphoma，ALCL）是高发于儿童期的CD30阳性的外周T细胞淋巴瘤，可发生于结内外系统性表现，组织学多样性突出，可发生8种变异型，并有不定量的小淋巴细胞、组织细胞等反应性细胞背景及淋巴窦性浸润。容易与其他淋巴瘤及大细胞增生性淋巴结病相混淆而误诊。

临床表现

◆ALCL约占成人NHL的3%，儿童期NHL的10%~20%，ALK阳性ALCL最常见于30岁之前。发病率男性高于女性。

◆侵犯结内与结外，结外常见于皮肤、骨、软组织、肺及肝等处。

◆进展性病程，75%有B症状，特别是高热。

病理组织学特点

◆其常见与标志性细胞改变，瘤细胞大小、核型多样，散在或成团块状分布于不定量的小淋巴细胞、组织细胞等背景中，并常见淋巴窦性浸润（图4-39）。

◆标志性瘤细胞（Hallmark cell）可出现单核、多核，有如花环状、马蹄状、R-S细胞样、胚胎样，核仁明显，嗜碱或嗜酸，胞浆较丰富（图4-40）。

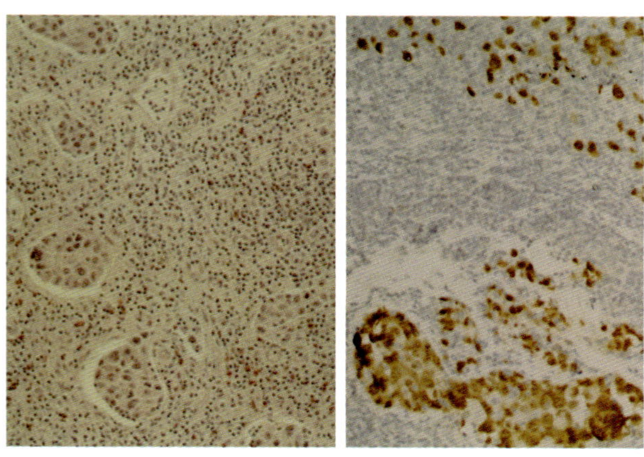

图4-39　（左）ALCL窦性浸润；（右）ALK标记窦性浸润瘤细胞（+）

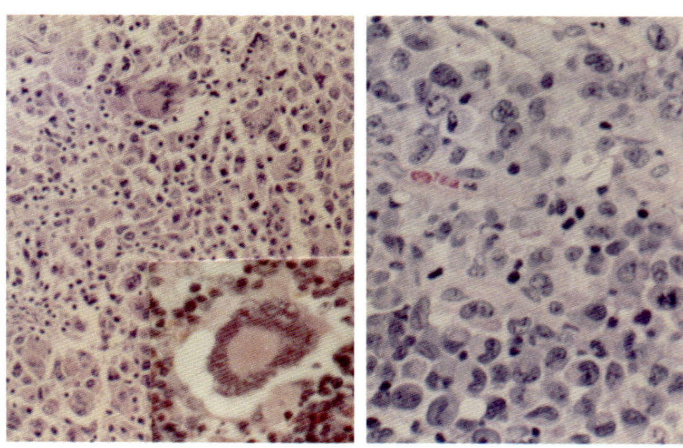

图4-40　ALCL，普通型，瘤细胞多型，如花环状，马蹄形瘤巨细胞（左）；（右）许多胚胎样核

组织学形态变异型

依据瘤细胞类型的不同或形态变异及反应性细胞的数量分布不同，ALCL 可分为以下变异型：

◆普通型（或称多形型）：即上述特征性多形性瘤细胞组成（图 4-39~40）。

◆小细胞型：以小、中等大的瘤细胞为主，核形不规则，有胚胎样，核、胞浆色淡，如煎鸡蛋样。且易见瘤细胞围绕血管的现象（图 4-41~42）。

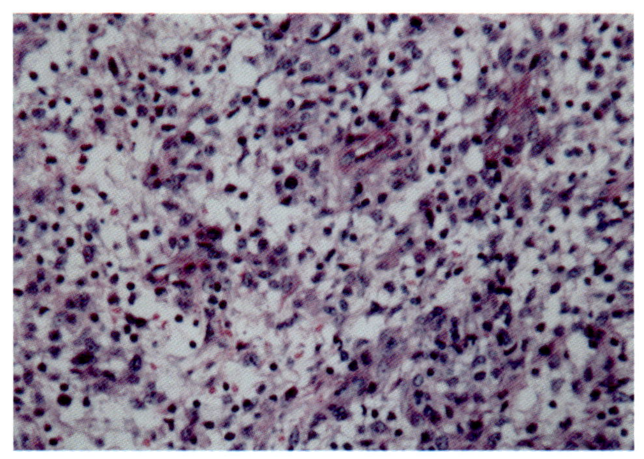

图 4-41　ALCL 小细胞型，瘤细胞显示明显的围绕血管现象

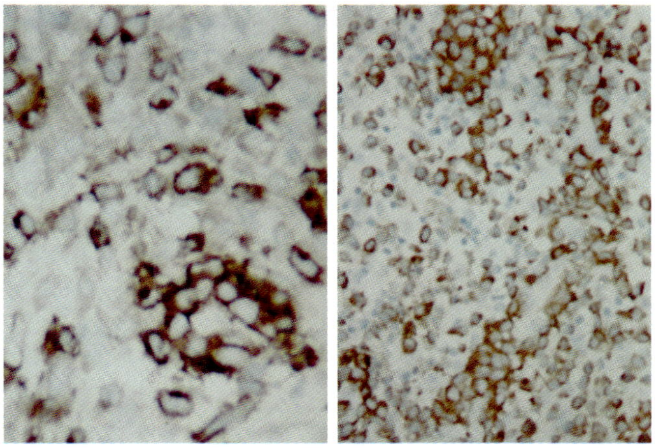

图 4-42　ALCL 小细胞型，（左）免疫组化，ALK（+）瘤细胞围绕血管现象；（右）免疫组化，CD30（+）瘤细胞围绕血管现象

◆淋巴组织细胞型：反应性组织细胞优势，瘤细胞散布其中（图 4-43）。

◆单形型：瘤细胞以中等大，圆形为主，相对单一（图 4-44）。

◆霍奇金样型：因纤维间质增生分割瘤组织类似 NSCHL（图 4-45）。

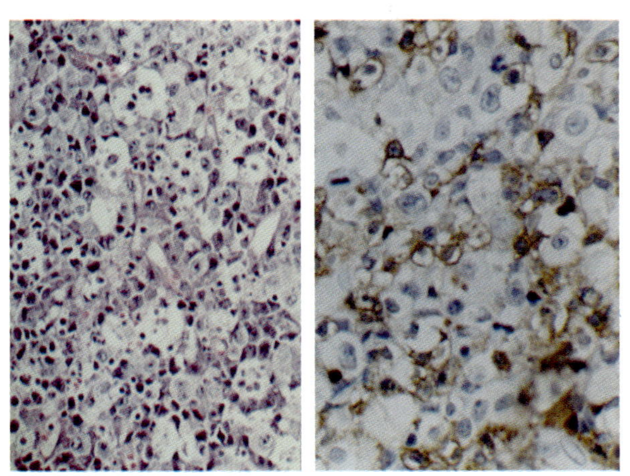

图 4-43　ALCL，淋巴组织细胞型，（左）在瘤细胞之间有大量反应性组织细胞；（右）CD30 标记瘤细胞（+）

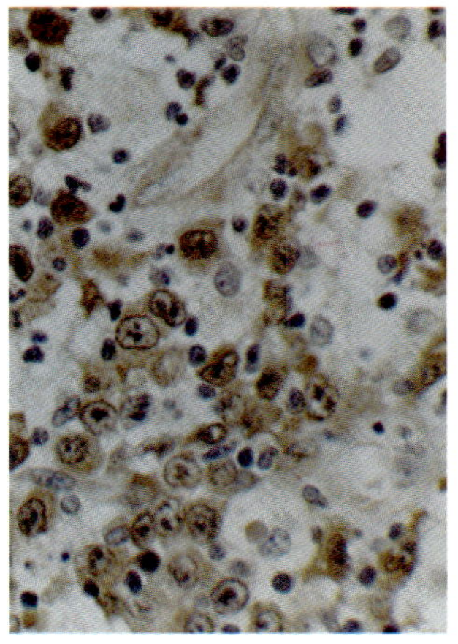

图 4-44　ALCL，单形型，瘤细胞中等大，形态一致，ALK（+）

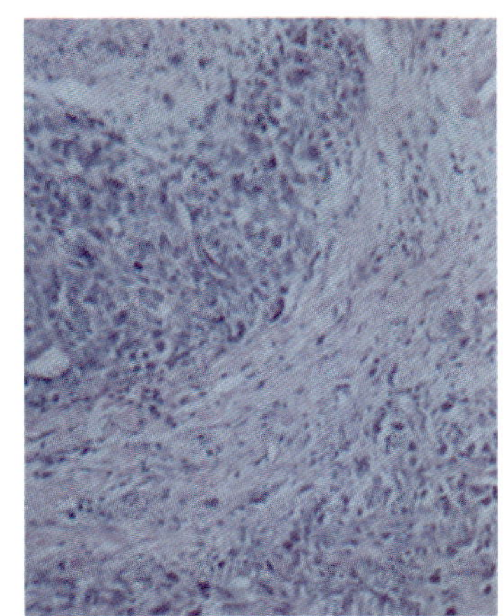

图 4-45　ALCL，霍奇金样型瘤细胞被纤维束分割类似 NSCHL

◆肉瘤样型：瘤细胞部分成卵圆或梭形化，类似软组织肉瘤（图 4–46）。

◆巨细胞型：瘤细胞以多核瘤巨细胞为主（图 4–47）。

◆伴嗜酸和/或中性粒细胞弥漫浸润型：该型 ALCL，瘤区有弥漫性嗜酸和/或嗜中性粒细胞而无坏死。可能因瘤细胞分泌趋化因子所致（图 4–48）。

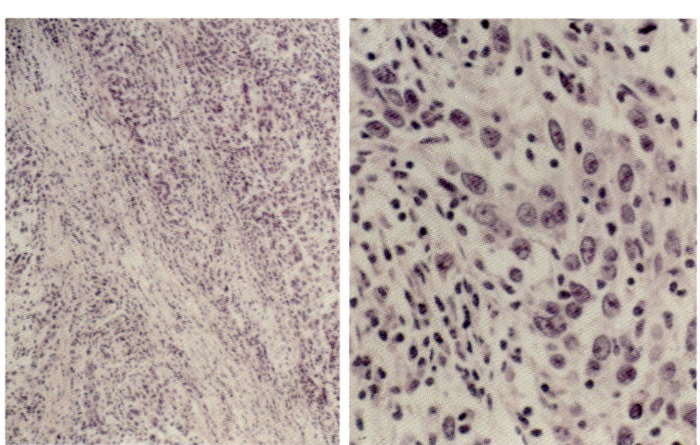

图 4–46 ALCL 肉瘤样型，瘤细胞部分梭形变如软组织肉瘤

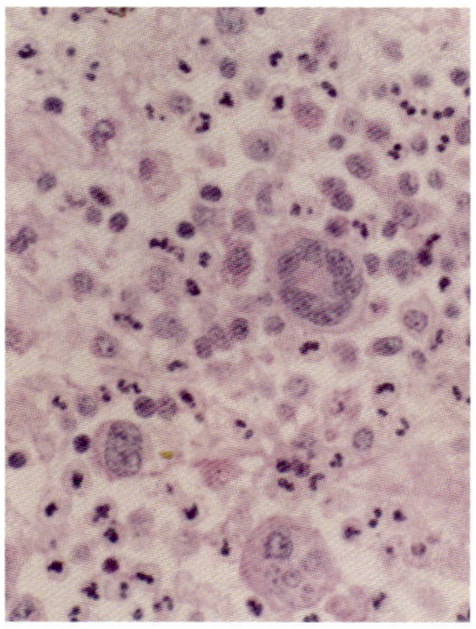

图 4–47 ALCL 巨细胞型，伴中性粒细胞浸润

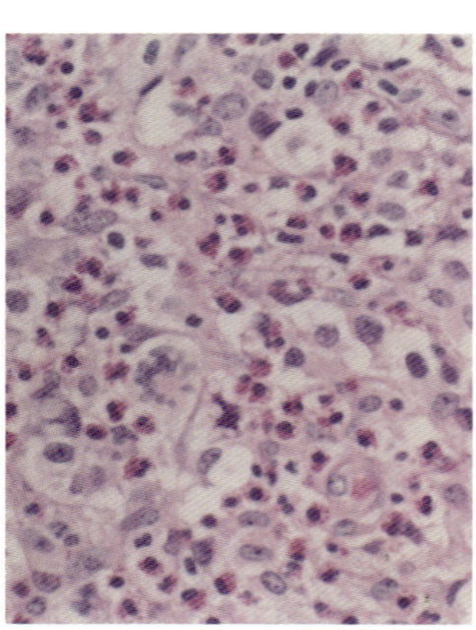

图 4–48 ALCL 伴嗜酸和嗜中性粒细胞浸润

◆少细胞型（hypocellular pattern）：瘤区出现黏液变或水肿，瘤细胞稀疏分布其中。

◆ALK 阴性型：ALK 阴性 ALCL 组织学改变与 ALK 阳性者相同，但发病年龄较大，窦性浸润更明显。

免疫组化

◆瘤细胞 CD30 恒定阳性，呈膜点状（图 4–49）。较小瘤细胞可弱或阴性，CD15 阴性/阳性。

◆ALK 75%以上阳性，以单抗为佳（图 4–50）。EMA 约 50%阳性。

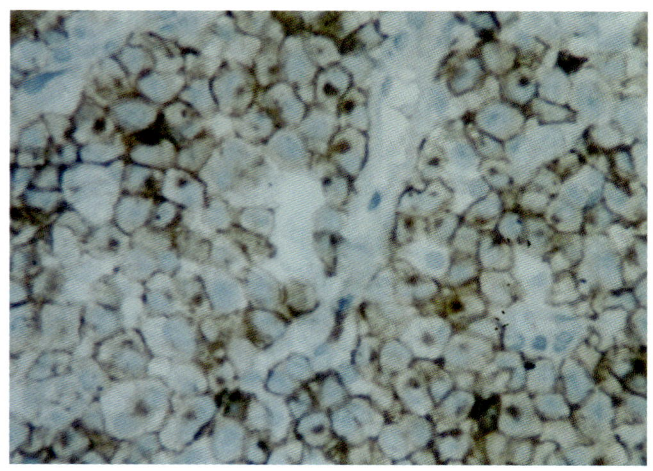

图 4–49 ALCL，CD30 标记瘤细胞膜点（高尔基器区）(+)

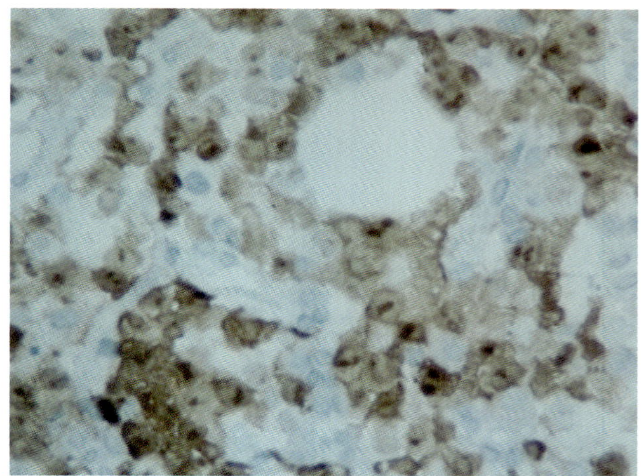

图 4–50 ALCL，ALK 标记瘤细胞 (+)

◆T 细胞标记抗体 CD2、CD3、CD5、CD4 多数阳性，CD8 多数阴性，LCA 与 CD45RO 表达可为阳性或阴性。

◆大部分病例 TIA1、GrB、Perf 阳性。

◆有少数病变 B 细胞标记阳性，而 T 细胞标记阴性，已归入 DLBCL。

◆有少数为非 T 非 B、Null 细胞型。

◇ 现代诊断技术

◆TCR 克隆性基因重排阳性。

◆ALK 阳性病例多数有 NPM-t（2：5）(p23；q35）染色体易位。

二、鉴别诊断

◇ 与免疫母细胞增生性淋巴结病鉴别

后者在病毒性、药物过敏性及皮病性淋巴结炎，均可见 T 区增生散在或小团状大的活化免疫母细胞 CD30 阳性。特别好发于青少年，易被误诊为 ALCL，但其免疫母细胞无异型，淋巴结结构无破坏，ALK 阴性，常有急性发热等病史。

◇ ALCL 富于小淋巴细胞背景者和霍奇金样型 ALCL 易误诊为 CHL（NSCHL，LRCHL MCCHL)；普通型 ALCL 易误为 LDCHL

ALCL 瘤细胞 CD30 均阳性，瘤细胞多形，但 CHL ALK 阴性，T 细胞标记阴性，而 PAX5 阳性，ALCL 则 PAX5 阴性，T 细胞标记，ALK 均阳性。

◇ 淋巴组织细胞型 ALCL 与组织细胞肉瘤鉴别

后者为单一性异型组织细胞，CD30、ALK、T 细胞标记阴性，而 CD68、CD163 阳性。

◇ 肉瘤样型 ALCL 与软组织良恶性肿瘤鉴别

后者除肌纤维母细胞肿瘤 ALK 阳性外均阴性，CD30、T 细胞标记阴性，而软组织细胞标记阳性。

◇ 单形型 ALCL 与未分化癌、恶性黑色素瘤鉴别

ALCL　LCA 可阴性，易与后二者相混。但 CD30、ALK 阳性，T 标记阳性则可区分开。再加用 CK、HMB45、S-100、Melan A 标记可确诊恶性黑色素瘤与未分化癌。

◇ 原发性皮肤 ALCL 鉴别诊断

详见第三章第二十一节淋巴瘤样丘疹病鉴别诊断。

（朱梅刚）

三、病例分析

（一）ALK 阳性的间变性大细胞淋巴瘤［ALK positive anaplastic large-cell lymphoma，ALK（+）ALCL］

临床表现

女性，32 岁，因发现双侧锁骨上多发淋巴结进行性增大 2 周，伴持续低热及体重减轻就诊。进行抗炎等对症、支持治疗未见明显改善。入院进行系统检查，双侧锁骨上多发淋巴结肿大，质韧，无压痛，花生米大小，活动度尚可。右侧乳腺外上象限可触及一个 4cm×3cm 大小肿物，界限尚清，压痛不明显，局部皮肤有红肿。胸部 CT 显示胸廓形态未见异常，两肺多发小结节影，左肺点片状高密度影，左肺下叶支气管受压；纵隔居中，其内可见多发肿大淋巴结影；双侧胸膜无增厚影；左肺门淋巴结肿大；脾脏增大。生化检测：LDH 增高 557 U/L（参考值 1.9~245U/L），CRP 增高 28.5 mg/dl（0~0.8mg/dl），β2-MG 正常 1 961 ng/mL（1 300~7 000ng/mL）。取锁骨上淋巴结活检，考虑为转移癌。建议进行全身检查，寻找原发部位。

病理组织学特点

淋巴结被膜增厚，淋巴滤泡及淋巴窦结构消失，残存散在淋巴细胞灶。肿瘤细胞弥漫性增生浸润，肿瘤细胞黏着呈片状，明显窦内生长分布，肿瘤细胞体积大，胞浆丰富、弱嗜碱性，核大，核不规则或有折叠，可见有标志性细胞（Hallmark cell），多数肿瘤细胞核仁明显，核分裂象易见（图 4-51）。考虑为转移癌。

骨髓活检可见肿瘤累及，各系造血细胞明显减少。

免疫组化

肿瘤细胞强表达 CD30，CD30 阳性信号位于细胞膜和高尔基区（图 4-52）。ALK 阳性，阳性信号位于细胞浆和细胞核（图 4-53）。EMA 阳性，阳性信号类似于 CD30 的表达模式（图 4-54）。CD2、

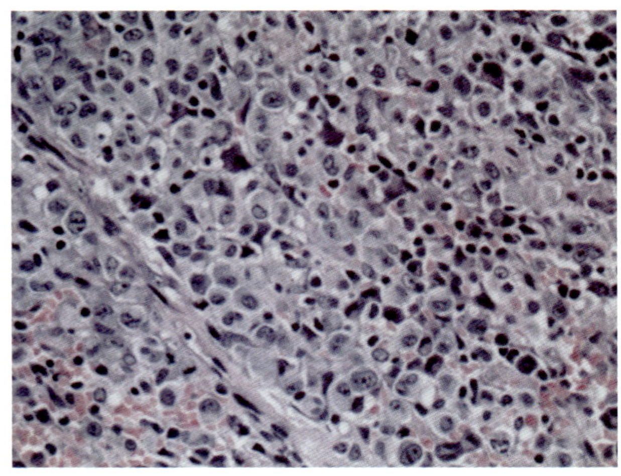

图 4-51　ALK（+）ALCL，瘤细胞大小、核型多样（Hallmark cell），少量反应性小淋巴细胞

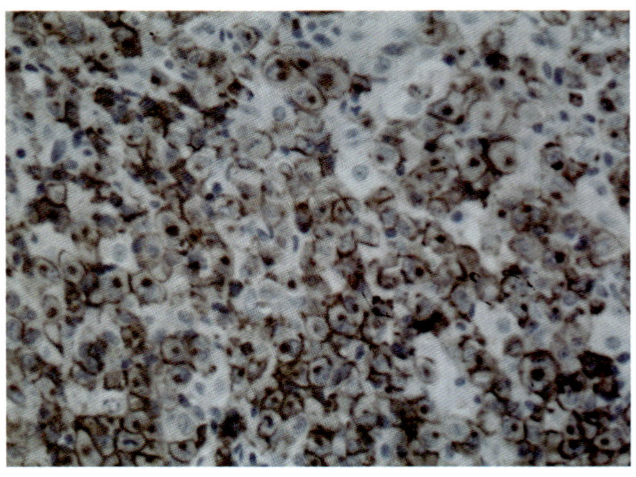

图 4-52　ALK（+）ALCL，CD30 标记瘤细胞（+）

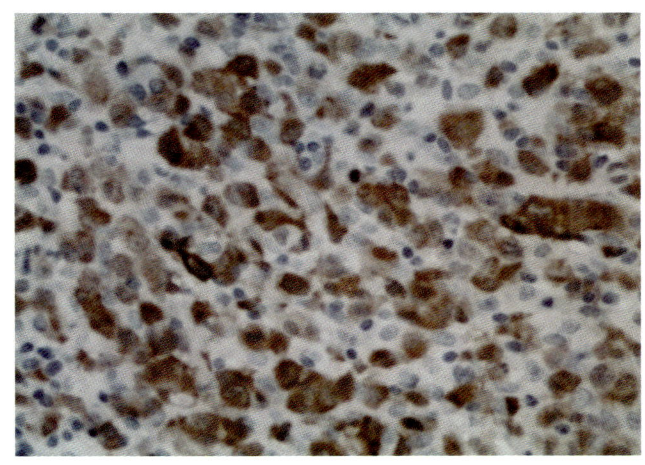

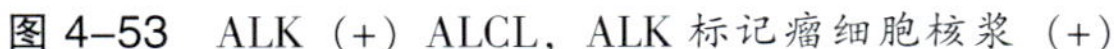

图 4–53 ALK（+）ALCL，ALK 标记瘤细胞核浆（+）

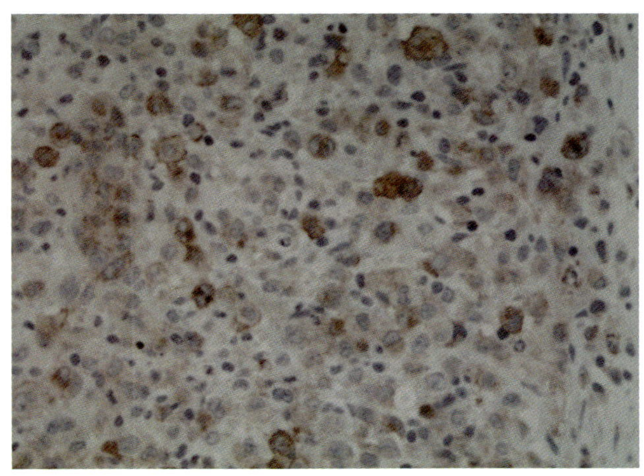

图 4–54 ALK（+）ALCL，EMA 标记瘤细胞膜点（+）

CD3ε、CD4、CD5、CD7、CD56 均为阴性，CD43 阳性。Granzyme B 阳性、TIA1 阴性。LCA 阳性，BCL2 阴性，P53 阴性，EBV–LMP1 阴性，Survivin 阳性，阳性信号位于细胞核和细胞浆。Ki67 肿瘤细胞约 70% 阳性。

原位杂交，EBV–EBER 为阴性。

◆ 专家点评

ALK 阳性 ALCL 常见于<30 岁的年轻人，男性多于女性，常累及淋巴结，结外累及常见于皮肤、骨、软组织、肺等，ALK 阳性 ALCL 病理学诊断依赖于典型形态学改变，结合特征性免疫表型 CD30 表达，存在 ALK 蛋白的表达或检测发现 ALK 基因的易位。ALK 阳性 ALCL 诊断相对容易，但在临床病理诊断中仍然需要与其他类型的肿瘤进行鉴别诊断。

ALCL 形态学上表现为肿瘤细胞异型性明显，细胞体积大，胞浆丰富，细胞核多形性，典型的 Hallmark cells，呈现出黏着成片状及窦内生长方式。形态学上需要鉴别：

◆转移癌，蛋白水平标记表达 CK，而淋巴系相关标记为阴性，临床多可查及原发部位的病变。

◆间变性形态学改变的淋巴瘤，如 DLBCL，肿瘤细胞弥漫性分布，瘤细胞为 B 细胞起源，表达 B 细胞免疫标记。

◆经典霍奇金淋巴瘤，CHL 形态学上存在典型的 RS 细胞，多缺乏 ALCL 样肿瘤细胞黏着片状及窦内生长方式；CD30 几乎在所有病例中皆有表达，但大部分病例表达 CD15，EMA 及 CD45 多为阴性；肿瘤细胞绝大多数起源于 B 淋巴细胞，可表达CD20、CD79a，文献报道将近 88%病例表达 PAX5；在 cHL 中 EBV 多为阳性，而 ALCL 中 EBER 为持续性阴性，EBER 阳性 及 LMP1 表达支持 CHL。

◆CD30 阳性 T 细胞淋巴瘤， 肿瘤细胞偶尔可表达CD30，但 CD30 表达多为部分细胞不一致性的表达；不表达 ALK 蛋白；T 细胞抗原丢失少于 ALCL。

本例患者 32 岁，临床表现为双侧锁骨上淋巴结肿大，伴低热及体重减轻。进行锁骨上淋巴结活检手术。病理形态学为典型的 ALCL 表现，结合免疫组化标记肿瘤细胞一致性的强表达 CD30，EMA 阳性及 ALK 阳性均支持 ALK（+）ALCL 的诊断。患者进行 2 个疗程化疗和 1 个疗程放疗，治疗过程中合并肝功能损伤，出现黄疸，最终死亡。从诊断之日起患者生存时间 4 个月。国外多项研究表明 ALK（+）ALCL 与 ALK（–）ALCL 相比临床预后好，在系统性 ALCL 中 ALK 可作为一项好的临床预后指标。但是在国内病例似乎没有文献报道的好。

（高子芬　段泽君）

（二）ALK 阴性裸细胞性间变性大细胞淋巴瘤［ALK negtive anaplastic Large cell lymphoma，ALK（-）ALCL］

临床表现

男性，13 岁，胸痛、发热 7 个月余，全身多发浅表淋巴结肿大 6 个月余，腹痛 3 个月余就诊。患者胸痛呈针刺样痛伴深呼吸加重，当地医院考虑为结核，进行抗结核治疗 20 天，胸疼缓解，但发热仍旧。治疗中出现全身多发浅表淋巴结肿大，最大体积 1.6cm×1.5cm×2.0cm。进行抗生素等治疗患者退热，全身淋巴结有缩小。3 个月余前患者感腹部不适，症状逐渐加重，并出现发热，抗炎治疗无好转。

体查：全身多发浅表淋巴结肿大，质韧，活动度尚可。

辅助检查：PPD 阴性。胸腹部 CT 见左肺门增大，胸腔积液，微量腹水。腹部 MRI 见中下腹部偏左侧有 3.0cm×7.0cm×8.0cm 大的软组织包块，脾大，下腔静脉与腹主动脉旁可见散在的肿大淋巴结。

骨髓细胞学：巨核系增高，幼稚淋巴细胞占 2%。

右锁骨上淋巴结病理活检，当地诊断为淋巴瘤，难以分型。

病理组织学特点

淋巴结正常结构消失，可见残存成熟小淋巴细胞灶。肿瘤细胞弥漫性增生浸润，呈片状，明显的窦内分布。肿瘤细胞体积大，胞界不清，胞浆丰富，异型明显，粉染，核大，核类圆形、不规则或有折叠，核仁明显，核分裂象易见（图 4-55）。

免疫组化

肿瘤细胞强表达 CD30，阳性信号位于细胞膜和高尔基区（图 4-56）。EMA 阳性，ALK 阴性，CD15 阴性，CD3 阴性，CD43 阴性，CD45RO 阴性，LCA 阴性，CD20 阴性，CD79a 阴性，TdT 阴性，CD68 阴性，S-100 阴性，HMB45 阴性，CK 阴性，vim（部分肿瘤细胞阳性）。

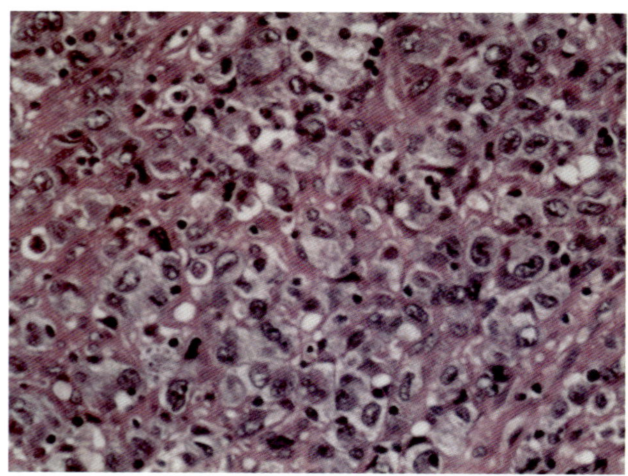

图 4-55　ALK（-）ALCL，瘤细胞多形，核仁较明显，核分裂象易见，且可见窦性浸润

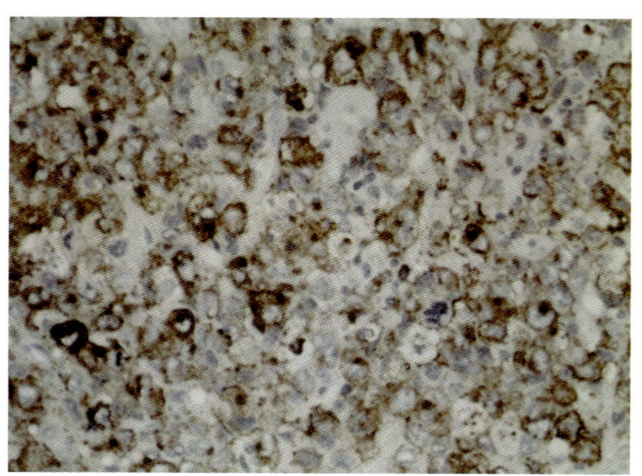

图 4-56　ALK（-）ALCL，CD30 标记瘤细胞（+）

专家点评

2008 造血及淋巴组织肿瘤 WHO 分类首次将系统性 ALCL 分为 ALK（+）ALCL 和 ALK（-）ALCL，两者的分类标准在于有无 ALK 蛋白的表达及 ALK 基因重排。ALK（-）ALCL 缺乏一致性诊断标准，形态学上与 ALK（+）ACL 存在相似的形态学改变，缺乏特异性的免疫标记物，有效的鉴别诊断十分重要。ALK（-）ALCL 常见于 40~65 岁的人群，较 ALK（+）ALCL 发病年龄偏大，常累及淋巴结，结外累及较 ALK（+）ALCL 少见。ALK（-）ALCL 的病理学诊断主要依赖于典型形态学改变及肿瘤细胞一致性强表达 CD30。

对于 ALK（-）ALCL 的诊断存在一定的争议，许多病理学家认为 ALK（-）ALCL 分子水平上无特异性，认为应归为外周 T 细胞淋巴瘤，非特指性（PTCL，NOS），但部分专家认为 ALK（-）ALCL 存在特异性的组织学特征，而且临床预后较 PTCL，NOS 好，认为 ALK（-）ALCL 应作为一独立的实体而存在，且随着对 ALK（-）ALCL 分子遗传学等的不断发展及研究，目前更多的观点支持 ALK（-）ALCL 作为一类独立的 T 细胞源性的淋巴瘤而存在。

CD30 并非 ALCL 特异性的标记无，故 ALK（-）ALCL 的诊断需要排除其他类型 CD30 阳性的淋巴瘤，尤其呈现间变性形态学改变者。需要鉴别的常见淋巴瘤类型有：

（1）经典霍奇金淋巴瘤　ALK（-）ALCL 中部分病例与 CHL 在形态学及免疫表型上存在一定程度的相似性。尤其是当 CHL 肿瘤细胞异常丰富及 ALK（-）ALCL 形态学上表现出霍奇金样改变时两者需要谨慎鉴别。CHL 几乎均为 B 细胞起源，PAX5 表达达到 88%，而ALCL 为 T 淋巴细胞源性肿瘤缺乏 PAX5 表达，PAX5 可用于鉴别 ALCL 与 CHL；部分 CHL 病例可存在不同程度的 CD20、CD79a 等 B 细胞标记的表达；EBER 阳性及 LMP1 阳性支持 CHL 诊断，而在 ALCL 中一致性认为 EBER 为持续性阴性。

（2）外周 T 细胞淋巴瘤，非特殊性　间变性形态学少见，多表现为小和中等大小的细胞混合分布，很少出现窦内分布；免疫表型 T 细胞抗原丢失相对少；偶尔出现 CD30 表达，但仅表现在部分肿瘤细胞表达 CD30，缺乏 ALCL 那样肿瘤细胞一致性、广泛强表达 CD30 的情况。

（3）CD30 阳性 DLBCL　表现为间变性形态学改变，免疫组化表达 CD30；肿瘤细胞起源于 B 淋巴细胞，蛋白水平标记表达 B 细胞抗原，不表达 T 细胞抗原；多不表达 EMA。

（4）其他类型的 CD30 阳性的 T 细胞淋巴瘤或 B 细胞淋巴瘤。

本例患者 13 岁，临床表现为胸痛、全身多发淋巴结肿大及发热。右锁骨上淋巴结病理活检，结合患者年龄及典型形态学首先考虑 ALCL。免疫组化标记肿瘤细胞一致性表达 CD30 更加支持 ALCL 的诊断。ALK 为阴性不支持 ALK（+）ALCL，倾向于 ALK（-）ALCL。TdT 为阴性排除了儿童常见淋巴母细胞淋巴瘤。EMA 阳性，CD15 阴性及典型的间变性形态学特征，未见 R-S 细胞，均支持 ALCL 排除 CHL。CD20 及 CD79a 为阴性基本排除 B 细胞源性的淋巴瘤。CD3、CD43、CD45RO 均为阴性提示为肿瘤细胞不表达 T 细胞标记物，为裸细胞型。免疫标记 CK、HMB45 及 S-100、CD68 为阴性排除转移癌、恶性黑色素瘤及组织细胞肿瘤。

（高子芬）

（三）淋巴结移性未分化误诊为间变性大细胞淋巴瘤

临床表现与病理组织学

患者颈部多个淋巴结肿大。淋巴结活检见淋巴结正常结构消失，多量异型细胞呈分散多个小灶性浸润。异型细胞中等至大，胞浆丰富，核类圆形，空泡状，核仁明显（图 4-57~58）。

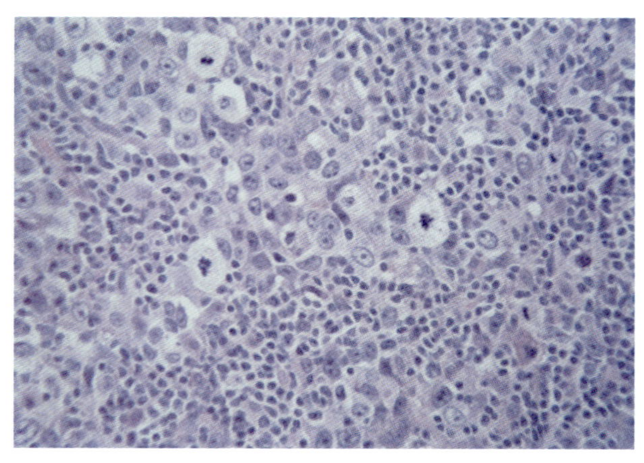

图 4-57　淋巴结正常结构消失，在小淋巴细胞背景中见有许多异型大细胞散布或成片状浸润，其胞浆丰富，核类圆，核仁明显，核分裂象多见

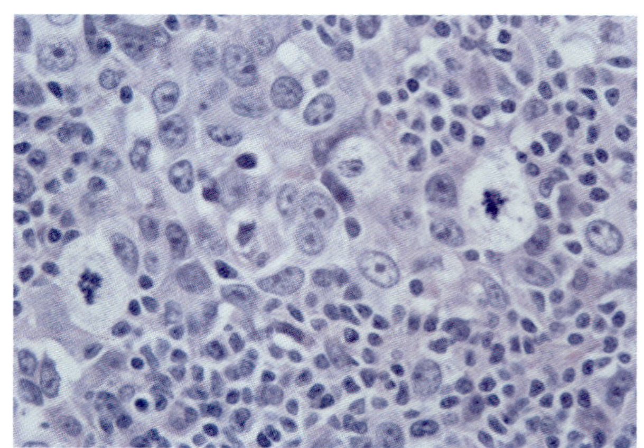

图 4-58　同上例，高倍观

免疫组化

LCA 阴性，CD20 阴性，CD3 阴性，CD43 阳性（图 4-59），CD30 阳性（图 4-60），CK 大部分阳性（图 4-61）。

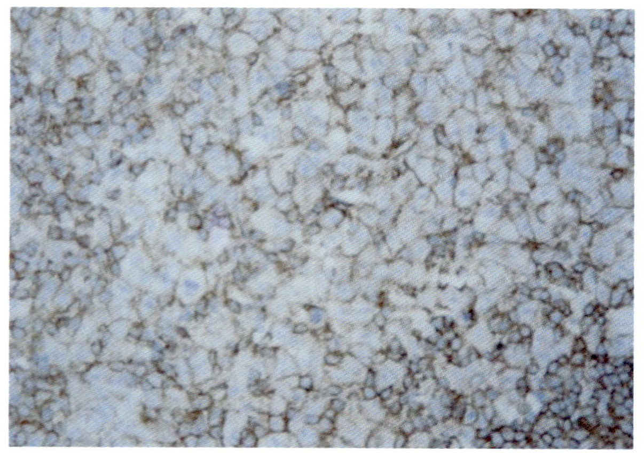

图 4-59　免疫组化示瘤细胞 CD43（+）

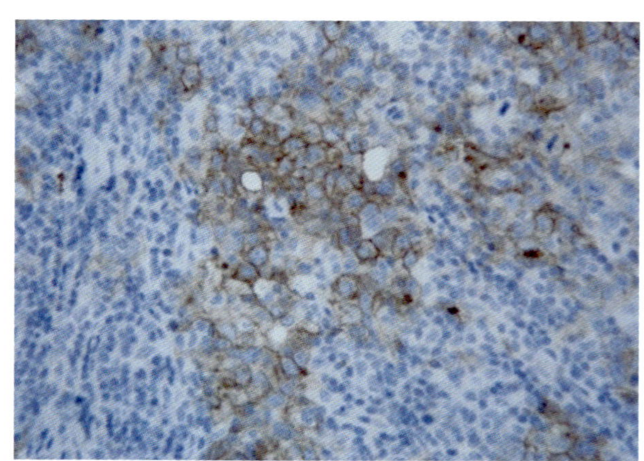

图 4-60　免疫组化示瘤细胞 CD30（+）

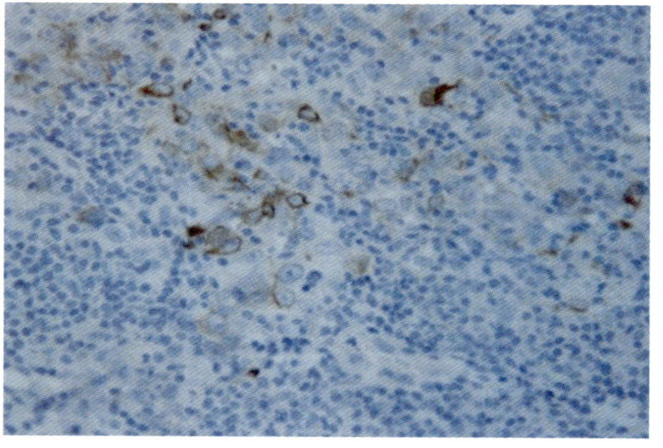

图 4-61　免疫组化示瘤细胞 CK（+）

初诊为淋巴结间变性大细胞淋巴瘤。

临床按常规化疗效果不佳，要求复查病理。病理加做免疫组化 P63 阳性（图 4-62），CK5/6 部分瘤细胞阳性（图 4-63），考虑淋巴结转移癌可能性大。临床按转移癌作局部放疗，效果明显，肿大淋巴结消退。做鼻咽活检和头颈部影像学检查，未发现原发灶。随访中。

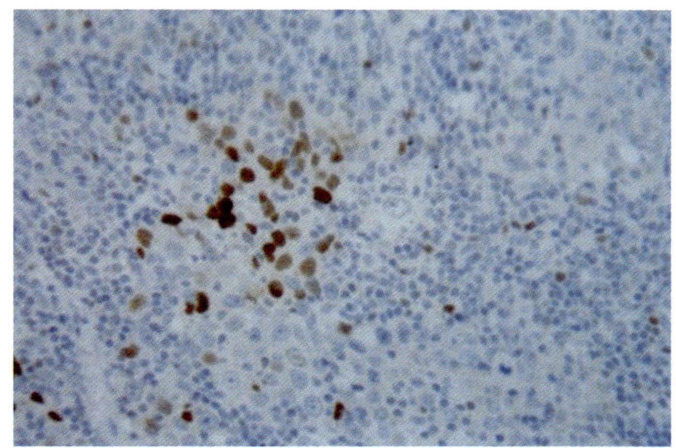

图 4-62　免疫组化示瘤细胞 P63（+）

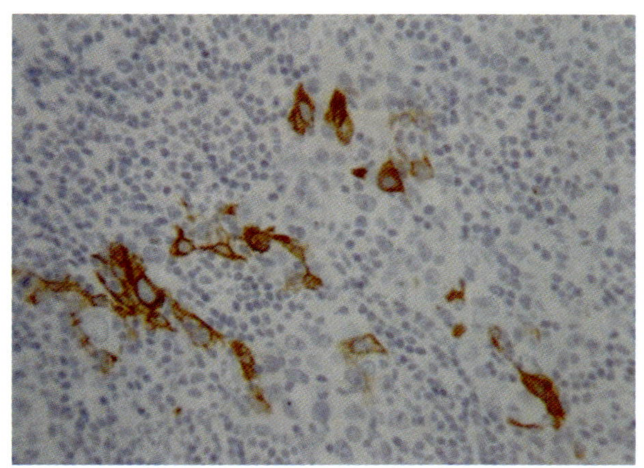

图 4-63　免疫组化示部分瘤细胞 CK5/6（+）

专家点评

◆本例虽未发现原发癌，但从治疗反应和免疫组化表现（P63 阳性），考虑转移癌的可能性大，值得注意的是个根据文献和笔者的经验，CD30 和 CD43 阳性也可见于未分化癌。

◆ALCL 瘤细胞可成团浸润，体积大，核仁明显，易误诊为富于淋巴细胞的未分化癌。

（周丽梅　林汉良　林素暇）

第七节　结外 NK/T 细胞淋巴瘤

一、结外 NK/T 细胞淋巴瘤，鼻型特点

结外 NK/T 细胞淋巴瘤，鼻型（extranodal NK/T cell lymphoma，nasal type）大部分起源于 NK 细胞，少数起源于细胞毒性 T 细胞，几乎发生于结外部位，大、中、小异型 T 细胞克隆性增生，好侵犯血管，明显坏死与 EBV 密切相关为其特点。大部分为鼻型，少数为鼻外型。

临床表现

◆鼻型 NK/T 细胞淋巴瘤。

（1）好发于亚洲成年人，发病率男性高于女性。

(2) 以鼻腔为主，并可累及鼻咽部及副鼻窦、眼眶。

◆鼻腔肿物，溃疡、鼻血、肿胀，后期可破坏骨质。

◆鼻外部位为皮肤，软组织，胃、肠道及睾丸等淋巴结极少发生。

◆晚期可伴发噬血细胞综合征。

◆病程进展、预后差，但早期放疗、化疗，疗效很好。

病理组织学特点

◆大、中、小异型淋巴细胞，核不规则，胞浆色淡，常伴其他炎细胞，组织细胞浸润。以中、小型瘤细胞为主者多见。核分裂象易见（图 4–64~65）。

◆75%病例瘤细胞侵犯血管，血栓形成，而广泛坏死与凋亡小体。

◆表面鳞状上皮可呈现假上皮瘤样增生。

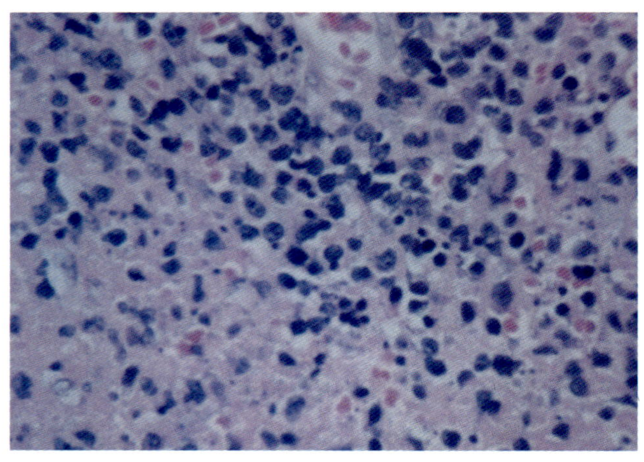

图 4–64 鼻，NK/T 细胞淋巴瘤，鼻型，瘤区见凝固性坏死，瘤细胞碎裂

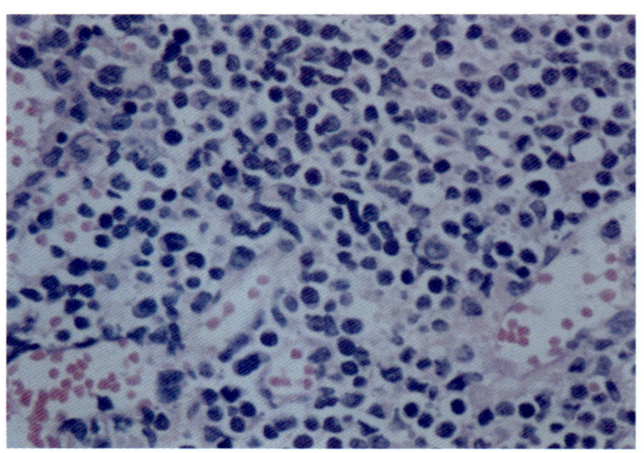

图 4–65 鼻，NK/T 细胞淋巴瘤，鼻型，瘤细胞以中、小为主，少数大异型混合，核形稍不规则，深染

免疫组化

◆瘤细胞绝大部分病例 CD56 阳性（图 4–66 右）、CD3（图 4–66 左）、CD2、CD45RO 阳性，TIA1、Perf（图 4–67 左）、GrB 阳性。

◆偶见 CD7、CD30 阳性，CD4、CD8、CD57、CD43 阴性。

◆少数病例 CD56 阴性，CD3 阳性，而细胞毒分子 EBV 阳性。

现代诊断技术

◆大部分病例 TCR 基因重排阴性，少数 CD56 阴性病例阳性。

◆EBER 阳性（图 4–67 右）。

◆如 CD56 阴性，而细胞毒与 EBER 阳性可诊断 NK/T 细胞淋巴瘤，但 EBER 阴性则诊断外周非特殊性 T 细胞淋巴瘤。

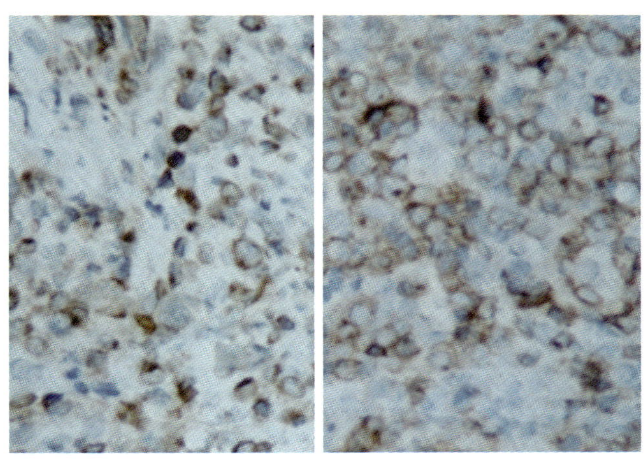

图 4–66　鼻，NK/T 细胞淋巴瘤，鼻型，（左）CD3 标记瘤细胞浆（+）；（右）CD56 标记瘤细胞膜（+）

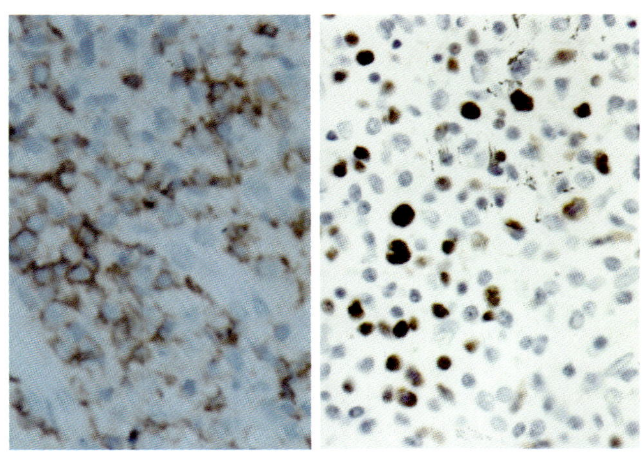

图 4–67　鼻，NK/T 细胞淋巴瘤，鼻型，（左）穿孔素标记瘤细胞（+）；（右）EBV–EBER 原位杂交，多数瘤细胞（+）

二、鉴别诊断

◇ 与鼻腔、鼻咽部慢性溃疡鉴别

这是最重要的鉴别。后者：

◆可有复发性溃疡的病史，缺乏进展性与破坏性。

◆病变组织可见成熟淋巴细胞增生活跃，核分裂象可见，但缺乏明显异型，无透明胞浆，不见侵犯血管病变。

◆增生淋巴细胞 CD56 阴性，细胞毒分子标记稀少而缺乏弥漫阳性，EBV 阴性。

◆在缺乏足够的诊断 NK/T 细胞淋巴瘤依据时，建议在正规的抗炎治疗后重复活检，且勿勉强下恶性诊断。

◇ 与 Wegener 肉芽肿鉴别

后者：

◆为自身免疫性疾病，特征性病变为纤维素样血管炎，除鼻咽部以外常可伴肺、肾等处病变。

◆增生淋巴细胞缺乏异型变，无凝固性坏死。

◆增生淋巴细胞 CD56 阴性，细胞毒分子标记阴性，EBV 阴性。

◇ 与外周非特殊外周 T 细胞淋巴瘤鉴别

后者：

◆瘤细胞多形性更明显，缺乏侵犯血管和广泛坏死改变。

◆CD56 阴性，细胞毒分子标记阴性，EBV 阴性。

◆由于 NK/T 细胞淋巴瘤，鼻型病变坏死明显，活检组织往往有效的瘤组织很少或有挤压变形，带来诊断困难，因此常需多次活检。患者与临床医生对病理医生的要求缺乏耐心，此时病理医生不能因此而勉强下淋巴瘤的诊断。要与临床医生多沟通，达到有确切的诊断依据。

鼻外 NK/T 细胞淋巴瘤与鼻型扩散到结外部位 NK/T 细胞淋巴瘤鉴别

◆后者先有鼻部鼻型 NK/T 细胞淋巴瘤依据是主要鉴别点。

肠道原发鼻型 NK/T 细胞淋巴瘤与肠病相关性 T 细胞淋巴瘤鉴别

后者：

◆除Ⅱ型外 CD56 阴性，EBV 阴性，CD103 阳性，大部分病例 CD30 可变阳性。

◆缺乏瘤细胞侵犯血管现象，而瘤细胞可侵入周边肠上皮间，EBER 阴性最重要。

瘤区鳞状上皮假上皮瘤样增生与鳞状细胞癌鉴别

后者增生上皮有明显异型变和浸润生长，背景无 NK/T 淋巴瘤改变。

鼻外原发性 NK/T 细胞淋巴瘤，鼻型

鼻外 NK/T 细胞淋巴瘤，鼻型（extranasal primary NK/T cell lymphoma，nasal type）可发生于皮肤（图 4-68~71）、肠道及睾丸等处，淋巴结也有报告。其病理诊断要点与鼻型相同。

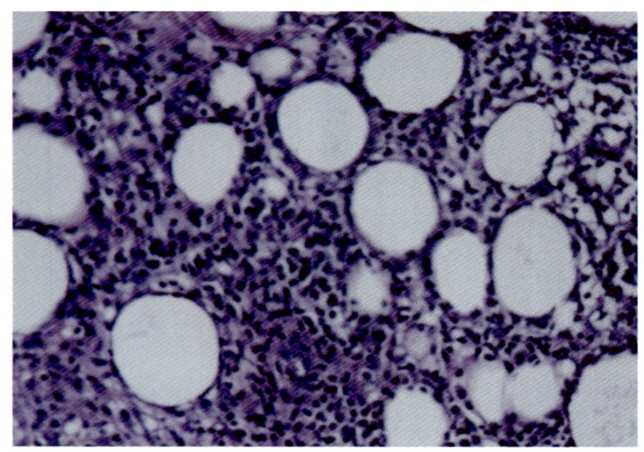

图 4-68 皮下结外 NK/T 细胞淋巴瘤，皮下脂肪小叶间不规则形瘤细胞增生浸润

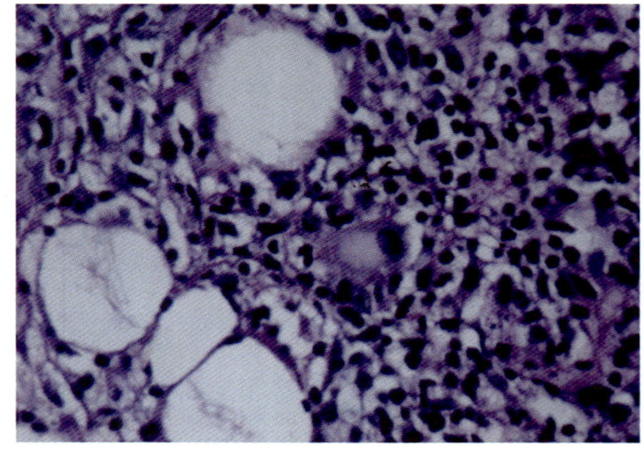

图 4-69 皮下结外 NK/T 细胞淋巴瘤，中倍观，瘤细胞浆透明，核形不规则

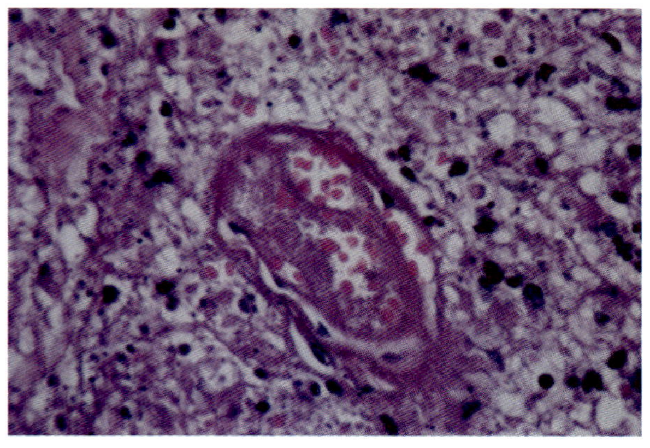

图 4-70 皮下结外 NK/T 细胞淋巴瘤，瘤区瘤细胞侵犯小血管，血栓形成，发生坏死

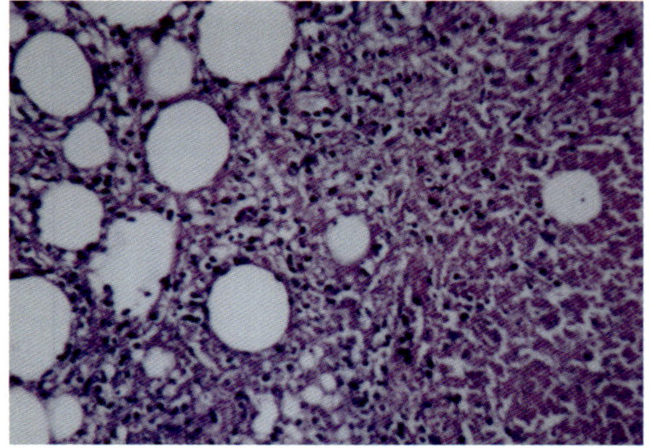

图 4-71 皮下结外 NK/T 细胞淋巴瘤，瘤区大片凝固性坏死

（朱梅刚）

三、病例分析

（一）小肠结外 NK/T 细胞淋巴瘤，鼻型误诊为肠淋巴组织增生（small intestinal extranodal NK/T-cell lymphoma， nasal type）

临床表现

男性，60 岁，2006 年 11 月因突发下腹痛并很快弥漫至全腹入院，查体：浅表淋巴结未触及肿大。全腹肌紧张，压痛阳性，反跳痛阳性，以中上腹及右下腹为著，肠鸣音消失。血常规：白细胞升高（19.9×10^9/L），中性粒细胞比例升高（87.3%）。生化全项：C 反应蛋白升高（46mg/L），乳酸脱氢酶及 β2 微球蛋白正常。其余血常规及生化全项未见明显异常。急诊行抢救性剖腹探查术，术中见腹腔大量黄绿色脓性液体，回肠末端肠壁膨出，十二指肠升段一局限性肠壁膨出，考虑为憩室，憩室后壁坏疽并穿孔。术中切除该段坏疽并穿孔回肠和十二指肠，病理报告：肠壁淋巴组织增生，符合憩室。术后给予补液抗炎静脉营养等治疗，术后 3 天消化道出血考虑消化道应激性溃疡予补液输血等对症治疗，病情好转，患者恢复顺利。

2008 年 8 月患者又因中上腹部疼痛入院。本次疼痛为持续性发作，阵发性加重，无放射痛，程度较重，伴恶心、呕吐、腹胀、进食不下，疑肠梗阻。查体：体重减轻，无发热。全腹压痛伴肌紧张，中腹部约 10cm×10cm 肿物，质硬，有触痛。血常规：血红蛋白降低（80~90g/L），血小板升高（640×10^9/L），白细胞升高（25.7×10^9/L），中性粒细胞比例升高（85%）。生化全项：白蛋白降低，纤维蛋白原定量升高（7.91g/L），其余血常规及生化指标未见明显异常。骨穿为大致正常骨髓象。腹部 CT：腹腔及腹膜后淋巴结未见肿大，回肠 21cm×13cm 巨大软组织肿块，边界模糊，与前腹壁分界不清，肿块内密度不均匀，包绕小肠。脾大，其余腹腔脏器未见异常。手术切除肿物，术中见：肠粘连，淡黄色渗出液，水肿，质脆，易出血，十二指肠处见吻合口。病理回报：NK/T 细胞淋巴瘤，淋巴结未侵及（0/16）。复诊 2006 年切片，诊断为淋巴瘤。术后 10 天进食困难，无腹痛、腹胀、发热。2008 年 10 月 20 日开始 CHOP 方案化疗，化疗过程中肿瘤继续增大，增加门冬氨酸酶化疗，预计化疗 14 天。患者于 11 月 2 日（化疗第 13 天）出现高热，血压下降，停止化疗。痰及腹部引流物培养出念珠菌，胃造瘘口及十二指肠营养管口一直有渗出。11 月 21 日病情加重，神智淡漠，血压下降，心率加快，经皮氧饱和度下降，经抢救无效于 2008 年 11 月 23 日死亡。死因为 NK/T 细胞淋巴瘤，感染性休克，呼吸循环衰竭。

病理组织学特点

2006 年病理切片未见肠管结构，溃疡渗出明显。肠管全层单一性、体积中等偏小的淋巴样细胞增生浸润，细胞胞浆少，核圆形，染色深。浆膜见纤维素渗出（切片结构假象明显，细胞收缩明显）。

2008 年病理切片可见肠管结构，各层结构清楚。病变处见溃疡形成，肠壁内见单一性、体积中等的淋巴样细胞增生浸润，细胞胞浆少，核类圆形，染色深。肿瘤细胞浸润全层，浆膜见纤维素渗出。形态符合淋巴瘤（图 4-72~73）。

免疫组化：

2008 年手术标本：LCA 阳性， CD3ε 阳性，CD4 阴性， CD5 阴性， CD20 阴性，CD45RO 阴性，CD45RA 阴性，CD79a 阴性，CD56 阳性，BCL2 阳性，P53 阳性，κ 阴性，λ 阴性，Ki67（阳性 70%）（图 4-74~75）。

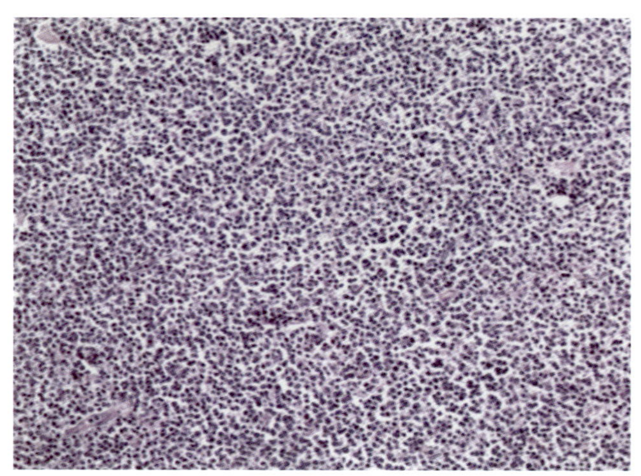

图 4–72 肠结外 NK/T 细胞淋巴瘤，瘤细胞弥漫浸润

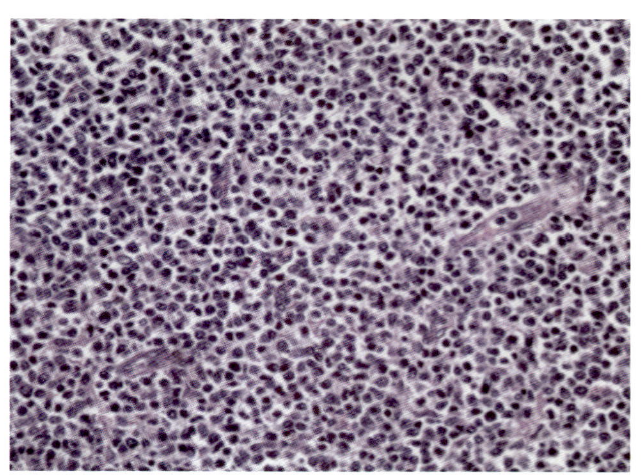

图 4–73 肠结外 NK/T 细胞淋巴瘤，瘤细胞中等大，相对较一致

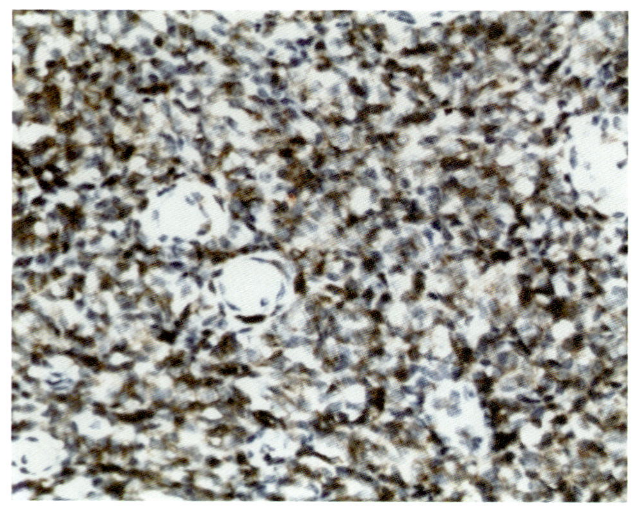

图 4–74 肠结外 NK/T 细胞淋巴瘤，CD56 标记瘤细胞（+）

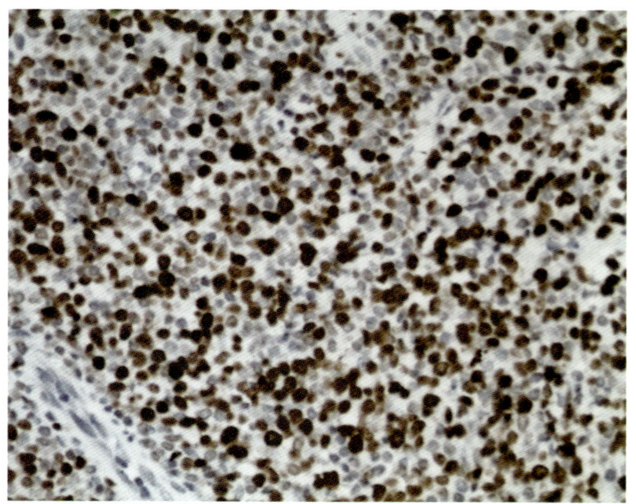

图 4–75 肠结外 NK/T 细胞淋巴瘤，Ki67 标记瘤细胞 >70%（+）

对 2006 年手术标本回顾性进行标记 CD3ε 阳性，CD20 阴性，CD56 阳性。

◇ 专家点评

病理诊断：本例未作 EBER 原位杂交，是结外 NK/T 细胞淋巴瘤或肠病相关 T 细胞淋巴瘤Ⅱ型。

本例 2006 年第一次就诊于二级医院，以急腹症进行了急诊手术。将穿孔肠管切除，病理形态学及表现为小淋巴样细胞弥漫增生浸润，首诊医院诊断为肠壁淋巴组织增生。2 年后患者再次出现腹痛，就诊于三级甲等医院，以肠梗阻进行了肠管部分切除手术。术后病理形态学为单一性淋巴样细胞弥漫浸润肠壁全层，并形成溃疡。高度怀疑为淋巴瘤，进行了蛋白水平标记，结果为典型的 NK/T 细胞淋巴瘤表达模式，细胞增殖活性很高，故诊断为 NK/T 细胞淋巴瘤。由于 2006 年也是肠管病变就诊，家属要求会诊 2006 年病理切片，专家会诊后认为形态学与本次基本一致，也符合淋巴瘤，建议补充免疫组化标记，结果CD56 为强阳性，支持 NK/T 细胞淋巴瘤的考虑。

肠道是结外淋巴瘤的主要好发部位，但是主要以 B 细胞来源的淋巴瘤为主，T 细胞及 NK 细胞来源的较少见。NK/T 细胞淋巴瘤主要好发于鼻腔和鼻咽，发生于肠道的比较少。文献报道发生于肠道的 NK/T 细胞淋巴瘤侵袭性强，临床常有穿孔表现。淋巴瘤的明确诊断必须进行蛋白水平标记，肠道 T 及 NK 细胞来源的淋巴瘤在形态学及蛋白水平标记上有一定的重叠，造成诊断困难。EBV-EBER 是诊断 NK/T 的一个重要指标，对于 NK/T 细胞淋巴瘤的诊断，除了 CD56、CD3ε 及细胞毒颗粒（TIA1、GramB 和 perforin）常为阳性外，EBV-EBER 也常为阳性，而其他 T 淋巴细胞来源的淋巴瘤 EBV-EBER 检测常为阴性，所以如果 EBV-EBER 检测为阴性，诊断 NK/T 细胞淋巴瘤需谨慎。对于 CD56 阴性的病例，需要细胞毒颗粒（TIA1、GramB 或 perforin）和 EBV-EBER 同时阳性才可以诊断 NK/T 细胞淋巴瘤，否则应诊断为外周 T 细胞淋巴瘤（非特殊型或肠病相关性 T 细胞淋巴瘤Ⅱ型），必要时还可进行 TCR 重排检测以鉴别 NK/T 细胞淋巴瘤和 T 细胞来源的淋巴瘤。发生于肠道的结外 NK/T 细胞淋巴瘤非常少见，所以即使对于很有经验的血液病理医生来说，想要做出明确诊断也很困难，并且仅从形态学观察很难准确诊断淋巴瘤，必须进行蛋白水平标记，必要时辅助原位杂交或 PCR-TCR 检测才能明确诊断。病理医生在诊断工作中，如遇到弥漫性淋巴细胞增生浸润，尤其是如本例所表现的淋巴样细胞弥漫浸润肠壁全层时，应警惕淋巴瘤的可能。当今病理学已不是单纯的组织病理学了，多种辅助技术的应用无可非议的确可以弥补形态学观察的不足，诊断淋巴瘤决不可缺少免疫组化的检测，增生淋巴细胞的免疫表型对于淋巴瘤的诊断至关重要，因为淋巴瘤的治疗对于诊断依赖太大。一直以来，病理医师是全科医师，面对临床学科的分化越来越细，病理学科应该积极发展亚专科，以达到临床的需求。对于疑难的病例，应该主动外出会诊或协助患者外出会诊，以使患者获得及时准确的治疗。

本病例患者在治疗后去世，由此家属对首次病理诊断的医院提出医疗纠纷的投诉。实际上 NK/T 细胞淋巴瘤预后比较差，有些患者治疗后，反而易出现穿孔。不论治疗的效果如何，及时给出正确的诊断是病理学家的责任。

（高子芬　孙玉林）

（二）鼻腔黏膜慢性炎（chronic inflammation of nasal mucosa）误诊为 NK/T 细胞淋巴瘤

◆ 临床表现

女性，63 岁，主诉右侧鼻中隔糜烂，结痂，偶出血两年余。其他无特殊。近期到五官科门诊就医并取活检估病理诊断。病理报告：考虑为（鼻中隔）NK/T 细胞淋巴瘤。

◆ 病理组织学特点

鼻黏膜组织表面上皮轻度增生，上皮下组织中有小淋巴细胞浆细胞较弥漫浸润。缺乏异型，未见坏死（图 4-76~77）。

◆ 免疫组化

- 浸润淋巴细胞 CD3（图 4-78 左）、CD45RO 少数阳性，CD20、CD79a1 团块状阳性。
- CD56 少许阳性散在（<3%）（图 4-78 右），TIA1 少许阳性散在（<3%）（图 4-79）。
- 未做 LMP1 标记。

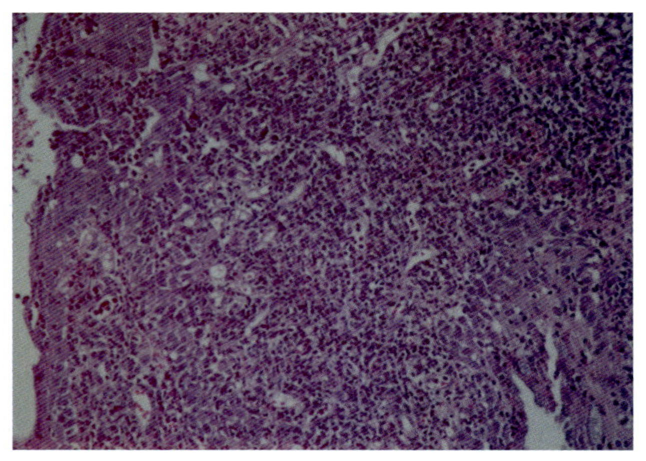

图 4-76　鼻中隔黏膜慢性炎，图示上皮下在炎性肉芽组织背景中有较多的小淋巴细胞浸润

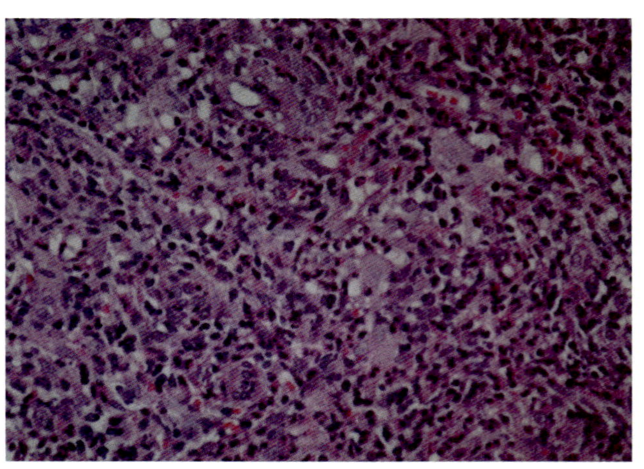

图 4-77　鼻中隔黏膜慢性炎，中倍观，见较稀疏排列的小淋巴细胞浆细胞浸润，另有较多小血管散在

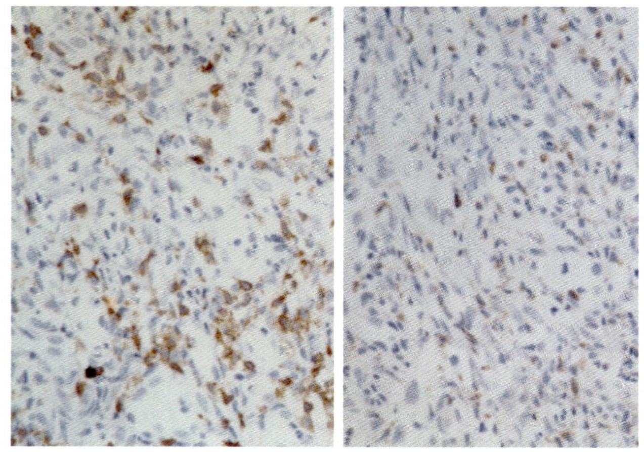

图 4-78　鼻中隔黏膜慢性炎，（左）CD3 标记部分淋巴细胞（+）；（右）CD56 标记少数细胞（+）

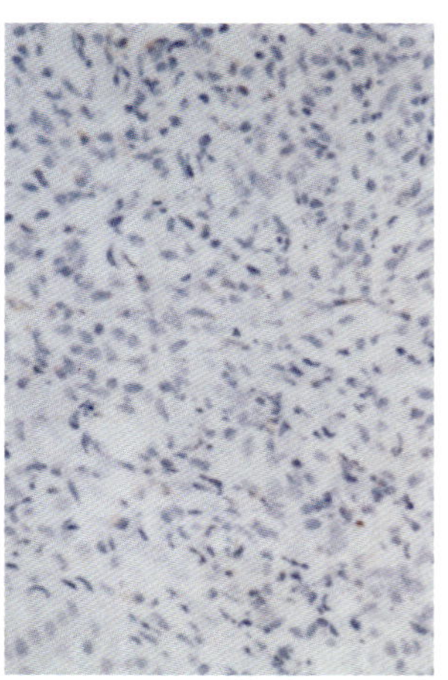

图 4-79　鼻中隔黏膜慢性炎，TIA1 标记少许细胞（+）

现代诊断技术

未做 EBER 原位杂交检测。

专家点评

本例切片曾请多位国内淋巴瘤病理专家会诊均认为属慢性炎症。其误诊的原因可能有：

◆没有重视病史，患者已有 2 年，局部无明显溃疡和病变进展，不符合一般 NK/T 细胞淋巴瘤病变发展过程。

◆局部虽然有许多 T 淋巴细胞浸润，但无异型，且尚有淋巴滤泡存在，未见血管侵犯与凝固性坏死。NK/T 细胞淋巴瘤常见。

◆在鼻黏膜正常就可以存在少许 NK 和 Ts 细胞，特别在慢性炎。不能以此诊断 NK/T 细胞淋巴瘤。后者应为弥漫性（>90%）CD56 与细胞毒标记阳性。

◆未做 EBER 原位杂交检测，EBV 阳性是必需的诊断依据，必须有十分典型改变才可考虑为 NK/T 细胞淋巴瘤。

（朱梅刚）

（三）腹膜结外 NK/T 细胞淋巴瘤伴大量腹水（omental extranodal NK/T cell lymphoma with scites）误诊为渗出性淋巴瘤

临床表现

◆男性，34 岁，不明原因腹腔大量腹水入院。入院前曾在当地做抗结核治疗无效。腹水增多。消瘦明显。

◆CT 检查，腹部内脏器官未见占位性病变。

◆腹腔镜见腹膜苍白、水肿、粗糙、细颗粒状，取活检做病理检验。

◆血清学 HIV 阴性。

病理组织学特点

◆腹膜组织单形性异型大淋巴样细胞弥漫浸润，核形不规则，染色质粗糙，小核仁，胞浆量少，核分裂象易见（图 4-80）。

◆未见血管侵犯与坏死。

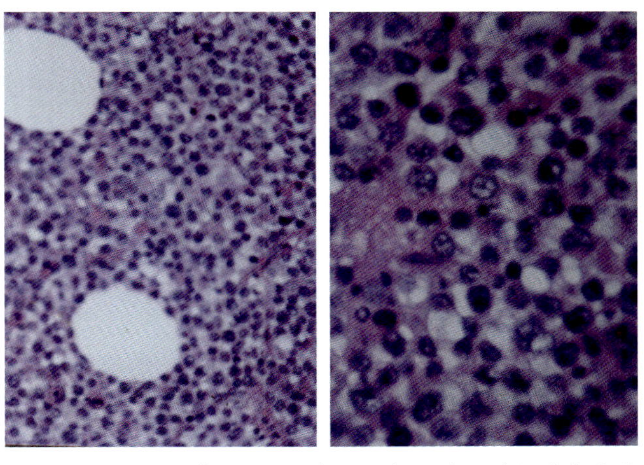

图 4-80　腹膜结外 NK/T 细胞淋巴瘤，（左）瘤细胞在脂肪细胞间弥漫增生；（右）瘤细胞胞浆中量，嗜伊红色，核圆或稍分叶状，染色质细，可见小核仁（本病例由昆明医学院病理科赵川主任提供）

免疫组化及诊断新技术

◆瘤细胞 CD56 阳性，CD3 阳性（图 4-81），CD20 阴性，CD30 阴性，CD4 阴性，CD8 阴性。

◆TIA1 阳性（图 4-82），HHV8 阴性，EBER 原位杂交阳性。

◆PCR-gamma delta 基因重排检测阴性。

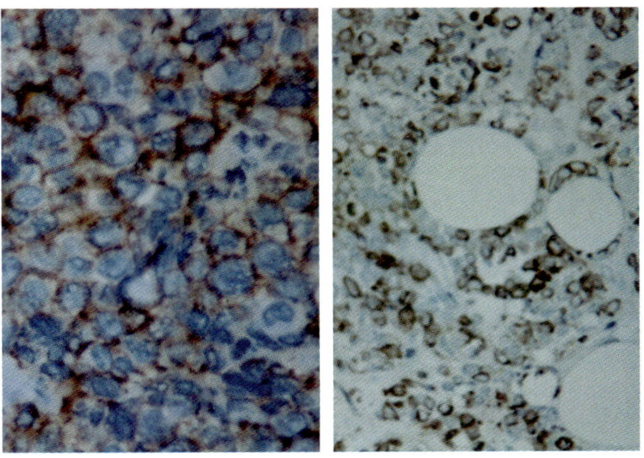

图 4-81　腹膜结外 NK/T 细胞淋巴瘤，（左）CD56 标记瘤细胞（+）；（右）CD3 标记瘤细胞（+）

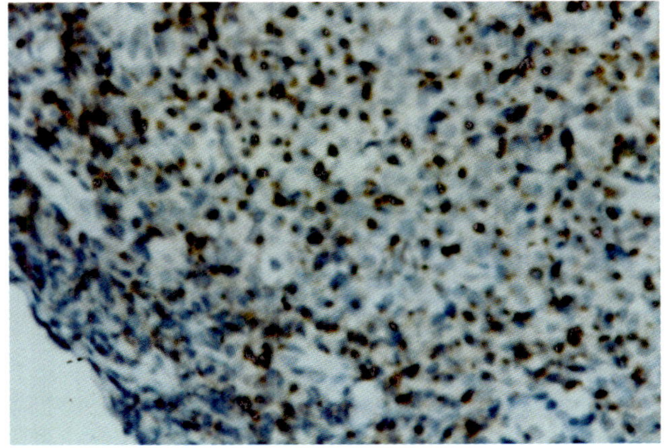

图 4-82　腹膜结外 NK/T 细胞淋巴瘤，TIA1 标记瘤细胞（+）

最后病理诊断：腹膜结外 NK/T 细胞淋巴瘤，鼻型。

本例经陈国璋教授会诊指导，协助作了 HHV8 阴性、ERER 阳性、CD56 阳性及 PCR-gamma delta 基因重排阴性检测才明确了诊断，他认为这是十分罕见的病例。

专家点评

本例原诊断怀疑为渗出性淋巴瘤。因病变在腹膜，且有大量腹水，无占位性病变。但经初步免疫组化标记瘤细胞 CD3、CD45RO 阳性，CD20、CD79a 阴性。T 细胞渗出性淋巴瘤也有报告，但一般均有免疫缺陷与 HHV8 感染。患者 HIV 检测阴性。这例十分特殊，因此寄香港陈国璋教授会诊指导。开始他做了 HHV8 阴性，初步考虑为外周非特殊性T 细胞淋巴瘤。后来他又加做了免疫组化，CD4 阴性，CD8 阴性，而CD56 阳性，ERER 阳性，PCR-gamma dalta 基因重排阴性。最后确认为腹膜结外 NK/T 细胞淋巴瘤。他认为发生在腹膜的 NK/T 细胞淋巴瘤十分罕见。这是一例十分珍贵的病例，提示我们考虑 NK/T 细胞淋巴瘤发病部位的广泛性，特别是亚洲人。

（朱梅刚）

（四）盲肠结外 NK/T 细胞淋巴瘤，鼻型（extranodal NK/T cell lymphoma of blind intestine，nasal type）误诊为肠 T 细胞淋巴瘤

临床表现

男性，59 岁，因右下腹痛 2 个多月入外省某医院。CT 检查显示盲肠壁增厚，考虑为肠癌。后行剖腹探查，行肿块与部分结肠、回肠切除。送病理检验。

病理组织学特点

◆病理巨检，部分盲肠结肠（8.5cm），回肠（5cm）。盲肠腔见距结肠切缘 2.5cm 处呈环形溃疡，边缘隆起，大小 8cm×4cm，局部肠壁增厚。

◆镜下见病变区表面坏死，深达黏膜下，坏死深层为中小型异型淋巴细胞弥漫浸润，深达肌层，并伴少量小淋巴细胞浆细胞浸润，周边黏膜腺体无淋巴细胞浸润（图 4-83~85 左）。原单位做免疫组化异型淋

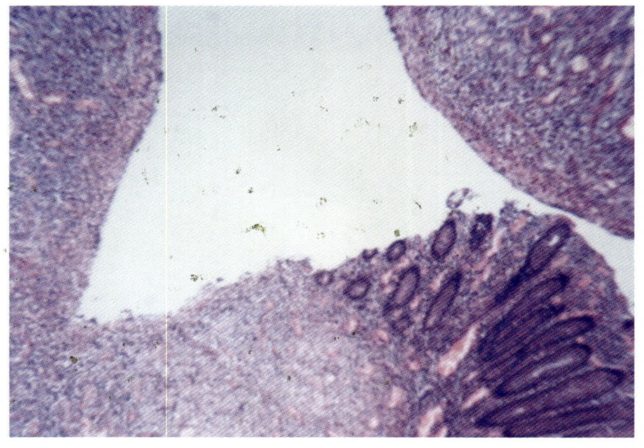

图 4-83 肠结外 NK/T 细胞淋巴瘤，鼻型，低倍观，病变溃疡，边缘黏膜腺体上皮内无淋巴细胞浸润

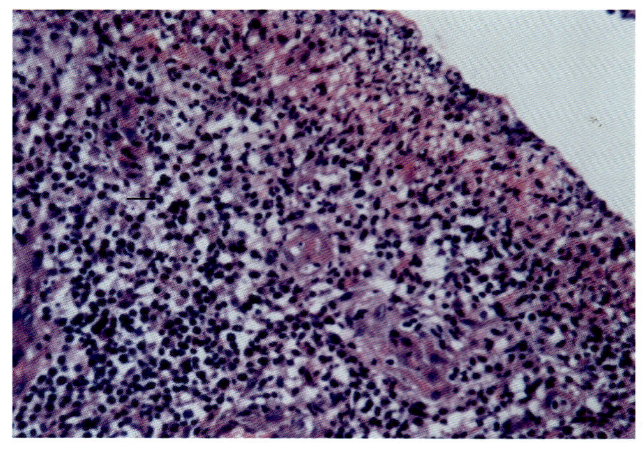

图 4-84 肠结外 NK/T 细胞淋巴瘤，鼻型，病变区表面坏死，深部中小异型淋巴细胞弥漫浸润

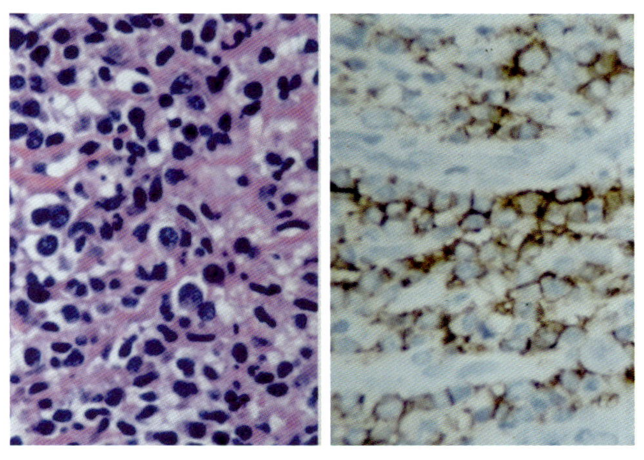

图 4-85　肠结外 NK/T 细胞淋巴瘤，鼻型，（左）高倍观，瘤细胞核形不规则，染色质浓密，大小不一；（右）CD56 标记瘤细胞（+）

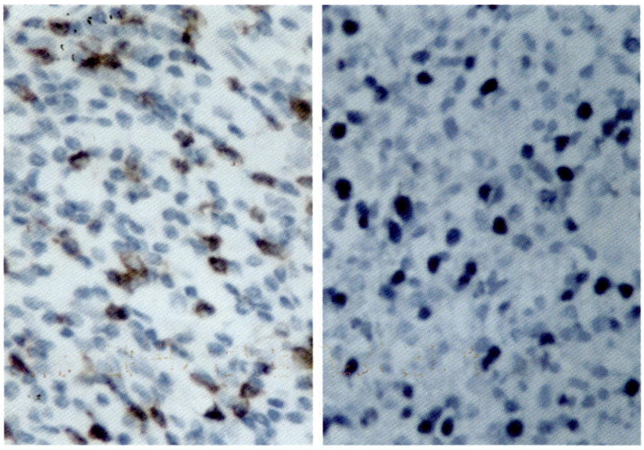

图 4-86　肠结外 NK/T 细胞淋巴瘤，鼻型，（左）CD3 标记部分瘤细胞（+）；（右）EBV-EBER 原位杂交（+）

巴细胞 CD56 阳性（图 4-85 右），CD3 阳性（图 4-86 左），CD45RO 阳性，CD20 与 CD79a 阴性。原单位考虑为肠 T 细胞淋巴瘤送来会诊。

免疫组化

◆在原单位所做免疫组化的基础上加做补充免疫标记，加做标记结果 TIA1 与 Perforin 大部分细胞阳性。CD8 阳性多于 CD4 阳性。

◆EBV-EBER 原位杂交阳性（图 4-86 右）。

病理诊断：盲肠结外 NK/T 细胞淋巴瘤，鼻型。

专家点评

◆肠道溃疡性淋巴瘤，有肠病相关 T 细胞淋巴瘤（EATL），Ⅰ型，CD56 阴性，CD3 阳性，CD8 阴性/阳性，TIA1 阳性；Ⅱ型，CD56 阳性，CD3 阳性，CD8 阳性，TIA1 阳性。二者 EBER 阴性。而结外 NK/T 细胞淋巴瘤，鼻型 EBER 阳性。

◆本例确诊为结外 NK/T 细胞淋巴瘤，鼻型。它从组织学免疫组化与 EATL Ⅱ型十分相似，但最大的区别是前者 EBER 阳性，后者阴性。另外前者 TCR 基因重排阴性，后者阳性。

◆另一个鉴别点是Ⅱ型 EATL 溃疡边腺体上皮内均有 T 细胞浸润，而 NK/T 细胞淋巴瘤则无。

◆因此肠道溃疡性淋巴瘤特别是 CD56 阳性者均应做 EBER 检测，以免漏诊和误诊。

（朱梅刚）

第八节　淋巴浆细胞性淋巴瘤

一、淋巴浆细胞性淋巴瘤特点

淋巴浆细胞性淋巴瘤（lymphoplasmacytic lymphoma，LPL）是由小B淋巴细胞、浆样淋巴细胞和浆细胞克隆性混合增生，常伴有以IgM型为主的γ巨球蛋白血症（waldenstrom macroglobulinemia，WM）。好侵犯骨髓、淋巴结及脾脏。它为惰性病程，但可演变成DLBCL则预后较差。

◇ 临床表现

◆好发于成人，中位年龄为60岁，男性稍多于女性。

◆患者常见症状为软弱、疲劳和贫血。

◆大多数患者有IgM血清副蛋白（>3g/dl），少数有IgM与IgG或其他副蛋白增高。

◆30%患者发生血液黏稠症和副蛋白器官沉积症。

◇ 病理组织学特点

◆骨髓组织病变。由小淋巴细胞为主和可变量的浆细胞与浆样淋巴细胞呈结节状，弥漫和/或间质性浸润。小梁旁浸润也可见到。

◆淋巴结病变。

（1）多数病人淋巴结部分正常结构破坏，淋巴窦扩张，充有PAS阳性的免疫球蛋白沉积。副皮质区与髓束充满小淋巴细胞为主和不定量的浆样淋巴细胞与浆细胞。可见胞浆内卢梭氏小体和核内假包涵体（Dutcher小体），并可见转化大B细胞，淋巴滤泡少而萎缩。

（2）部分病例淋巴结构明显破坏，上述3种细胞弥漫浸润。

（3）偶见少数病例转化为弥漫性大B细胞淋巴瘤。

◆脾脏病变。3种淋巴细胞呈结节状较弥漫地浸润于红髓。

◆胃肠等处免疫球蛋白沉积可伴异物巨细胞反应。

◇ 免疫组化

◆大部分细胞表达SIg，浆细胞表达CIg。多数为IgM，一些为IgG和少数IgA。IgD阴性，CD5阴性，CD10阴性，CD103阴性。

◆表达B细胞相关抗原，CD19、CD22、CD20、CD79a和CD20浆细胞阴性，浆细胞表达CD38、CD138和CD79a，κ与λ限制性表达。

◇ 现代诊断技术

◆流式细胞术检测确定细胞类型与单克隆性。

◆常见 6q 染色体缺失。

◆Ig 基因重排 V 区体细胞超突变。

二、鉴别诊断

与 MZL 鉴别

当后者浆样分化明显时二者难区别，但后者：

◆血清副蛋白水平不高（<3g/dl）。不伴血液黏稠症。

◆MZL 瘤细胞单核样 B 型，胞浆透明而 LPL 不明显。淋巴窦不见。

与浆细胞瘤/浆细胞骨髓瘤鉴别

后者：

◆几乎全部是欠成熟的浆细胞单克隆性弥漫增生。

◆浆细胞骨髓瘤血清副蛋白 IgM、IgG 不高，而 IgA 高，尿本周氏蛋白升高，高血钙。

与 CLL/SLL 鉴别

后者：

◆少有浆样分化，常可见假滤泡，正常结构完全破坏。

◆CD5 与 CD23 阳性。

◆血清副蛋白不高。

与毛细胞白血病（HCL）鉴别

后者：

◆浆样分化不明显，瘤细胞豆状，卵圆形核，丰富而透明胞浆如煎鸡蛋样。

◆瘤细胞 CD11C、CD22、CD25、CD103 阳性。

◆血清副蛋白水平不高，IgG>IgM。

与淋巴结反应性增生鉴别

当 LPL 仅侵犯淋巴结副皮质区与髓索时，淋巴窦扩张，很容易被误诊为良性增生，延误病人治疗。LPL 主要鉴别点有：

◆要重视病史与临床检查，特别是血清副蛋白 IgM 有增高与其他脾肿大、器官功能障碍等症状。

◆淋巴结扩张淋巴窦中常可见 PAS 阳性免疫蛋白沉积。

◆淋巴结副皮质区及髓索滤泡不明显，而被 3 种细胞代替，可见到卢梭氏小体，核内 Dutcher 小体。

◆免疫组化显示，CD20、CD38、CD138 片状或散在阳性，而 CD79a 弥漫阳性，CD21 滤泡树突细胞网不完整。

◆淋巴结反应性增生可见浆细胞增生，但正常结构保存，无副蛋白沉积，血清副蛋白不升高，脾不大。

（朱梅刚）

三、病例分析

淋巴浆细胞性淋巴瘤误诊为淋巴结反应性增生

◆ 临床表现

男性，65 岁，因胃纳差，乏力 2 个月，尿少 1 周入院，检查见颈部、双腋下淋巴结大，肝、脾肿大。全血象下降，Hb 75g/L，IgM 62.36g/L， Cr 1 443mmol/L。

临床拟诊：①淋巴瘤；②急性肾功能不全。

取左腋下淋巴结做病理检验。第 1 次病理诊断淋巴结反应性增生。该医院另外做了骨髓穿刺液送流式细胞术检测，结果发现骨髓单克隆性小 B 细胞浸润。得知此结果后再复查原淋巴结切片，并加做免疫组化标记。

◆ 病理组织学特点

◆大小不一的3 个淋巴结，长径 1.2~0.6cm，质中等。

◆HE 显示，淋巴窦开张，充有组织细胞，部分充有均质伊红物沉积，副皮质区变小，与髓索为均匀的小淋巴细胞和浆样淋巴细胞及浆细胞，很少中心母样细胞散在，几乎不见核分裂象，仅见 1 个萎缩生发中心（图 4–87~89）。

◆ 免疫组化

◆CD79a 弥漫阳性，CD20、PAX5、CD138 片状或散在阳性（图 4–90~91）。

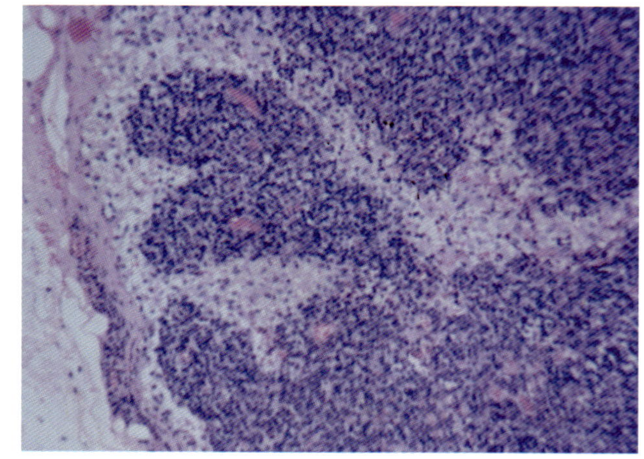

图 4–87 淋巴结淋巴浆细胞性淋巴瘤，显示淋巴窦开张，而实质内有密集的淋巴浆细胞浸润

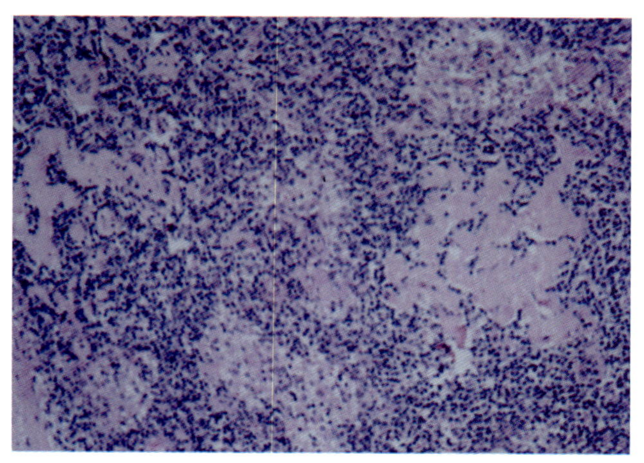

图 4–88 淋巴结淋巴浆细胞性淋巴瘤，淋巴组织中有许多淡红色均质的 Ig 沉积

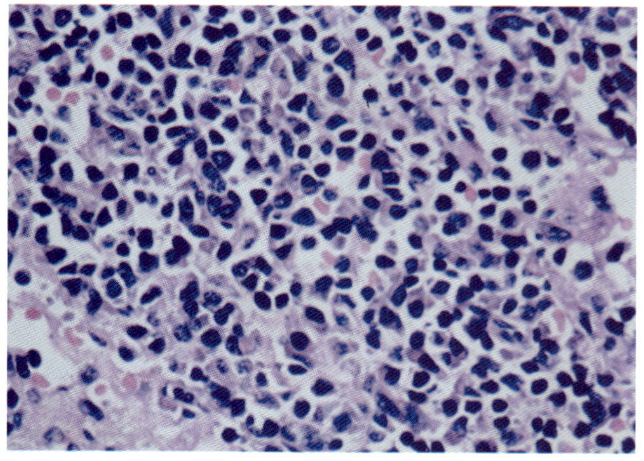

图 4–89 淋巴结淋巴浆细胞性淋巴瘤，图示增生细胞为小淋巴细胞、浆样淋巴细胞及浆细胞组成

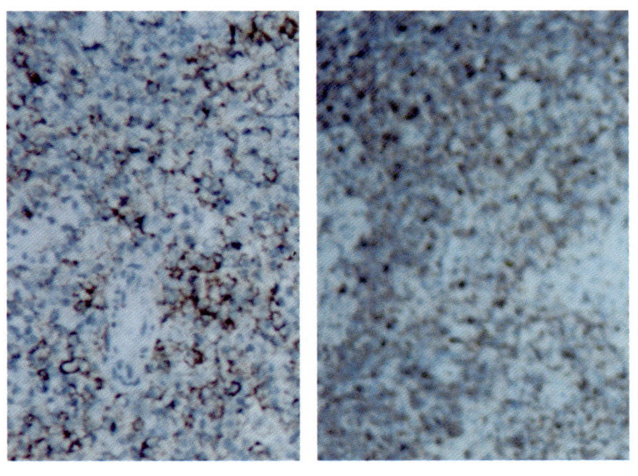

图 4-90　淋巴结淋巴浆细胞性淋巴瘤，（左）CD20 标记部分细胞(+)；（右）CD79a 标记大部分细胞(+)

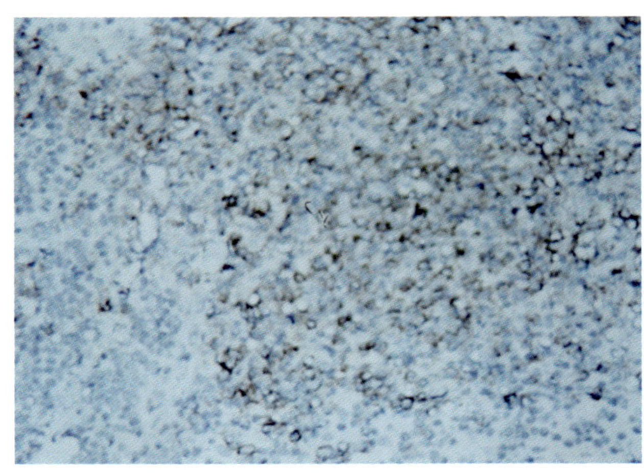

图 4-91　淋巴结淋巴浆细胞性淋巴瘤，CD138 标记，多数细胞（+）

◆κ：λ=10：1，阳性（图 4-92），CD21 少数滤泡树突细胞网不完整。

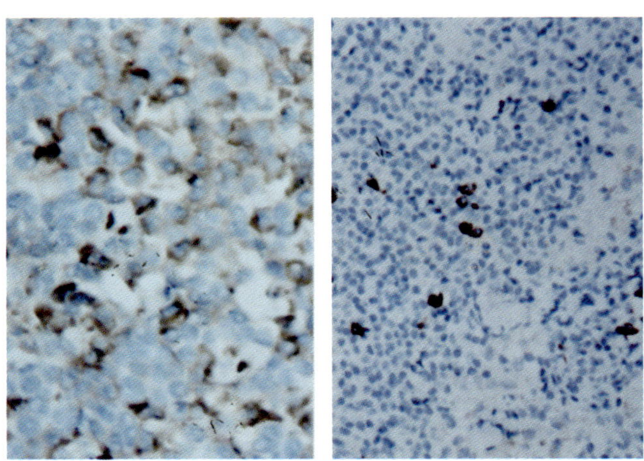

图 4-92　淋巴结淋巴浆细胞性淋巴瘤，（左）κ 标记多数细胞（+）；（右）λ 标记只有数个细胞(+)

◇ 现代诊断技术

◆骨髓穿刺液作流式细胞术检测，发现单克隆性小 B 细胞浸润（图 4-93）。

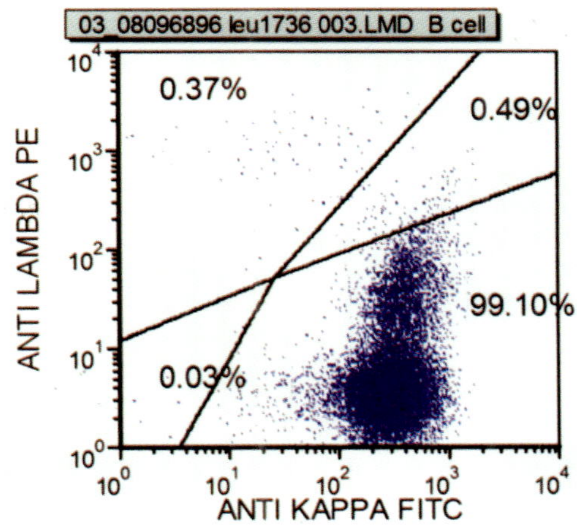

图 4-93　淋巴结淋巴浆细胞性淋巴瘤，骨髓活检标本、流式细胞检测，κ 单克隆（+）

最后病理诊断：组织学、免疫组化、结合血清学流式细胞术结果，淋巴结符合淋巴浆细胞性淋巴瘤。

◆ 专家点评

◆通过本例病理诊断的经过可以充分表明，病理组织学一定要充分结合临床表现与特殊检测结果综合分析。第一次病理诊断误诊正是忽视了这点。临床有血 IgH 明显增高，肾功能损害。

◆淋巴结病变与一般良性淋巴结增生也有些特殊点。淋巴窦开张，但部分可见均质嗜伊红物沉积，淋巴滤泡极少见，副皮质区与髓索由 3 种细胞组成，这些应引起重视，进一步检查。

◆淋巴瘤一般是淋巴窦消失，而 LPL 可以保存且扩张，典型的充满不定量的免疫球蛋白，这也是一般规律外的特殊点。

（朱梅刚）

第九节　血管内大 B 细胞淋巴瘤

一、血管内大 B 细胞淋巴瘤特点

血管内大 B 细胞淋巴瘤（intravascular large B cell lymphoma，IVLBCL ）是少见的结外大 B 细胞淋巴瘤。淋巴瘤细胞局限于某处小血管内，而无他处淋巴瘤存在，又称嗜血管性大细胞淋巴瘤。

◆ 临床表现

◆好发于成人，13~85 岁，中位年龄 67 岁。男女发病率相近。

◆虽然皮肤、中枢神经系统较多发，但可见于结外广泛部位。

◆可分类 2 种症状表现：①西方人种，表现为皮肤与神经主要器官受累。②亚洲人种，表现为多器官衰竭，肝脾肿大，全血细胞减少及噬细胞综合征。55%~76%有 B 症状，两种类型症状均有。

◆局限于皮肤者预后较好。

◆ 病理组织学特点

◆肿瘤侵犯小到中等血管腔可见血栓形成、出血、坏死，并可浸出血管外（图 4-94）。

◆瘤细胞多数为大淋巴细胞，核仁明显，核分裂象常见（图 4-95）。

◆在肝脾、骨髓为窦性浸润。外周血偶见瘤细胞。

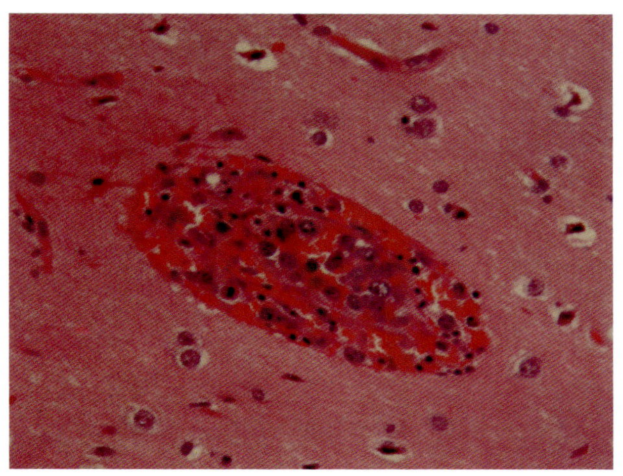

图 4–94　脑血管内大 B 细胞淋巴瘤，显示小血管内充有大 B 细胞与血栓（此例切片由陈国璋教授提供）

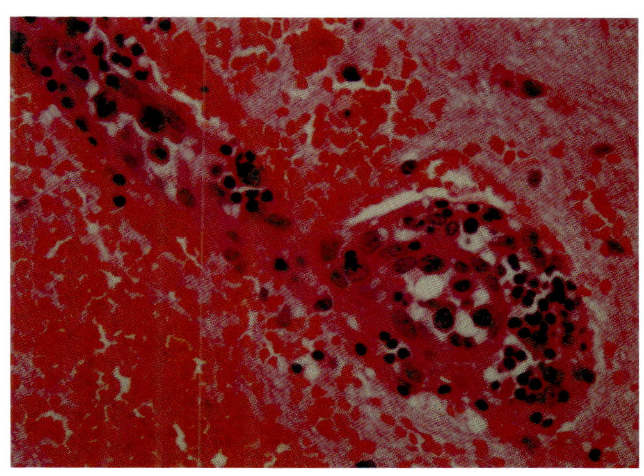

图 4–95　脑血管内大 B 细胞淋巴瘤，在瘤栓血管周出血坏死

免疫组化

◆瘤细胞，绝大多数为 B 细胞标记阳性，偶见 T 细胞或 NK 细胞标记阳性。
◆有 13%~38%病例，CD5 与 CD10 共表达。几乎 CD10 阴性者 MUM1 阳性。

现代诊断技术

◆IgH 克隆性基因重排阳性。

二、鉴别诊断

IVLBCL 虽然较少见，但时有发生，而且许多器官可以发生，如皮肤、大脑（图 4–94）、肾脏（图 4–96~97）、肾上腺、子宫、子宫颈（图 4–98~99）、鼻腔（图 4–100~102）、附睾等处病例，初诊者误诊时有发生，因此对其鉴别诊断应加重视。

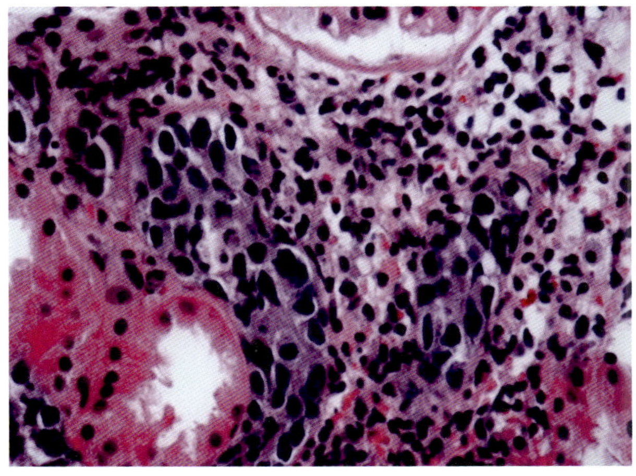

图 4–96　肾脏血管内大 B 细胞淋巴瘤，异型大 B 细胞充满小血管腔（此图片由耿舰副教授提供）

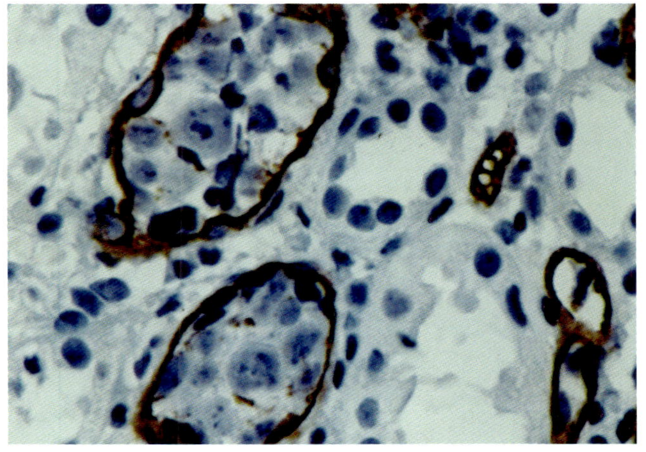

图 4–97　肾脏血管内大 B 细胞淋巴瘤，CD34 标记瘤细胞位于血管内

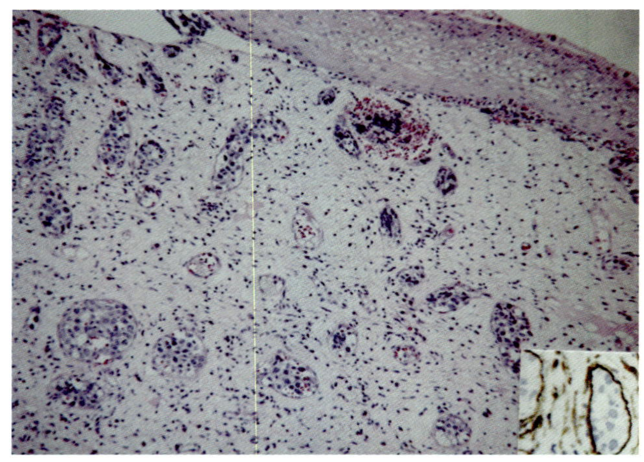

图 4-98 子宫颈血管内大 B 细胞淋巴瘤，此例初检医生误诊为宫颈低分化鳞癌，把血管认作癌巢，（右下角）图示 CD34 标记血管壁内皮细胞(本例切片由赵彤教授提供)

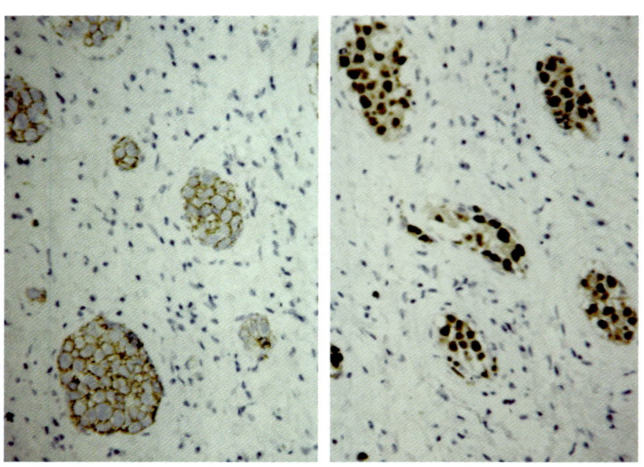

图 4-99 子宫颈血管内大 B 细胞淋巴瘤，（左）CD20 标记血管内瘤细胞（+）；（右）PAX5 标记瘤细胞核（+）

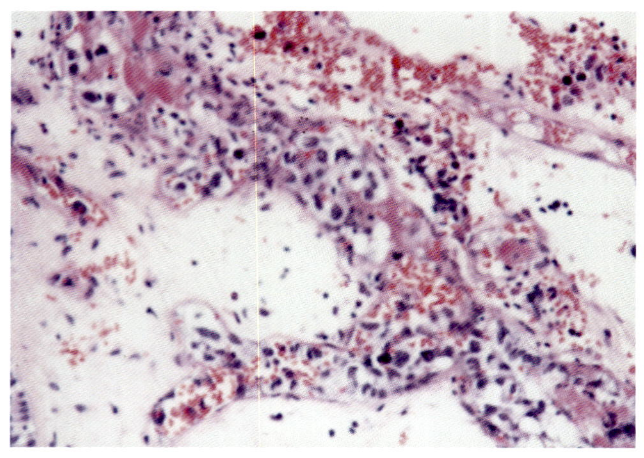

图 4-100 鼻腔内黏膜血管内 T 细胞淋巴瘤，在小管内充满异型淋巴细胞（此例切片由林汉良教授提供）

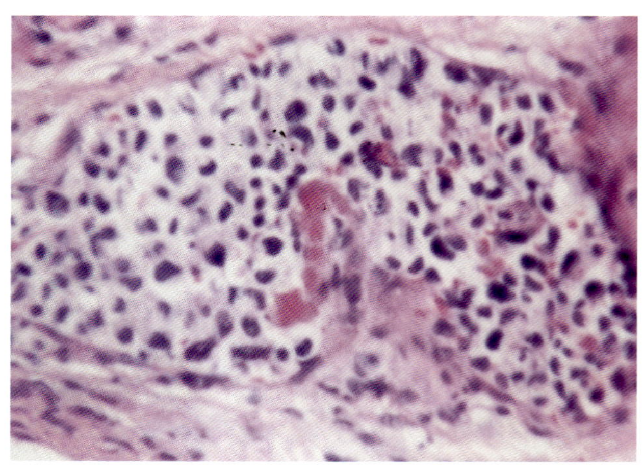

图 4-101 鼻腔内黏膜血管内 T 细胞淋巴瘤，高倍观，血管内瘤细胞核大小形态不规则

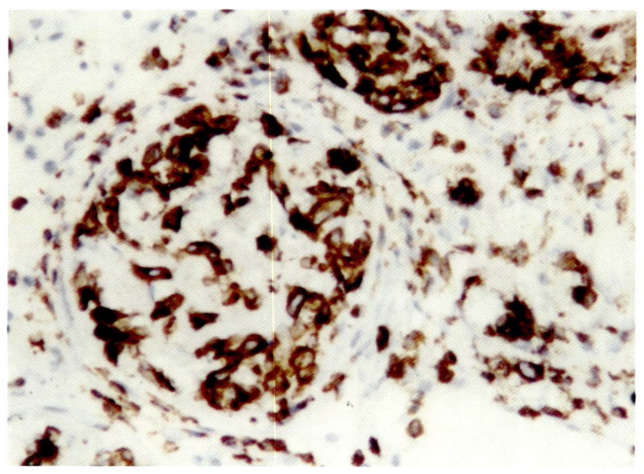

图 4-102 鼻腔内黏膜血管内 T 细胞淋巴瘤，血管内瘤细胞 CD3 标记胞浆（+），血管外有少数瘤细胞浸润

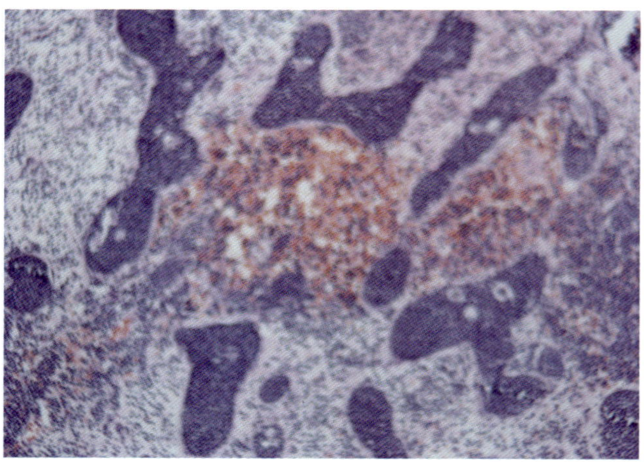

图 4-103 扁桃体内许多扩张小血管内充满成熟小淋巴细胞（又称淋巴管瘤样息肉），勿误诊为 IVLBCL

◆ 与血管内皮瘤或内皮细胞肉瘤鉴别

后者：

◆主要靠免疫组化标记进行鉴别，第 8 因子、CD34、CD31 内皮细胞阳性。IVBCL 瘤细胞阴性，B 细胞标记阳性。

◆ 与地中海贫血胎儿胎盘绒毛血管内红细胞母细胞增生鉴别

后者：

◆红细胞母细胞糖血红素标记阳性，淋巴细胞标记阴性（详见病例分析）。

◆ 与低分化癌鉴别

子宫颈、鼻腔、肠胃道 IVLBCL 与低分化鳞癌或腺癌癌巢相混淆。应用 CK 标记阳性，而淋巴细胞标记阴性。

◆ 与慢性炎相关的脉管内淋巴细胞增生鉴别

后者：

◆在慢性阑尾炎、慢性扁桃体炎（图 4-103）、慢性肠炎时，出现许多扩张的小血管，管内充满小淋巴细胞，易误诊为 IVLBCL，但其分化好，以 T 淋巴细胞为主，是一种反应性改变。

三、病例分析

（一）水肿胎儿胎盘绒毛血管内原始红细胞增生（erythroid precursors in placental capillaries）误诊为血管内大 B 细胞淋巴瘤

◆ 临床表现

◆女性，25 岁，因停经 7 个月，发现胎儿畸形 2 天入院。B 超显示宫内妊娠，胎儿肿大似晚孕。左胸腔积液，肠管回声增强。

◆引产死男婴，体重 1 100g，胎盘 28cm×20cm×3cm，重 1 200g，送病理检验。

◆ 病理组织学特点

◆胎盘 1 个。24cm×18cm×5cm，水肿状，切面暗红海绵状。

◆胎盘绒毛血管内充有许多大淋巴样细胞，胞浆少，核大，圆或卵圆，核膜厚，染色质粗（图 4-104）。

◆这种改变已往未见过。初步考虑为血管内大 B 细胞淋巴瘤或转移性恶性瘤细胞。

◆ 免疫组化

◆CK、S-100、Melan A、HMB45、CgA、Syn、CD1a、CD3、CD20、CD30、CD2、CD7、PAX5、ALK、Myo D1、Desmin 血管内大细胞全部阴性。

◆根据上述情况，将切片寄香港请陈国璋教授会诊，陈教授认为是父母地中海贫血，所怀水肿胎儿，胎盘绒毛血管内充有许多原始红细胞，他应用了 Glycopherin（糖血红素）标记胞浆强阳性（图 4-105），得到证实。

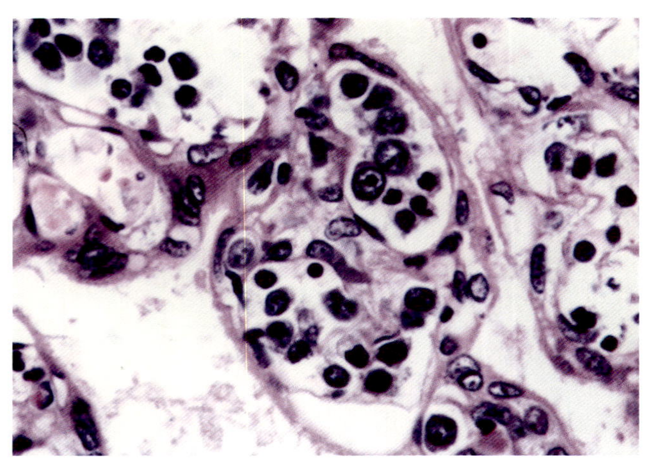

图 4-104　地中海贫血水肿胎儿胎盘绒毛血管内充满许多大的原始红细胞，酷似大 B 细胞（此例图片由陈国璋教授提供）

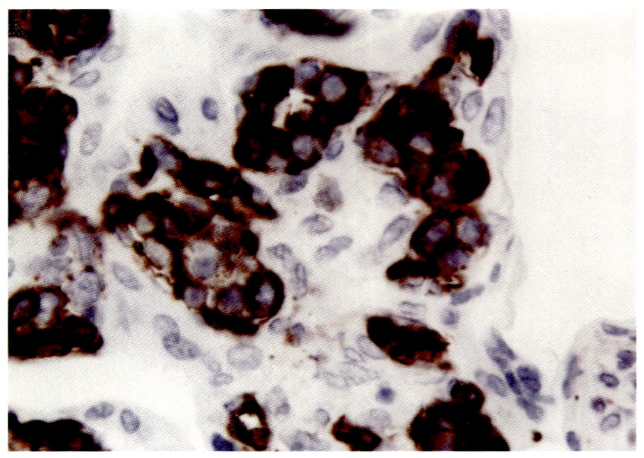

图 4-105　地中海贫血水肿胎儿胎盘，Glycopherin（糖血红素）标记血管原始红细胞浆强（+）

专家点评

◆本例开始误诊的原因是对此病例异常改变不认识，考虑为大淋巴细胞或其他恶性瘤细胞阻塞血管致胎儿死亡。

◆通过本例得到启示，如果因患者高度贫血，髓细胞白血病等情况下见到血管内原始细胞，应进一步从病史、其他检查来确定其性质，而不能从局部病变考虑。

（朱梅刚）

（二）皮肤血管内大 B 细胞淋巴瘤（intravascular large B cell lymphoma）误诊为难分类的恶性肿瘤

临床表现

女性，45 岁，以腹部皮下肿物 1 个月，腹部胀痛 10 余天就诊。伴低热，37.5~38.5℃。查体：全身浅表淋巴结未触及，腹部可见一直径约 18cm 的隆起区，表面皮肤稍硬、无破溃，部分区域呈棕黄色斑片状。肝脏触诊未见异常，脾稍大。实验室检查：血常规检查显示血小板略有减少。肾功能检查：Urea 8.82mmol/L；LDH 509IU/L；TP 59g/L；ALB 29g/L。腹部 B 超显示轻度脂肪肝，轻度脾大。CT 显示左上肺斑块状软组织影，其内见点状钙化。左上肺见多个小结节影，考虑炎性结核性病变；右侧胸腔积液少许。骨髓细胞涂片显示骨髓增殖活跃，各系细胞可见，以粒系为主，可见浆细胞、淋巴细胞，组织细胞胞浆中可见吞噬颗粒。骨髓活检报告：未见癌转移及淋巴瘤细胞浸润。

临床诊断：腹壁肿瘤。肿物活检，病理诊断为恶性肿瘤，难以分类。建议外出会诊。

病理组织学特点

送检皮肤及皮下脂肪组织。表皮及真皮未见异常，皮下脂肪组织内血管扩张，血管壁明显纤维素样坏死，腔内纤维素性血栓形成。小血管腔内异型细胞增生，伴有明显的细胞凋亡。细胞体积中等偏大，胞浆淡染或透明，核小、多形，部分类圆形，染色质细，核仁不明显（图 4-106~107）。脂肪间隔内少量泡沫样组织细胞。纤维脂肪间隔内未见明确的肿瘤细胞浸润。形态上考虑为淋巴瘤。

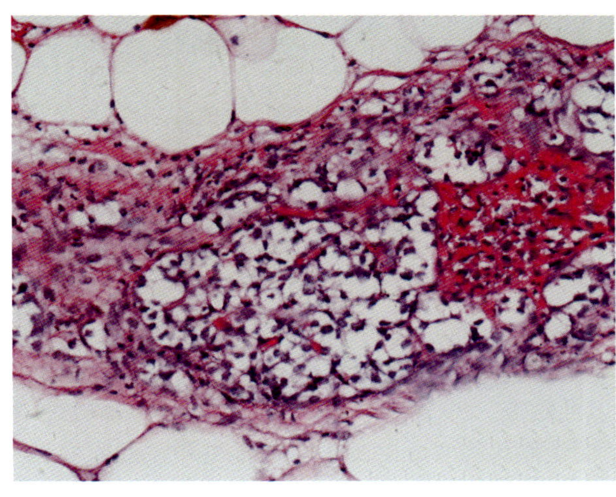

图 4-106　皮下脂肪内充有异型细胞及血栓形成

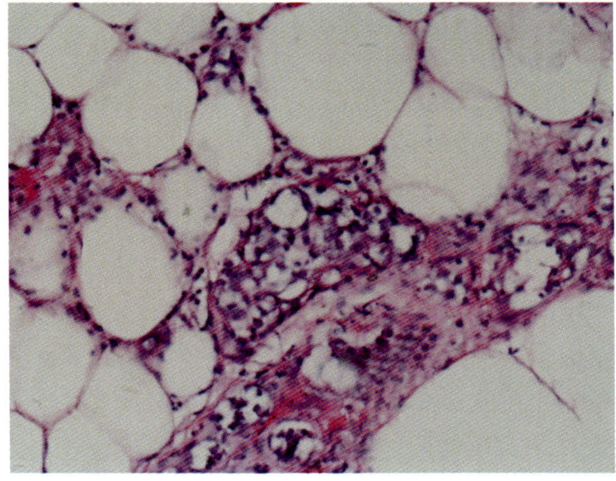

图 4-107　同前例，高倍观

免疫组化

增生细胞 CD20 阳性，BCL6 阳性，Ki67 阳性>80%。CD3ε、CD8、CD56、CD30、TIA1，GramB 及 CD10 均为阴性，MUM1 染色效果不理想。CD34 血管内皮阳性（图 4-108~110）。原位杂交：EBV-EBER 阴性。

病理诊断：（腹壁皮下）血管内大 B 细胞淋巴瘤。

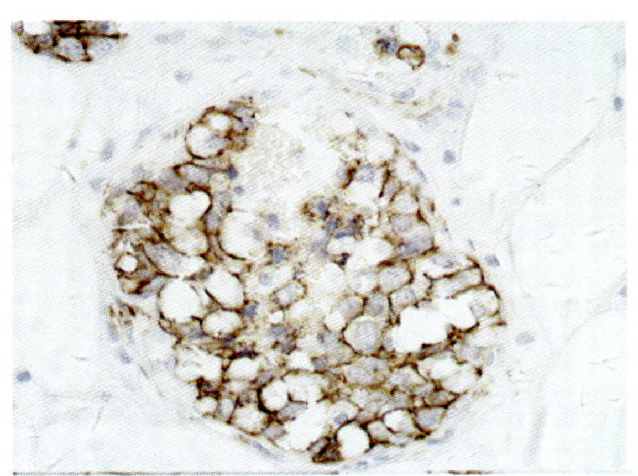

图 4-108　血管内瘤细胞 CD20 标记（+）

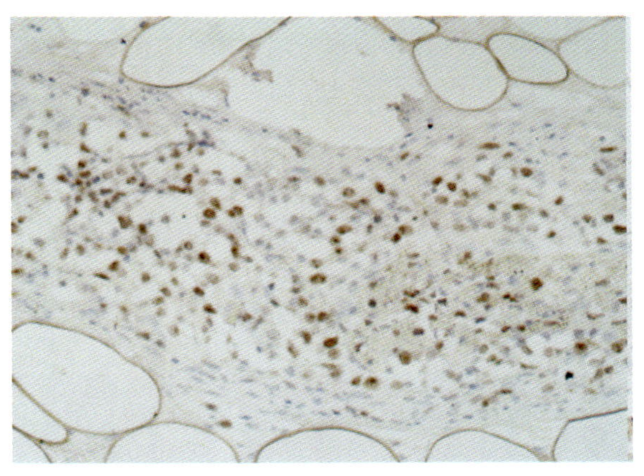

图 4-109　血管内瘤细胞 Ki67 标记 80%（+）

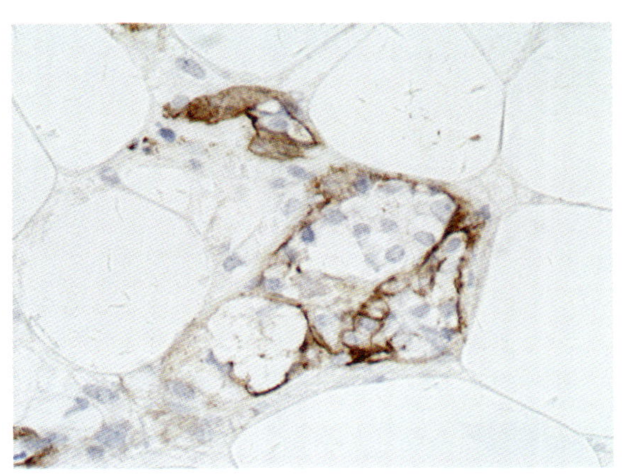

图 4-110　CD34 标记血管内皮细胞（+）

专家点评

血管内大B细胞淋巴瘤（intravascular large B-cell lymphoma，IVLBCL）是一种罕见的结外弥漫性大B细胞淋巴瘤（DLBCL）的亚型，其特点是瘤细胞仅存在于小血管内，特别是毛细血管腔内。病变主要累及皮肤、中枢神经系统、肺脏、肝脾、肾脏、肾上腺，骨髓累及也有报道。2005年在瑞典召开的国际IVL会议上对组织学病变又做了以下扩充：增生的异型肿瘤细胞可以累及除大静脉以外的所有中小型静脉和微静脉，并不只局限于毛细血管及后微静脉。由于临床罕见，诊断经验缺乏，易造成误诊。

IVLBCL被认为是弥漫性大B细胞淋巴瘤的一种少见亚型，其特点是器官内毛细血管和血窦中出现淋巴瘤细胞。临床极为罕见，主要发生在老年人，60岁以上者占80%，男性稍多见。病变最常见于中枢神经系统及皮肤，亦可累及其他任何器官如肾、心、肝、胃肠道、肺、泌尿生殖道等。由于疾病过程中可发展为多系统病变，临床表现多种多样，33%的患者表现为皮肤损害，85%的患者出现神经系统症状，如进行性痴呆、记忆丧失、语言障碍或肢体瘫痪等。

（高子芬　尹文娟）

（三）小肠黏膜淋巴管内淋巴细胞积聚误诊为血管内大B细胞淋巴瘤

临床表现与病理组织学

男性，50岁，不规则腹痛腹泻3个月，肠镜检查发现回肠末段及回盲部糜烂水肿。病灶处肠黏膜活检见回肠末段、回盲部黏膜固有层多个小脉管内充满大量轻度异型淋巴细胞。免疫组化显示上述淋巴细胞大部分为T淋巴细胞，初步诊断为血管内淋巴瘤。经临床综合考虑，做回肠末段及回盲部切除。肉眼检查见肠黏膜水肿，糜烂。显微镜下，黏膜固有层多个小脉管内充满大量淋巴细胞（图4-111），无明显异型性。免疫组化显示，脉管内淋巴细胞大部分为T细胞，CD3阳性，CD4阳性（图4-112~113）。小部分CD8阳性，小部分为B细胞，CD20阳性，CD79阳性（图4-114）。另外还见黏膜糜烂，裂隙状溃疡。小脉管内皮经免疫组化显示CD31阳性，D2-40阳性。经香港陈国璋教授会诊，诊断为回肠末段及回盲部克罗恩病，淋巴管内淋巴细胞积聚。

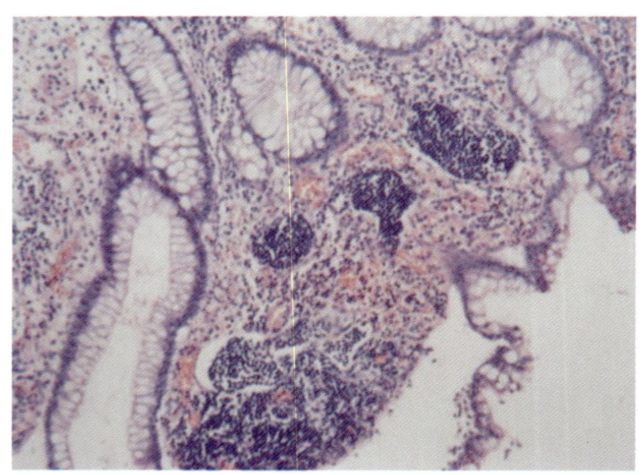

图4-111　黏膜固有层多个小脉管内充满大量淋巴细胞

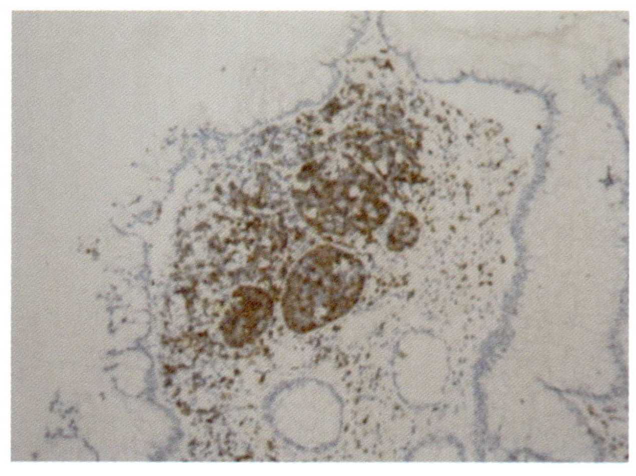

图4-112　免疫组化示脉管内淋巴细胞大部分CD3（+）

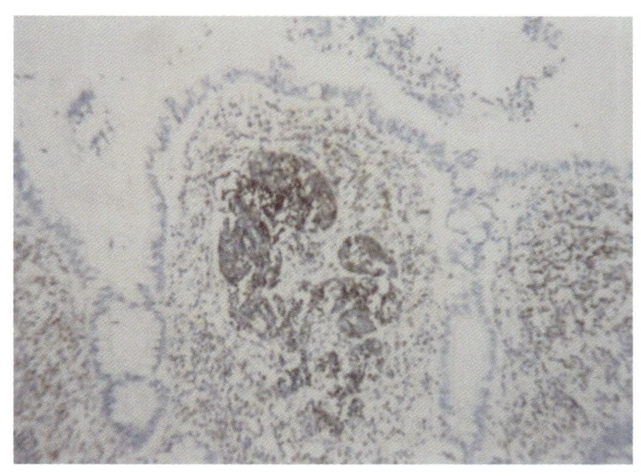

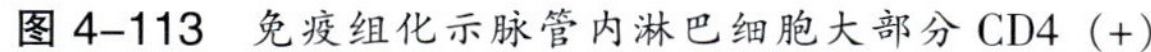

图 4-113　免疫组化示脉管内淋巴细胞大部分 CD4（+）

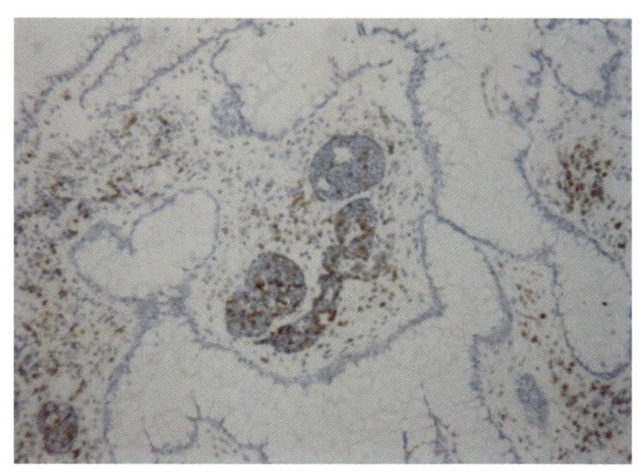

图 4-114　免疫组化示脉管内淋巴细胞小部分 CD20（+）

专家点评

◆本例肠切除标本未见淋巴瘤改变。血管内淋巴瘤绝大部分为大 B 细胞性，极少为 T 细胞性，无论 B 细胞或 T 细胞性均异型性明显。本例淋巴细胞无明显异型，经免疫组化证明扩张的小脉管为淋巴管，原诊断不能成立。

◆炎症病变黏膜内淋巴管扩张、淋巴细胞积聚现象不少见，常见于鼻咽、胃肠道黏膜慢性炎时。淋巴细胞无明显异型，T、B 淋巴细胞混杂，大部分为 T 细胞。细致的形态学观察和必要的免疫组化有助于识别这种非肿瘤性病变。

（林汉良　林素暇）

第十节　原发性结外淋巴瘤

一、原发性结外淋巴瘤特点

原发性结外淋巴瘤（primary extranodal lymphoma，PENL）是指原发于淋巴结外组织、器官的淋巴瘤，其发生于淋巴结外固有淋巴组织，如咽部 Weldeyer 环（包括扁桃体）、胸腺、脾脏白髓、骨髓、回肠 peyer 小结等和慢性炎或自身免疫性疾病所致的继发性淋巴结组织基础上。另一部分缺乏上述淋巴组织基础，被认为是由于间叶组织中原始间叶细胞产生。

诊断标准

诊断 PENL 必须有严格的标准，一般认为有：

◆首发症状与病灶位于原发器官、组织。

◆无他处淋巴瘤、淋巴细胞白血病史。

◆无淋巴结肿大或淋巴细胞白血病同时存在。

临床表现

◆PENL占全部淋巴瘤的30%~40%，由于AIDS与医源性器官移植，肿瘤放化疗引起的免疫机能低下，其与结内淋巴瘤同时不断增加。有统计1987~1997年11年内，中枢神经系统与胃肠道淋巴瘤增加1倍。

◆PENL发病部位几乎全身各组织、器官均可发生，包括心血管，而其中胃肠道与皮肤发病率最高。多数单发，少数多发呈系统性。

◆症状方面以原发器官、组织包块与功能障碍症状为主。高度侵袭性者可出现全身性B症状，如结外NK/T细胞淋巴瘤、皮下脂膜炎样T细胞淋巴瘤，肠病相关性T细胞淋巴瘤后期可继发噬血细胞综合征。

◆凡进展性和原发于重要生命器官（心脏、中枢神经系统）淋巴瘤预后差，而发生于皮肤和胃肠道MALT淋巴瘤，预后较好。

病理组织学特点

◆PENL以B细胞淋巴瘤多于T细胞淋巴瘤、组织细胞与树突细胞肉瘤，霍奇金淋巴瘤极少见。

◆B细胞淋巴瘤中，MALT淋巴瘤最多见，几乎所有具有上皮组织的组织器官均可发生（第四章第三节），其次为DLBCL。

◆PENL瘤细胞与原发器官组织细胞无移行现象，可有被淋巴瘤细胞侵蚀破坏或排挤、淹没现象，这是与未分化癌上皮组织有移行的重要鉴别点。

◆原发于软组织的淋巴瘤，瘤细胞可梭形化，黏液性间质改变，但必然有淋巴瘤结构存在，应多取材，防漏诊。

◆结外NK/T细胞淋巴瘤、皮下脂膜炎样T细胞淋巴瘤、肠病相关T细胞淋巴瘤为结外侵袭性最强、以坏死明显的淋巴瘤。

免疫组化

◆PENL瘤细胞形态与结内相应淋巴瘤相同，免疫标记抗体的应用“套餐”是相同的。

◆在结外组织器官淋巴瘤细胞与PNET、恶性黑色素瘤，Merkel细胞癌、神经母细胞瘤、胚胎性横纹肌肉瘤等瘤细胞同属“小兰细胞”。因此在应用淋巴瘤的标记外同时配伍可能的小圆细胞肿瘤标记，以鉴别诊断。

◆在某些淋巴瘤如ALCL，组织细胞/树突细胞肉瘤LCA可为阴性，故可直接应用T与B细胞及CD30、CD68、CD21标记，避免误诊。

◆注意到某些PENL的特殊性，如MALT淋巴瘤应加用CK和CD21或CD35，以显示淋巴上皮病变和滤泡植入现象。皮肤ALCL ALK均阴性，皮肤FL BCL2常阴性。

现代诊断技术

◆在有条件的单位疑有PENL做IgH与TCR基因重排检测，FISH染色体易位检测，更有利确诊。

◆NK/T细胞淋巴瘤做EBER原位杂交阳性。

二、鉴别诊断

◆ PENL 与其他小圆细胞肿瘤鉴别

最有效的还是除淋巴瘤标记外加用 Syn、CgA、S-100、HMB45、Melan A、myosin 等标记以助鉴别。

◆ 梭形细胞淋巴瘤与平滑肌肿瘤、神经鞘肿瘤鉴别

加用 LCA、SMA、Desmin、S-100 鉴别。

◆ 伴黏液间质的淋巴瘤，与黏液瘤、肌纤维母细胞肿瘤鉴别

加用 LCA、SMA、Desmin、Actin、CK、ALK 鉴别。

◆ 印戒细胞型 B 细胞淋巴瘤与印戒细胞癌鉴别

用 CD20 与 CK 就可鉴别。

◆ MALT 淋巴瘤与 MALT 淋巴组织增生鉴别

详见第四章第十六节。

（朱梅刚）

三、病例分析

（一）软组织侵袭性 T 细胞大颗粒淋巴细胞白血病（facial soft tissue with aggressive T-cells large granular lymphocytic leukemia）

◆ 临床表现

男性，33 岁，11 年前做过肾移植术，因出现疼痛性右面部肿胀与皮肤红斑、发热（39.4℃）及寒战而就医。影像学发现皮下水肿从右颈侧部耳咽扩展到深部脂肪组织，拟诊为右面颈部蜂窝织炎而行抗生素治疗。血和面部病变组织培养为阴性。血清学检测 ABC 型肝炎、巨细胞病毒、EBV、带状疱疹病毒及 HIV 均为阴性。通过右颈部软组织活检，外周血与骨髓涂片检验确诊为侵袭性 T 细胞大颗粒淋巴细胞白血病。尽管积极进行化疗，但病人很快出现急性肾衰竭、代谢性酸中毒和肝衰竭。诊断后 14 天，发病后 41 天死亡。尸检发现白血病广泛侵犯脾、肝、骨髓、自体与移植肾、心、肾上腺、胃肠道及胰腺，没有发现淋巴结肿大或其他软组织肿块。

◆ 病理组织学特点

◆右颈部软组织显示骨骼肌有广泛淋巴细胞浸润（图 4-115）。免疫组织化染色（图 4-116）显示瘤细胞表达 CD3、Ki67、p53 及 TIA1。另外瘤细胞表达 CD2、CD3、CD4、CD56，不表达 CD5、CD7、CD8、CD10、CD34、CD57 和 TdT。EBER 原位杂交阴性。

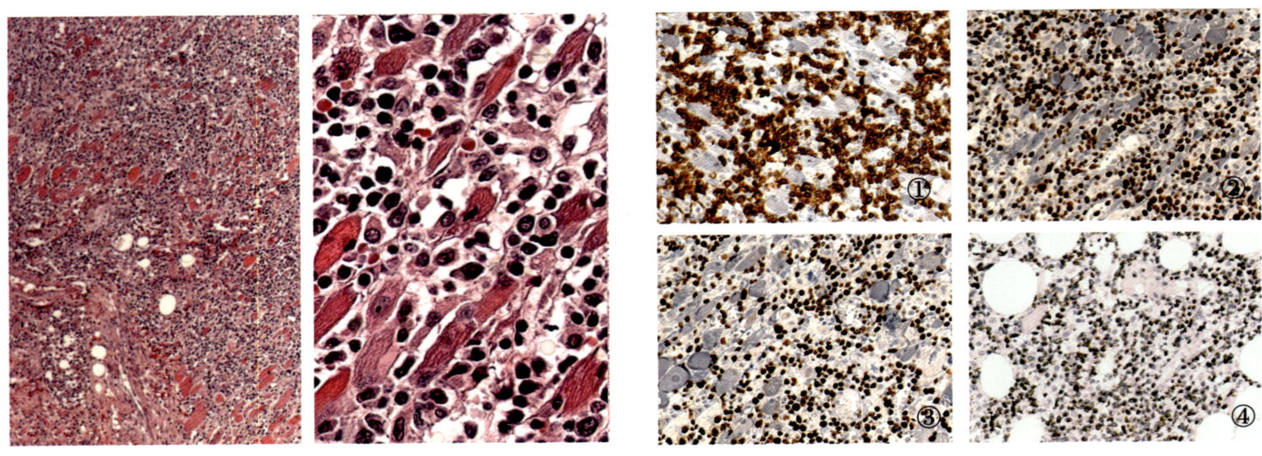

图 4-115　右颈部软组织显示骨骼肌有广泛淋巴细胞浸润

图 4-116　免疫组化，①CD3；②Ki67；③p53；④TIA1

◆外周血涂片（图 4-117）显示瘤细胞大小不一，有丰富的胞浆，其内有不定量的天青兰颗粒，部分瘤细胞见明显的核仁或多核仁或浓染色质。

外周血流式细胞分析显示瘤细胞表达 CD2、CD3、CD4 和 CD56，而 CD5、CD7、CD16、CD57、CD1a、CD10、CD34、CD117 和 TdT 均阴性。

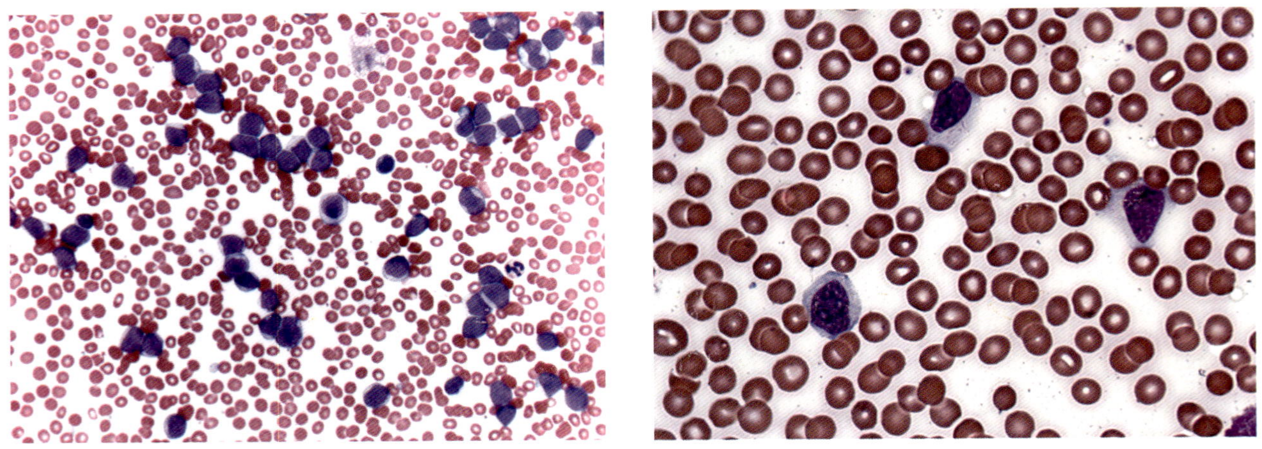
图 4-117　外周血涂片，显示瘤细胞大小不一

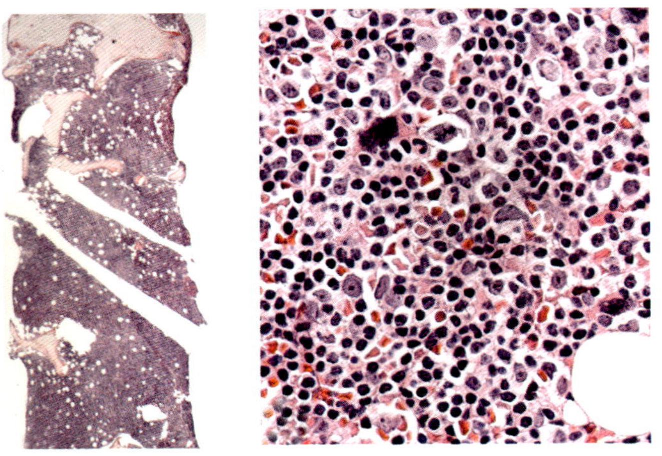
图 4-118　骨髓活检，显示广泛淋巴细胞间质浸润

骨髓活检（图 4-118）显示有广泛的淋巴细胞间质浸润。

细胞遗传学显示复杂的异常核型，包括染色体 8,15 和 21 的附加拷贝（additional copies）。

专家点评

这个病例的诊断和分类需要结合临床病史、外周血、骨髓和软组织的病理表现进行综合分析。

临床表现的主要鉴别诊断为急性炎症和感染。微生物学检测（包括培养和血清学）为阴性。软组织活检没有中性粒细胞浸润，缺乏急性炎症和感染的病理特征，所以急性炎症和感染可以排除。血液、骨髓和软组织病理检查表现以非典型性淋巴细胞增生。鉴别诊断包括淋巴瘤/白血病，以及慢性炎症。显然，临床病程不符合慢性炎症。因病情表现为急性进行性的发展，及时取材包括外周血、骨髓及软组织活检对进一步确诊和分类甚为重要，所以取材后，送检了形态学分析，还送检了流式细胞和细胞遗传学的分析。根据形态学和流式细胞学的结果，可以肯定为淋巴瘤/白血病。其诊断证据有：淋巴细胞形态不典型，外周非典型的淋巴细胞明显增加，骨髓活检显示广泛间质性淋巴细胞浸润，并伴有组织坏死，流式细胞分析显示 T 细胞有明显的抗原丢失（CD5 和 CD7），并伴有抗原表达异常，CD3、CD4 和 CD56 同时表达，CD45 表达较强，没有表达 CD34、CD117、CD10 和 TdT，可以排除淋巴母细胞白血病/淋巴瘤。进一步的免疫组化检测到高增殖指数和 p53 蛋白强阳性，提示为高度恶性。根据肾移植的病史，外周血和骨髓涂片显示的大颗粒性淋巴细胞和 CD56 的表达，最后确诊为移植后淋巴增生性疾病——侵袭性 T 细胞大颗粒性淋巴细胞白血病。文献提示惰性 T 细胞大颗粒淋巴细胞白血病例几乎常常 CD57 阳性，CD56 阴性。相反侵袭性 T 细胞大颗粒淋巴细胞白血病几乎常常为 CD57 阴性，CD56 阳性。免疫组化 p53 强阳性，通常提示 p53 基因有突变，很可能对化疗药物耐药。不同于 B 细胞移植后淋巴细胞增生疾病，大部分移植后的T 大颗粒淋巴细胞白血病没有 EBV 感染。

(James Huang)

（二）浆母细胞性淋巴瘤（plasmablastic lymphoma，PBL）误诊为 Ewing/PNET

临床表现

男性，60 岁，自 2009 年 5 月起感觉左锁骨上区疼痛并出现肿物，约黄豆大小，质硬，活动差，无发热及皮疹，就诊当地诊所，行肿物内药物注射治疗（具体药物不详），疼痛缓解，但肿块逐渐增大，2 个月后增至核桃大小，遂行左锁骨上肿物切除术。血常规示 WBC 5×10^9/L，HB 95g/L，PLT 150×10^9/L。肝肾功能基本正常。血免疫球蛋白电泳未见异常克隆带。HIV1/2 阴性。当地医院病理诊断为 Ewing/PNET，并行化疗 2 个疗程，肿物未见明显消失，待进一步明确诊治。

病理组织学特点

送检组织几乎全部为肿瘤细胞。细胞致密排列，体积大，胞浆丰富，粉染，核大、圆形，可见中位核仁，嗜伊红染，核分裂象多见，可见凋亡（图 4-119）。形态上需要鉴别淋巴瘤、恶性黑色素瘤、转移癌。

免疫组化

◆EMA 阴性，HMB45 阴性，CD20 阴性，CD79a 阴性，PAX5 阴性，MPO 阴性，CD10 阴性，BCL6 阴性，CD3ε 阴性，CD38 阳性，CD138 阳性（图 4-120），MUM1 阳性，Ki67 90%阳性，CD30 阴性，

CD56 阴性。

◆原位杂交，Epstein-Barr 病毒检测（EBER）阴性。

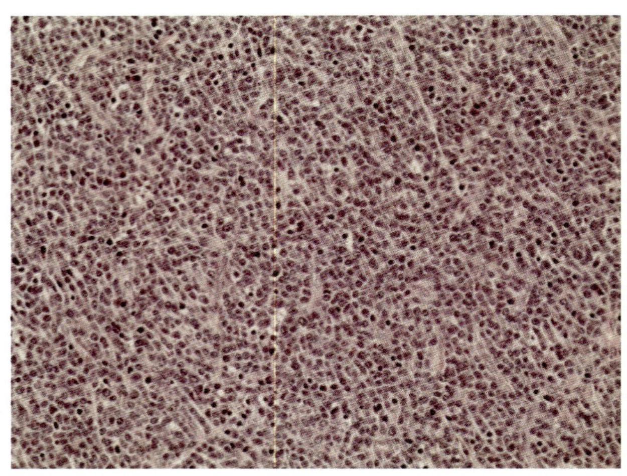

图 4-119 淋巴结浆母细胞瘤，瘤细胞体积大，胞浆丰富，中位核仁，核分裂象多见

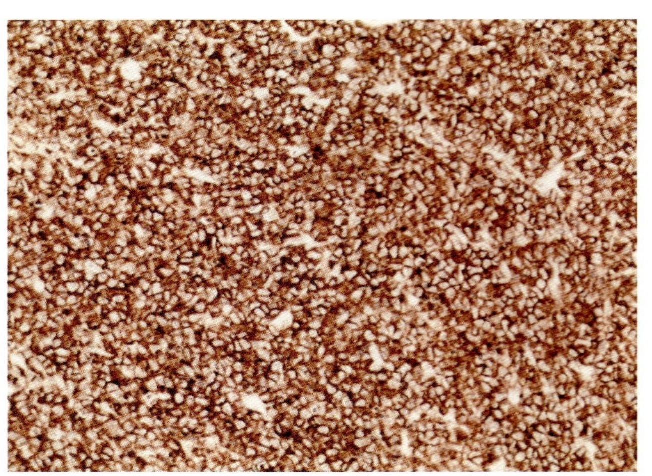

图 4-120 淋巴结浆母细胞瘤，CD138 标记瘤细胞（+）

◆ 专家点评

本病罕见，自 1997 年由 Delecluse 等首次报道了 16 例浆母细胞性淋巴瘤以来，世界各地仅散在有报道。随着认识的不断深入，人们发现浆母细胞性淋巴瘤有其独特的临床特点、免疫表型、生物学行为及预后，故在 2008 年 WHO 淋巴造血组织肿瘤分类中，浆母细胞性淋巴瘤作为弥漫性大 B 细胞性淋巴瘤的一个独立亚型被单独列出。WHO 将浆母细胞性淋巴瘤定义为肿瘤细胞弥漫性增生，形态似 B 免疫母细胞，但表达浆细胞标记物。本病最先在 HIV 阳性的患者口腔发现，但可以发生于其他部位，主要是位于结外部位。浆母细胞性淋巴瘤的临床表现和组织形态学上需与下列疾病鉴别：①低分化癌，可以通过标记 CK、EMA 进行鉴别。②恶性黑色素瘤，S-100、HMB45、Melan A 在恶性黑色素瘤中表达，而在浆母细胞性淋巴瘤中为阴性，可鉴别。但有恶性黑色素瘤误诊为浆母细胞瘤者，由于其细胞形态酷似浆细胞，而导致误诊，故应进行黑色素瘤的相关标记物的检测。③其他淋巴组织增殖性疾病，特别是浆细胞性骨髓瘤出现母细胞分化时，肿瘤细胞的免疫表型相似，此时需结合临床及影像学检查综合分析以鉴别。

本例特点为老年患者，缓慢起病，但病情急速加重。病理检查形态上细胞体积大，核大，核仁符合浆母细胞特点，蛋白水平标记表达浆细胞标记物，而不表达 T、B 淋巴细胞标记物，增殖活性高，进一步支持。同时多种标记物检测排除了转移癌、恶性黑色素瘤。多种浆细胞标记物 CD38、CD138、MUM1 均呈典型的表达，而 B 细胞标记物均为阴性，进一步支持浆母细胞淋巴瘤。本病罕见，较易忽略或误诊。本例诊断后半年去世，提示本病为高度侵袭性肿瘤。

（高子芬　徐教生）

（三）增殖异常活跃的弥漫性大 B 细胞淋巴瘤，非特殊型与 Burkitt 淋巴瘤鉴别

◆ 临床表现

女性，44 岁，于 2009 年 6 月发现左腋下数个肿大淋巴结，大者 2cm×2cm，B 超示腹腔右髂血管前可

见 3.2cm×0.8cm 淋巴结，肝、脾无异常；CT 检查左腋下及锁骨下区占位性病变，淋巴结肿大。血液检查：中性粒细胞比值增高，余无特殊。左腋下淋巴结活检，原单位诊断非霍奇金淋巴瘤（B 细胞型），CHOP 治疗 4 个疗程，DICE 2 个疗程，中间加放疗。后在上级医院会诊为非霍奇金淋巴瘤，Burkitt 淋巴瘤(BL)。

病理组织学特点

送检组织较破碎，未见明确的淋巴结结构，周围可见纤维组织增生。脂肪结缔组织中可见密集的肿瘤细胞增生浸润，细胞体积中等大小，可见坏死，胞浆粉染，核类圆，核染色质粗。部分区域有星空现象（图 4–121）。组织学上需要鉴别 DLBCL、BL。

免疫组化

CD20 阳性（图 4–122），PAX5 阳性，MUM1 阳性，CD3 阴性，BCL6 阳性，CD68 阴性，GCET1 阴性，CD10 阳性（图 4–123），POXP1 阴性，MPO 阴性，TdT 阴性，Ki67>95%阳性（图 4–124）。

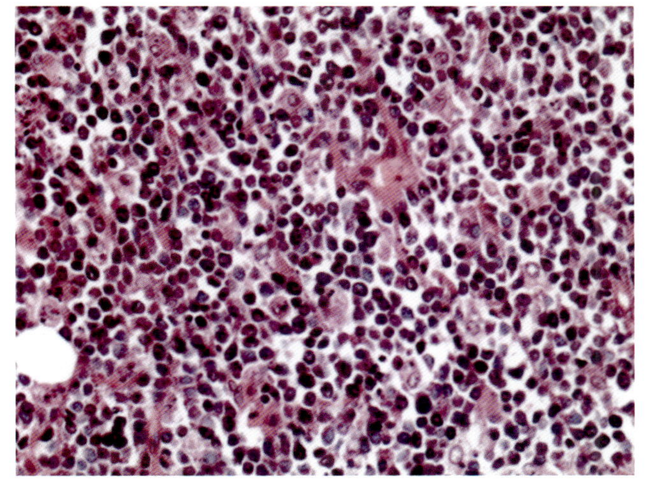

图 4–121　肿瘤细胞呈单一性密集分布，瘤细胞中等大，胞浆少，核大，类圆形，稍偏位

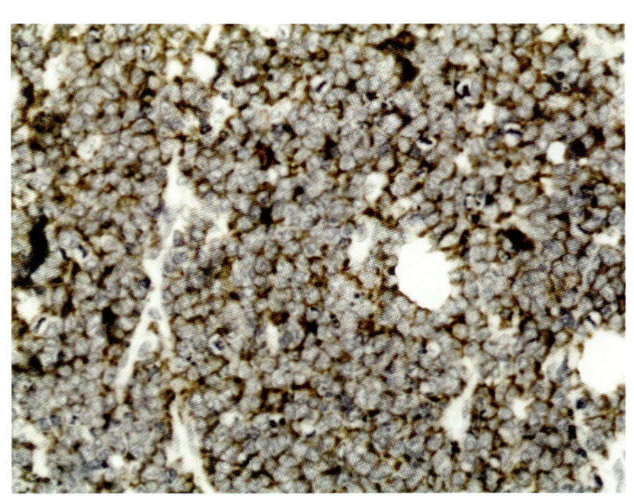

图 4–122　CD20 标记瘤细胞（+）

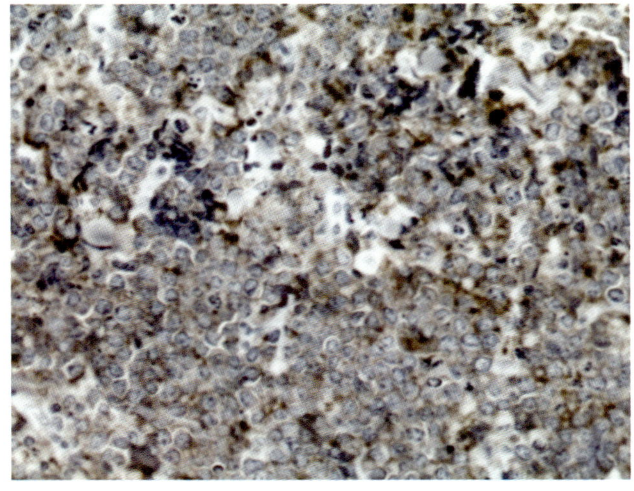

图 4–123　CD10 标记瘤细胞（+）

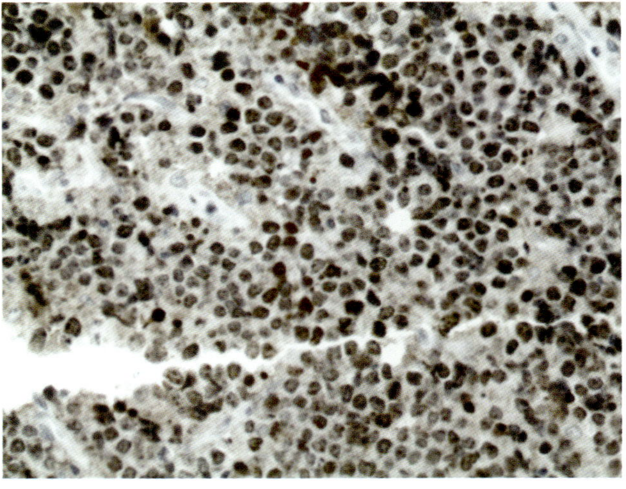

图 4–124　Ki67 标记，>95%瘤细胞（+）

现代诊断技术

◆原位杂交，EBER 阴性。

◆FISH，利用 IgH 和 c-myc 双色分离重排探针（dual color， break apart rearrangement probe）所做间期 FISH 结果显示送检组织的细胞中，可见染色体在 IgH 基因位点有断裂，未见 c-myc 基因位点断裂，不存在涉及 IgH 及 c-myc 基因的染色体易位。

专家点评

DLBCL 大部分病例瘤细胞体积较大，核仁明显，诊断比较容易，但在细胞体积中等、伴有明显凋亡形成星空现象和增生活跃时，鉴别有难度。本例由于组织学特点酷似 BL，蛋白水平检测瘤细胞起源于生发中心 B 细胞，进一步导致了 BL 的考虑。2008 年版 WHO 分类强调的是 BL 与 DLBCL 的鉴别 IgH/myc 基因异常是鉴别依据，所以必须进行 FISH-c-myc 检测，方可确诊。

DLBCL 的分型和研究进展在其他类型 DLBCL 病例中已经讨论过，本例不再赘论。但在 DLBCL 瘤细胞增殖活性很高时，临床的治疗方案会有考虑。当然如果在儿童的好发部位出现如此改变的淋巴瘤，考虑会有变化，如果 IgH/myc 阴性，可以归入介于 DLBCL 和 Burkitt 淋巴瘤之间的难以分类的 B 细胞淋巴瘤。当然分类是为了临床的治疗，而本例的病理形态学也不是典型的 BL，且年龄较大。

（高子芬　李敏）

（四）原发性纵隔大 B 细胞淋巴瘤 [primary mediastinal （thymus） B-cell lymphoma] 误诊为 CHL

临床表现

女性，54 岁，2008 年 1 月以左侧背部疼痛 2 个月余入院。查胸部 CT：前纵隔占位性病变，约 8cm 大小，挤压肺门及左右支气管，考虑胸腺瘤可能性大，不排除恶性。双肺未见明显占位性病变，双侧肺门未见明显淋巴结肿大；B 超肝脏多发囊肿；心包少量积液。行纵隔肿物穿刺活检，当地医院病理结果不排除霍奇金淋巴瘤（HL）。为进一步确诊送我室。

病理组织学特点

大量胶原带中弥漫性、灶性淋巴样细胞增生浸润，细胞体积中等，少数较大，部分细胞不规则。增生细胞胞浆较丰富，粉染，似组织细胞样。核大，可见核仁。见个别嗜酸细胞浸润（图 4-125~126）。需进一步鉴别原发纵隔弥漫性大 B 细胞淋巴瘤（PMBL）、间变性大细胞淋巴瘤（ALCL）及霍奇金淋巴瘤（HL）。

免疫组化

LCA、CD20 阳性，CD3ε、CD30、ALK、EMA、CK 均为阴性，Ki67 肿瘤细胞 50%阳性，CD10 阴性，MUM1<30%瘤细胞阳性，BCL6 >30%瘤细胞弱阳性（图 4-127）。

病理诊断：原发性纵隔大 B 细胞淋巴瘤。

专家点评

原发性纵隔大 B 细胞淋巴瘤是弥漫性大 B 细胞淋巴瘤的一个特殊亚型。发病主要在年轻人，女性多

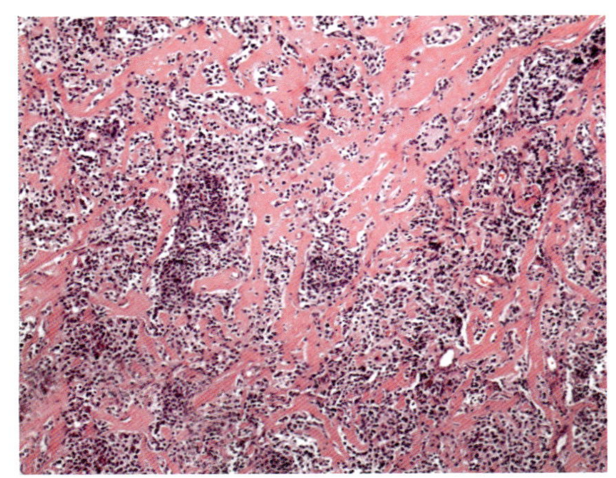

图 4-125　瘤细胞被胶原纤维分隔成片

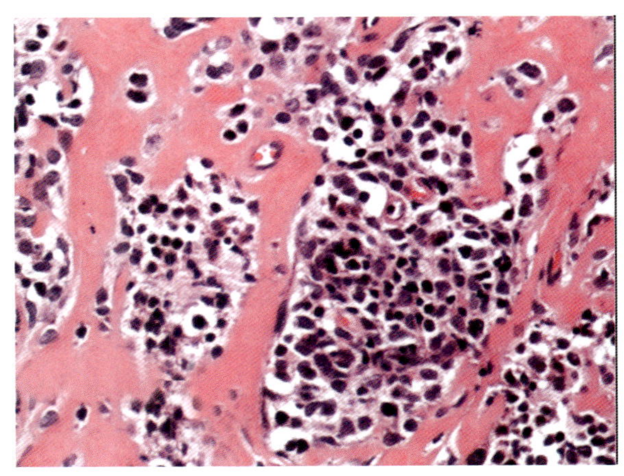

图 4-126　同前，高倍观，瘤细胞中、大型为主，胞浆淡染

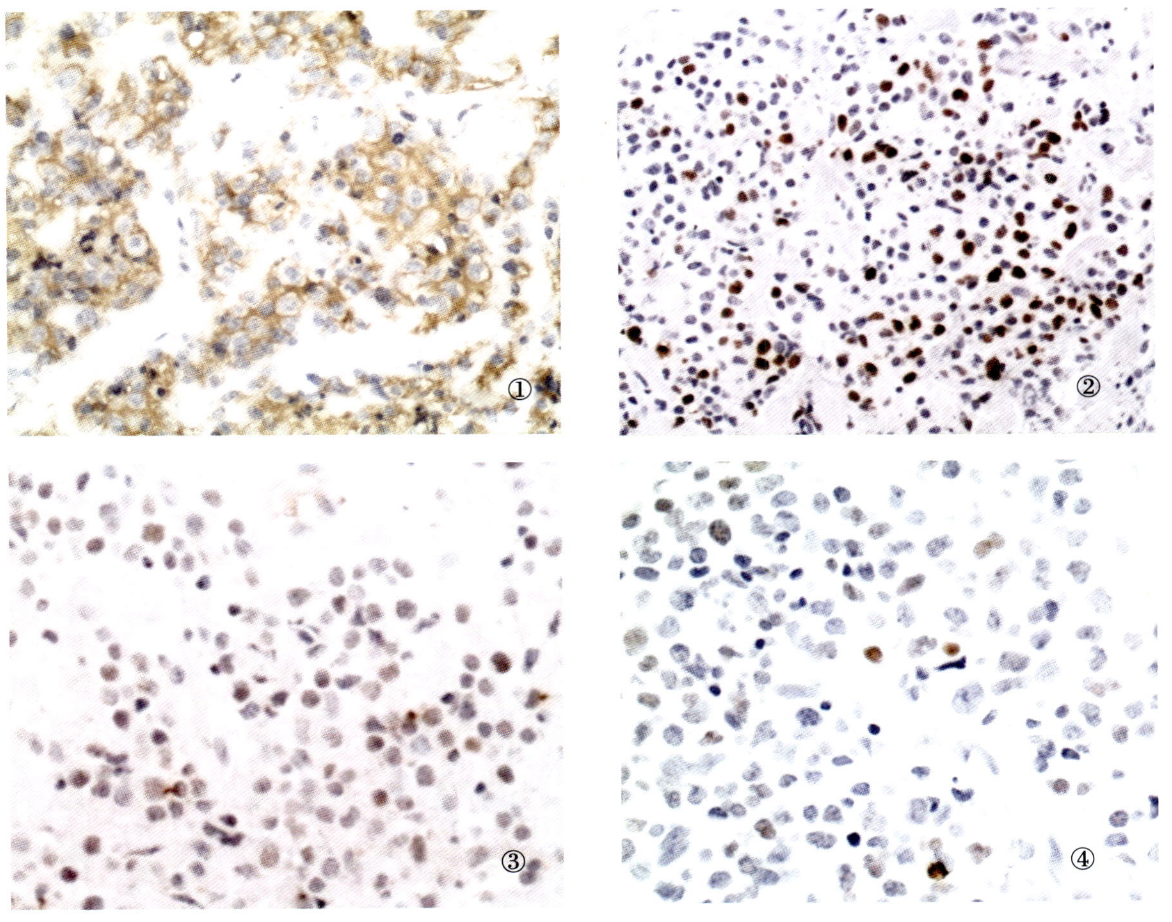

图 4-127　①CD20 标记（+）；②Ki67 50%（+）；③BCL6 标记（+）>30%；④MUM1<30%（+）

见，发病率男性与女性之比约为 1∶2。病变大部分起源于胸腺，主要累及纵隔。常可以累及肺及胸膜。治疗以化疗为主，或辅助放疗，患者常有较好的预后，生存期常在 2 年以上。形态学变化多样，主要特点为弥漫增生的胶原背景，其中散在或灶状分布着体积中、大的肿瘤性淋巴细胞，胞浆丰富，核类圆或

不规则。部分病例中瘤细胞可呈多分叶状，似 R-S 细胞，所以需要与 HL 鉴别。免疫表型方面，瘤细胞为 B 细胞表型。CD30 在 80%以上的病例中表达，但与霍奇金淋巴瘤细胞比较通常较弱，偶见 CD15 表达。MUM1/IRF4、BCL6、BCL2、CD23 常有不同程度的表达，CD10 常为阴性。比较基因学杂交研究显示超过 75%患者存在 9p24 阳性，而约 50%的患者存在 2p15 阳性，其他可能与疾病相关的基因异常有 JAK2、PDL1、REL 等，此外 PMBL 中 NFκB 和 JAK-STAT 信号转导途径活性异常增高。与其他类型大 B 细胞淋巴瘤不同的是，本病缺乏 BCL2、BCL6、myc 基因的易位重排。

本例患者年龄略大，送检物为穿刺组织，取材局限，组织有挤压，细胞形态不典型，诊断有难度。但合理选择抗体进行免疫检测，比较容易地排除了 HL 和 ALCL。结合临床病史、形态学及免疫组化特点最终确诊为 PMBL。患者确诊后行 CHOP 方案化疗 6 周期，纵隔肿物明显缩小，残灶<1.5cm，症状缓解，临床评估达 PR，后巩固性化疗 4 周期，症状持续缓解。2010 年 6 月底出现颜面及颈部浮肿、胸闷、气急、乏力、低热，双侧颈部多发淋巴结肿大，复查 CT 发现纵隔肿物约 10cm，累及肺门纵隔及双侧肺门淋巴结，双侧胸腔大量积液，肝脾肿大，中等量腹水。骨髓检查：骨髓中可见淋巴瘤细胞。临床诊断：非霍奇金淋巴瘤，PMBL，Ⅳ期。患者于 2010 年 7 月死于恶病质，自发病至死亡病程 34 个月。

（高子芬　尹文娟）

（五）原发皮肤弥漫性大 B 细胞淋巴瘤，腿型（primary cutaneus large B-cell lymphoma，leg type，PCLBCL，LT）误为 Merkel 细胞癌

临床表现

男性，77 岁，2008 年 10 月感冒后出现口咽干，随即出现左眼眶周疼痛，眼睑下垂，左眼各方向活动差。甲强龙治疗有效，但改为口服后症状又加重，随后出现面瘫，面部结节红斑。病人一般状态较差。MRI 检查提示面部皮肤红肿，呈重度炎症改变。其他部位均未发现明确病灶。血常规显示白细胞减少，淋巴细胞升高。原单位活检考虑为 Merkel 细胞癌，当地会诊有粒细胞肉瘤的意见。由于意见不同，为了更好地指导治疗，建议外出会诊。患者来京再次取面部红斑处皮肤组织一块，总体积 0.5cm×0.4cm×0.3cm，皮肤表面为暗红色，略粗糙，未见破溃及出血。皮下组织呈灰白，质略韧。

病理组织学特点

表皮未见异常。真皮及皮下组织中肿瘤细胞弥漫、致密增生浸润。肿瘤细胞体积中等，胞界不清，胞浆多，淡粉染，核大，类圆形或有裂，染色质颗粒状，有核仁。核分裂象多见（图 4-128~129）。

免疫组化

瘤细胞 CD3 阴性，CD20 阳性，PAX5 阳性，Ki67 阳性 60%，BCL2 阳性，BCL6 阳性，MUM1 阳性，FOXP1 阳性，CD10 阴性，GCET1 阴性，EBER 阴性，EMA 阴性，CK 阴性，MPO 阴性，LyS 阴性，CgA 阴性，SyN 阴性（图 4-130~135）

专家点评

本病例为老年男性，面部皮肤出现结节性红斑。影像学检查提示为原发于皮肤的疾病，未有其他部位的明确病灶。形态学上表皮未见异常，说明肿瘤细胞无亲表皮现象。而真皮组织肿瘤细胞弥漫、致密浸润，浸润至皮下脂肪层。肿瘤细胞体积中等，核大类圆形，有核仁，核分裂象多见，这些表现均提示

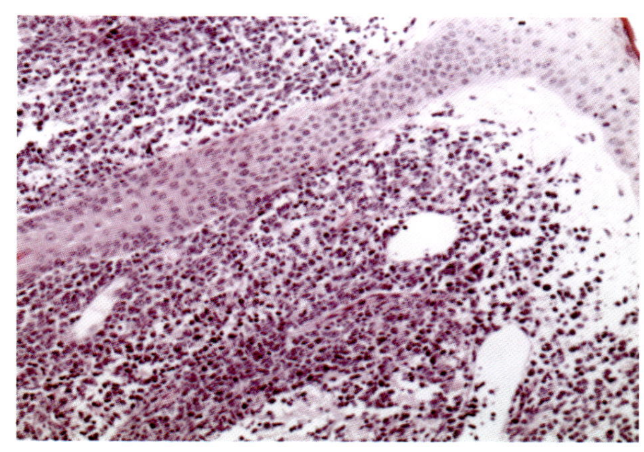

图 4-128　原发性皮肤 DLBCL，真皮与皮下组织瘤细胞弥漫浸润

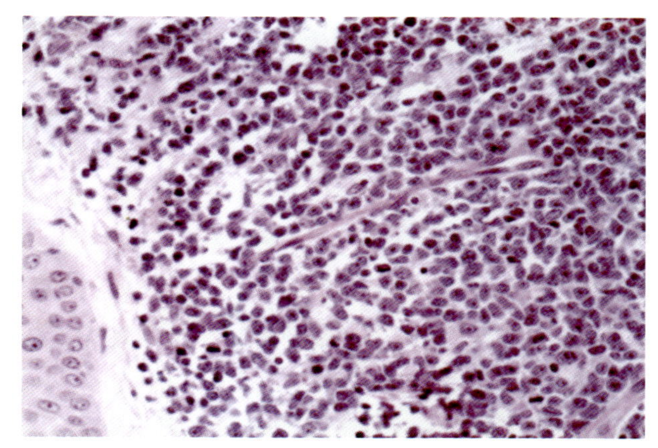

图 4-129　原发性皮肤 DLBCL，瘤细胞胞浆较多，核圆或类圆形，有的稍不规则，可见核仁，分裂象易见

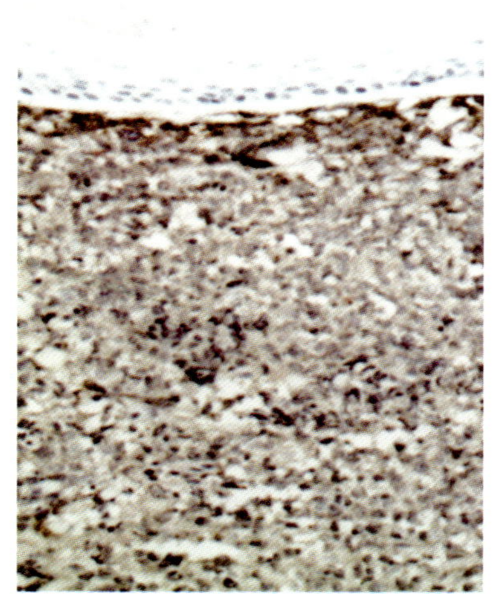

图 4-130　CD20 标记瘤细胞（+）

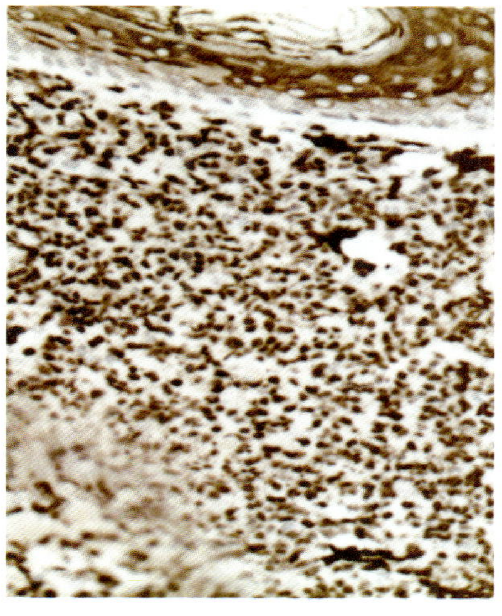

图 4-131　PAX5 标记瘤细胞（+）

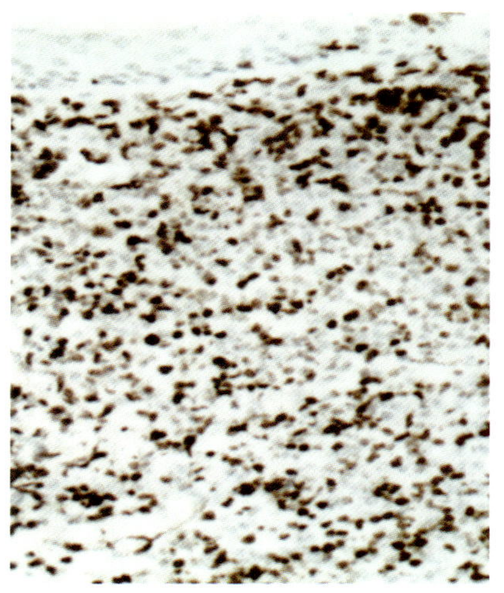

图 4-132　Ki67 标记 60%，瘤细胞（+）

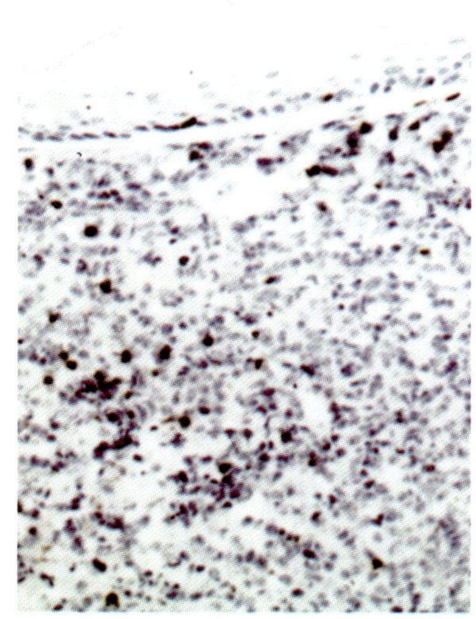

图 4-133　CD3 标记少数反应性细胞（+）

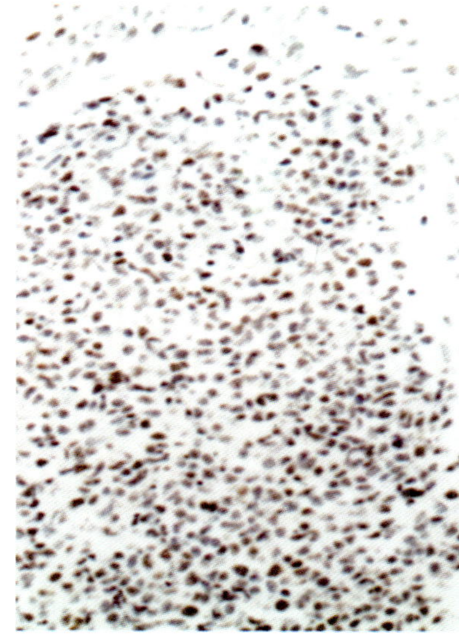

图 4-134　BCL6 标记瘤细胞（+）

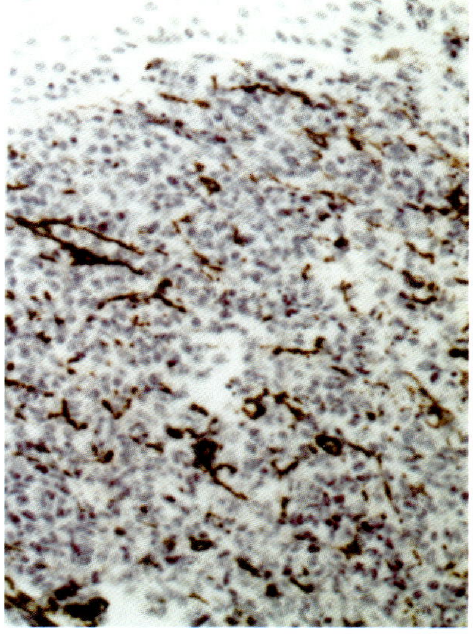

图 4-135　CD10 标记少数瘤细胞（+）

其为侵袭性肿瘤，需要与 Merkel 细胞癌、AML 皮肤浸润及淋巴瘤鉴别。肿瘤细胞 CD20 表达不理想，但 PAX5 瘤细胞核阳性确切，CD3 阴性排除了皮肤常见的 T 细胞淋巴瘤，进一步支持为 B 细胞分化。2008 年 WHO 原发皮肤的 B 细胞淋巴瘤主要有两种：原发皮肤滤泡中心淋巴瘤（PCFCL）和原发皮肤弥漫性大 B 细胞淋巴瘤，腿型（PCLBCL，LT）。

原发皮肤滤泡中心淋巴瘤在原发皮肤的 B 细胞淋巴瘤中占 60%左右，是最常见类型。该疾病多见于老年人，中位年龄为 51 岁，男女比为 1.5：1。主要发生于头皮、前额及躯干皮肤，少数病例可发生在腿部皮肤。肿瘤细胞无亲表皮现象，在皮下呈滤泡样或弥漫性生长。瘤细胞体积中等，为生发中心细胞样细胞，其间夹杂有数量不等的中心母细胞样细胞。肿瘤细胞表达 B 细胞标记物，如 CD20、CD79a 和 PAX5。滤泡中心的标记物如 BCL6 常阳性，而 CD10 在滤泡样生长的肿瘤中表达，在弥漫性生长的肿瘤中常不表达。抗凋亡相关 BCL2 蛋白多为阴性。活化 B 淋巴细胞表记物如 MUM1 和 FOXP1 多为阴性。

原发皮肤弥漫性大 B 细胞淋巴瘤，腿型多见于老年人，中位年龄为 70 岁，男女比为 1：(3~4)。主要发生于小腿皮肤，少数病例可发生于其他部位。临床表面为红色斑块或结节状肿物。组织学表现为单一的中心母细胞或免疫母细胞样肿瘤细胞弥漫浸润表皮下，但无亲表皮现象。核分裂象常见。肿瘤微环境中的小 B 淋巴细胞及反应性 T 细胞均较少。肿瘤细胞表达 B 细胞标记物，如 CD20、CD79a 和 PAX5。BCL6 常阳性，而 CD10 多为阴性。抗凋亡相关 BCL2 蛋白和非生发中心标记物如 MUM1 和 FOXP1 多为阳性。当然，有 10%左右的病例不表达 BCL2 或 MUM1。

PCFCL 和 PCLBCL，LT 免疫组化鉴别如下（表 4-1）：

表 4-1　PCFCL 和 PCLBCL，LT 免疫组化鉴别

病名	B 细胞标记物	BCL6	CD10	BCL2	MUM1	FOXP1
PCFCL	+	+	+/−	−	−	−
PCLBCL，LT	+	+	−	+	+	+

本病例中免疫组化 BCL2 阳性，MUM1 阳性和 FOXP1 阳性，提示为原发皮肤弥漫性大 B 细胞淋巴瘤，腿型。

当然，由于本例为老年人，故还需鉴别老年 EBV 阳性弥漫性大 B 细胞淋巴瘤。老年 EBV 阳性弥漫性大 B 细胞淋巴瘤发病中位年龄为 71 岁。肿瘤多累及结外组织，最常见的如皮肤、肺、扁桃体和胃等。主要表现为肿瘤性 B 淋巴细胞增生浸润，肿瘤细胞 EB 病毒潜在膜蛋白-1（LMP1）或 EBER 常为阳性，提示有 EB 病毒感染。而本病例中 EBER 检测阴性，故可以排除老年 EBV 阳性弥漫性大 B 细胞淋巴瘤。

综上所述，本病例诊断为（面部）非霍奇金淋巴瘤，原发皮肤弥漫性大 B 细胞淋巴瘤，腿型（WHO）。

本例属疑难病例。原发皮肤弥漫性大 B 细胞淋巴瘤，腿型在原发皮肤的 B 细胞淋巴瘤中约占 20%。绝大部分发生在小腿，而小腿以外的病例很少见，有文献报道少数患者可以发生于背部和颈部等。而本病例发生于面部，因此诊断更要慎重。首先要排除淋巴结等其他部位的累及，这需要结合病史及影像学的相关检查。其次是需要重点鉴别原发皮肤滤泡中心淋巴瘤，特别是非小腿部位的病例。从基因学水平研究来看，原发皮肤弥漫性大 B 细胞淋巴瘤，腿型基因表达谱同活化 B 淋巴细胞，因此，蛋白水平可表现为 MUM1 和 FOXP1 阳性；而原发皮肤滤泡中心淋巴瘤基因表达谱同生发中心 B 淋巴细胞，因此可表达 BCL6，部分可表达 CD10。从临床上看，PCFCL 属于惰性进展病程，而 PCLBCL，LT 进展较快。目前研究也认为 PCFCL 预后要好于 PCLBCL，LT。因此，对其两者鉴别有其临床必要性。

皮肤神经内分泌癌（Merkel 细胞瘤）需要鉴别，上皮性标记物及神经内分泌特异性标记物均无表达，可以除外。

（高子芬　薛学敏）

（六）中枢原发性弥漫性大 B 细胞淋巴瘤，间变型误诊为胶质瘤Ⅲ级

临床表现

男性，46 岁，以头痛伴恶心为主诉入院。查体：神情，对答切题。双侧瞳孔等圆等大，对光反应灵敏，眼球活动正常，眼震阴性。听力无减退。伸舌居中，咽反射强阳性，颈无抵抗，四肢肌力、肌张力正常，双侧深浅感觉对称存在，巴氏征阴性。指鼻试验、双手轮替运动、跟膝胫试验协调，双侧腱反射强阳性，病理征未引出。头颅 CT：左颞枕叶占位，指状水肿明显，中线偏移，侧脑室受压。入院诊断：颅内占位，性质待定。

入院后完善头部 MRI、全身 PET-CT 等相关检查，提示右顶叶、左颞枕叶多发占位，余未见异常。遂于全麻下行左颞枕叶占位切除术。既往无淋巴瘤病史。外院曾经病理诊断为胶质细胞瘤Ⅲ级，为了术后进一步规范治疗，推荐来我室会诊。

病理组织学特点

可见正常脑组织，但有间质水肿。肿瘤细胞呈片状分布，有围绕血管生长的结构。肿瘤细胞弥漫浸润于周围脑组织，未见明显排列。瘤细胞体积中等偏大，细胞界限不清，类圆形，胞浆少，淡粉染，核大，类圆形，可见核仁，核分裂象多见，并可见凋亡。肿瘤细胞有小片状坏死（图 4-136~137）。本例需要鉴别胶质瘤和淋巴瘤。

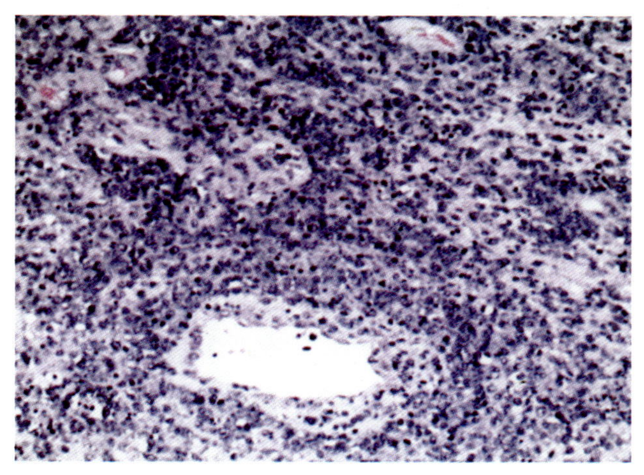

图 4-136　原发性中枢 DLBCL，瘤细胞围绕血管弥漫浸润

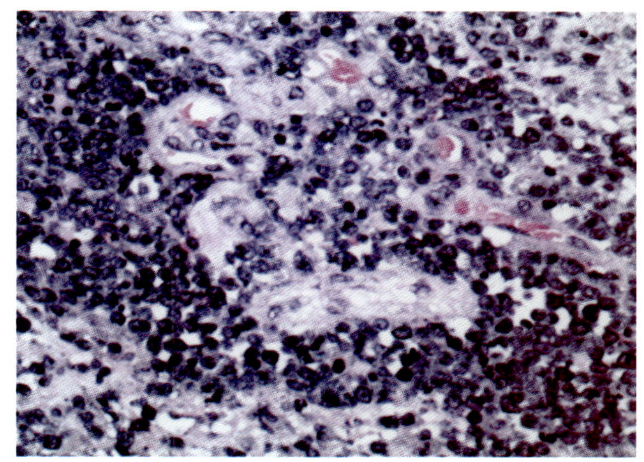

图 4-137　原发性中枢 DLBCL，瘤细胞胞浆界限不清，核类圆，可见核仁，核分裂象易见

免疫组化

本例在形态学的基础上进行免疫组化染色，以明确诊断。CD20 阳性，CD79a 阳性，CD3ε 阴性，Ki67 90%阳性，CD10 阴性，BCL6 弱阳性，MUM1 阳性，BCL2 阳性，CD30 阳性，ALK 阴性，GFAP 阴性，NSE 阴性（图 4-138~141）。

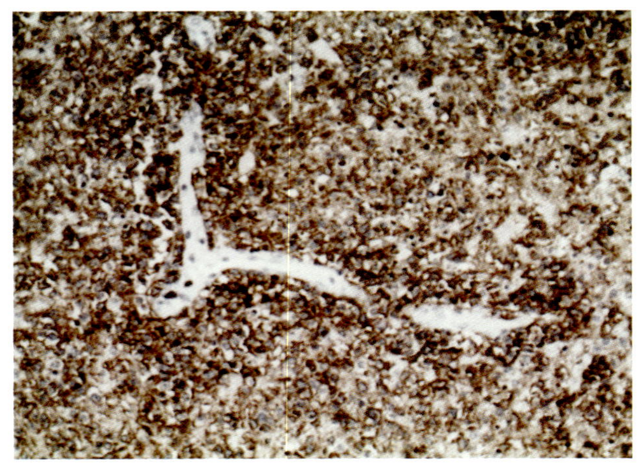

图 4-138　原发性中枢 DLBCL，CD20 标记瘤细胞（+）

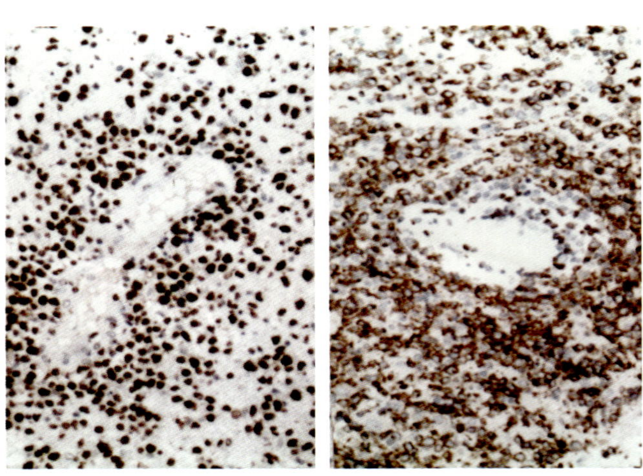

图 4-139　原发性中枢 DLBCL，（左）Ki67 标记约 90%；（右）BCL2 标记瘤细胞（+）

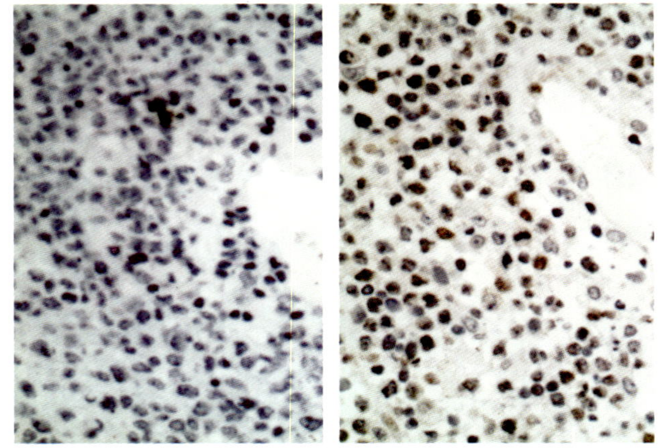

图 4-140　原发性中枢 DLBCL，（左）CD10 标记瘤细胞（-）；（右）BCL6 标记瘤细胞弱（+）

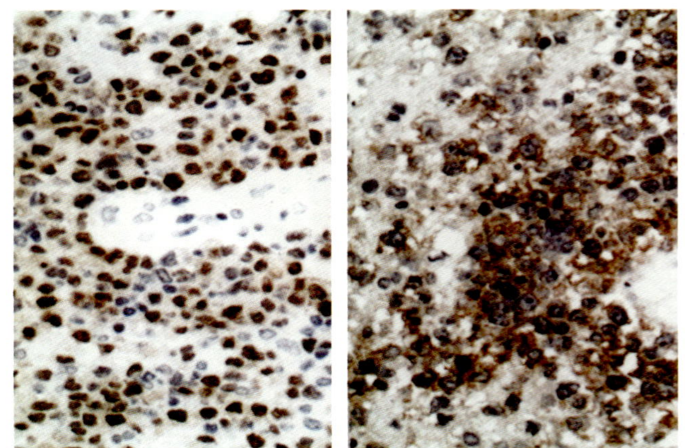

图 4-141　原发性中枢 DLBCL，（左）MUM1 标记瘤细胞（+）；（右）CD30 标记瘤细胞（+）

专家点评

本病例为中年男性，病变主要位于大脑。首先需要排除神经细胞来源的肿瘤，但必须与淋巴瘤鉴别，因为其治疗和预后存在很大不同。本例由于细胞的弥漫性分布，核染色质的颗粒性特点，核仁明显，我们增加了淋巴细胞的标记物，免疫组化结果证实瘤细胞为 CD20 和 CD79a 阳性，提示为 B 细胞分化，细胞增殖活性高，归入弥漫性大 B 细胞淋巴瘤（DLBCL）。近年来 DLBCL 的研究进展主要为瘤细胞的起源研究，与预后相关。Han's 模型已被广泛应用，在国内多个淋巴瘤研究机构的研究结果，均提示国内 DLBCL 非生发中心 B 细胞起源的高于生发中心起源。本例确诊为瘤细胞为非生发中心 B 细胞起源，给出了预后不良的信息。本例 GFAP 和 NSE 均阴性，结合形态可以排除神经细胞来源的肿瘤。由于中枢神经系统的免疫特殊性与睾丸一样，易成为DLBCL 的髓外累及器官，因此需要重点鉴别原发性和继发性中枢弥漫性大 B 细胞淋巴瘤，而这主要依靠临床相关病史及影像学的辅助检查。本病例头部 MRI、全身 PET-CT 等相关检查提示右顶叶、左颞枕叶多发占位，其他部位未见异常，既往也无淋巴瘤病史，因此初步确定为原发性中枢神经系统弥漫性大 B 细胞淋巴瘤。免疫组化 CD10 阴性，BCL6 弱阳性和 MUM1 阳性，提示肿瘤细胞起源于非生发中心 B 细胞，更支持 CNS DLBCL 诊断。另外，本病例瘤细胞弥漫性表达

CD30，故还需要与间变性大细胞淋巴瘤（ALCL）相鉴别。结合免疫组化 CD20 和 CD79a 阳性，而 CD3ε 和 ALK 阴性，故可以排除 ALCL。因此，本病例支持为原发中枢神经系统弥漫性大 B 细胞淋巴瘤，从形态学上可归入间变亚型。

患者在术后进行了 R-CHOP 方案治疗，获得了 CR。到目前已 9 个月，随访仍未发现颅外部位淋巴瘤。

原发中枢神经系统弥漫性大 B 细胞淋巴瘤是一种较为少见的淋巴瘤。它在非霍奇金淋巴瘤所占百分比<1%，在脑部肿瘤中也仅占 2%~3%。好发于老年人，中位年龄约 60 岁。该亚型淋巴瘤起源于活化 B 细胞，故近 90%的病例表达 MUM1，但也有 60%~80%的病例有 BCL6 蛋白表达。有研究认为 BCL6 蛋白与 PCNSDLBCL 预后相关。该淋巴瘤 BCL2 蛋白也会出现高表达，但这是 BCL2 基因拷贝数增多引起的，而并非 t（14；18）（q32；q21）易位导致的。

（高子芬　薛学敏）

第十一节　髓细胞肉瘤

一、髓细胞肉瘤特点

髓细胞肉瘤（myeloid sarcoma，MS）以往称粒细胞肉瘤（granulocytic sarcoma），是一种由原始或不成熟粒细胞组成的骨髓外实体性恶性肿瘤，排除髓性白血病局部浸润病灶。孤立性 MS 很容易被误诊为其他淋巴瘤或小圆细胞恶性肿瘤，延误治疗，影响预后。

◇ 临床表现

◆高发于生命的最后阶段，中位年龄 56 岁（1 个月至 89 岁），发病率男性高于女性。

◆它几乎可以发生于骨髓以外的任何部位，如皮肤、淋巴结、胃肠道、骨软组织及睾丸等是常见的部位。

◆它可以是 AML 的先兆或同时发生 AML、MDS、MPN（myeloproliferative neoplasm）的急性母细胞转化，也可为 AML 的复发表现。

◆预后很差，多数在 1~24 个月内死亡，孤立病灶及时治疗可延缓发展成白血病。

◇ 病理组织学特点

◆其最常见的是为髓母细胞伴或不伴有早幼或成熟中性粒细胞组成，部分或完全破坏正常组织结构（图 4-142）。

◆部分病例显示髓性单核细胞或纯单核母细胞。具有 3 系造血细胞或红母细胞，巨核母细胞优势者少见。

◆瘤细胞中等大，肾形，类圆形，胞浆少，核染色质浓染，可见核仁，核分裂象易见。常伴有少数幼稚嗜酸性粒细胞（图 4-143）。

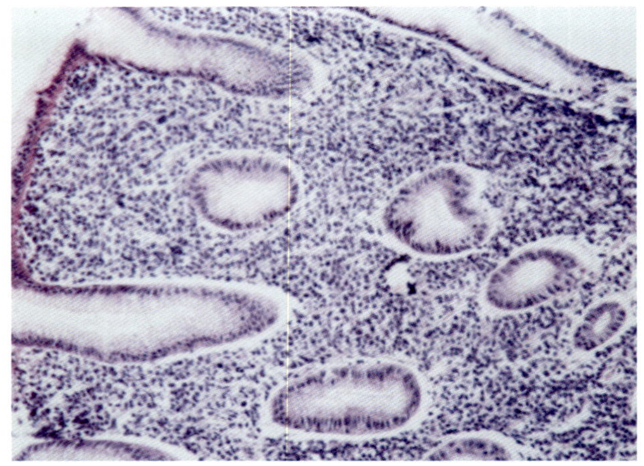

图 4-142　肠髓细胞肉瘤，显示肠固有层瘤细胞弥漫浸润

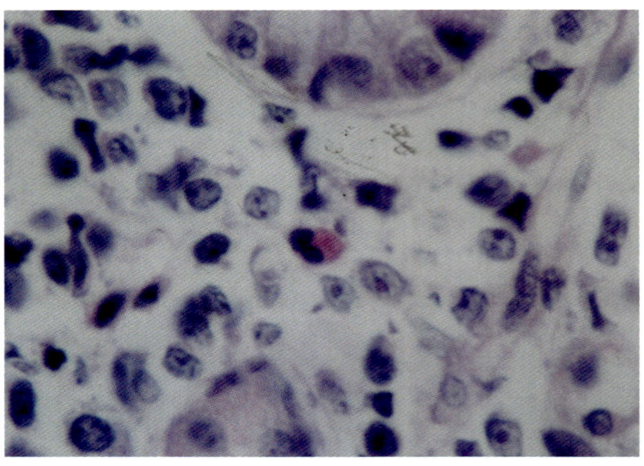

图 4-143　肠髓细胞肉瘤，瘤细胞核圆或卵圆及肾形，可见小核仁，其中可见一中幼粒细胞

免疫组化

◆CD68/kp1 是最常见的标记抗体。

◆其次为 MPO（图 1-144）、CD117、CD99、CD68/PG-M1、溶菌酶、CD33、CD13、TdT、CD56 等抗体标记阳性。

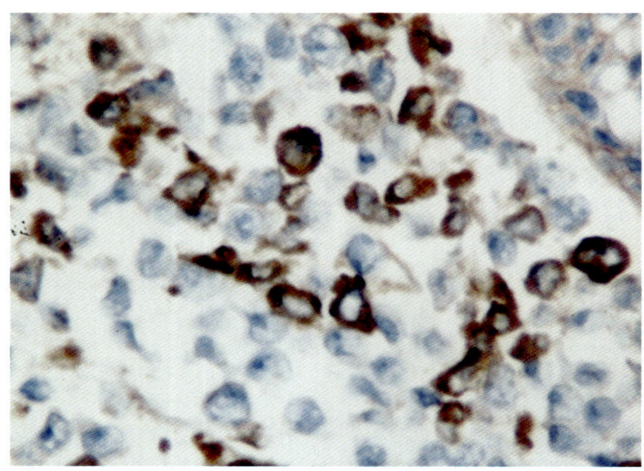

图 4-144　肠髓细胞肉瘤，MPO 标记瘤细胞（+），其他 T、B 细胞标记均（-）

现代诊断技术

◆应用流式细胞术，髓性分化阳性标记为 MPO、CD13、CD33、CD117，单核母细胞标记物为 CD14、CD163 及 CD11c 抗体。

◆FISH 检测染色体变异，约 55%病例阳性。包括单体 7，3 体 8，MLL-重排，inv（16），3 体 4，单体 16，16q-，5q-，20q-及 3 体 11。约 16%病例带有 NPM1 突变。

二、鉴别诊断

与淋巴母细胞性淋巴瘤鉴别

二者瘤细胞形态相似，TdT 阳性，但 MS 可见幼稚的嗜酸性粒细胞，T 与 B 细胞标记阴性，而 MPO，CD68/KP1 阳性。

与 Burkitt 淋巴瘤鉴别

后者多见星空现象，瘤细胞 CD20、CD79a 阳性，CD10 阳性，Ki67 100%阳性，而 MPO、CD68/KP1 阴性。

与 Ewing 肉瘤/PNET 鉴别

后者瘤细胞有团片状、菊形团、梁束状结构，表达 Syn、CgA、NF、GFAP 等，而不表达 MPO 与 CD68/KP1。

与精原细胞瘤鉴别

后者瘤细胞 PAS 阳性，PLAP 阳性，而 MPO、CD68/KP1 阴性。

与小细胞癌鉴别

后者瘤细胞片巢状排列，CK 阳性，Syn 阳性，CgA 阳性，而 MPO 阴性，CD68/KP1 阴性。

与组织细胞肉瘤鉴别

后者 CD68 与 lyso 阳性，易与 MS 相混淆，但其胞浆丰富，形态多形，MPO 阴性，CD33 阴性，CD13 阴性。

（朱梅刚）

三、病例分析

（一）急性髓细胞白血病（acute myeloid leukemia，AML）误诊为 T 淋巴母细胞淋巴瘤

临床表现

男性，25 岁，因右背部酸痛伴活动后心悸、憋气 4 个月，并出现右侧颈静脉怒张，面部肿胀并口唇发绀，伴有盗汗，无发热及体重减轻，精神、食欲、睡眠尚可，大小便正常，肺部 CT：前上纵隔 3cm × 2cm 实质性占位，考虑淋巴瘤，上腔静脉压迫综合征。当地医院查心肌酶等未见异常，未予特殊处理。20 天后转诊于北京市某三甲医院，肺部 CT 见前纵隔肿物 9.1cm × 5.4cm，包绕上腔静脉、升主动脉及肺动脉，与心包关系密切。遂行纵隔镜下肿物活检，病理报告：“非霍奇金淋巴瘤（T 淋巴母细胞淋巴瘤，T-LBL）”，并予化疗；次日骨髓穿刺报告：原始粒细胞 42.5%，可见 Auer's 小体，POX 染色：计数 100个

原始粒细胞阳性率为 86%，考虑急性髓系白血病（M2）。主管医师要求淋巴瘤中心会诊，诊断前纵隔急性髓细胞白血病（AML）。

病理组织学特点

组织学形态表现为：在致密的胶原组织中可见多量肿瘤细胞增生浸润，部分区域以粗大的胶原组织为主，肿瘤细胞穿插其中，部分区域肿瘤细胞呈片状浸润。瘤细胞体积中等，胞浆少，个别细胞胞浆内见嗜酸性颗粒。细胞核不规则，有杆状、肾形核，核分叶不明显，核染色质细腻，未查见核分裂象；可见散在的嗜酸性粒细胞浸润（图 4-145~146）。

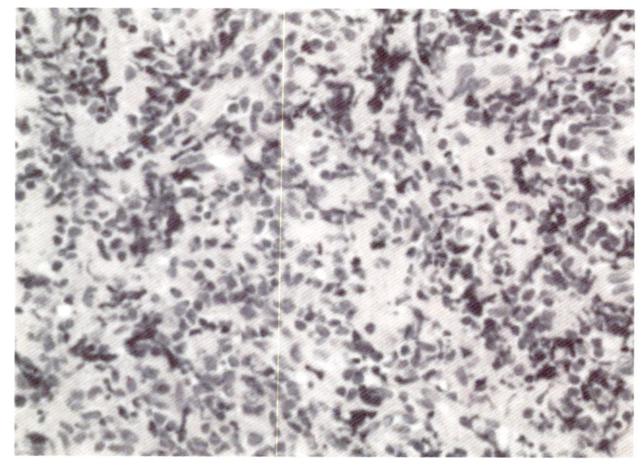

图 4-145　纵隔 AML，瘤细胞中等大小，在胶原中穿插，核不规则，染色质细腻

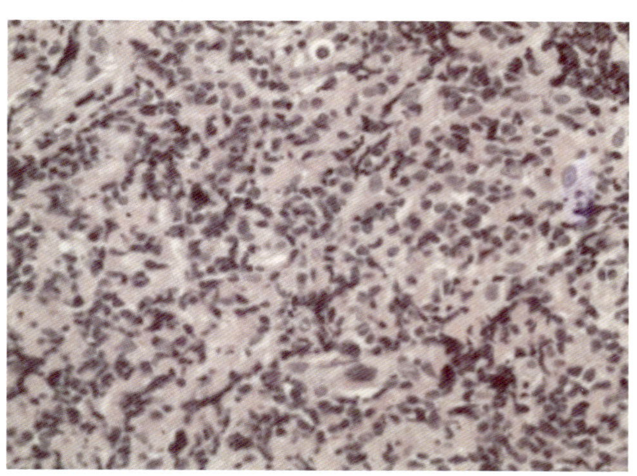

图 4-146　纵隔 AML，瘤细胞中等大小，在胶原中穿插，核不规则，染色质细腻

免疫组化

肿瘤细胞表达 TdT、CD99、CD7、CD43、MPO 及 CD117 阳性，Ki67 阳性 25%左右（图 4-147~152），而 CD2、CD3、CD5、CD20、CD21、AE1/AE3 均阴性。

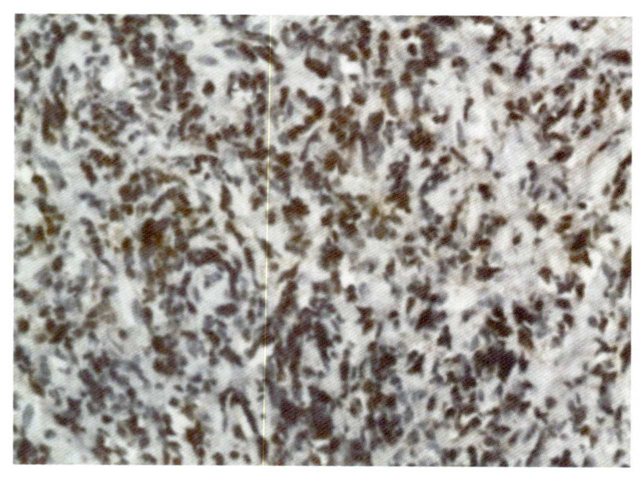

图 4-147　纵隔 AML，瘤细胞 TdT（+）

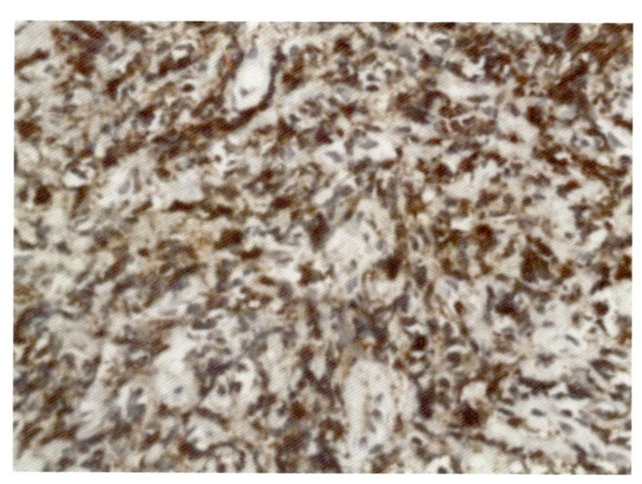

图 4-148　纵隔 AML，瘤细胞 CD7（+）

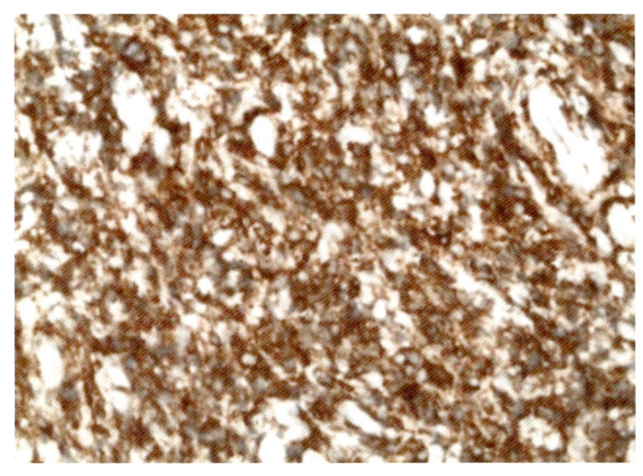

图 4-149　纵隔 AML，瘤细胞 CD43（+）

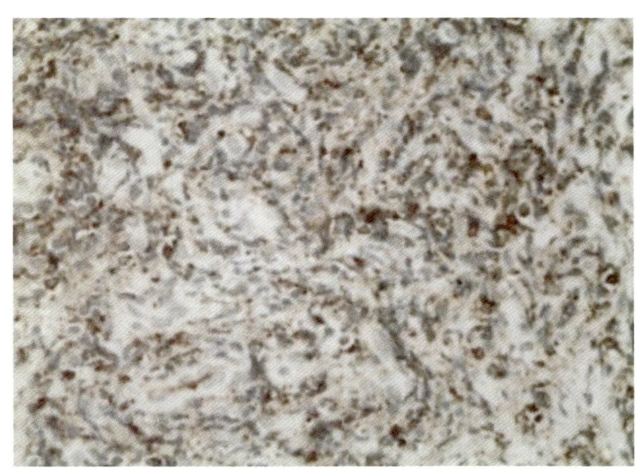

图 4-150　纵隔 AML，瘤细胞 MPO（+）

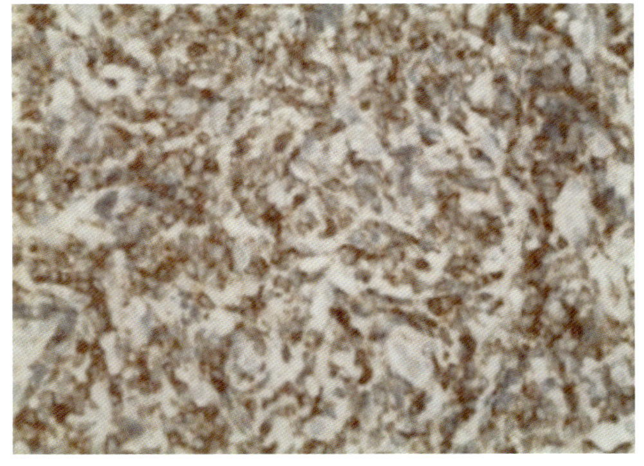

图 4-151　纵隔 AML，瘤细胞 CD117（+）

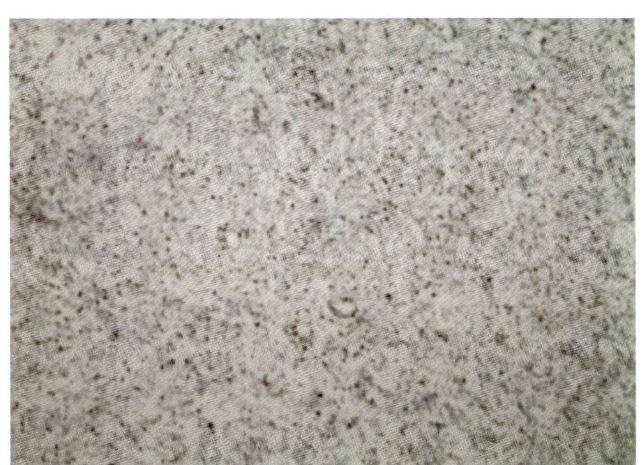

图 4-152　纵隔 AML，Ki67 25%（+）

◆ 专家点评

本例结合 HE 组织细胞特点、免疫组化标记结果，诊断为急性髓细胞白血病（AML）。分析误诊原因如下：

◆患者年轻，纵隔肿物，肿瘤细胞体积中等，穿插浸润，易考虑到 LBL。免疫标记物 TdT 对 LBL 较特异，多数情况下表达广泛、强和均质，但此例表达率低，且不均质。CD7 是非特异性 T 细胞标记物，髓细胞常表达，而 CD43 更是可以在 T 细胞、B 细胞和组织细胞表达的标记物。本例 CD3ε 虽有丢失，但很好地表达了 CD7 和 CD43，综合以上免疫组化结果，原单位给出了 T-LBL 的诊断。

◆结合形态上看到细胞核具有杆状和肾形，胞浆内似有嗜酸性颗粒，会诊中心考虑需要与 AML 鉴别，增加标记了 MPO 和 Lys，显示广泛强表达；CD2 和 CD5 瘤细胞无表达；T-LBL 时，CD3 可以丢失，但 CD2、CD5 等其他 T 细胞标记物应有表达。T-LBL 增殖指数很高，一般在 90%以上，核分裂象多见。而本例 Ki67 阳性 25%左右，且不见核分裂象。

◆更重要的是 MPO、CD117 是髓细胞较为特异性的标记物，结合 CD7 和 CD43 阳性，最终诊断了 AML。形态学缺少深刻认识，免疫组化误判，导致本例的误诊误治。

◆年轻人纵隔肿物，由于手术难度大，穿刺活检或胸腔镜活检较多见，由于术式导致组织假象较多，造成形态学观察困难，影响思考的范围。一般来讲需要鉴别胸腺瘤 B1 型、纵隔硬化性大 B 细胞淋巴瘤、间变性大细胞淋巴瘤、霍奇金淋巴瘤、急性髓细胞白血病浸润和淋巴母细胞淋巴瘤（ALL/LBL）。只要想到了，选择必要的标记物进行鉴别，一般来说鉴别诊断是可以完成的，实在有难度可以推荐外出会诊，因为治疗是有不同的。

（高子芬　谷从友）

（二）乳腺髓细胞肉瘤误诊为淋巴瘤

◇ 临床表现

女性，35 岁，左乳腺与宫颈出现肿块 2 个月余，外周血未见异常。

检查：左乳腺外侧可扪及肿块，约 3cm×3cm×2cm，质中等，边界不清。同时发现阴道出血及子宫颈一侧肿物突起，约 2cm×2cm×1cm，表面粗糙。

◇ 病理组织学特点

◆乳腺组织中较大的淋巴样细胞弥漫浸润，细胞形态一致，圆或卵圆形，胞浆色淡，少到中量，核圆或卵圆形，有的稍不规则。核染色质细，核膜欠清晰，核仁少或不见，核分裂象易见（图 4–153）。

◆仔细观察偶见早幼粒细胞，胞浆有嗜伊红颗粒（图 4–154）。

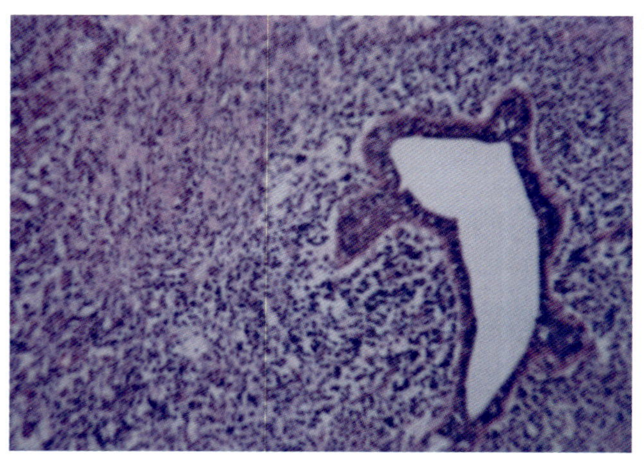

图 4–153　乳腺髓细胞肉瘤，在乳腺导管周弥漫浸润

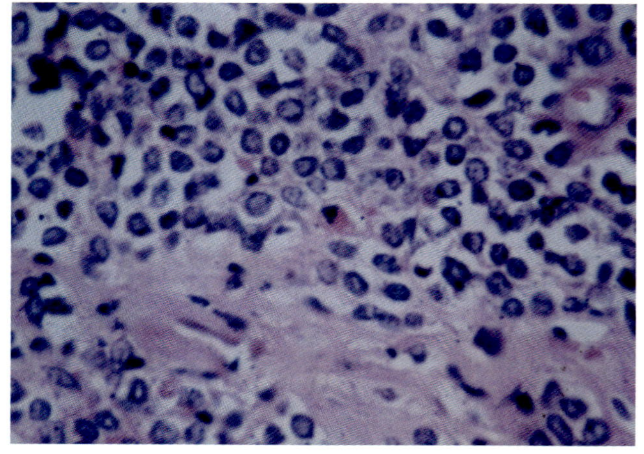

图 4–154　乳腺髓细胞肉瘤，瘤细胞核类圆或肾形，染色质细，可见小核仁，其中见一中幼粒细胞

◆乳腺腺泡消失，残留少数导管（图 4–155 左）。有少许 T 淋巴细胞浸润（图 4–155 右）。

◇ 免疫组化

◆瘤细胞 MPO 胞浆强阳性（图 4–156）。

◆T 与 B 淋巴细胞标记均阴性，CK 阴性，S–100 阴性。

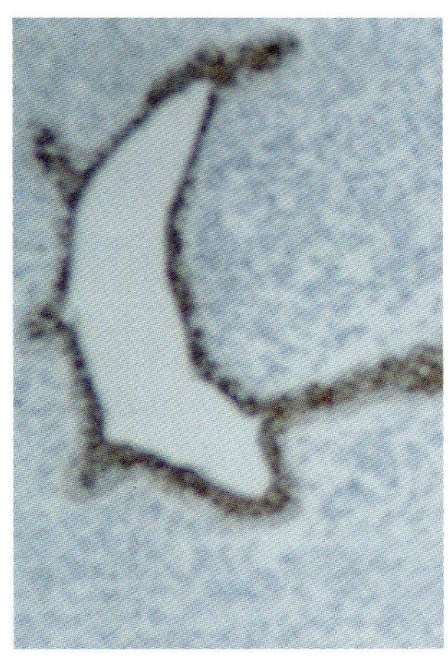
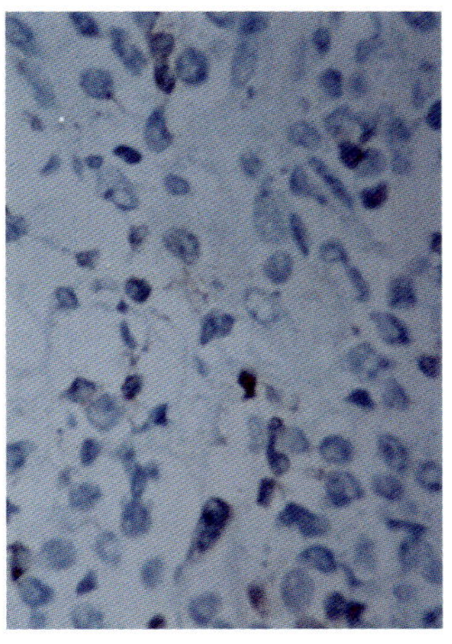

图 4-155　乳腺髓细胞肉瘤，（左）CK 标记瘤细胞（-），残留导管（+）；（右）CD3 标记少许淋巴细胞（+）

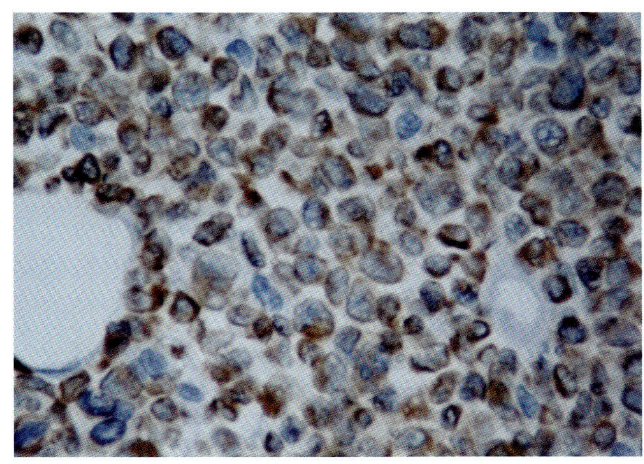

图 4-156　乳腺髓细胞肉瘤，MPO 标记瘤细胞胞浆（+）

专家点评

◆本例一侧乳腺与宫颈同时发生瘤块。文献记载髓细胞肉瘤有 10%为多发性。

◆髓细胞肉瘤一般为 AML、MDS、MPN 或 MDS/MPN 的髓外表现，由于有时外周血或骨髓病变不明显，甚至没有病变，因此很容易被认为是淋巴瘤（淋巴母细胞淋巴瘤、Burkitt 淋巴瘤、DLBCL）或其他圆细胞肉瘤，常常被忽略。本例是外地送来会诊。原单位做了针对淋巴瘤和其他圆细胞肿瘤标记均阴性。当我们应用了 MPO 标记强阳性才确诊，这也是重要的鉴别诊断。

◆髓细胞肉瘤在瘤细胞之间可以见到少数早幼或晚幼粒细胞（尤其是嗜酸性）是有意义的特点，但往往很少而被忽视。本例也极少见，故应仔细找。儿童、青少年病例要想到它的可能，以免漏诊或误诊。

◆由于本瘤 CD68 和溶菌酶为阳性，故不要误为组织细胞肉瘤。但后者瘤细胞胞浆丰富、形态多形，MPO 阴性。

◆急性单核细胞白血病和慢性粒单核细胞白血病的髓外表现可以为 CD68 和溶菌酶阳性，MPO 阴性。

（朱梅刚）

（三）软组织髓细胞肉瘤误诊为 T 淋巴母细胞淋巴瘤

临床表现

男性，32 岁，发现左腹壁及左大腿肿块 6 个月余， 4 个月前在外院行左腹壁肿块切除，病理诊断小细胞肿瘤，术后复发。患者血象、骨髓象均正常。左腹壁原手术疤痕处皮下肿块约 3cm×3cm，左大腿前侧皮下肿块约 3cm×2cm。均质硬，活动度差，表皮无异常。取腹壁肿块 2 块（3cm×2cm×1.5cm，3cm×2cm×1cm）做病理检查。

病理组织学特点

低倍镜下，真皮层肿瘤细胞弥漫浸润，瘤细胞核中等大，类圆形或不规则，染色质细颗粒状，偶见核仁，核分裂象多见（图 4–157~158）。免疫组织 LCA 阳性，CD20 阴性，CD79 阴性，CD43 阳性（图4–159），初步考虑为 T 淋巴母细胞淋巴瘤。

免疫组化

CD34 阳性，CD117 阳性，CD99 阳性，MPO 大部分瘤细胞胞浆颗粒状阳性，小部分胞浆弥漫强阳性；Ki67 阳性约 50%，最后诊断为髓细胞肉瘤（图 4–160~162）。

专家点评

本病例主要诊断：①以皮肤肿物为首发表现，缺乏急性白血病症状和外周血、骨髓的相关改变。②肿瘤细胞胞浆颗粒不明显，未见明显的幼稚嗜酸性粒细胞。③第一次免疫组化仅见个别瘤细胞 MPO 阳性，重复免疫组化显示大部分瘤细胞 MPO 颗粒胞浆阳性。结合文献，非白血病性髓细胞肉瘤，瘤细胞分

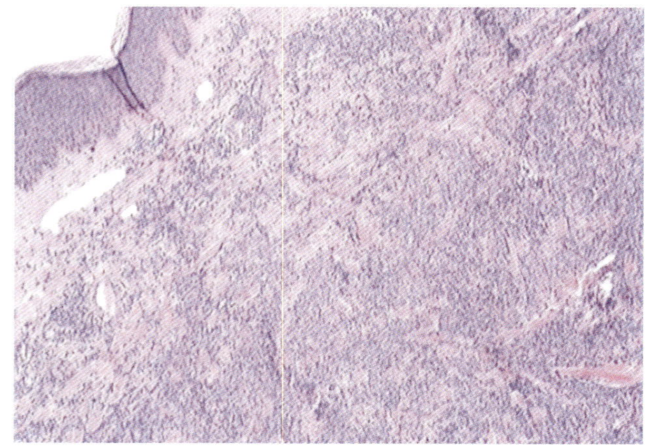

图 4–157 肿瘤细胞弥漫浸润真皮层

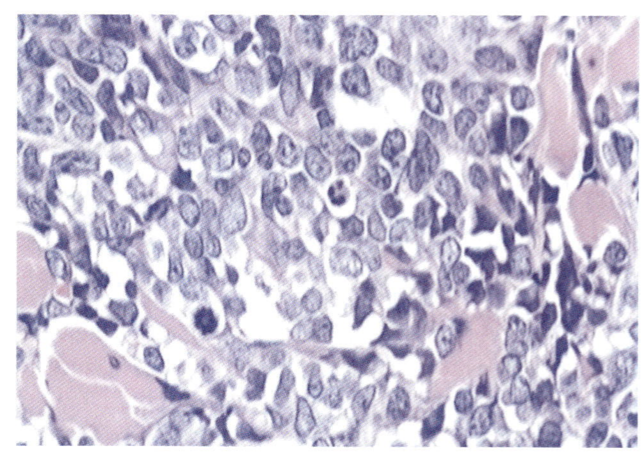

图 4–158 肿瘤细胞中等大，核多角形、卵圆形或不规则形，可见大量核分裂象

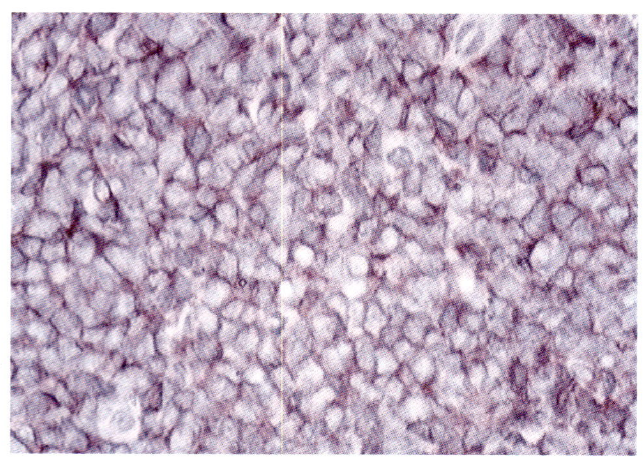

图 4–159 免疫组化瘤细胞 CD43（+）

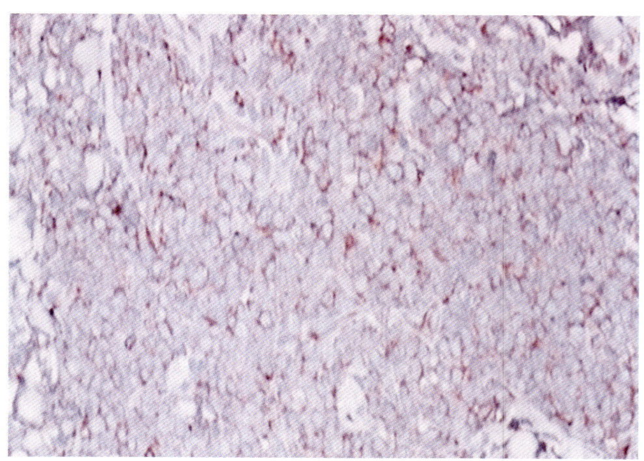

图 4–160 免疫组化瘤细胞 CD34（+）

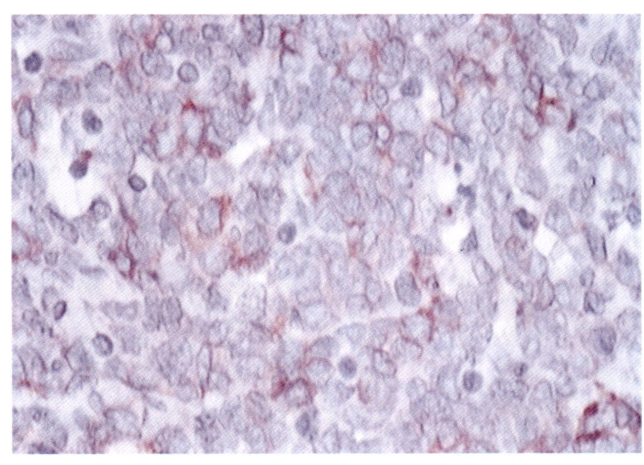

图 4-161　免疫组化部分瘤细胞 CD117（+）

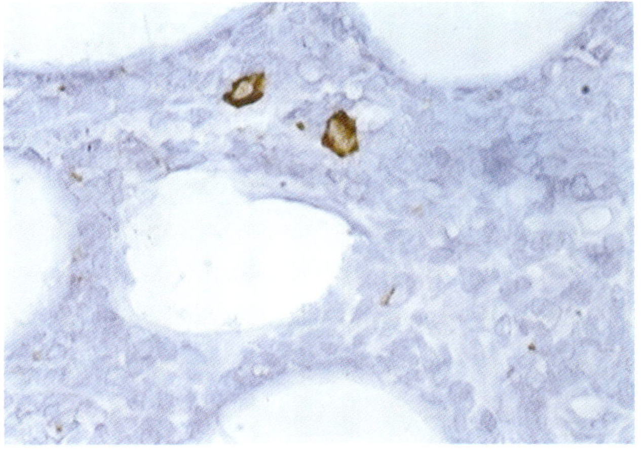

图 4-162　免疫组化个别瘤细胞 MPO（+）

化很幼稚时，可不表达 MPO 和溶菌酶，易被误诊为淋巴瘤。表达 LCA 和 CD43 而不表达 B、T 标记的肿瘤大部分为髓细胞肉瘤。

（温文　黄雨华）

（四）髓细胞肉瘤误诊为组织细胞肉瘤

临床表现

女性，48 岁，腹部胀痛不适 2 年余，伴恶心、呕吐，无发热、腹泻、便血等伴随症状，一般情况良好。4 个月前体检发现结肠肿物。CT：盲肠及升结肠下段管腔狭窄，管壁不规则增厚且向腔外隆凸形成环壁块影，长度约 15cm，最厚处约 4.3cm，呈软组织密度。

病理组织学特点

◆结肠黏膜活检，肿瘤细胞浸润于结肠黏膜内，腺体未受明显破坏。瘤细胞体积中等大，胞浆丰富，透亮，核圆形（图 4-163）。初次免疫组化：瘤细胞 CD68 阳性，MPO 少数阳性；LCA、CD20、CD79a、CD3、CD45RO、CD5、CD163、CD10、BCL6、MUM1、CD30、CD56、Cyclin D1、CK、M-CEA 均阴性。诊断为回结肠组织细胞肉瘤。

◆临床行回肠末段及升结肠切除，手术标本病理检查，肿瘤细胞弥漫浸润于结肠壁各层，部分区域见瘤细胞呈单行列兵样排列于纤维组织间（图 4-164），瘤细胞体积中等大，胞浆较丰富，核偏位，形态椭圆形或略不规则。少数细胞核呈杆状或分叶状（图 4-165）。

免疫组化

瘤细胞 CD68/KP1 阳性，CD68/PGM1 阳性，CD117 阳性，Lysozyme 部分阳性，MPO 少数阳性。Ki67 增殖指数约 10%（图 4-166~168）。

补充病史：血常规示 WBC 6.17×10^9/L，RBC 3.8×10^9/L，HB 10^9g/L，PLT 305×10^9/L。骨髓涂片呈刺激性骨髓象。PEC-CT 显示全身淋巴结、肝、脾、中轴骨等均未见高代谢灶。

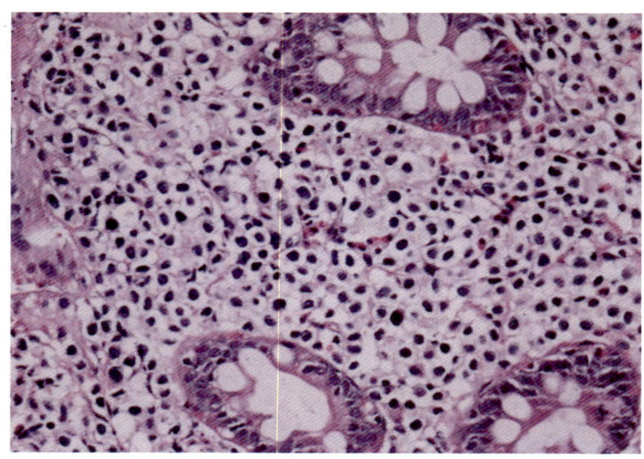

图 4-163　结肠黏膜活检由于组织处理不佳造成瘤细胞胞浆丰富、透亮的假象

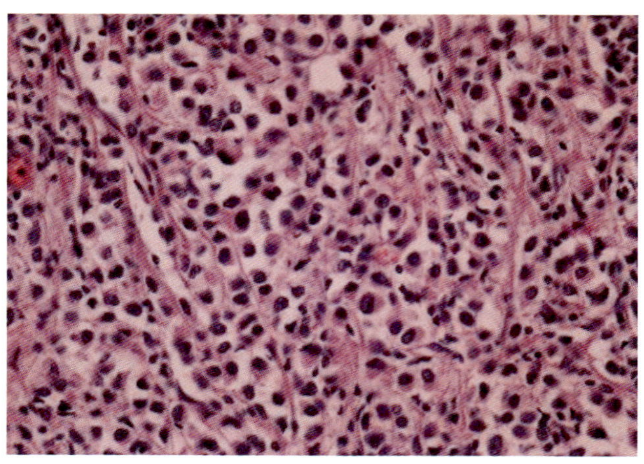

图 4-164　手术切除标本瘤细胞胞浆丰富，核偏位，圆形或肾形，部分出现杆状核

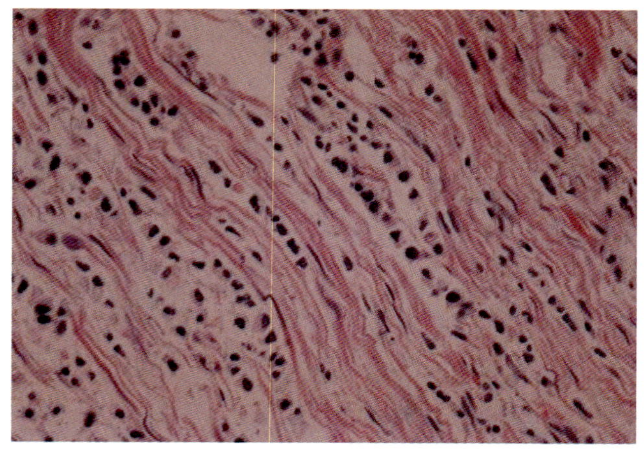

图 4-165　手术切除标本瘤细胞呈单行列兵样排列

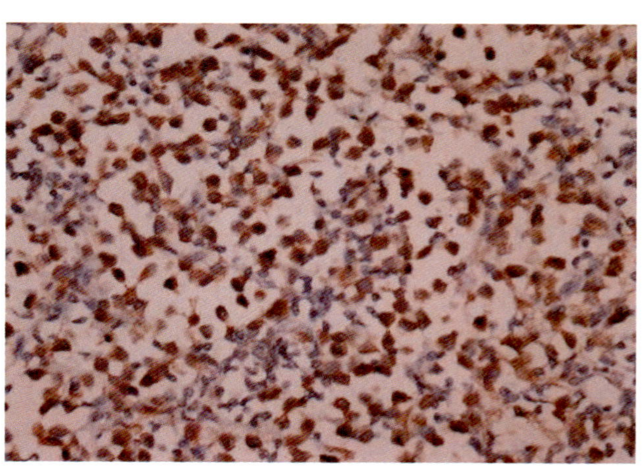

图 4-166　免疫组化瘤细胞 CD68（KP1）弥漫（+）

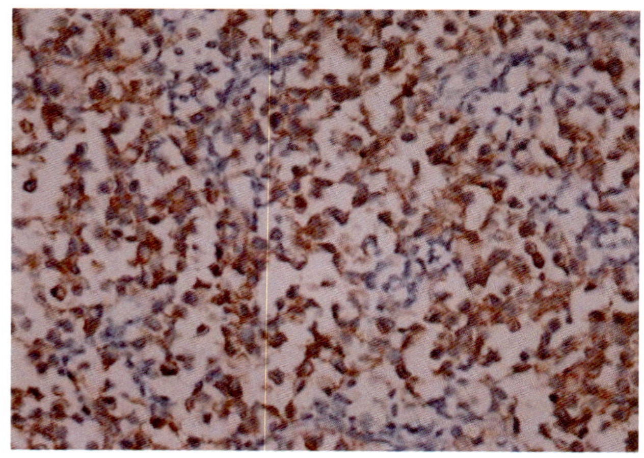

图 4-167　免疫组化瘤细胞 CD117 弥漫（+）

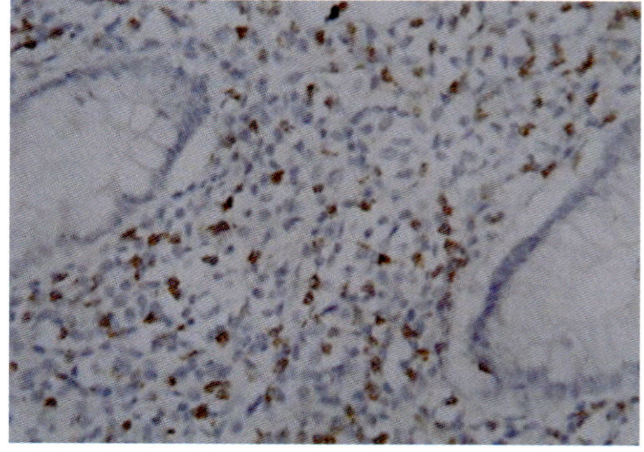

图 4-168　免疫组化瘤细胞 MPO 少数（+）

肿瘤组织流式细胞术：CD34 阴性，CD117 阳性，HLA-DR 阳性，CD13 阳性，CD33 阳性，CD16 阴性，CD15 阴性，提示为髓系原始/幼稚细胞组织浸润。

病理诊断：回结肠原发性髓细胞肉瘤。

◆ 专家点评

本例结肠黏膜活检标本由于组织处理不佳，瘤细胞明显收缩，胞浆显示不清，瘤细胞间空隙反而形成胞浆丰富、透亮的假象。免疫组化染色仅 CD68 阳性，B、T 淋巴细胞标记均阴性，MPO 仅少数细胞阳性，误认为反应性中性粒细胞，故本例误诊为组织细胞肉瘤。仔细观察手术标本，见不少细胞具有不同阶段的粒细胞分化，免疫组化显示瘤细胞 CD117 弥漫强阳性，MPO 少数阳性，故对于髓细胞肉瘤的诊断，形态学基础非常重要，组织的处理固定影响形态学特征。HE 切片应仔细观察肿瘤是否不同阶段粒细胞分化的特点。若考虑粒细胞肉瘤的可能性，免疫组化应注意加上粒细胞的标记。MPO 为最常用的粒细胞标记，但在幼稚阶段粒细胞可能不表达。CD34、CD117 是幼稚阶段粒细胞的标记，对诊断有辅助作用。CD68（KP1）不特异，粒细胞、单核细胞均表达，CD68（PG-M1）相对特异，一般在单核细胞表达。对于 CD68 弥漫阳性的肿瘤，除了组织细胞来源外，也应考虑到粒细胞来源的可能性。

（黄艳 林汉良）

第十二节 骨外浆细胞瘤

一、骨外浆细胞瘤特点

骨外浆细胞瘤又称髓外浆细胞瘤（extramedullary plasmacytoma，EP）大部分发生于上呼吸道，但其他器官部位也可发生，为低度恶性的肿瘤，一般无明显症状，很容易与浆细胞肉芽肿或其他有浆细胞分化的淋巴瘤混淆而误诊，因此对其形态学与免疫组化等特点要有充分的认识，防止误诊。

◆ 临床表现

◆发生率占全部浆细胞瘤的 3%~5%，2/3 发生于男性，诊断中位年龄为 55 岁。

◆80%发生于上呼吸道，包括耳咽、鼻咽、鼻窦、喉、胃肠道及其他许多器官组织均可发生，包括淋巴结。

◆症状取决于发生部位和病变范围，上呼吸道病变可发生鼻溢液、鼻血、鼻阻、鼻窦病变，可侵及颅内压迫颅神经，发生功能障碍。

◆约有 20%血清有小 M-蛋白（最常见 IgA）。

◆大部分病人局部切除或放疗效果好，25%有复发，很少有发生转移或演变成骨髓瘤，约 70%带瘤存活 10 年以上。

病理组织学特点

◆瘤细胞为高分化的浆细胞，与成熟浆细胞很难区别。

◆瘤性浆细胞弥漫性单一性增生，很少有其他淋巴细胞或粒细胞浸润。与周围组织缺乏明确的边界。很少分裂象。

◆有时可能因为固定与制片技术的影响，胞浆色淡，缺乏卵圆形嗜碱胞浆和核偏位的特点，似一般小淋巴细胞，造成漏诊或误诊。

免疫组化

◆CD38，CD138、MUM1 强阳性，有时二者表达不一。Ig 轻链 κ 与 λ 限制性单项表达。

◆LCA、 CD79a、 CD56 可变性表达。

◆一般 CD20、PAX5、CD43、CD2 散在淋巴细胞阳性，瘤细胞阴性，CD43 瘤细胞可交叉性非特异性阳性。

现代诊断技术

◆流式细胞术显示肿瘤性浆细胞为红色块，正常 B 细胞为蓝色，CD38 阳性，CD20、CD19、CD10 为阴性。

◆FISH，t（11；14)(q13；q32）CCNDI 基因可阳性。

二、鉴别诊断

由于 EP 可以发生于以上呼吸道为主的许多骨外部位，瘤细胞小而高分化，很容被误诊为浆细胞性黏膜炎或浆细胞增生性肉芽肿，或是与小淋巴细胞有浆样分化的淋巴瘤相混淆，应引起重视。

与浆细胞性黏膜炎或浆细胞增生性肉芽肿鉴别

详见第三章第十三节。

与 MALT 淋巴瘤浆样分化明显者鉴别

后者：

◆多发于胃肠道。

◆瘤细胞胞浆透明，核稍不规则。

◆可见淋巴上皮病变和滤泡植入现象（CD21 标记 FDC 网破碎）。

◆CD20、CD79、IgM 阳性，CD38 与 CD138 部分阳性。

◆IgH 与单克隆性基因重排。

◆t（11；18）和 t（3；14）（P14.1；q32），t（14；18）（q32；q21）染色体易位。

与淋巴浆细胞淋巴瘤鉴别

后者：

◆多侵犯骨髓，以及淋巴结，结外、脾、肝等处。

◆15%~30%病人发生 Waldenstrom 巨球蛋白血症。

◆瘤细胞包括小淋巴细胞、浆样淋巴细胞及浆细胞混合组成。

◆淋巴结病变在淋巴窦可见大量 Ig 沉积。
◆CD20 与 CD38、CD138 部分阳性，CD79a 弥漫阳性。

◇ 鼻窦 EP 与小圆细胞肿瘤鉴别

后者可能是与神经内分泌肿瘤或胚胎性横纹肌肉瘤相鉴别。应用免疫组化标记 CgA、Syn 与 myo D1 Desmin myoglubin 等阳性可以识别。

◇ 发生于蝶窦、筛窦 EP 侵入颅底部应与脑胶质瘤鉴别

后者：
◆瘤细胞一般缺乏细胞界限，核多形为主，病变在脑实质内。
◆GFAP 强阳性，而 CD38、CD138 阴性。

（朱梅刚）

三、病例分析

（一）侵犯颅神经的蝶窦骨外浆细胞瘤误诊为胶质瘤、小圆细胞肿瘤、外周非特殊性 T 细胞淋巴瘤

◇ 临床表现

男性，31 岁，因右眼胀痛，右眼睑下垂，复视，于 2011 年 4 月 8 日入院。CT 发现蝶窦、筛窦占位，并侵入颅底。取鼻窦内肿瘤活检。病理诊断：小圆细胞肿瘤，以胶质瘤可能性大。免疫组化结果：GFAP 阳性，CD99 阳性，Syn 阴性，CgA 阴性，LCA 阴性，S-100 阴性，CD56 阴性。之后又专科会诊，意见为神经胶质瘤。后到作者单位会诊。复阅原切片与免疫组化片，GFAP 是边缘现象不能定为阳性。从细胞学改变为瘤细胞核圆，密集像淋巴造血组织源（图 4-169），重染 GFAP，加染 CD2、CD43、CD4、CD8、CD3、CD20、CD79a、PAX5、CD30、CD15、PLAP、CK、NSE、CgA、CD56、TdT、MPO、CD117、CD34。结果 CD2 与 CD43 少部分细胞阳性（图 4-170）外均为阴性，故考虑为外周非特殊性 T 细胞淋巴

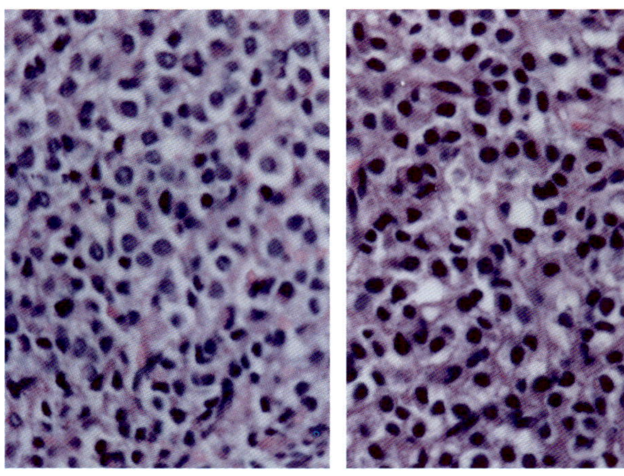

图 4-169 （左）为第一次鼻窦活检；（右）为第二次鼻咽部活检，组成细胞形态相同，仔细观察才见有个别浆细胞样瘤细胞，许多胞浆淡而空

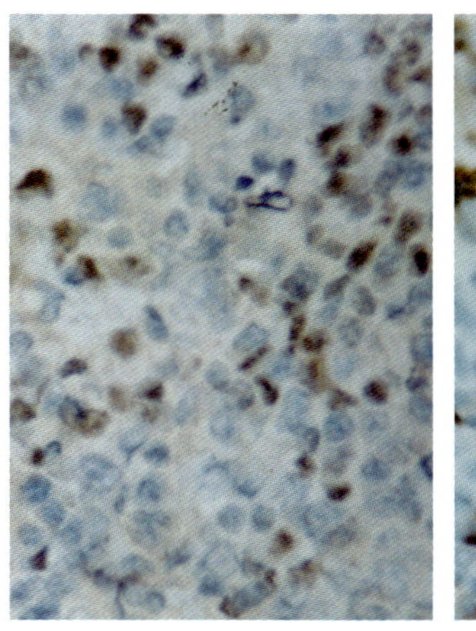

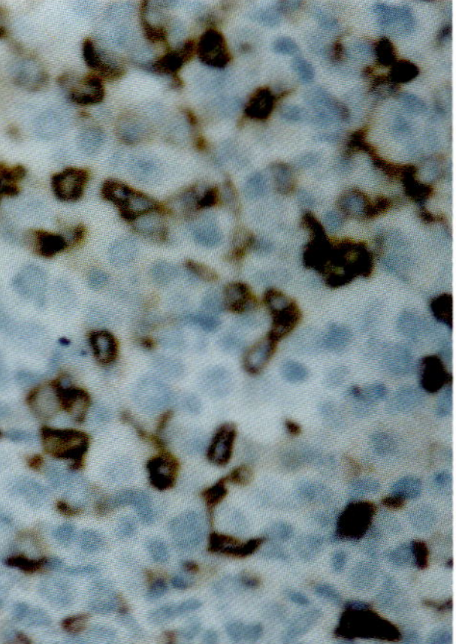

图 4-170 （左）第一次活检 CD2 标记；（右）CD43 标记少数瘤细胞（+），可能为反应性 T 细胞或交叉反应染色

瘤，建议做 IgH、TCR 基因重排检测。

后患者要求做鼻咽部检查并活检，又送来会诊，组织学改变与上次活检相似，以淋巴瘤可能性大，但免疫标记不够确切。目前，T 淋巴细胞、B 淋巴细胞、组织细胞源不能成立，余下浆细胞与朗格汉斯细胞再标记一下，加染CD38、CD138、S-100、CD1a、κ、λ。结果 CD38 与 CD138 弥漫强阳性（图 4-171），S-100 与 CD1a 阴性。λ 阳性，κ 阴性（图 4-172）。

最后病理诊断：鼻咽部，鼻窦骨外浆细胞瘤侵犯颅神经。

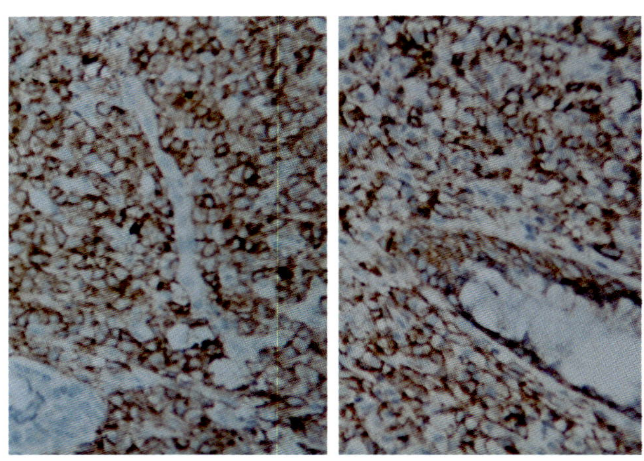

图 4-171　第二次鼻咽部活检，（左）CD138；（右）CD38 标记瘤细胞弥漫（+）

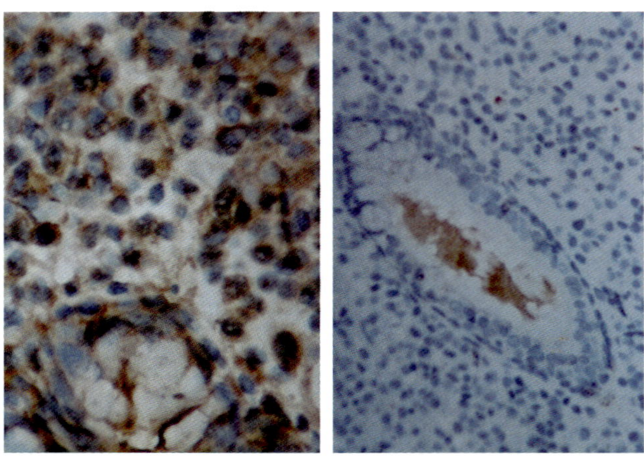

图 4-172　第二次鼻咽部活检，（左）λ 标记（+）；（右）κ标记（-）单克隆轻链表达

◆ 专家点评

通过本例的误诊可以吸取以下的经验教训：

◆最主要的教训是对 HE 组织学观察不仔细，不准确，而过分依靠不可靠的免疫组化结果。从第一次 HE 细胞学显示瘤细胞为小圆细胞，核圆而一致，完全不是胶质瘤的特点，后者不规则的核形不规则分布于均匀胶质中。而 GFAP 免疫染色组织边缘着色强，其内为浅棕色均染，无胞浆定位，为假阳性。

◆病史的误导，因病人有颅神经受犯症状，就往脑胶质瘤方面想。实际上本例病变主要在鼻窦而不在颅内。

◆对髓外浆细胞瘤的发生缺乏警觉，HE 切片第一次活检过厚，第二次活检多数缺乏浆细胞的外形，后仔细看，可以见到少数浆细胞形态。第一次活检做了大量免疫组化，有少数 T 细胞阳性，就考虑为外周非特殊 T 细胞淋巴瘤，就没有想到浆细胞瘤可能。第二次活检才想到浆细胞瘤而确诊。

◆总的经验是 HE 切片要薄，固定要充分，观察要仔细，再则是结外小细胞淋巴瘤增殖活性低时，不要忘记浆细胞瘤可能，特别是上呼吸道。另外免疫组化的交叉反应，CD43，浆细胞瘤亦可阳性，但不均一。

（朱梅刚）

（二）附睾精细胞肉芽肿浆细胞增生误诊为髓外浆细胞瘤

◆ 临床表现

男性，45 岁，发现左侧附睾硬结节数个月，有疼痛外余无特殊不适，行附睾硬结节切除，送病理检验。在原单位病理报告：疑为髓外浆细胞瘤，送来进一步确诊。

病理组织学特点

◆附睾组织，黏膜及部分肌层大量浆细胞与组织细胞及淋巴细胞浸润，纤维，小血管增生，附睾管受到破坏（图 4–173~174）。

◆部分区在浸润细胞之间可见许多精细胞散在（图 4–173 右）。

免疫组化

◆CD20、CD3、CD79a、CD138（图 4–174 左）、CD68 混合性阳性。

◆κ 与 λ 标记为双阳性多克隆表型（图 4–175）。

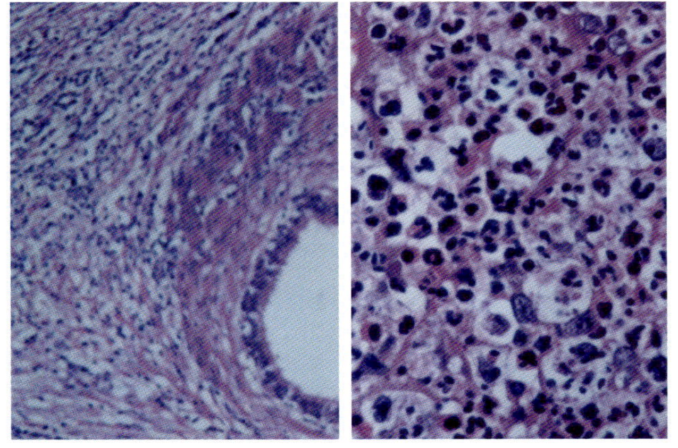

图 4–173　附睾精细胞肉芽肿，（左）示附睾组织，有慢性炎；（右）在淋巴细胞与浆细胞之间见到许多精细胞头

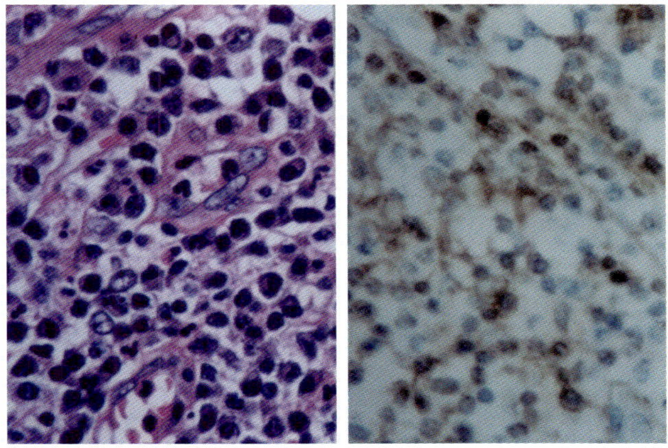

图 4–174　附睾精细胞肉芽肿，（左）以浆细胞为主的淋巴细胞等浸润，小血管增多；（右）CD138 标记（+）

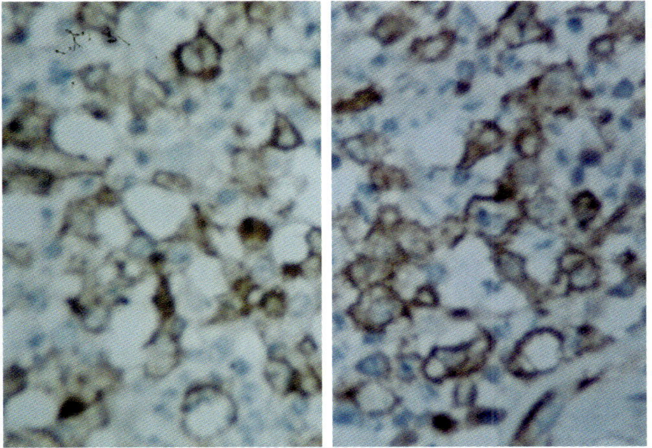

图 4–175　附睾精细胞肉芽肿，κ（左）与 λ（右）标记双（+），提示多克隆性

专家点评

◆本病例从组织学与免疫组化结果表明为附睾精细胞肉芽肿伴浆细胞增生，而非髓外浆细胞瘤。

◆原单位之所以考虑为浆细胞瘤，其原因是忽略了精细胞的存在和肉芽肿的特点。

◆真正的浆细胞瘤是单一性欠成熟的浆细胞增生，极少有组织细胞等混杂浸润。

（朱梅刚）

第十三节　印戒细胞淋巴瘤

一、印戒细胞淋巴瘤特点

印戒细胞淋巴瘤（signet ring lymphoma，SRL）是在 FL、中心细胞淋巴瘤及 DLBCL 部分瘤细胞呈印戒状，而提出印戒细胞淋巴瘤或印戒状变，其意义在于避免与印戒细胞癌相误诊。

临床表现

◆其临床表现与基础淋巴瘤相同，目前尚未提出 SRL 独有的临床表现。

病理组织学特点

◆文献报告在 FL，中心细胞、中心母细胞淋巴瘤 10%~50%瘤细胞呈印戒状改变（图 4–176~177）。

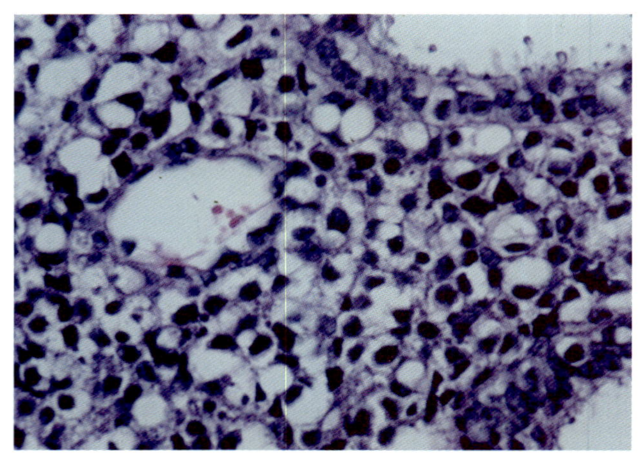

图 4–176　子宫内膜印戒细胞大 B 细胞淋巴瘤，瘤细胞呈印戒状

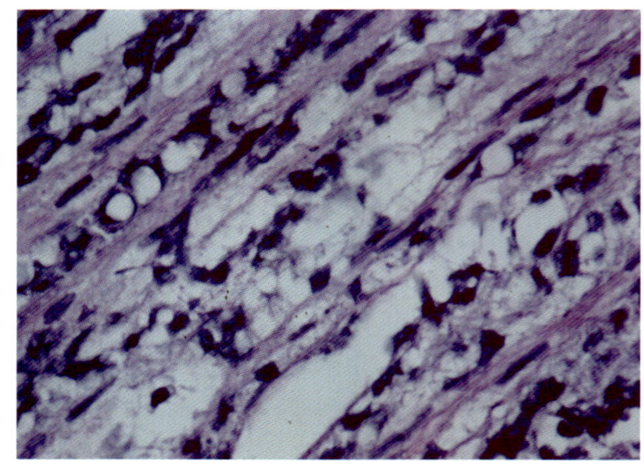

图 4–177　子宫内膜印戒细胞大 B 细胞淋巴瘤，瘤细胞侵入子宫肌层

◆SRL 可分为下列类型：

（1）卢梭氏小体型：胞浆充满球形卢梭氏小体，将核挤向一侧。

（2）透明空泡型：胞浆呈圆或卵圆形空泡，核位一侧月牙形，这可能是卢梭氏小体溶解所致（图 4–177）。

（3）非典型型：胞浆空泡周界欠明确，电镜发现空泡中有 Ig，颗粒状物及晶状体物。

◆印戒细胞之形成实为瘤细胞合成 Ig 异常，贮积胞浆成卢梭氏小体，后溶解成空泡。亦见极少报告 T 细胞淋巴瘤出现印戒细胞，认为是胞浆水肿所致。

免疫组化

◆B 细胞印戒细胞淋巴瘤，全 B 细胞标记阳性（图 4–178）。
◆偶见 T 细胞印戒细胞淋巴瘤，全 T 细胞标记阳性。

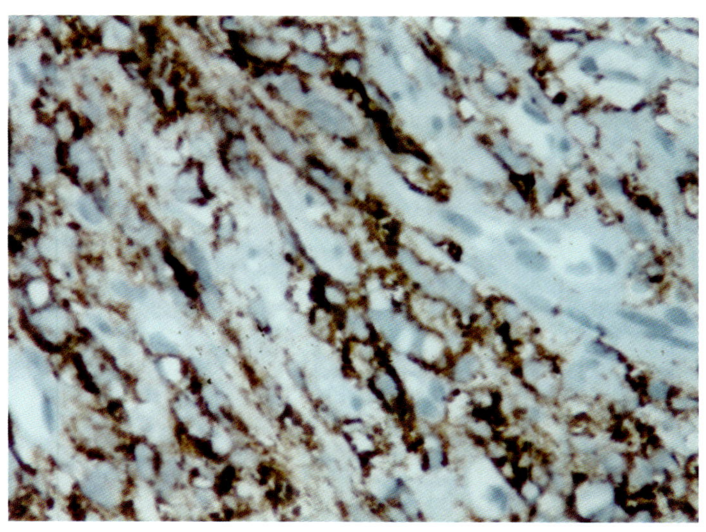

图 4–178　子宫内膜印戒细胞大 B 细胞淋巴瘤，CD20 标记，瘤细胞（+）

现代诊断技术

◆B 细胞 SRL、IgH 克隆性基因重排阳性，TCR 重排阴性。
◆T 细胞 SRL、TCR 克隆性基因重排阳性，IgH 重排阴性。

二、鉴别诊断

淋巴结内 SRL 与转移性印戒细胞癌鉴别

后者癌细胞 CK 阳性，T 与 B 细胞标记阴性。

结外特别是胃肠道 SRL 要与胃肠道印戒细胞癌鉴别

后者癌细胞 CK 阳性，且可见到与腺体有移行过程。T 与 B 细胞标记阴性。

（朱梅刚）

第十四节　梭形细胞淋巴瘤

一、梭形细胞淋巴瘤特点

梭形细胞淋巴瘤（spindle cell lymphoma，SCL）是 NHL 的一种变形，十分少见，尚未列入独立的淋巴瘤类型，其瘤细胞由梭形与淋巴样 2 种类型组成。如果对其缺乏认识，则会发生漏诊或误诊。

临床表现

◆SCL 除肿块可有压迫症状以外无特殊症状。
◆多见于纵隔、颌骨、软组织、胃肠道及淋巴结。
◆中老年人多见。

病理组织学特点

◆SCL 最重要的组织学特点是异型梭形与淋巴样 2 种瘤细胞混合组成（图 4-179~182）。
◆多数发生于软组织，以 B-NHL 最多见。少见于 ALCL 肉瘤样变异型。
◆梭形瘤细胞交错排列，可有席纹状浸润生长出血，坏死，核分裂象易见。

免疫组化

◆多数为 B 细胞标记阳性（图 4-181~182），少数为 T 细胞标记阳性，个别报告瘤细胞 Actin 阳性。

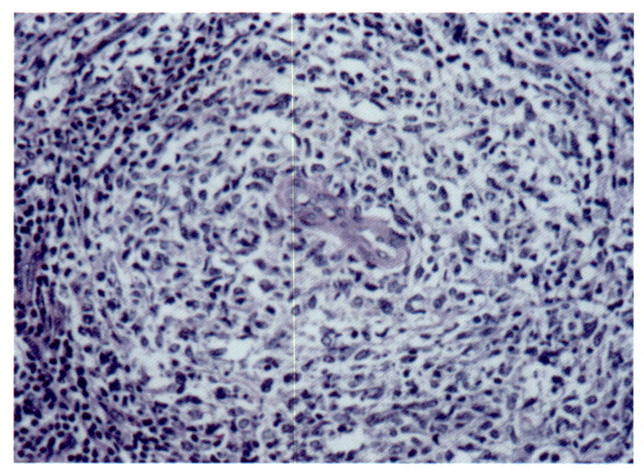

图 4-179　软组织梭形细胞淋巴瘤，瘤细胞围绕血管

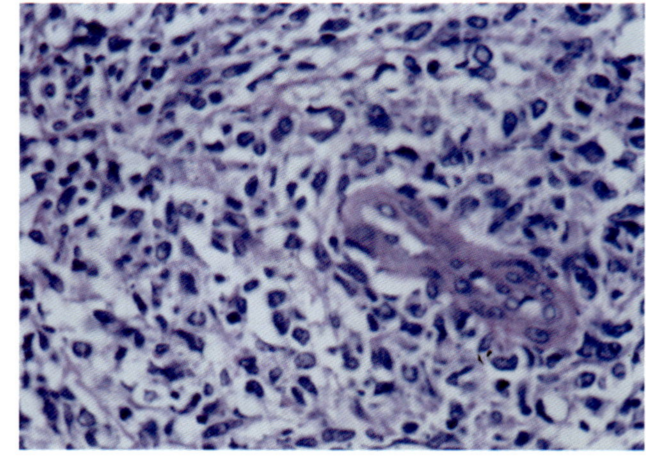

图 4-180　软组织梭形细胞淋巴瘤，高倍观，部分瘤细胞呈梭形

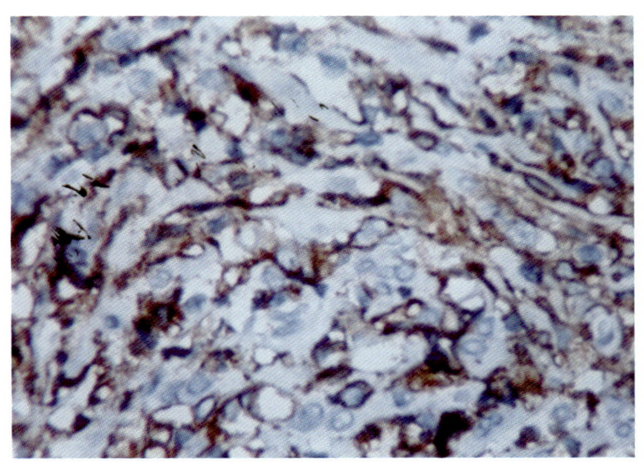

图 4–181　软组织梭形细胞淋巴瘤，CD20 标记瘤细胞膜（+）

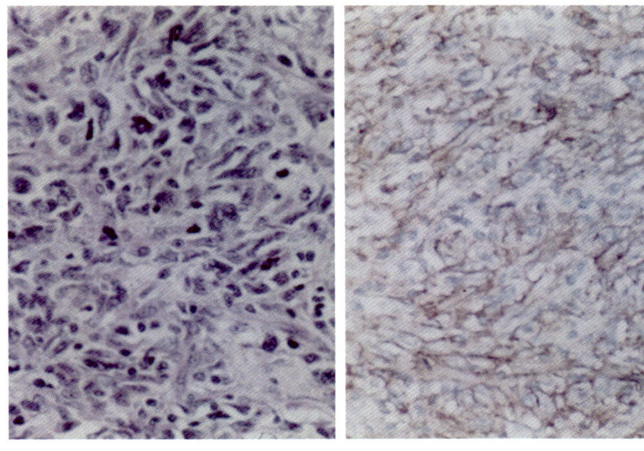

图 4–182　胃壁梭形细胞淋巴瘤，（左）HE 瘤细胞呈梭形，部分为淋巴样；（右）CD20 标记瘤细胞（+）（本例照片由林汉良教授提供）

现代诊断技术

◆IgH 或 TCR 克隆性基因重排阳性。

二、鉴别诊断

与软组织肉瘤鉴别

后者为梭形瘤细胞构成，无异型淋巴样瘤细胞混合，T 与 B 淋巴细胞标记阴性，而软组织细胞标记阳性。

与肉瘤样癌鉴别

后者在梭形瘤细胞与上皮形癌细胞巢有移行，CK 标记阳性，T 与 B 细胞标记阴性。

与淋巴结梭形细胞炎性假瘤鉴别

后者梭形细胞无异型，散在成熟小淋巴细胞浆细胞浸润。vim 与 Actin 可阳性。儿童易发，可有接种卡介苗史。抗酸染色可见阳性杆菌。

（朱梅刚）

第十五节　伴黏液间质的非霍奇金淋巴瘤

一、伴黏液间质的非霍奇金淋巴瘤特点

伴黏液间质的非霍奇金淋巴瘤（NHL with myxoid stroma）是伴有特殊的黏液样间质的 T 或 B 细胞淋巴瘤，十分少见，目前报告的病例均发生于软组织，故很易误诊为具有黏液间质的软组织肉瘤。

临床表现

◆本型淋巴瘤十分罕见，至今约有 5 例报告，均发生于股、臀部、肠等软组织。

◆发生于 41~75 岁中老年人，全为男性。

◆临床主要是局部色块与压迫症状。

病理组织学特点

◆主要的病理组织学特点为肿瘤由淋巴瘤样区与黏液变区构成。前者为大淋巴样细胞弥漫增生，后者由黏液间质和散在纤维形、星形、脂母细胞样细胞混合组成（图 4–183）。

◆向周边组织浸润生长，分界不清。

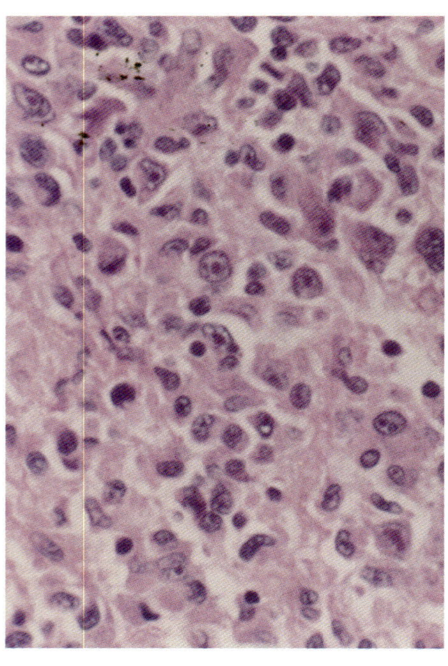
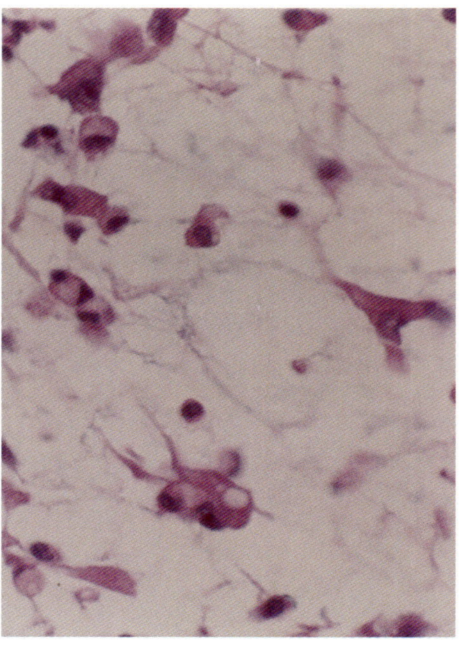

图 4–183　伴黏液间质的 NHL，（左）瘤细胞实性区、瘤细胞外形不规则，有的可见核仁；（右）肿瘤黏液区，瘤细胞分散于黏液中

◆ 免疫组化

◆目前收集到 5 例中，3 例为 DLBCL，1 例为 TALCL，1 例为外周非特殊性 T 细胞淋巴瘤（作者报告）（图 4-184~185）。

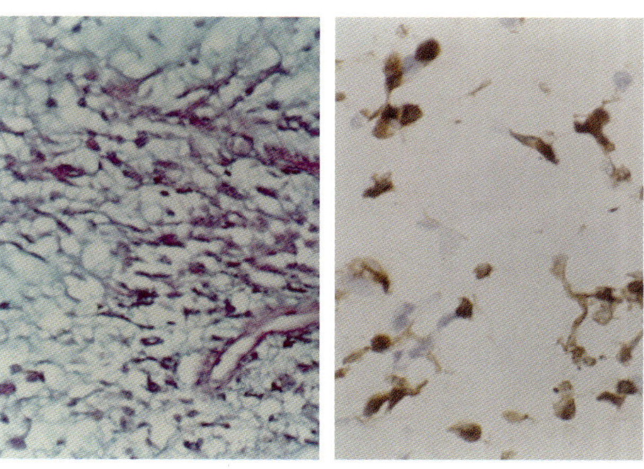

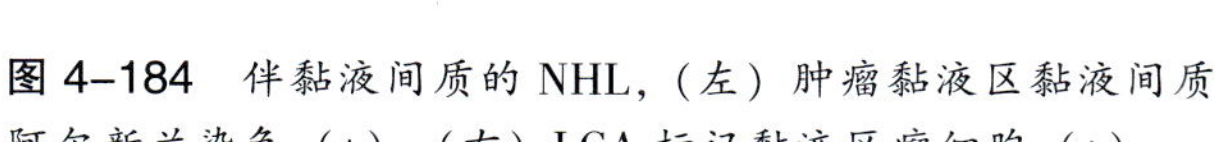

图 4-184　伴黏液间质的 NHL，（左）肿瘤黏液区黏液间质阿尔新兰染色（+）；（右）LCA 标记黏液区瘤细胞（+）

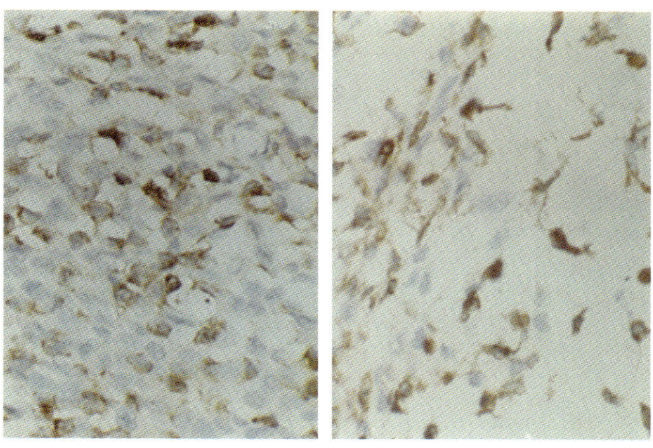

图 4-185　伴黏液间质的 NHL，CD45RO 标记，（左）肿瘤实性区与（右）黏液区均（+）

◆文献报告病例除 T 或 B 细胞标记阳性外，有的同时有 Actin、CD34、Desmin 部分梭形细胞阳性，提示具有多向分化特点。

◆ 现代诊断技术

◆IgH 或 TCR 基因重排阳性。

二、鉴别诊断

◆本型 NHL 的组织学关键是抓住淋巴瘤样区，进行 T、B 细胞免疫标记，同时用不同抗体排除黏液瘤、炎性肌纤维母细胞瘤、脂肪肉瘤、横纹肌肉瘤及黏液型恶性黑色素瘤等，必要时加用基因重排等检测确诊。

（朱梅刚）

第十六节 非霍奇金淋巴瘤伴菊形团结构

一、非霍奇金淋巴瘤伴菊形团结构特点

非霍奇金淋巴瘤伴菊形团结构（NHL with rosette formation）为 B 型 T-NHL 部分瘤细胞形成菊形团状排列，十分罕见。其具有鉴别诊断意义。

临床表现

◆本型淋巴瘤十分罕见，至今只有 10 例报告，老人多见，发病率男性高于女性。

◆伴菊形团的 NHL 有何特殊临床意义未定。

病理组织学特点

◆在 B 或 T-NHL 的基础上，出现数量不定的瘤细胞菊形团样排列形式散布，多时密集（图 4-186）。

◆菊形团以无结构的胞浆为中心（电镜证明为纵横交错的胞浆突起组成，其内含丰富的中间丝），多个细胞核环布周边呈花瓣状。

◆多数发生于淋巴结内，个别发生于结外。

免疫组化

◆目前报告的病例，有 DLBCL、FL、MCL、骨髓瘤、B 淋巴母细胞淋巴瘤、T 或 B 小淋巴细胞淋巴瘤（图 4-187）、母细胞性 NK 细胞淋巴瘤，作者报告例为 U-PTL。

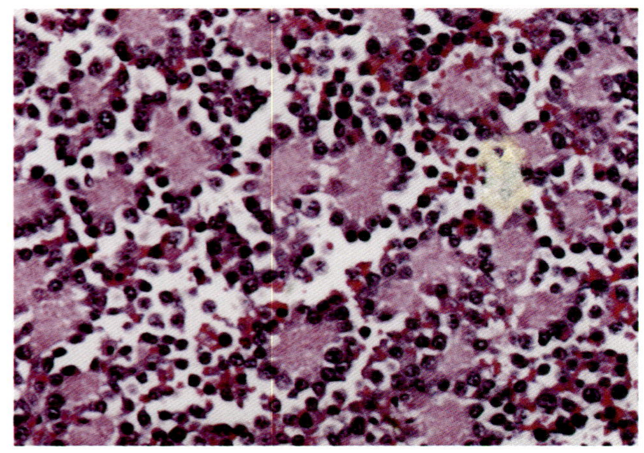

图 4-186 B 细胞淋巴瘤伴菊形团，瘤细胞排列成菊形团，核位于周边（本例照片由香港玛丽医院吴伟权教授提供）

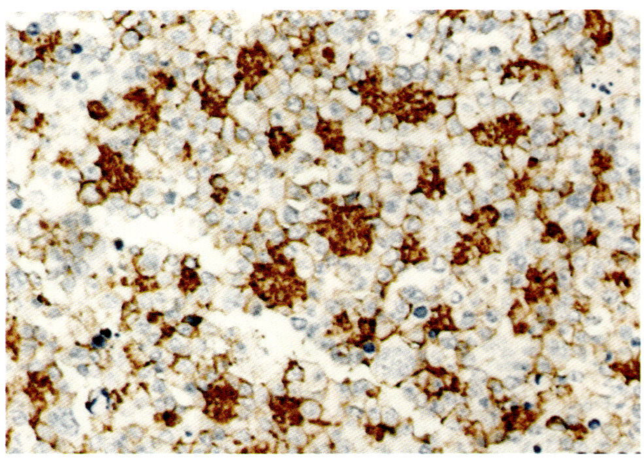

图 4-187 B 细胞淋巴瘤伴菊形团，免疫组化 CD20 标记瘤细胞（+）

◆ 现代诊断技术

◆IgH 或 TCR 基因重排阳性。

二、鉴别诊断

由于本型 NHL 的菊形团样结构与 Horner–Wright 菊形团相似，故应与原发或转移性神经母细胞、Ewing 肉瘤/PNET、视网膜母细胞瘤等鉴别。应用 T 与 B 细胞标记外，加用 Sgn、CgA、CD99 等抗体标记。

（朱梅刚）

第十七节 CK 阳性非霍奇金淋巴瘤

一、CK 阳性非霍奇金淋巴瘤特点

CK 阳性非霍奇金淋巴瘤（CK positive NHL）淋巴瘤细胞细胞角蛋白（CK）阳性，十分少见，具有鉴别诊断的意义。

◆ 临床表现

◆除 T 或 B–NHL 的症状外无特殊临床症状。
◆结内与结外 NHL 均可发生。
◆CK 阳性 NHL 倾向高侵袭性。

◆ 病理组织学特点

◆由于报告病例较少，尚未提出 CK 阳性 NHL 的特殊细胞形态，特点只是免疫表型特殊（图 4–188~189）。
◆电镜观察瘤细胞缺乏上皮性和中间丝结构。

◆ 免疫组化

◆目前报告的 CK 阳性 NHL，有 ALCL、浆母细胞瘤、淋巴母/ALL、高级别 T–NHL、T–小淋巴细胞淋巴瘤、肝组织细胞肉瘤等，LCA 弱阳性或阴性。

◆ 现代诊断技术

◆有报告 5 例 CK 阳性 B–NHL（图 4–188~189），IgH 克隆性基因重排阳性。

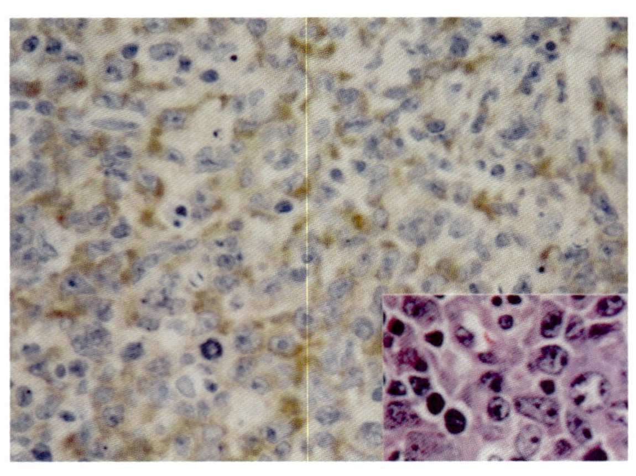

图 4-188 DLBCL，CK8 瘤细胞胞浆（+）；右下角 DLBCL

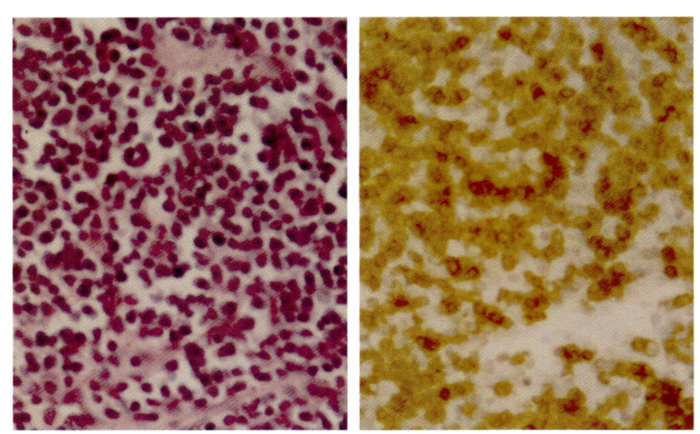

图 4-189 B 小淋巴细胞淋巴瘤，除 CD20 瘤细胞（+）外，CK（+）（本例切片由深圳龙岗人民医院朱政主任提供）

二、鉴别诊断

与小细胞癌鉴别

◆后者除 CK 阳性外，CgA 阳性，Sgn 阳性，而 T 或 B 细胞标记阴性。

◆当小圆细胞肿瘤 LCA 阴性、CK 阳性时，不要忘记 NHL 亦可以 CK 阳性，应进一步做 T 与 B 及组织细胞标记，以防误诊。

（朱梅刚）

第十八节　非霍奇金淋巴瘤间质硬化

少数非霍奇金淋巴瘤（NHL）出现间质不同形式的纤维硬化，称为非霍奇金淋巴瘤间质硬化（NHL with stroma sclerosis）。如对此改变缺乏认识，易导致误诊。

一、NHL 间质硬化分型

一般 NHL 间质硬化可分为 3 种类型：

小房状硬化

其一般为瘤细胞间小血管发生玻璃样变，将瘤细胞分隔成不完整的小房状（compartmentalization）可见于外周 T 细胞淋巴瘤（图 4-190），纵隔大 B 细胞淋巴瘤。

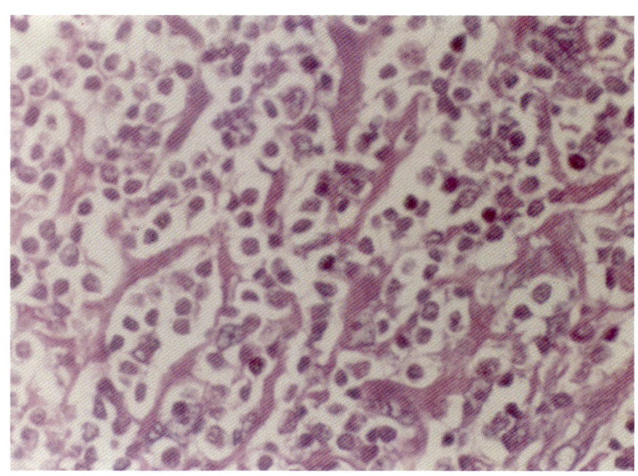

图 4-190 外围非特殊性T细胞淋巴瘤，小血管玻璃样变，成小房状硬化

结节硬化

少数 NHL 亦可以瘤区出现纤维束分割瘤组织呈大小不一的结节（图 4-191），这需与 NSCHL 良性结节硬化淋巴结鉴别（详见第三章第二十五节）。

弥漫性间质硬化

NHL 大量纤维增生，并胶原化，瘤细胞挤压成不规则条片状、列兵状（图 4-192），分界清楚。这一定要瘤细胞具有异型和克隆性免疫表型。

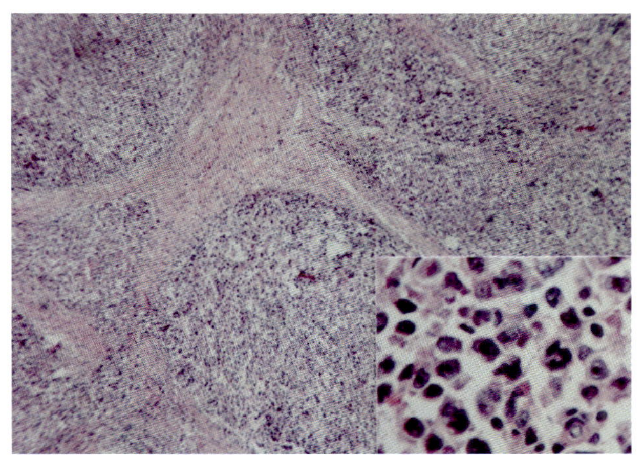

图 4-191 弥漫性大 B 细胞淋巴瘤结节硬化，纤维束分割瘤组织成结节状

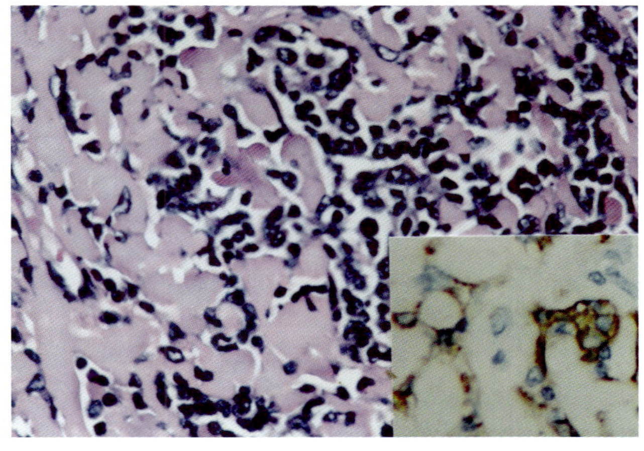

图 4-192 DLBCL 弥漫性间质硬化，胶原纤维致瘤细胞成细条状或不规片状；右下角为免疫组化 CD20 标记瘤细胞(+)

二、鉴别诊断

与慢性纤维增生性炎鉴别

后者背景为纤维肉芽组织、成熟小淋巴细胞、浆细胞、组织细胞混合浸润。细胞缺乏异型克隆性。要注意结节硬化可以见于 NHL、CHL 和良性淋巴组织增生病变，关键是淋巴细胞的类型与性质。

（朱梅刚）

第十九节 霍奇金淋巴瘤

霍奇金淋巴瘤（Hodgkin lymphoma，HL）是淋巴瘤的重要部分。其组织学与非霍奇金淋巴瘤（NHL）有明显的不同，不同的是在反应性多细胞组成的背景中散布瘤细胞（Hodgkin/Reed-stemberg，HRS）细胞及其变异型细胞。因此很容易与淋巴组织免疫母细胞增生性淋巴结病等良性病变混淆而误诊，带给患者不应有的痛苦。其误诊的主要原因是：

（1）对 HL 的病理组织学诊断要点缺乏充分的认识。

（2）对 HL 的瘤细胞形态特点与良性增生性大细胞鉴别点认识不足。

一、HL 的病理组织学诊断要点

（1）正常淋巴组织结构部分或全部破坏（图 4-193~194）。

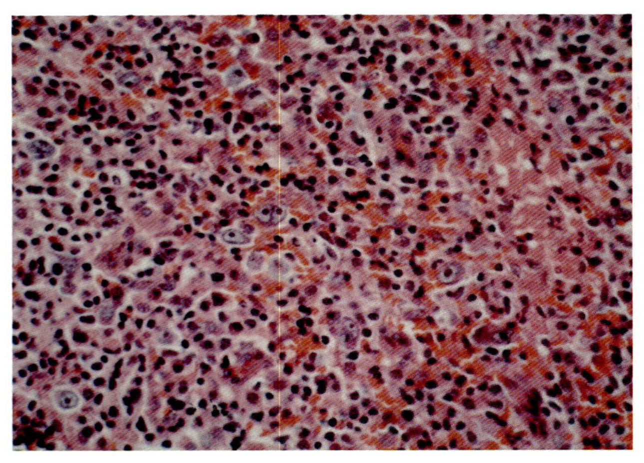

图 4-193 LRCHL，显示肿瘤组织代替了淋巴结正常结构，即正常结构的破坏

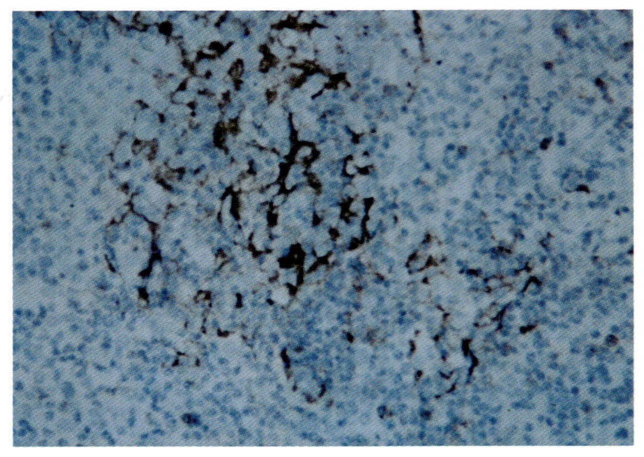

图 4-194 LRCHL，CD21 标记显示滤泡树突细胞网因瘤组织侵蚀破坏呈破裂状，这进一步提示正常结构的破坏和瘤细胞的侵蚀性

（2）HRS 细胞散布于反应性多细胞背景之中，不成巢。

（3）以诊断性 R-S 细胞为代表的系列 HRS 细胞，这是诊断的主要点（图 4-195）。

以上 3 点是诊断 HL 的不可缺少的要点，要对 3 点准确全面认识，用于实际病例的诊断与免疫母细胞增生性淋巴结病鉴别诊断。

正常淋巴组织结构部分或全部破坏

这与 NHL 诊断要点是相同的。这体现了 HL 亦具有侵蚀破坏正常淋巴组织的习性，是恶性本质的体现。相反良性增生淋巴组织病变是组成细胞量的增多，而引起组织结构暂时的紊乱，用网状纤维染色可以显示正常淋巴结结构模式保存。用 T 与 B 细胞免疫组化标记可以显示正常免疫功能区分布（T 与 B 细胞免疫功能区）。应用 CD21 或 CD35 标记可以显示生发中心滤泡树突细胞（follicular dendritic cell，FDC）树突网球形完整，多数无被瘤细胞侵蚀破坏现象。而 HL 则 FDC 网出现被瘤组织破坏而破碎现象。良性增生当病原消除后紊乱的组织结构改变可以复常。

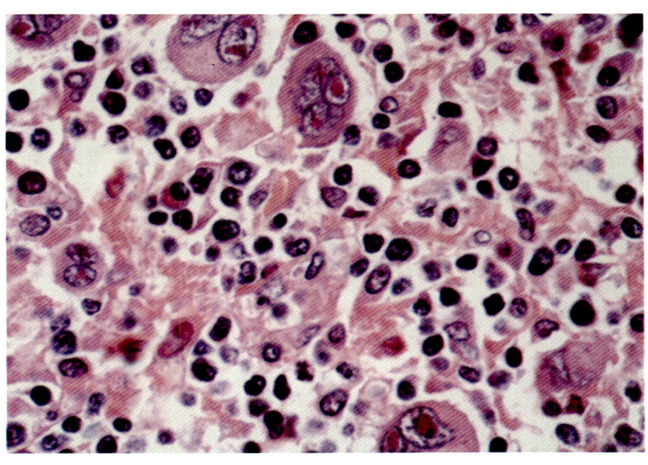

图 4-195　CHL，显示以诊断型 HRS 细胞为代表的系列 HRS 细胞散布于反应性细胞背景之中，这也是 CHL 病理组织学的一大特点，瘤细胞有鹤立鸡群之貌

◆ HRS 细胞散布于反应性多细胞（T 与 B 淋巴细胞、浆细胞、组织细胞及嗜酸性粒细胞等）背景中

这是 HL 与 NHL 最不相同的组织学改变，亦是容易与免疫母细胞（IBC）增生淋巴结病相混而误诊的主要原因之一。HL 除 NSCHL 合体细胞变异型 HRS 可以成片外，其他各型 HRS 细胞均为分散分布，绝不成巢。而 NHL 除 T/HRBCL、ALCL 及淋巴瘤样肉芽肿病等以外瘤细胞均弥漫浸润。

◆ 以诊断性 R-S 细胞为代表的系列 HRS 细胞是 HL 诊断不可缺的要点

目前已确认 HRS 细胞共有 6 型。包括诊断性 R-S 细胞与其变异型 R-S 细胞。诊断性 R-S 细胞是最典型特征性的最具有诊断意义的 R-S 细胞（图 4-196~197）。除 NLPHL 以外经典型 HL 的诊断是不可缺少的。它的出现与其他变异型 R-S 细胞［单核型（图 4-198 左）、陷窝型（图 4-198 右）、多形型（图 4-199 左）、L&H 型（图 4-199 右）及固缩型（图 4-200 左）］构成系列，决定HL 的诊断与分型，因此对诊断性 R-S 细胞形态的确切掌握十分重要。目前在实际工作中对其大小、形态、核仁大小与特征各家的认识不一，是与增生免疫母细胞相混而造成误诊的重要原因。

◆诊断性 R-S 细胞的形态特征及与 B 免疫母细胞细胞的不同点：

（1）细胞体积大，细胞体积≥2 个组织细胞或 B 免疫母细胞。瘤细胞核＞3 个小淋巴细胞（图 4-196~197）。

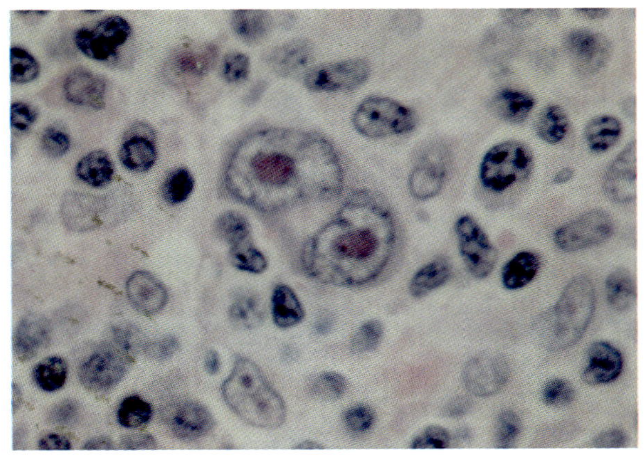

图 4-196　双核大核仁的诊断型 HRS 细胞的出现是 CHL 诊断的标志性与确诊的重要瘤细胞，它的体积与核仁大小标准十分重要，是防止误诊的要点

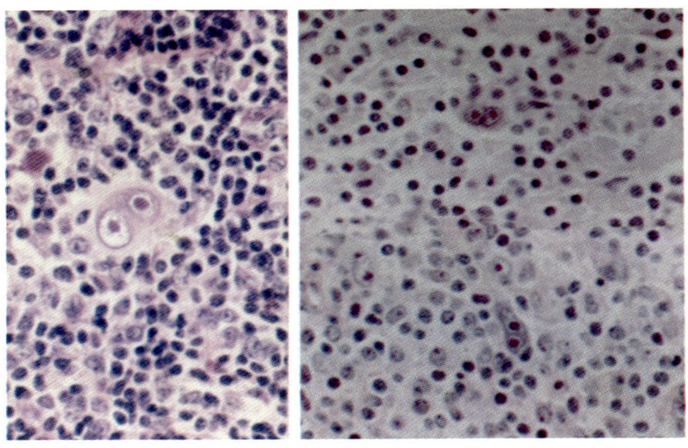

图 4-197　诊断型 HRS 细胞由于切面的不同，大小各有不同，但基本特征是不变的

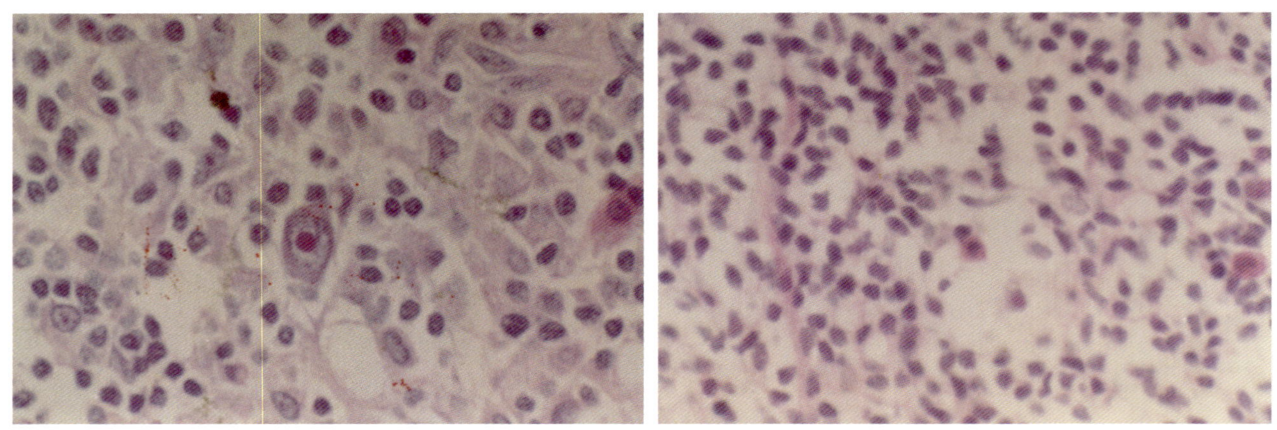

图 4-198　（左）单核型 HRS 细胞；（右）陷窝型 HRS 细胞

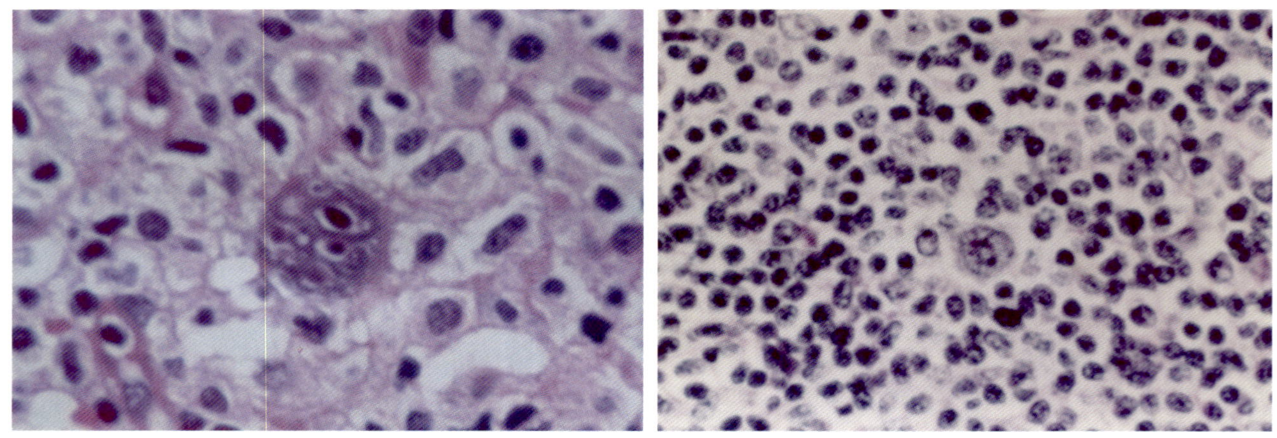

图 4-199　（左）多形型 HRS 细胞；（右）L&H 型 R-S 细胞（爆米花细胞、LP 细胞）

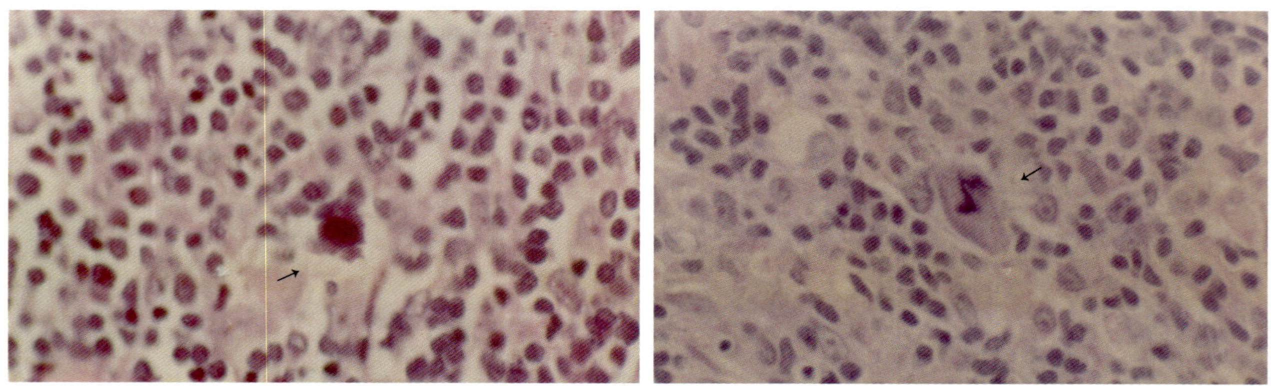

图 4-200　（左）固缩型 HRS 细胞；（右）瘤细胞的分裂象，一般在 LRCHL 易见

（2）双核或双叶核，核仁最大及同切片的小淋巴细胞或红细胞（直径约 5μm）。核仁直径≥核横经的 1/2（图 4-196）。免疫母细胞核仁直径为 R-S 细胞的 1/3，其核仁横直径<核横径的 1/2。核仁嗜酸或嗜双色，而 IBC 核仁嗜碱性（图 4-201）。

（3）HRS 的系列多型细胞出现。CHL 均为 2 型以上 HRS 细胞出现（图 4-195），而免疫母细胞增生性淋巴结病中，增生的免疫母细胞为单核，同一类型极少有双核出现，且与浆母细胞、浆细胞构成分化系列谱（图 4-201~202）。

◆HRS 细胞的非特异型、诊断型、单核型（H 细胞）与多形型 R-S 细胞只是核数量不同，其体积大小和核仁大小均相同。其诊断意义必须与特殊的组织背景结合。如果把 HRS 单独提出来就会失去其诊断意义。因为在一些 NHL（图 4-203）、低分化癌（图 4-204 左）、恶性黑色素瘤、恶性纤维组织细胞瘤和良性增生性肌炎（图 4-204 右），传染性单核细胞增生症（图 4-205 左）、髓外造血（图 4-205 右）等病变中均可以见到与 HRS 细胞十分相似的类 R-S 细胞。CD30 的非特异性，除 HRS 细胞、ALCL 瘤细胞阳性（图 4-203 右）外，活化淋巴细胞（图 4-206）、胚胎性癌、恶性黑色素瘤等均阳性。

◆陷窝型、固缩型、爆花细胞，其核仁小，不嗜酸，但体积与诊断性 HRS 相同。

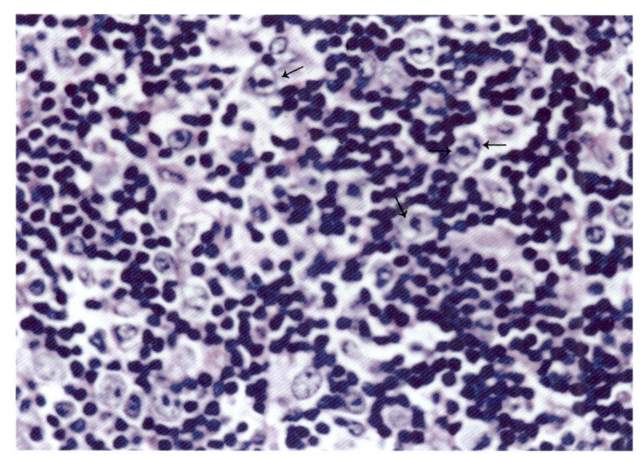

图 4-201　病毒性淋巴结病，其中单核仁的 B 免疫母细胞（↑）是最易被误诊为 HRS 细胞，免疫母细胞的特点是体积和核仁大小均小于 HRS 的 1/2，且形态单一

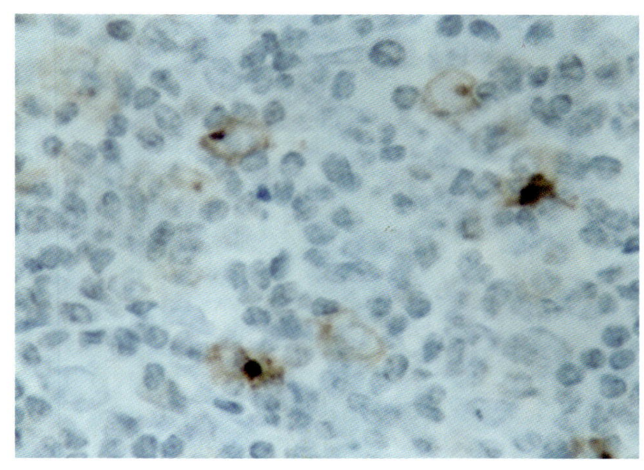

图 4-202　病毒性淋巴结病，CD30 标记活化淋巴细胞（免疫母细胞）可为（+），这是误诊的重要原因

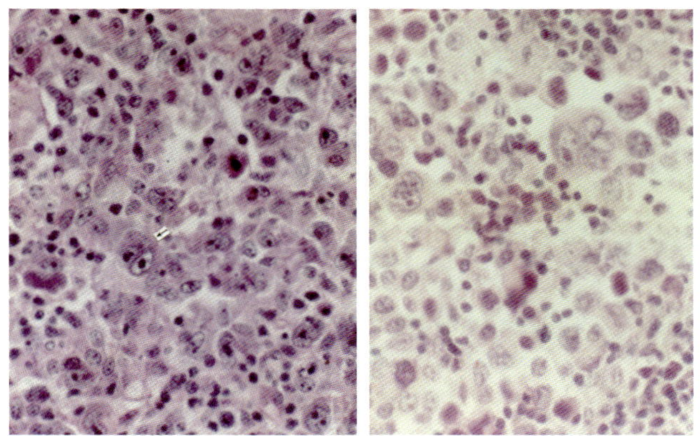

图 4-203　（左）外周非特殊性 T 细胞淋巴瘤中见一类 HRS 细胞；（右）ALCL，瘤细胞可见类 HRS 细胞

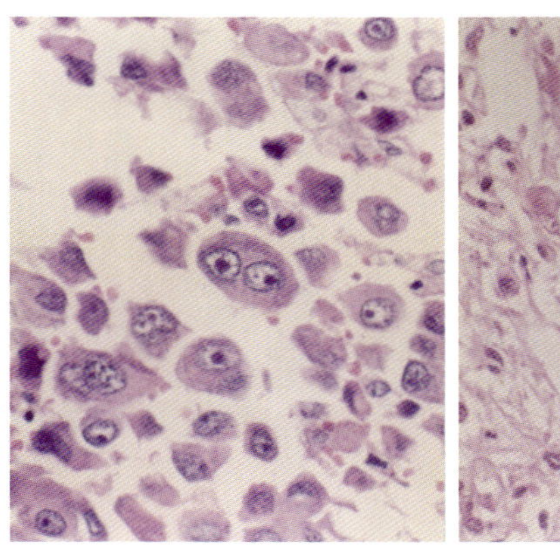

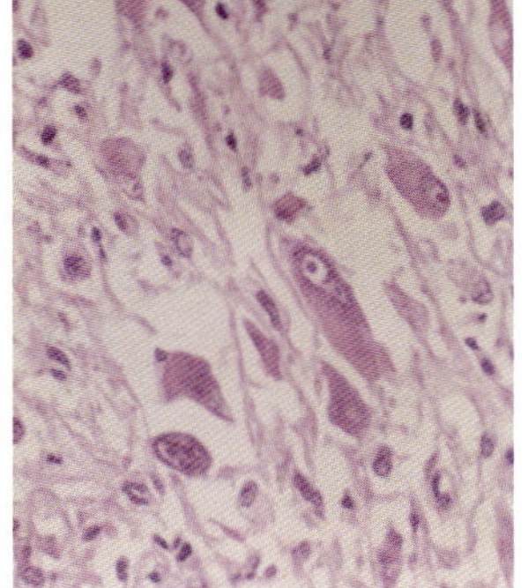

图 4-204　（左）低分化鳞状细胞癌，出现 HRS 细胞样瘤细胞；（右）增生性肌炎，见到类 HRS 细胞

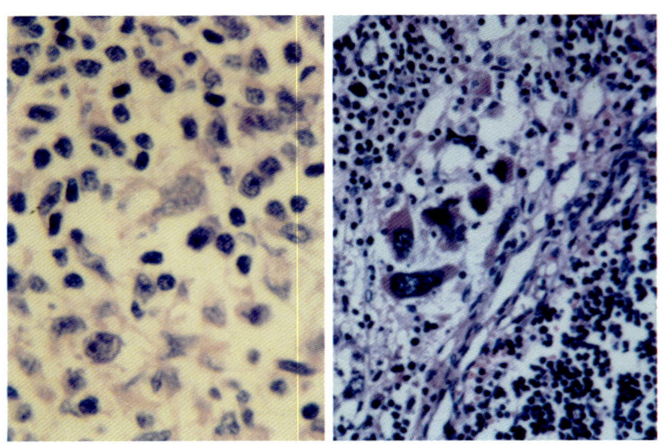

图 4-205 （左）传染性单核细胞增生症，增生的单核或偶见双核免疫母细胞呈类 HRS 细胞；（右）淋巴结髓外造血，其中血小板巨核细胞可类似多形型或固缩型 HRS 细胞

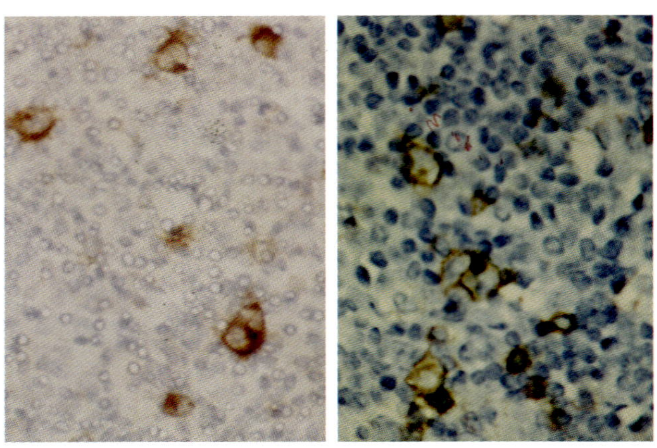

图 4-206 CHL，（左）CD30 标记双核、单核 HRS 细胞（+）；（右）淋巴结中活化淋巴细胞 CD30（+），几乎无法与前者相区别，一定要结合组织学分析

◆ 重视临床病史的诊断作用

HL 多数为无痛性，进行性淋巴结肿大，无明显发热等症状。而免疫母细胞增生性淋巴结病，往往因病毒感染，注射病毒性疫苗或药物过敏，出现急性发热、咽痛、乏力等病毒感染症状。淋巴结大小变化与发热密切相关。有自限性。病理医生一定要重视患者的临床表现，有时起关键作用。有时就因为忽视了病史而误诊。

二、鉴别诊断

（一）结节性淋巴细胞为主性 HL（NLPHL）的鉴别诊断

◆ 临床表现

◆好发于青少年，纵隔肿块罕见。

◆除淋巴结肿大外，B 症状不明显。

◆ 病理组织学特点

◆正常淋巴结结构完全或部分破坏。

◆在小淋巴细胞背景中可见模糊的较大结节状结构（图 4-207 左）。

◆在结节内可见 L&H 型 R-S 细胞（又称 LP 细胞、爆米花细胞）瘤细胞（图 4-207 右），绝大多数不见诊断型 R-S 细胞。

◆有时可见进行性转化生发中心。

◆ 免疫组化

◆瘤细胞 LCA 阳性，CD20 阳性（图 4-208），CD79a 阳性，但 CD30 阴性，CD15 阴性。

◆背景细胞 B 淋巴细胞多于 T 淋巴细胞，CD3 或 CD57 阳性细胞环绕瘤细胞似花环状（图 4–209）。

◆ 与进行性转化生发中心（PTGC）鉴别诊断

后者：

◆在反应性淋巴滤泡增生背景中散在较一般生发中心大 2 倍以上大滤泡。

◆PTGC 套区小淋巴细胞长入生发中心呈地图状（图 4–210）。

◆PTGC 中没有爆米花细胞。

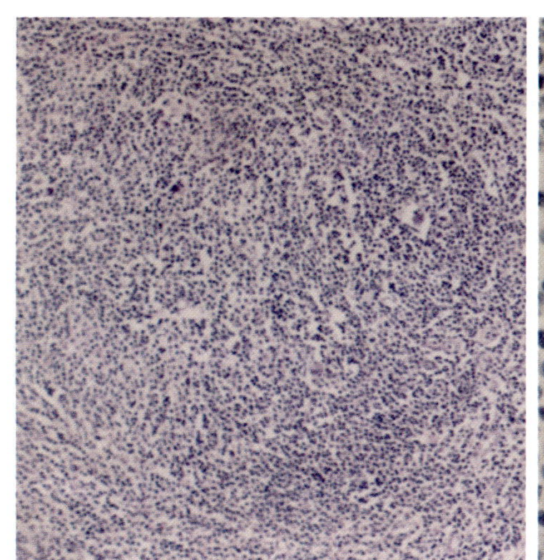

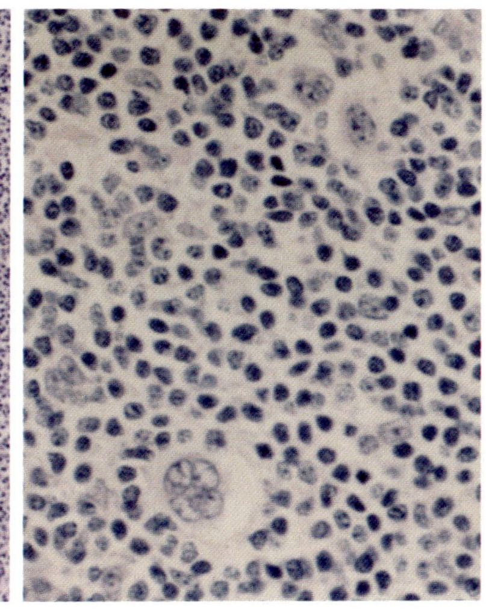

图 4–207　（左）NLPHL，低倍观，可见模糊结节，其中散在大细胞；（右）可见散在爆米花细胞

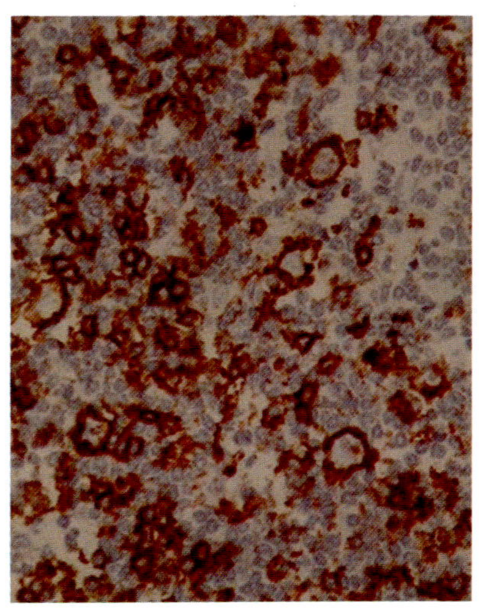

图 4–208　NLPHL，CD20 标记，爆米花细胞散在阳性

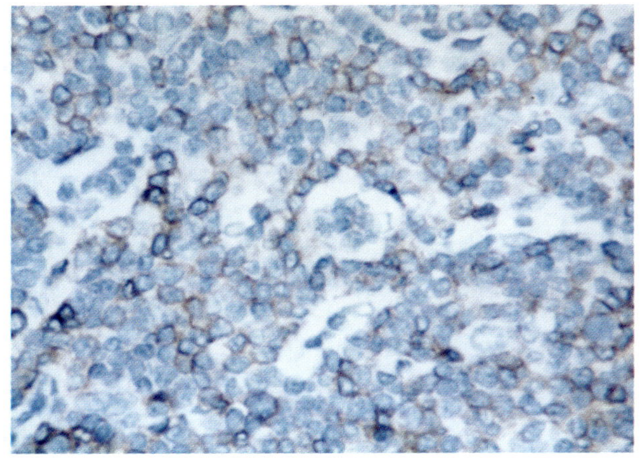

图 4–209　NLPHL，CD57 标记（+）细胞围绕 LP 细胞呈花环状

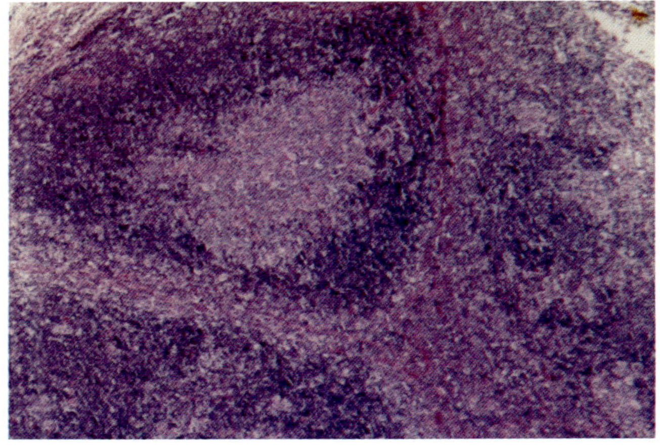

图 4–210　PTGC，有时在 NLPHL 中可见到，但其组织学改变与 NLPHL 的瘤结节完全不一样

◆ 与富于 T 细胞的大 B 细胞淋巴瘤鉴别

后者：

◆B 症状较明显，中老年多发。

◆背景细胞几乎全部为 T 小淋巴细胞弥漫浸润，缺乏结节状结构。

◆瘤细胞为异型的 B 免疫母细胞或中心母细胞散在分布，无分叶爆米花样特征（图 4–211）。

◆免疫组化，背景细胞 CD3 阳性（图 4–212 左），大瘤细胞 CD20 阳性（图 4–212 右）。

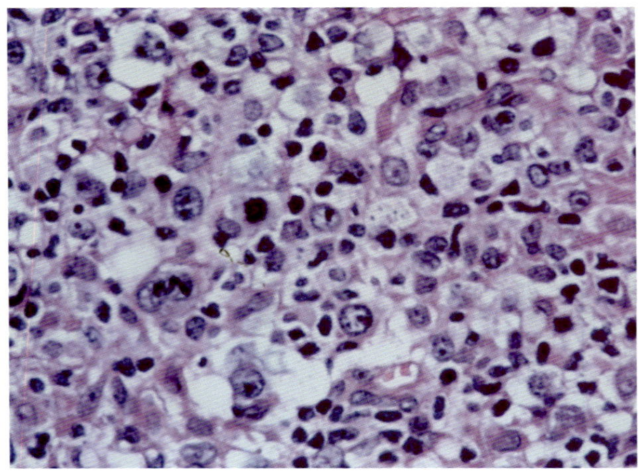

图 4–211 富于 T 细胞的大 B 细胞淋巴瘤，但其瘤细胞较 LP 细胞小，核形不呈爆米花样，背景细胞无模糊的结节

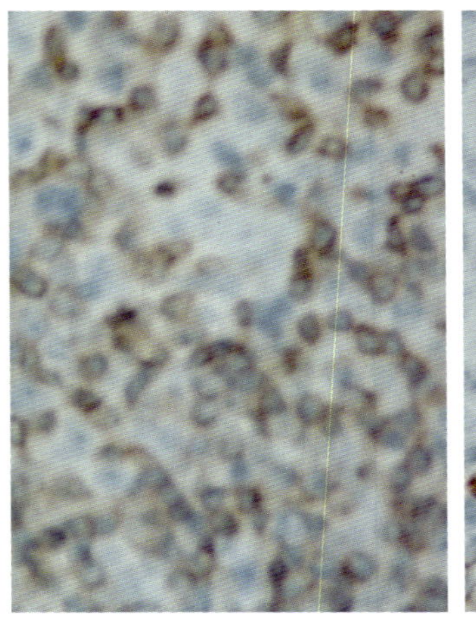

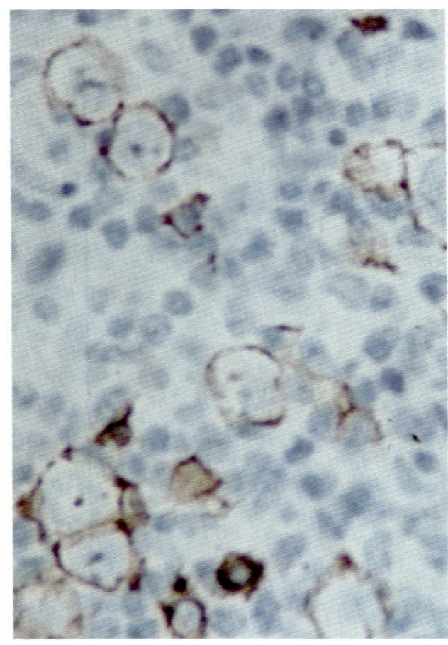

图 4–212 富于 T 细胞的大 B 细胞淋巴瘤，（左）CD3 标记背景细胞多数为（+）；（右）CD20 标记瘤细胞（+）

与小淋巴细胞性淋巴瘤鉴别

后者：

◆中老年多发，常伴慢性淋巴细胞白血病，全身淋巴结大和肝、脾大。

◆在小淋巴细胞背景中可见色淡假滤泡区，后者由前淋巴细胞与副免疫母细胞组成，其中无爆米花细胞（图 4–213）。

图 4–213 SLL，其瘤区有数个色淡的假滤泡，而 NLPHL 结节色深

与经典型结节性富于淋巴细胞性 HL 鉴别

后者：

◆背景组织结构与 NLPHL 十分相似。

◆在结节内与结节间均可见到以诊断性 R–S 细胞等系列 HRS。

◆免疫组化显示 HRS 细胞 CD30 阳性，CD15 阳性，偶见 B 细胞标记阳性。

（二）经典型弥漫性富于淋巴细胞性 HL（diffuse lymphocyte rich classical HL，LRCHL）的鉴别诊断

临床表现

◆除局部淋巴结肿大外，一般无明显症状，中老年人多发。

◆纵隔肿块不常见。

病理组织特点

◆正常淋巴结结构破坏。

◆背景细胞由小淋巴细胞、组织细胞、浆细胞及嗜酸性粒细胞弥漫浸润。
◆瘤细胞可为少量系列性 HRS 细胞散在，诊断型 R-S 细胞少见（图 4-214）。

免疫组化

◆背景细胞 T 与 B 细胞及组织细胞混合阳性。
◆HRS 细胞 CD30 阳性，CD15 阳性，CD20 阴性，PAX5 阳性。

与免疫母细胞增生性淋巴结病鉴别

后者：
◆常有病毒感染，长期服抗痉挛药或注射病毒疫苗史，常有急性发热等症状。
◆正常淋巴结构保存，虽有紊乱改变，副皮质区明显增生扩大。
◆增生免疫母细胞较 HRS 体积小、核仁小，单型性散布（见前述）（图 4-215~217）。
◆免疫标记免疫母细胞多数 CD20 阳性，部分为 CD3 阳性（图 4-216），CD30 亦可阳性（图 4-217）。

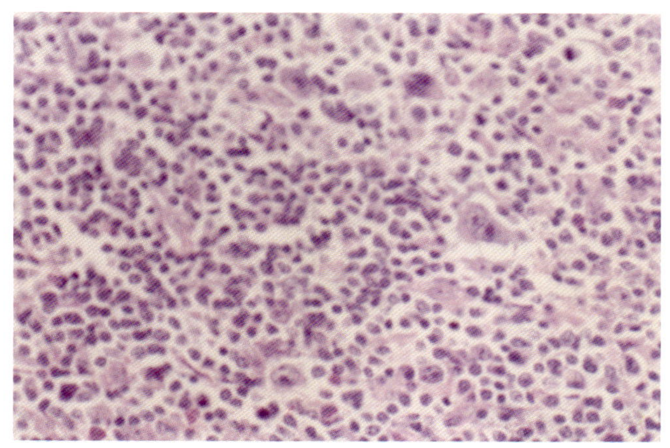

图 4-214 LRCHL，显示有诊断型、单核型及固缩型 HRS 细胞 3 型，2 型以上 HRS 细胞系列出现也是 CHL 的特点之一

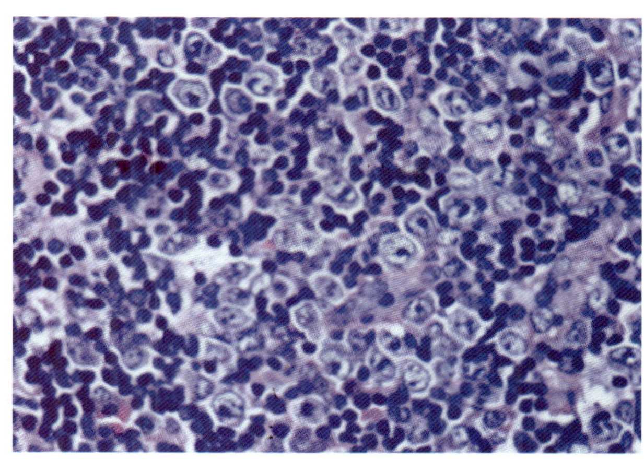

图 4-215 免疫母细胞增生性淋巴结病，增生的免疫母细胞为单一类型，体积与核仁均较 HRS 细胞小

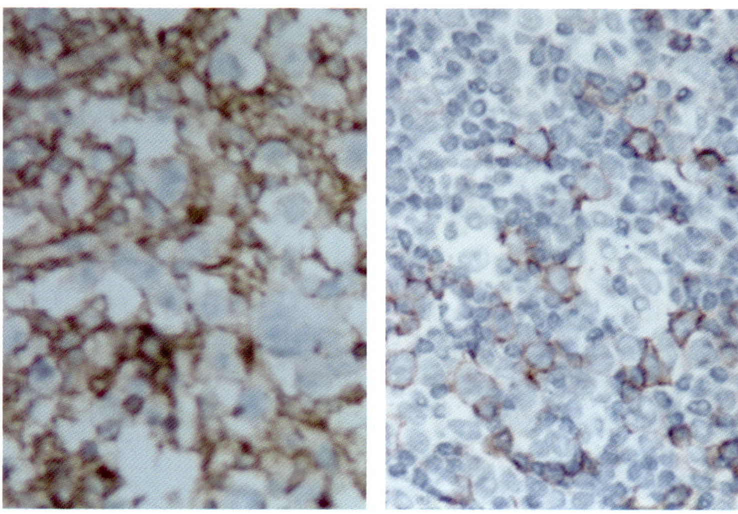

图 4-216 免疫母细胞增生性淋巴结病，（左）CD3 标记大部分小淋巴细胞（+）；（右）增生大细胞 CD20 标记大部分（+），强弱不一

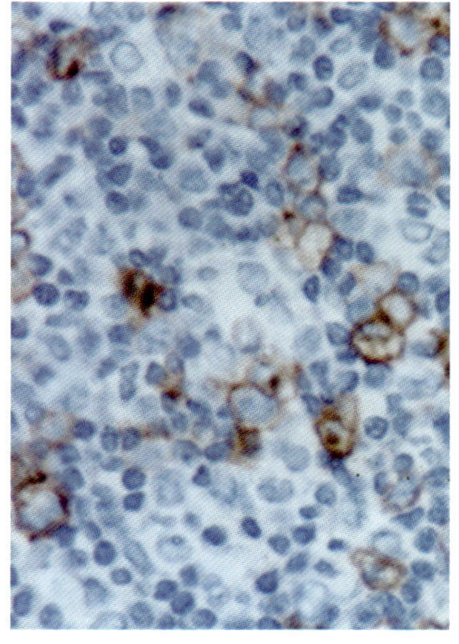

图 4-217 CD30 标记大的活化淋巴细胞（+），强弱不一

（三）经典型混合细胞性 HL（mixed cellularity classical HL，MCCHL）的鉴别诊断

临床表现

◆该型 HL 占 CHL 的 20%~25%，发病中间年龄为 38 岁，约 70%为男性。
◆好发于外周淋巴结，纵隔侵犯不多见。其次脾约为 30%，骨髓约 10%，肝约 3%。
◆常见 B 症状。预后差于 NSCHL 与 LRCHL，较好于 LDCHL。

病理组织学特点

◆正常组织结构破坏，极少见滤泡间型（图 4-218）。
◆系列 HRS 细胞数量增多，特别是诊断型 HRS 多见为特征（图 4-218~219）。
◆背景细胞除淋巴细胞浆细胞，组织细胞外嗜酸性粒细胞易见，亦可见中性粒细胞。
◆可见间质纤维增生，偶见非干酪坏死性肉芽肿。

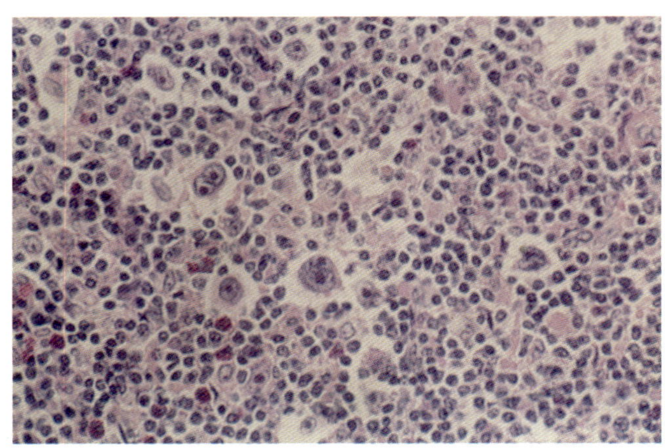

图 4-218 MCCHL，图示较多的以诊断型 HRS 细胞为标志的单核及固缩型系列 HRS 细胞散布，其中可见 2 个双核大核仁诊断型 HRS 细胞

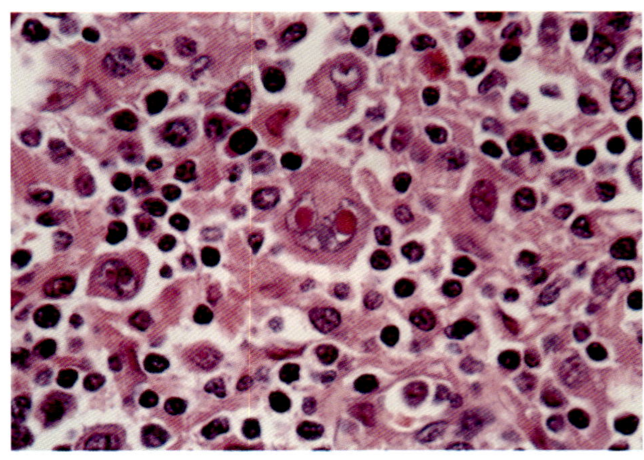

图 4-219 MCCHL，显示有 3 个双核大嗜酸性核仁的诊断型 HRS 细胞，中央的是最标准的形态

免疫组化

◆HRS 细胞 CD30 阳性，CD15 多数阳性。
◆约有 75%病例 LMP1 与 EBER 表达 HRS 细胞，高于 NSCHL 与 LRCHL。

与 LRCHL、LDCHL 鉴别

在实际工作中 MCCHL 的组织学诊断标准不够明确，因此误诊时有发生。作者查阅了国外有关 MCCHL 的组织学诊断描述不尽一致，但总的可以归纳 3 点：

◆不宜分入 LRCH 与 LDCHL 的中间典型改变。
◆系列 HRS 细胞数量增多。
◆诊断型 HRS 细胞多见，这是最重要的诊断要点，而 LRCHL 诊断型 HRS 细胞少见，LDCHL 双核、

多核、单核HRS 细胞更多见。

与淋巴结结核鉴别

特别是儿童颈淋巴结 MCCLH 伴有类结核肉芽肿时，如果不注意 HRS 细胞的存在，可误诊为淋巴结结核，鉴别点有：

◆HL 伴肉芽肿改变为非干酪性，类上皮细胞与多核巨细胞灶（图 4-220~221）。

◆在背景淋巴组织非正常淋巴结而为破坏性，最重要的是注意寻找系列 HRS 细胞的存在。

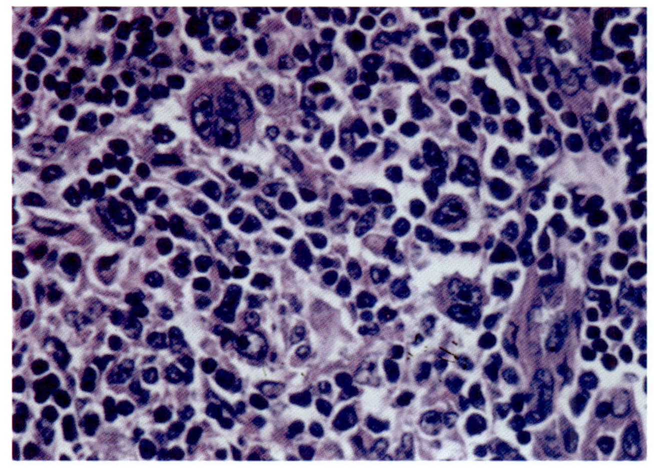

图 4-220　MCCHL，伴肉芽肿改变

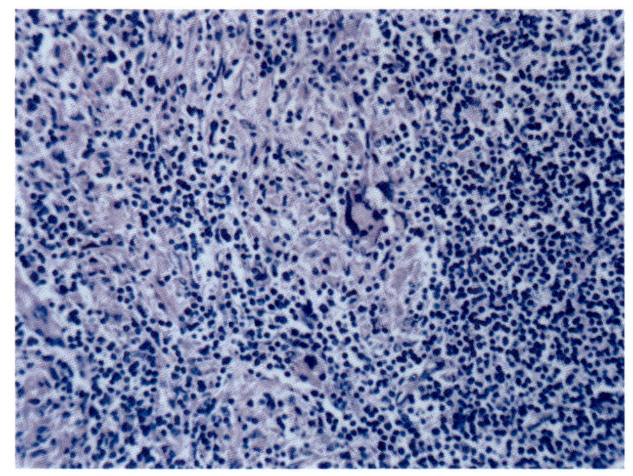

图 4-221　MCCHL，显示由类上皮细胞与朗格汉斯巨细胞组成的肉芽肿病灶，无干酪样坏死

滤泡间 MCCHL（图 4-222）与淋巴结副皮质区免疫细胞增生鉴别

后者：

◆淋巴结副皮质区增生扩大，非结构破坏。

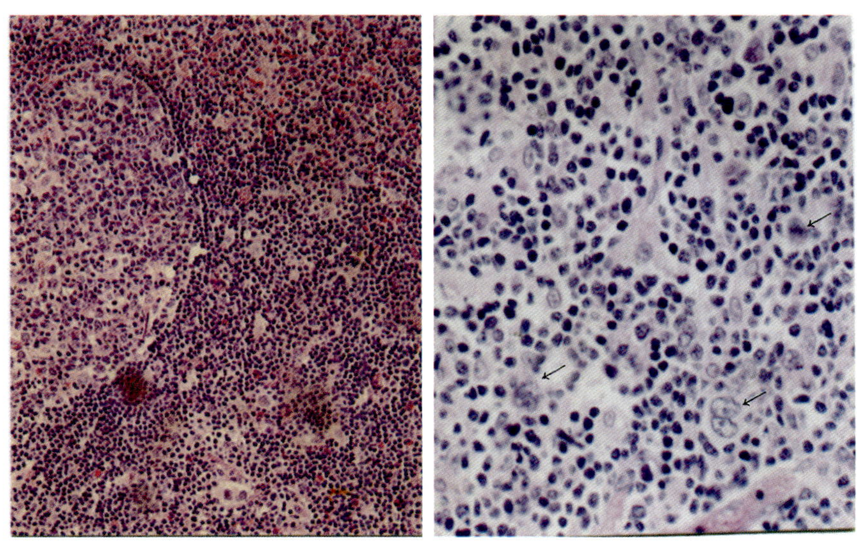

图 4-222　滤泡间 CHL，（左）低倍观，淋巴泡增生，副皮质区出现片状区 CHL 改变；（右）中倍观，可见系列 HRS 细胞（↓）

◆增生免疫母细胞 CD30 可阳性，一般 CD15 阴性，免疫母细胞体积小，核仁小而嗜碱（详见前述和后附误诊病例）。

（四）经典性结节硬化性 HL（nodular sclerosis classical HL，NSCHL）的鉴别诊断

临床表现

◆15~40 岁多发，除体表淋巴结侵犯外，纵隔受累包块较常见。

◆约 15%患者有 B 症状。

病理组织学特点

◆淋巴结被膜增厚，并纤维束分隔瘤组织呈大小不一的结节。

◆瘤结节由淋巴组织细胞、嗜酸性粒细胞等为背景（图 4–223）。

◆在瘤结节中散布较特征的陷窝型 R–S 细胞（胞浆空、多叶核、核仁小而嗜碱），偶见 R–S 细胞成片呈合体型（图 4–224）。

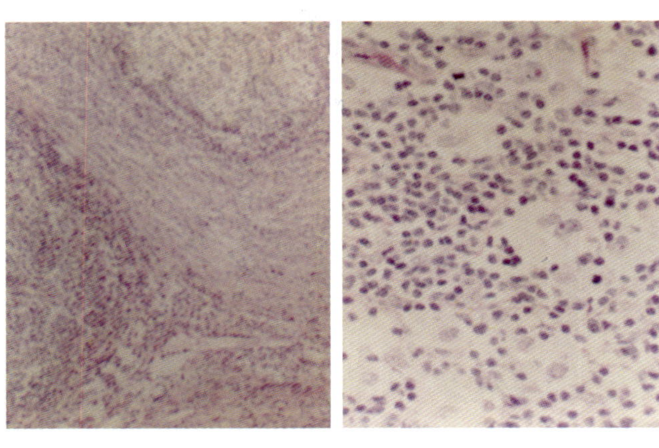

图 4–223 NSCHL，（左）低倍观，显示纤维束分割肿瘤结节；（右）高倍观，在肿瘤区见散在陷窝型 HRS 细胞

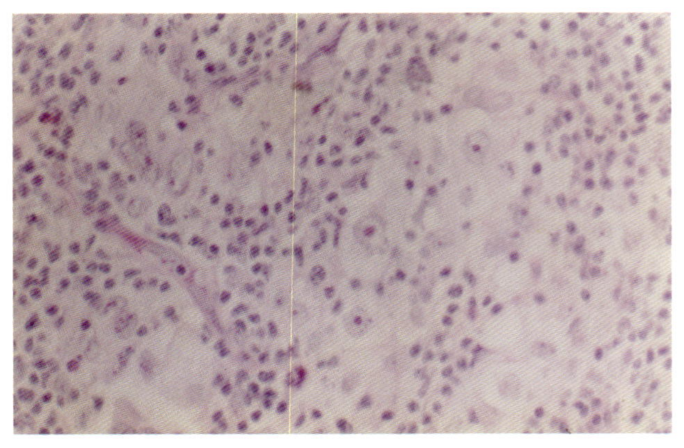

图 4–224 NSCHL，合体细胞变异型，陷窝型 HRS 细胞有成团片现象

◆少数病例被膜增厚及少数结节，大部分为弥漫性，而陷窝型 R–S 细胞为特征。

免疫组化

◆瘤细胞 CD30 阳性，CD15 阳性，CD20 阴性，PAX5 阳性。

与良性结节硬化性淋巴结鉴别

后者：

◆一般好发于腹股沟淋巴结，常伴肛门或会阴部有慢性感染灶。

◆正常淋巴结组织被增生纤维束分割成结节状。

◆结节由淋巴滤泡和小淋巴细胞组成，无异型（图 4–225）。

◆可见免疫母细胞而无陷窝型 R–S 细胞。

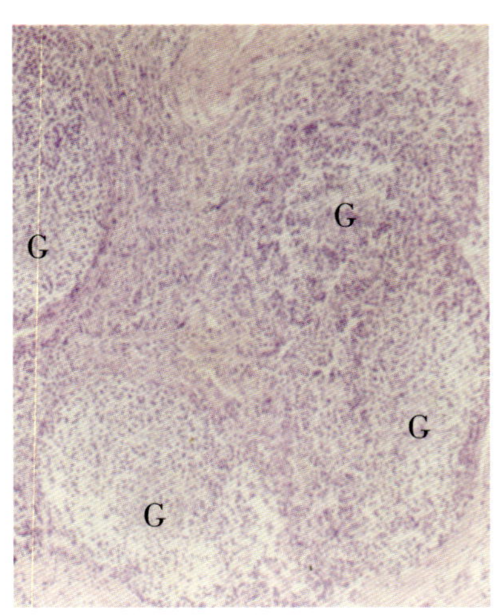

图 4–225 淋巴结良性结节硬化，被纤维束分割的淋巴组织见生发中心（G）

与结节硬化性非霍奇金淋巴瘤鉴别

后者：

◆少见 DLBCL 和 T-NHL 纤维束分隔其瘤细胞呈结节状。

◆淋巴细胞异型克隆性增生。

◆瘤细胞 CD20 或 CD3 阳性，而 CD30、CD15 阴性。

◆IgH 与 TCR 基因重排阳性。

（五）经典型淋巴细胞消减性 HL（lymphocyte depleted classical HL，LDCHL）的鉴别诊断

临床表现

◆该型 HL 少见，一般为晚期患者，中年、HIV 感染者多发，腹膜后淋巴结、内脏易受犯。

◆B 症状明显，预后差。

病理组织学特点

◆可分为 2 亚型：肉瘤样型，以双核、多核、单核系列性 HRS 为主，反应性淋巴细胞较少（图 4-226 左）。另一型为纤维母细胞增生型，瘤组织内纤维母细胞明显增生，而 HRS 较少散在分布（图 4-226 右）。

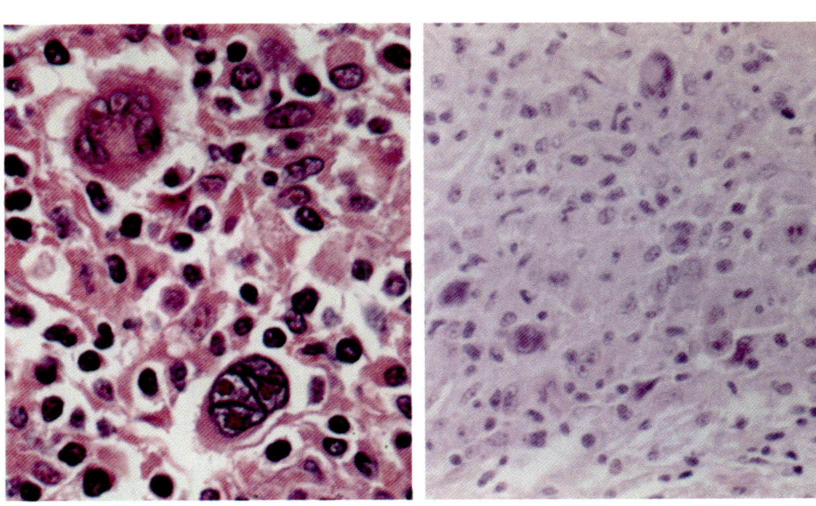

图 4-226　LDCHL，（左）肉瘤样变异型，多见多形型 HRS 细胞；（右）纤维母细胞增生变异型，瘤区纤维母细胞增生

免疫组化

◆瘤细胞 CD30 阳性，CD15 阳性，PAX5 阳性，CD20 阴性。

与间变性大细胞淋巴瘤鉴别

后者：

◆儿童较多见。

◆瘤细胞多形，核仁较 R-S 细胞小，嗜碱或嗜双色性（图 4-227）。

◆可见淋巴窦浸润。

◆免疫组化，瘤细胞 CD30 阳性（图 4-228 左），CD15 少阳性，EMA 可阳性，ALK 阳性，CD3 阳性（图 4-228 右），PAX5 阴性。

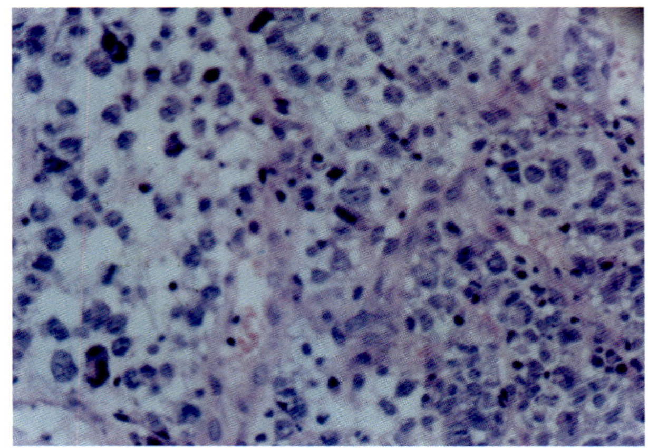

图 4-227 ALCL，瘤细胞多形，但缺嗜酸性大核仁，背景淋巴细胞较少

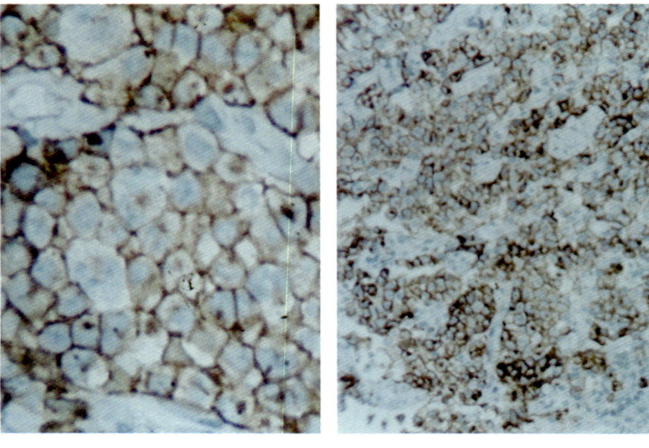

图 4-228 ALCL，（左）CD30 标记瘤细胞弥漫（+）不分散；（右）CD3 标记瘤细胞（+），而 LDCHL 则（-）

◆ 与外周非特殊性 T 细胞淋巴瘤鉴别

后者：

◆瘤细胞多形性，但核仁不明显（图 4-229）。

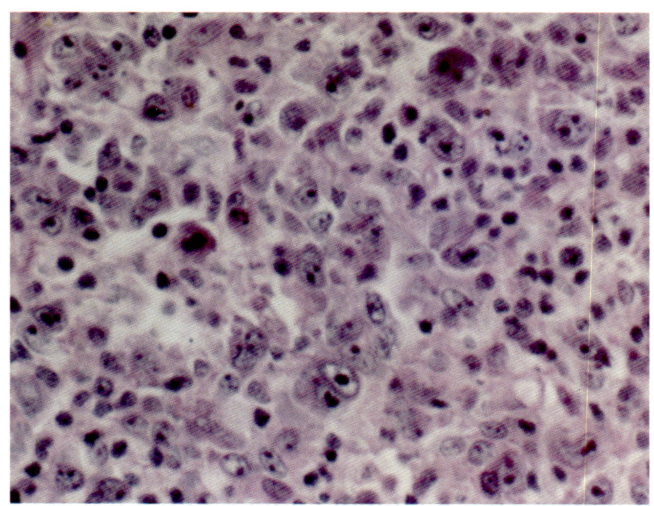

图 4-229 外周非特殊性 T 细胞淋巴瘤，可见 1 个类 HRS 细胞，瘤细胞多形，但 CD30（-），CD3（+）

◆瘤细胞弥漫浸润，少有反应性小淋巴细胞和纤维增生。

◆免疫组化：瘤细胞 CD3 阳性，CD30 阴性，CD15 阴性，PAX5 阴性。

（朱梅刚）

三、病例分析

（一）经典型富于淋巴细胞型霍奇金淋巴瘤误诊为 FL 和 NLPHL

临床表现

女性，46 岁，发现左侧颈部肿块 4 个月余。无发热、盗汗、乏力及体重减轻，胸腹部 CT 未见明显异常，于 2010 年 10 月下旬在某市三级医院行左侧颈部肿物切除活检，病理诊断左颈部淋巴结滤泡性淋巴瘤（FL）。临床分期ⅠA 期，行 R-CHOP 方案化疗 2 周期后，肿大淋巴结消失。患者又到外省肿瘤医院及另一家三甲级医院会诊，诊断为结节性淋巴细胞为主型霍奇金淋巴瘤（NLPHL），又行 R-ABVD 方案化疗 2 周期。因几家医院诊断不同，为制订进一步治疗方案，医生要求到淋巴瘤会诊中心会诊，确诊为左颈部淋巴结经典型富于淋巴细胞型霍奇金淋巴瘤（LRCHL）。

病理组织学特点

正常淋巴结结构消失，低倍镜下淋巴细胞呈多结节状增生（图 4-230）；高倍镜观察，增生的淋巴细胞小而圆，染色质浓密，不见核仁，胞质很少，不见中心细胞样细胞。在增生的小淋巴细胞背景中散在分布有大的诊断性、单核性 HRS 细胞（图 4-231），背景中混杂有组织细胞，缺乏嗜中性、嗜酸性粒细胞。

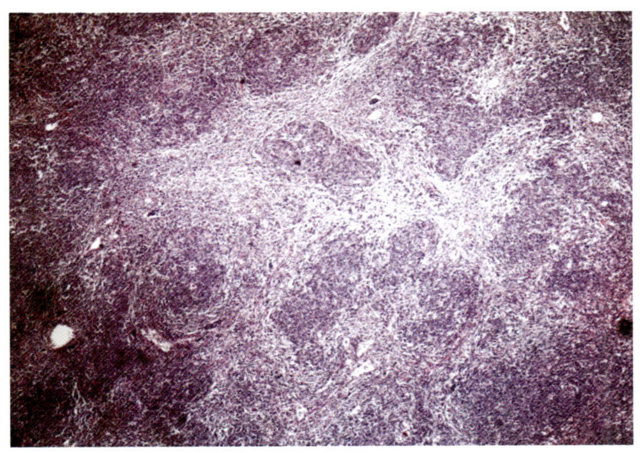

图 4-230　左颈部 LRCHL，低倍镜淋巴结结构破坏

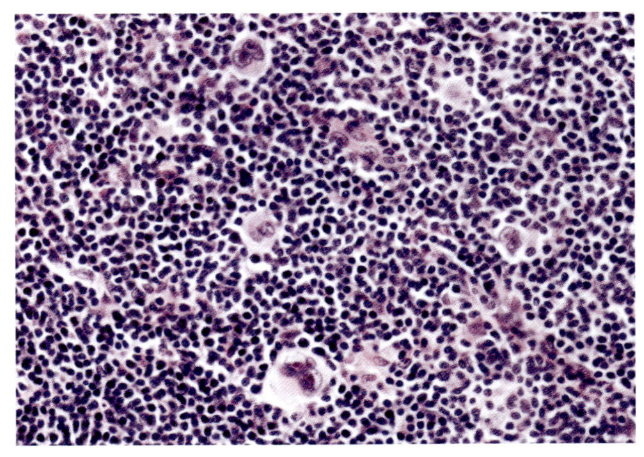

图 4-231　左颈部 LRCHL，散在分布的 HRS 细胞

免疫组化

CD30 大细胞阳性，背景小淋巴细胞阴性；CD20、CD3ε、CD5、LCA 大细胞阴性，背景小淋巴细胞弥漫阳性；BCL2 背景小细胞阳性，大细胞个别阳性；Ki67 大细胞及背景小细胞均阳性；Cyclin D1、EMA、CD21 均阴性。本例 CD15、EBER 也阴性（图 4-232~235）。

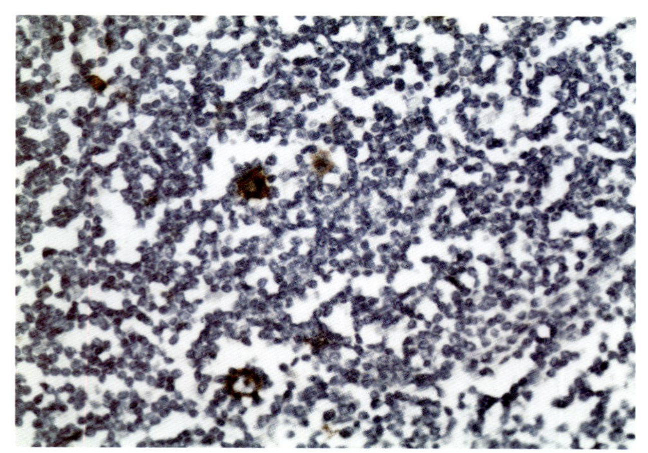

图 4-232　左颈部 LRCHL，CD30 大细胞(+)，背景小细胞(-)

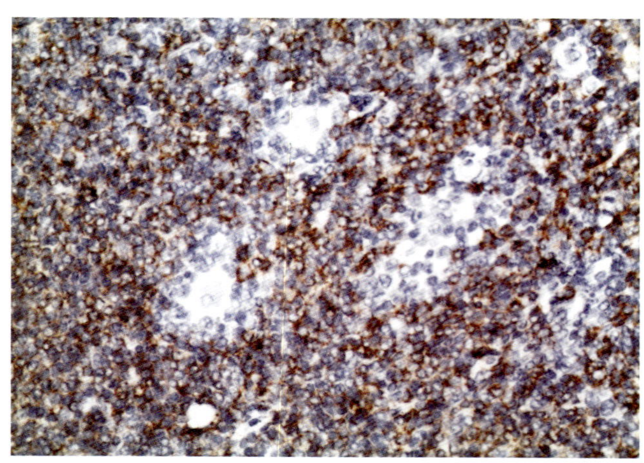

图 4-233　左颈部 LRCHL，CD20 大细胞(-)，背景小细胞(+)

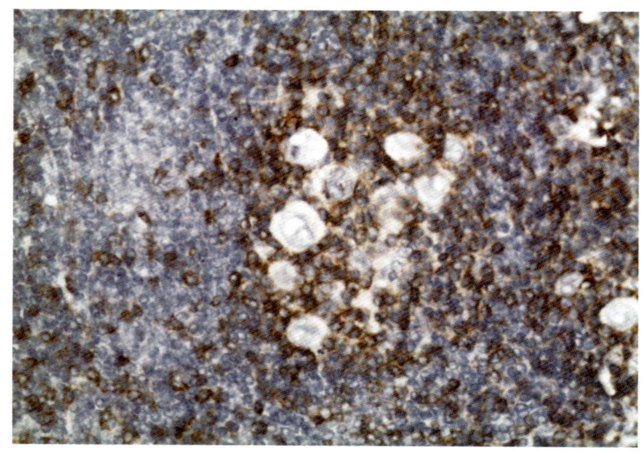

图 4-234　左颈部 LRCHL，CD3 大细胞(-)，背景小细胞(+)

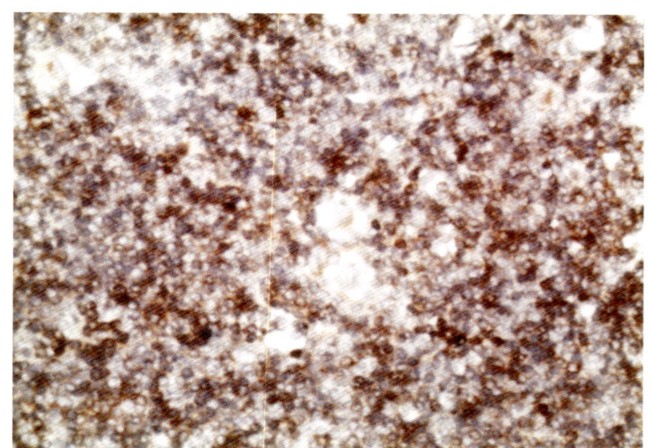

图 4-235　左颈部 LRCHL，BCL2 大细胞与背景小细胞均(+)

专家点评

◆本例导致误诊为 FL 的原因：

(1) 将部分小淋巴细胞结节误认为滤泡样结构。

(2) BCL2 和 CD20 阳性的细胞明显，误为阳性细胞是滤泡内细胞。

(3) 没有诊断型大的 R-S 细胞，忽略了结节内的单个核为主的大的异常细胞。

(4) 由于在形态上没有考虑与 HL 进行鉴别诊断，故没有选择相关的标记物以资鉴别。

◆导致误诊为 NLPHL 的原因：

(1) 部分小淋巴细胞结节状排列，在 NLPHL 与 LRCHL 均可见到。

(2) 将 LRCHL 的双核 R-S 细胞误认为 NLPHL 的爆米花样细胞。

(3) 免疫组化的误判，实际上肿瘤性大细胞并不表达 CD20，误将周围围绕的 CD20 阳性的细胞膜判定为大细胞膜了。

HL 的诊断，HE 组织学形态上应注意背景小细胞内有无大细胞，免疫组化标记主要看大细胞的表达，同时注意观察背景细胞的表达情况。LRCHL 的 R-S 细胞单核或双核，核仁大而嗜酸，表达 CD30，并可表达 CD15、PAX5 和 LMP1，而不表达 LCA、EMA、CD3ε 和 CD5，很少表达 CD20。在 NLPHL 的肿瘤细胞呈大的爆米花样，且 CD20、EMA、LCA 阳性，CD30 和 CD15 均阴性（表 4-2）。

表 4-2 NLPHL 与 LRCHL 鉴别

病名	肿瘤细胞（大细胞）	肿瘤细胞免疫表型或核酸标记阳性	肿瘤细胞免疫表型或核酸标记阴性	背景小淋巴细胞免疫表型标记阳性
NLPHL	L&H（爆米花细胞）	CD20、CD79a、LCA、EMA	CD30、CD15、EBER	CD20、CD3、CD57
LRCHL	诊断型、单核型 HRS 细胞	CD30、CD15、EBER	CD20、CD79a、LCA、EMA	CD20、CD3

◆淋巴瘤的准确诊断免疫标记重要，形态学观察的分析思考更重要，所以好的组织处理对于获得一张好的 HE 切片，从而引导正确的思维和判断，是获得有效诊断和治疗的关键。

（高子芬　谷从友）

（二）淋巴结副皮质区增生（nodal paracortex hyperplasia）误诊为滤泡间 CHL

◆ 临床表现

◆男性，50 岁，外籍，患者于 2011 年 2 月下旬出现发热（39~40℃），同时右颈淋巴结肿大，经抗炎治疗无效。3 月 6 日行右颈淋巴结活检。该医院病理报告未见肿瘤。后送另一医院病理科会诊考虑为淋巴瘤。目前来广州市某医院诊治。

◆检查：一般情况较好，不发热，浅淋巴结不肿大，心肺、腹部阴性。作 PET-CT 检查，全身未发现浓集灶。

◆患者将在某医院 HE 切片和免疫组化片送来会诊。经管医生告知其医院病理报告，第一次为不典型淋巴样增生，第二次为滤泡间霍奇金淋巴瘤，混合细胞型。

◆ 病理组织学特点

◆淋巴结正常结构保存，淋巴滤泡轻度增生，副皮质区扩大（图 4-236），其内可见少数增生大细胞，核浓染、核仁不明显，未见 HRS 细胞（图 4-237）。

◆ 免疫组化

◆CD20 以周边淋巴滤泡为主，阳性（图 4-238）；CD3 以 T 区细胞为主，阳性。

◆副皮质区增生大细胞活化 CD30 阳性（图 4-239），CD15 阴性，Fascin 指状突树突细胞阳性，CD68 散在阳性。

会诊病理诊断：（右颈）淋巴结副皮质区增生活跃。

◆ 专家点评

本例误诊的原因有下列几点：

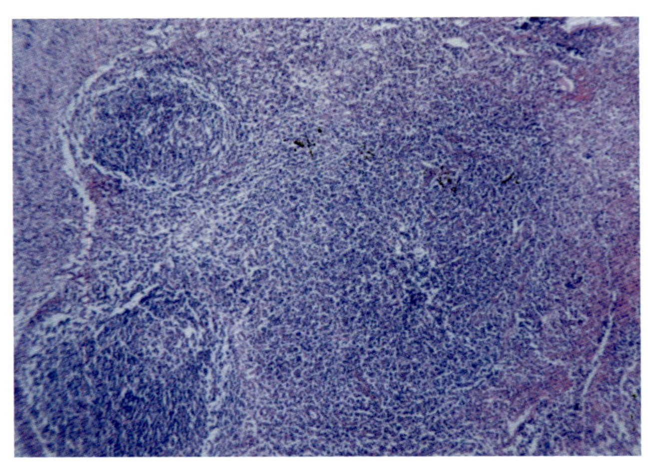

图 4-236 淋巴结显示皮质区淋巴滤泡增生，副皮质区亦增生

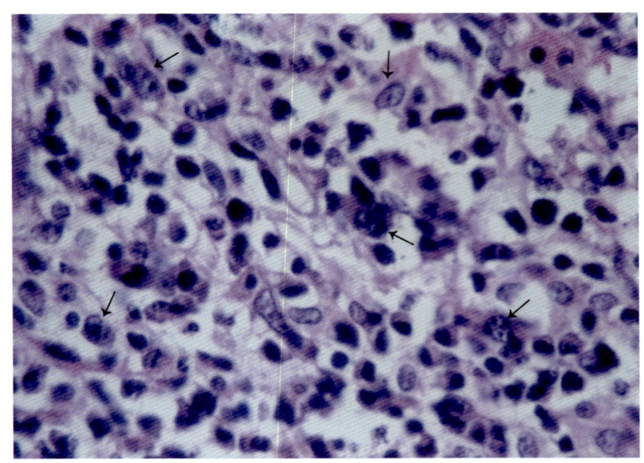

图 4-237 同上例，副皮质区高倍观可见在小淋巴细胞间，可见数个中心细胞及免疫母细胞（↑），体积小，核仁小，均不够 HRS 细胞标准

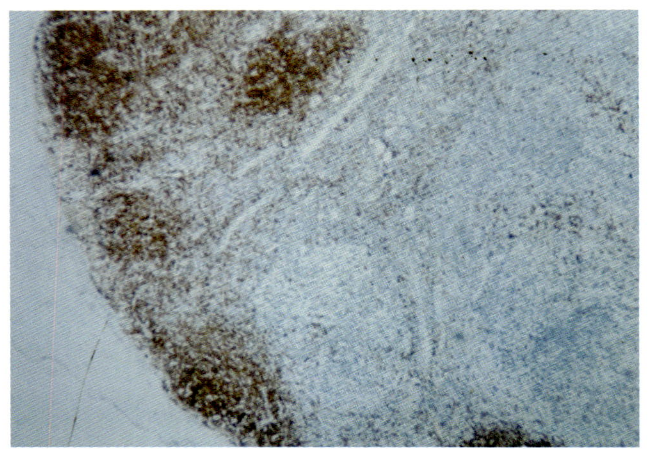

图 4-238 同上例，CD20 标记，边缘区淋巴滤泡（+），副皮质区少数（+）细胞

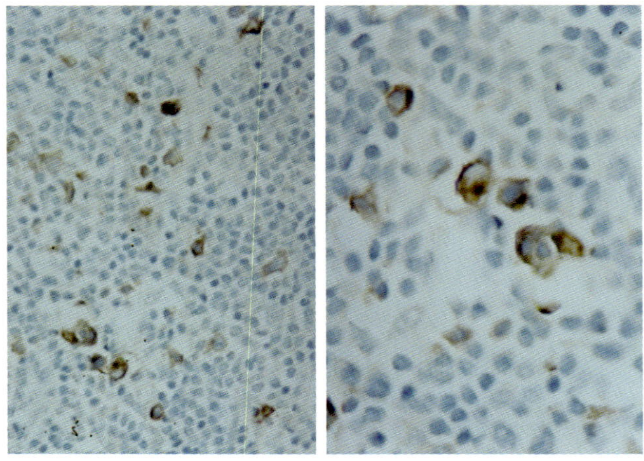

图 4-239 同上例，CD30 标记活化大小淋巴细胞（+），（左）低倍观；（右）高倍观

◆对病史的忽视，该患者在高热后右颈淋巴结肿大，提示为感染所引起淋巴结肿大，不符合一般淋巴瘤的临床表现，早期不发热。

◆本例淋巴结正常结构基本保存。一般淋巴瘤正常结构部分或全部破坏。如为滤泡间 CHL 亦应出现滤泡间明显的结构破坏区。

◆最主要的失误是把副皮质区较大的活化淋巴细胞 CD30 阳性，误认为是 HRS 细胞。

◆免疫组化的阳性表达一定要有确切的瘤细胞为依据，本例缺乏 HRS 细胞，CD30 阳性没有诊断 CHL 的价值。

◆CD30 除 HRS 细胞与 ALCL 瘤细胞阳性外，活化淋巴细胞、胚胎性癌、恶性黑色素瘤及胰腺癌细胞均可阳性，值得重视，绝对不能认为凡 CD30 阳性就是 HRS 细胞。

（朱梅刚）

（三）异型大细胞散布于中、小淋巴细胞背景中的鉴别诊断

◆ 临床表现

男性，43 岁，主诉双侧腹股沟淋巴结肿大 3 个月余。其他无明显异常。

◆ 病理组织学特点

◆在淋巴组织中一致性小淋巴细胞及少数组织细胞弥漫浸润，代替了正常淋巴结结构。

◆在上述背景中见有异型大细胞散布。胞浆中量，淡染，核有单核、双核、多核，有的可见明显的核仁，有的呈胚胎样，核分裂象可见。未见到黏着成团片集中现象（图 2-240~241）。

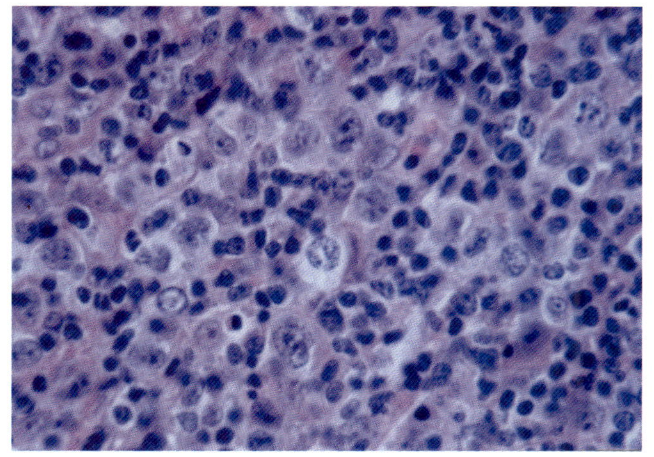

图 2-240　富于淋巴细胞 CHL，在淋巴细胞及组织细胞背景中，散布少数单核、双核 HRS 细胞

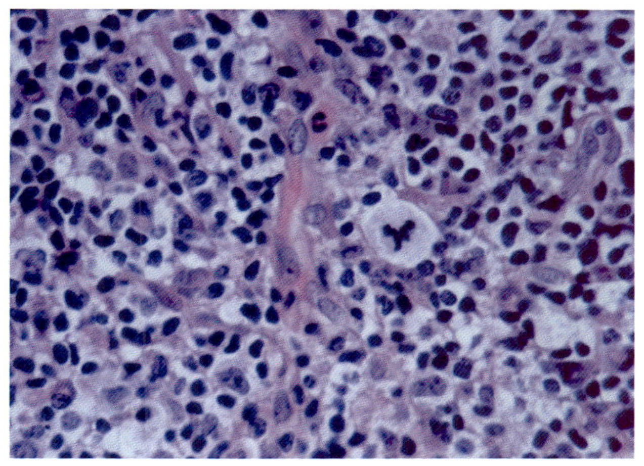

图 2-241　富于淋巴细胞 CHL，显示 1 个 3 极病理核分裂象瘤细胞

◆ 免疫组化

◆背景淋巴细胞多数 CD45RO 阳性，CD20、CD79a 不规则片状阳性。

◆异型大细胞 CD30 阳性，CD15 偶见阳性，PAX5 阳性，CD3 偶见阳性，ALK 阴性，CD20 阴性（图 2-242）。

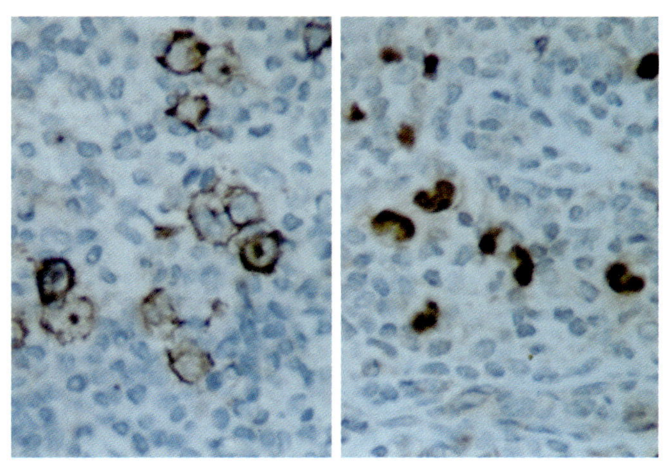

图 2-242　富于淋巴细胞 CHL，（左）CD30 标记瘤细胞（+）；（右）PAX5 标记瘤细胞（HRS 细胞）核（+）

◆ 专家点评

◆本例属于在小淋巴细胞背景中，散布异型大细胞的组织学特点。结合免疫组化，诊断 ALCL 或是 CHL 存在困难。

◆免疫组化显示异型大细胞，有单核、多核、双核，且有胚胎样核，核仁有的明显，但较小于典型的 HRS 细胞，CD30 阳性，ALK 阴性，少数 CD3 阳性，似乎支持间变性大细胞淋巴瘤，但异型大细胞分散，没有成团黏着现象。大部分 CD3、CD20 阴性，为此加染 PAX5，大细胞明显阳性。最后诊断为 LRCHL。

（朱梅刚）

（四）霍奇金淋巴瘤误诊为外周 T 细胞性淋巴瘤

◆ 临床表现

◆男性，55 岁，反复发热 40 余天，腹胀，皮肤、眼睛黄染 7 天。体查：全身皮肤、巩膜中至重度黄染；腹软，肝肋下 2 横指，脾肋下未触及，移动性浊音阳性。

◆取左颈淋巴结活检。送检淋巴结 1 枚，直径 1.5cm，切面灰红，质中。

◆ 病理组织学与免疫组化

低倍镜下，淋巴结正常结构破坏，有大片浅染区。中高倍镜下显示小血管丰富，背景细胞成分较杂，大量大小不一、形态不规则的淋巴样细胞浸润，可见病理性核分裂（图 4-243~244），免疫组化显示，背景中浸润的淋巴细胞 CD3 阳性（图 4-245），诊断为外周 T 继胞淋巴瘤。

经陈国璋教授会诊后再仔细观察分析切片，发现背景中除大量 CD3 阳性细胞外，还有大量 CD3 阴性细胞（大部分为组织细胞）和少量分散的异型大细胞（图 4-246），后者 CD30 阳性（图 2-247），PAX5 阳性，CD20 阴性，CD3 阴性。

最后诊断：霍奇金淋巴瘤，混合细胞型。

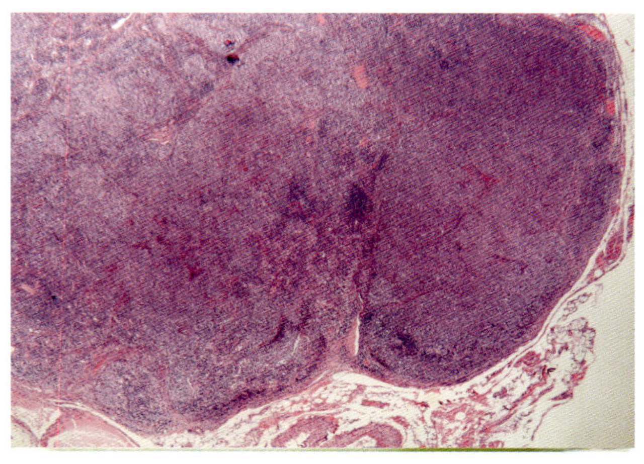

图 4-243 淋巴结正常结构破坏

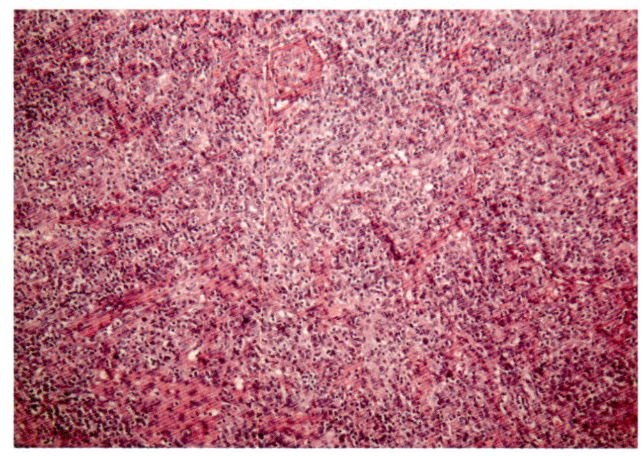

图 4-244 多种细胞成分混杂，间质小血管增生

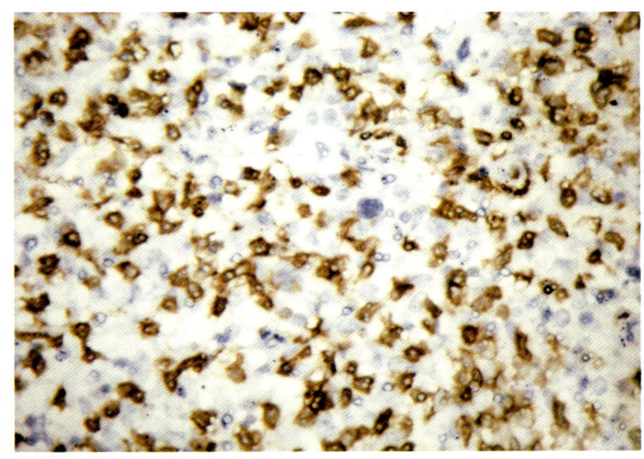

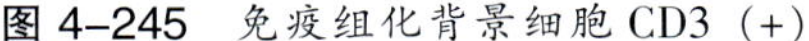

图 4-245　免疫组化背景细胞 CD3（+）

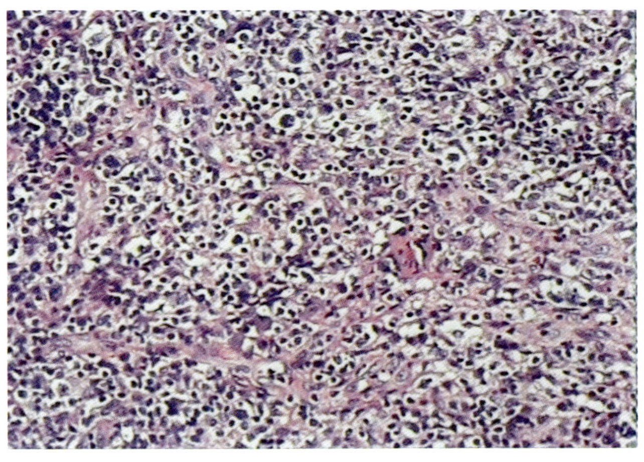

图 4-246　大量淋巴细胞背景上见体积巨大的异型细胞

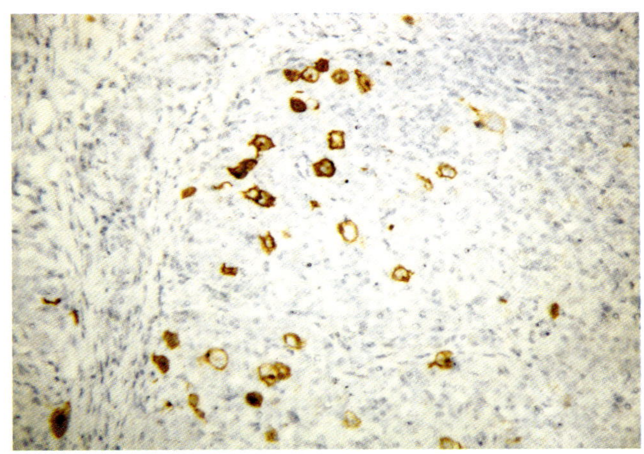

图 4-247　免疫组化异型大细胞 CD30（+）

◆ 专家点评

霍奇金淋巴瘤组织中的大量 T 淋巴细胞和组织细胞形态可轻度异型，如果 HRS 细胞数量较少，观察免疫组化染片时只注意到大量 CD3 阳性细胞而忽略了 CD3 阴性的异型大细胞，就可能导致误判。本例在广东省淋巴瘤病理协作会议和华东地区淋巴瘤读片会上，绝大部分病理医生都考虑 T 细胞淋巴瘤，其原因之一是将 HE 切片中大小形态不一的组织细胞误认为 T 细胞，没有仔细对照观察 HE 形态和免疫组化染片，这是值得吸取的经验。

（苏祖兰　邵春奎）

第二十节　组织细胞肉瘤

一、组织细胞肉瘤特点

组织细胞肉瘤（histiocytic sarcoma，HS）为异型组织细胞组成的恶性肿瘤，好发于淋巴结内或结外组织，应排除单核细胞性白血病浸润。

临床表现

- 发生率较少，约占 NHL 的 0.5%。中老年多见，中位年龄 52 岁，发病率男性高于女性。
- 结外发生多于结内，结外好发于皮肤、胃肠道及软组织。
- 主要症状为淋巴结肿大或结外包块，少数发生系统性播散而出现 B 症状。
- 很少病例发生于淋巴母细胞淋巴瘤治疗后或纵隔精原细胞瘤部位。

病理组织学特点

- 淋巴结可为弥慢性、窦性或副皮质区浸润，而结外则均为弥漫性浸润（图 4–248）。
- 瘤细胞体积大，圆或卵圆形单形性，而外形不规则多形性多见。亦可见梭形细胞，胞浆丰富，嗜酸或有细空泡，偏位单核，卵圆或肾形，可为多核瘤巨细胞。核分裂象易见。偶见吞噬红细胞（图 4–248~249）。
- 不定量的反应性小淋巴细胞、浆细胞、组织细胞及嗜酸或中性粒细胞（图 4–248）。
- 可见坏死。

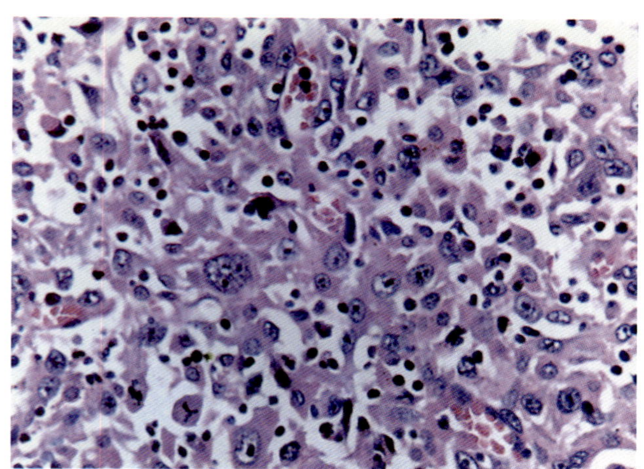

图 4–248　淋巴结组织细胞肉瘤，瘤细胞体积大，外形不规则，胞浆丰富，泡状核，核仁明显，有少数小淋巴细胞浸润

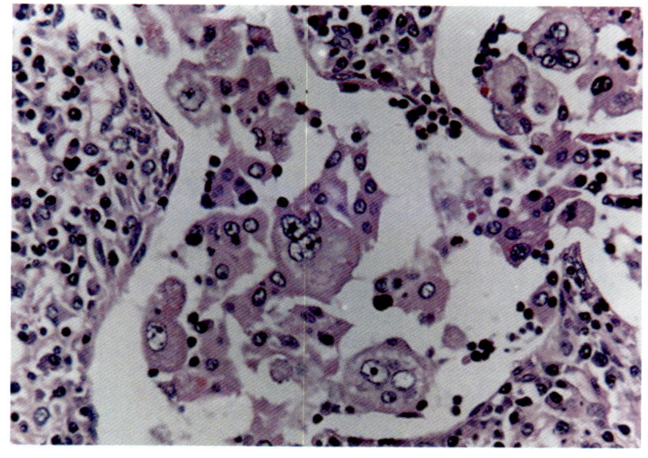

图 4–249　淋巴结组织细胞肉瘤，瘤细胞淋巴窦性浸润

◆ 免疫组化

◆瘤细胞 CD68 阳性（图 4-250~251），CD163 阳性（图 4-255），溶菌酶（lysozyme）阳性。
◆CD43、CD45 RO 可阳性，不定性表达 CD4、CD11c、CD14、CD15、S-100。
◆T 与 B 淋巴细胞、滤泡树突细胞、朗格汉斯细胞标记均阴性。

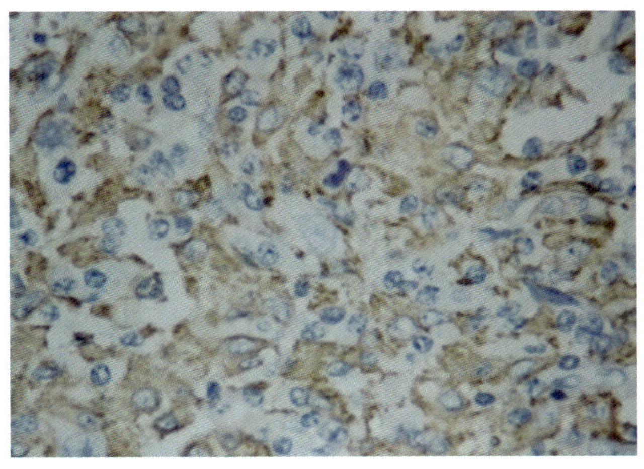

图 4-250 淋巴结组织细胞肉瘤，CD68 标记瘤细胞胞浆（+）

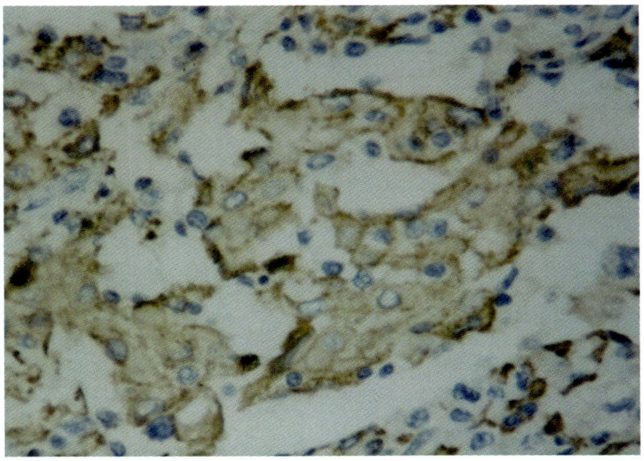

图 4-251 淋巴结组织细胞肉瘤，CD68 标记实性浸润瘤细胞（+）

◆ 现代诊断技术

◆IgH、TCR 基因重排阴性。

二、鉴别诊断

◆ 实性浸润则应与转移性未分化癌、恶性黑色素瘤、间变性大细胞淋巴瘤鉴别

采用相应的免疫组化标记可以识别。

◆ 实性浸润则应与淋巴结朗格汉斯细胞组织细胞增生症鉴别

后者实性增生细胞分化较好，有核沟，常伴嗜酸性粒细胞浸润，Langerin、CD1a、S-100 阳性。

◆ 弥漫性 HS 与单核细胞白血病浸润鉴别

后者有骨髓、外周血、肝、脾侵犯。

◆ 弥漫性 HS 与大细胞淋巴瘤鉴别

后者 CD68、CD163 阴性而 T 或 B 细胞标记，CD30 阳性。

结外 HS 与髓细胞肉瘤鉴别

后者也可有 CD68、lysozyme 阳性，但 HS MPO 阴性，细胞形态更单一，常有中幼或晚幼粒细胞浸润，骨髓受累或外周血有瘤细胞。

（朱梅刚）

三、病例分析

颈淋巴结组织细胞肉瘤误诊为转移癌等

临床表现

男性，46 岁，左颈肿物 2 年，如鸡蛋大，近 3 个月增大至拳头大而入院。入院后 CT 显示左侧甲状腺旁巨大肿块，气管右移，左腋下淋巴结肿大。MRI 显示左颈部与上纵隔多结节融合性包块，部分包绕颈总动脉，压迫颈内动脉，左侧颈部间隙有少数肿大淋巴结。其他 LDH 增高（343U/L）外无特殊异常，2010 年 12 月第 1 次取左侧颌下淋巴结为弥漫大细胞浸润，胞浆丰富，核仁明显、伴坏死。免疫组化 CK5/6 部分瘤细胞阳性外，T 与 B 淋巴细胞标记均阴性，病理诊断为淋巴结转移性未分化癌，建议查鼻咽部。后查鼻咽部 CT 阴性。2011 年 1 月 17 日行左颈包块切除。CD21 与 CD68 部分瘤细胞阳性，原单位病理诊断又考虑为滤泡树突细胞肉瘤，送外会诊。

病理组织学特点

◆巨检：包块一个，部分有包膜 8cm×7cm×5cm，切面灰红色，鱼肉状。

◆病理组织学改变：弥漫性大细胞增生浸润，圆或卵圆形，胞浆丰富，嗜伊红性，核膜厚，染色质颗粒状，单个大核仁，中央位。分裂象易见。伴少量小淋巴细胞浸润和大片坏死（图 4-252~253）。

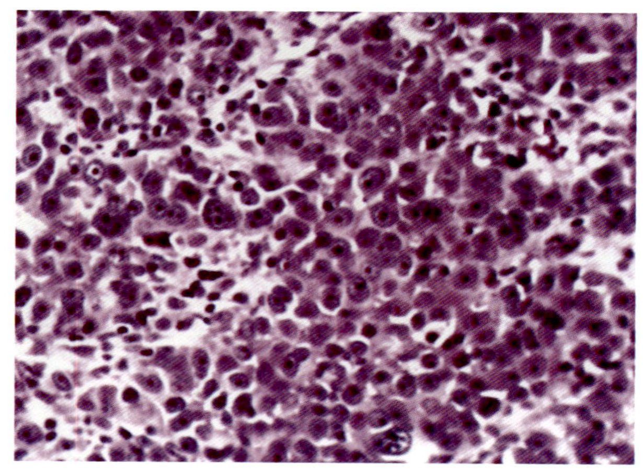

图 4-252　淋巴结组织细胞肉瘤，瘤细胞体积较小，圆或类圆形

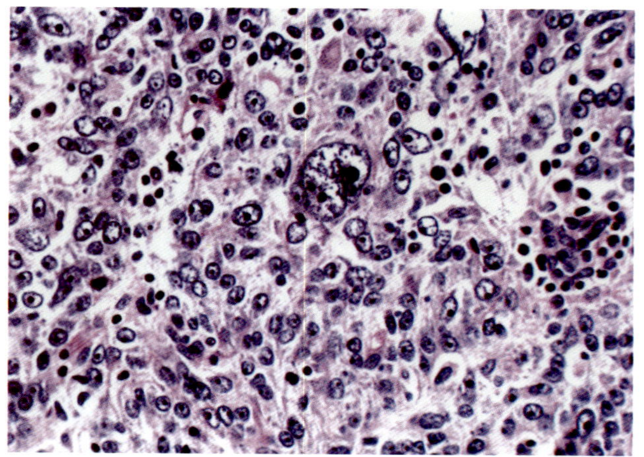

图 4-253　淋巴结组织细胞肉瘤，有瘤巨细胞，大小不一，有一些小淋巴细胞散布

免疫组化

原单位 T 与 B 细胞标记全部阴性，CD30 阴性，CD15 阴性，S-100 阴性，CK 阴性，CD1a 阴性，

TIA1 阴性，EMA 阴性，CD138 阴性，MUM1 阴性，CD68 部分瘤细胞阳性。CD45RO 与 CD21 部分阳性。作者重做 CD68，增做 CD163，大部分瘤细胞强阳性（图 4-254~255）。

病理诊断：（左颈部）淋巴结组织细胞肉瘤。

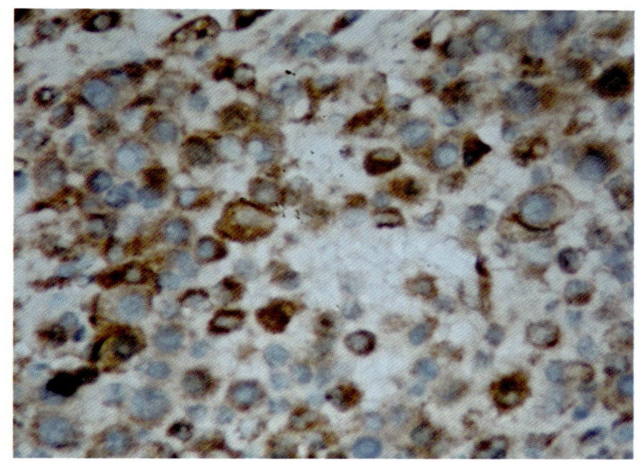

图 4-254 淋巴结组织细胞肉瘤，CD68 标记瘤细胞胞浆（+）

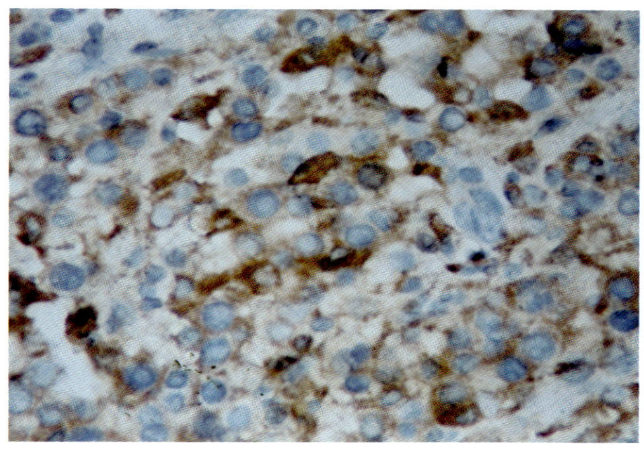

图 4-255 淋巴结组织细胞肉瘤，CD163 标记瘤细胞胞浆（+）

专家点评

本例从组织形态特点显示大型淋巴样细胞，胞浆丰富，核仁明显，应该与转移性未分化癌、大 B 细胞淋巴瘤、间变性大细胞淋巴瘤、组织细胞肉瘤等鉴别。第一次左颌下淋巴结活检，因为淋巴细胞标记阴性，而 CK5/6 部分瘤细胞阳性，而误诊为转移性未分化癌。第二次左颈淋巴结活检，又因为 CD21 与 CD68 部分瘤细胞阳性，而考虑为滤泡树突细胞肉瘤。但从实际组织学改变最符合组织细胞肉瘤。重做 CD68，又加做较特异的组织细胞标记 CD163，大部分瘤细胞强阳性，明确了诊断。组织细胞肉瘤可以 CK 少数细胞阳性，本例为弥漫性改变，无成巢和间质反应不支持癌。另外本例瘤细胞为圆或卵圆形，没有梭形细胞，更无漩涡状排列，不像滤泡树突细胞肉瘤。由于组织细胞肉瘤较少见，常被漏诊。再是免疫组化结果常受到技术操作等因素影响出现假阴性，应重做，增加多种同类抗体，可能会得到满意结果。另外本例 EBER 少数瘤细胞阳性，可能是 EBV 继发感染所致。

（朱梅刚）

第二十一节 对恶性组织细胞增生症的新认识

在 1999 与 2008 年 WHO 淋巴与造血组织肿瘤分类中只有组织细胞肉瘤，而备受人们关注的恶性组织细胞增生症或恶性组织细胞增生病（malignant histiocytosis， MH）的名称不见了，引起了病理与临床学家不解或疑问。提出的疑问有：① MH 发生了什么变化？②对 MH 的新认识是什么？③今后 MH 是否真的完全消失了呢？上述问题如不澄清易导致病理与临床诊断上的矛盾，从而影响疾病的治疗。为此作者收集相关资料，介绍如下。

一、有关 MH 实质和命名的演变过程

1939 年 Scott 和 Robb-Smith 最早报道了 4 例淋巴结、肝、脾肿大并出现贫血、白细胞减少伴发热、进行性消瘦且最终衰竭死亡的病例，并将这种疾病命名为组织细胞性髓性网状细胞增生症（histiocytic medullary reticulosis， HMR）。我国郁之非等（1959）在国内首先报道此病，后秦光煜等（1964）以网状细胞增生症（reticulosis）名称报道了 27 例。由于该病的临床表现为恶性，故称为恶性网状细胞病。随后有学者认为其瘤细胞不是网状细胞而为组织细胞。1966 年 Rappaport 称此病为 MH，并一直沿用至今。随着免疫学与分子生物学技术的发展，对“组织细胞”实质的认识有了很大的变化。Rappaport 提出的“组织细胞”是纯态的认识，他将所有大的淋巴细胞（包含真正的组织细胞）均称为组织细胞。至 1975 年 Lukes 等对淋巴造血系统肿瘤提出的免疫功能新分类，通过免疫机能和免疫学技术对淋巴细胞、组织细胞实质的研究提出了新的概念，证明已往所指的“组织细胞”中大部分是由成熟 T 或 B 淋巴细胞受抗原刺激后产生的转化大淋巴细胞，如大中心细胞、大中心母细胞和 T、B 免疫母细胞等，而真正的组织细胞（由血源单核细胞演变而来，具有吞噬功能）只是少数。后来所谓的 MH 是指由真正的组织细胞而来。随着其在较特异的单克隆抗体的发明，分子遗传学技术的兴起，又逐渐发现许多所谓的 MH 不是来源于真正的组织细胞，而多数为 T 细胞淋巴瘤（表 4-3）。

表 4-3　部分 MH 名称的变化

原名称	现名称
MH（系统性或器官性）	间变性大细胞淋巴瘤（ALCL）
	嗜血细胞综合征（HPS ）
皮肤退行性不典型组织细胞增生症	原发皮肤型 ALCL
鼻腔 MH	鼻型 NK/T 细胞淋巴瘤
肠型 MH	肠病型 T 细胞淋巴瘤
组织细胞性噬血细胞性脂膜炎	皮下脂膜炎样 T 细胞淋巴瘤
肝、脾性 MH	肝脾 T 细胞淋巴瘤

二、造成命名误差的原因分析

在 Lukes 等提出淋巴瘤免疫功能分类以后，为何 MH 的实质未能完全揭露，可能有以下原因：

（1）开始免疫组化标记抗体的特异性与数量不足，存在着非特异性或交叉反应。例如与 MH 相混淆的间变性大细胞淋巴瘤（ALCL）瘤细胞对组织细胞标记抗体亦可能为阳性反应，而具有较特异的 CD30 与 ALK 抗体，当时尚未生产或未广泛应用。

（2）分子遗传学技术在淋巴瘤诊断中的应用。20 世纪 80 年代起Southern 印迹杂交和 PCR 扩增技术逐步应用于 T、B 淋巴瘤的 IgH 与 TCR 克隆性基因重排诊断，其特异性高，克服了免疫组化的非特异性及交叉反应，证明系统性与器官性 MH 中多数为 T 细胞淋巴瘤。染色体分析 80%以上的 ALCL 具有 t（2；5）染色体易位。

（3）新的 WHO 淋巴瘤分类中每种恶性淋巴瘤均依据组织学、免疫组化、分子生物学及染色体分析全面综合诊断，其准确性大为提高。对噬血细胞综合征（hemophagocytic syndrome，HPS）的新认识，目前认为 HPS 有原发性与继发性两大类，其共同的特点是患者以淋巴–网状组织中组织细胞明显增生为主要特征，同时伴吞噬红细胞、白细胞及血小板等现象，致全血象下降，临床有淋巴结、肝、脾肿大，贫血及肝功能异常。其中原发性 HPS 有家族性或无家族性，有称家族性噬血组织细胞增生症，均在 0~2 岁婴幼儿，具有隐性染色体异常，预后差，5 年存活率只有 17%。Arico 等报道 122 例 HPS，24%有家族史，49%无家族史，后者以继发性占多数。继发性 HPS 可发生于重症细菌、病毒、寄生虫（原发）感染以及恶性肿瘤（包括淋巴瘤）晚期、溶血性贫血、大手术、多次输血后等，出现成熟组织细胞大量反应性增生，同时噬血细胞引起的全血象下降加重了患者的病情。由于继发性 HPS 常出现在疾病晚期，很容易把 HPS 误诊为 MH。

（4）由于已往将 T 淋巴瘤中的反应性组织细胞误认为瘤细胞，可吞噬红细胞，将其作为诊断 MH 的组织学要点，实际上真正的恶性组织细胞没有或很少有吞噬能力。

三、对 MH 的新认识

任何事物不可以绝对化。以前诊断的“MH”现已被证明绝大多数为 T 细胞淋巴瘤。而真正的 MH 是否已消失？Mongkonsritragoon 等对 1973~1993 年报道的 7 例所谓的“MH”病例进行形态学、免疫组化、分子遗传学技术检测，发现 1 例为真正的 MH。Sato 等报道 1 例尸检，采用多种组织细胞标记系列抗体，显示 M–CSF、CD68、Lys、AAT 阳性和 IgH、TCR、PCR 克隆性基因重排检测阴性，证明为肝、脾 MH。由此可见，真正的 MH 仍然存在，但是很少见。诊断时要求对瘤细胞用多种组织细胞标记阳性，并排除其他淋巴瘤和 HPS 才可以诊断。

四、MH 的诊断与鉴别诊断

◆ MH 的诊断要点

WHO 淋巴造血组织肿瘤分类列出的巨噬/组织细胞肿瘤中只有组织细胞肉瘤，其定义是：形态和免疫表型相似于成熟组织细胞的瘤细胞克隆性增殖，成单个或多个瘤块。而 MH 则为恶性组织细胞系统或单器官（主要侵犯淋巴网状组织）散在浸润不成瘤块，晚期少数才可出现局部肿块。免疫组化标记显示对组织细胞标记抗体（常用的 CD68、CD163、Mac387、Lys、antitrypsin、α1–antichy–motrypsin）阳性反应，同时免疫组化和 IgH、TCR 基因重排检测阴性，排除 T 或 B 细胞淋巴瘤。临床表现为不规则发热，肝、脾、淋巴结肿大，进行性消瘦，全血象下降，最后衰竭而死。

◆ 鉴别诊断

◆与系统性 ALCL 鉴别：ALCL 瘤细胞可出现片巢状，核仁明显，异型显著，免疫表型 CD30 阳性，80%ALK–1 阳性，70%以上 T 细胞型，少数为非 T 非 B 型，组织细胞标记阴性。

◆与 NK/T 细胞淋巴瘤鉴别：广义的 NK/T 细胞淋巴瘤包括鼻型 NK/T 细胞淋巴瘤、肠病型 T 细胞淋巴瘤、皮下脂膜炎样 T 细胞淋巴瘤及肝脾 T 细胞淋巴瘤，其共同的特点为：局限性病变，前三者多可见坏死性血管炎引起的明显坏死，瘤细胞弥漫浸润、多形。免疫表型：CD56、T 细胞标记、细胞毒抗体 TIA1、颗粒蛋白酶 B、穿孔素均可阳性。这些肿瘤往往不同程度地存在反应性组织细胞，可有噬红细胞现象，这也是以前误为 MH 的原因之一。其中 CD56 阳性，细胞毒阳性，同时 EBER 阳性者应归入鼻型 NK/T 细胞淋巴瘤。

◆与继发性 HPS 鉴别：由于 HPS 常是一些恶性肿瘤等重症和多次输血患者的并发症，恶性淋巴瘤晚期可在淋巴-网状组织中出现反应性组织细胞，有明显的噬红细胞现象，患者全血象下降，病情加重，在主要疾病未确诊的情况下提供了误诊为 MH 的依据。MH 的恶性组织细胞是瘤细胞，有异型性，噬红细胞现象无或少见。

（朱梅刚）

第二十二节　树突细胞肉瘤

树突细胞肉瘤（dendritic cell sarcoma，DCS）是一显示树突细胞分化的肿瘤，它可发生于广泛的部位，淋巴结内与淋巴结外部位。它是一低度到中度恶性肿瘤。这类肿瘤包括许多类型，按 WHO2008 新的淋巴瘤分类可包括下列肿瘤：

（1）滤泡性树突细胞肉瘤（follicular dendritic cell sarcoma，FDCS）。

（2）指状突树突细胞肉瘤（interdigitating dendritic cell sarcoma， IDCS）。

（3）纤维母细胞性网状细胞肿瘤（fibroblastic reticular cell tumor， FBRCT）。

（4）未定性树突细胞肿瘤（indeterminate dendritic cell tumor，IDCT）。

（5）朗格汉斯细胞组织细胞增生症/肉瘤（Langerhs cell histiocytosis/sarcoma）。

一、滤泡性树突细胞肉瘤

滤泡性树突细胞肉瘤（FDCS）是显示 FDC 分化的肿瘤，可发生于淋巴结和结外部位，低到中度恶性，具有广的形态谱系，相对比较多见。

◆ 临床表现

◆成人多发，平均年龄 44 岁，性别无明显差异。

◆1/2~2/3 病变发生于淋巴结，常见于颈淋巴结。结外部位包括扁桃体、口腔、胃肠道、软组织、皮肤、纵隔等。炎性假瘤样 FDCS 好发于肝、脾。

◆肿瘤生长缓慢，无痛性包块，无明显症状。而炎性假瘤样 FDCS 可有系统性症状，偶见副肿瘤性天疱疮。转移率<25%。

◆少数患者有 Castleman 病病史。

◆炎性假瘤样 FDCS 与 EBV 感染有关。

◆ 病理组织学特点

◆经典形态。

（1）肿瘤周界清楚或浸润性。

（2）瘤细胞梭形，卵圆或多边形，细胞膜不清晰，合体状，胞浆有纤细微丝，圆或卵圆，薄的核膜，透明或颗粒的核浆，可见多核瘤巨细胞（图 4-256~257）。

（3）瘤细胞排列多样，有席纹状（storiform）、漩涡状及编织状、弥漫状及少见的滤泡/结节状。

（4）不定量的淋巴细胞散布或围血管浸润（图 4-256）。

◆瘤细胞的形态变异。

（1）瘤细胞周界清晰。

（2）多边形或上皮样与丰富透明胞浆，类似低分化癌（图 4-258）。

（3）嗜酸性胞浆。

（4）多形性与间变性变异。

◆瘤细胞生长形式变异。

（1）丛状型（plexiform pattern），互相拼接状（jigsaw puzzle-like）。

（2）岛状分散于淋巴细胞、间质细胞背景中。

（3）瘤细胞散布背景细胞中，类似 CHL。

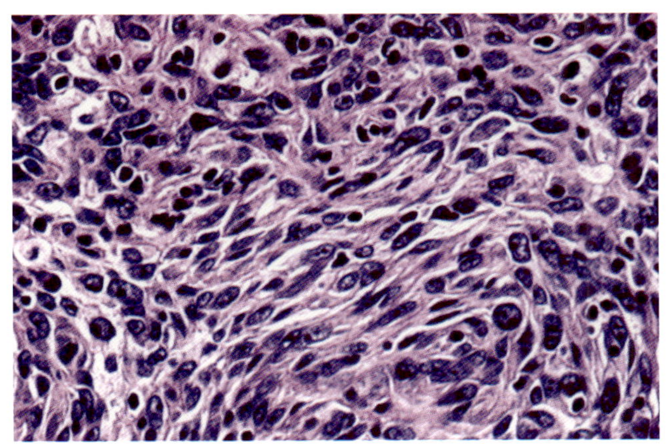

图 4-256 FDCS，瘤细胞梭形、卵圆形，编织状排列

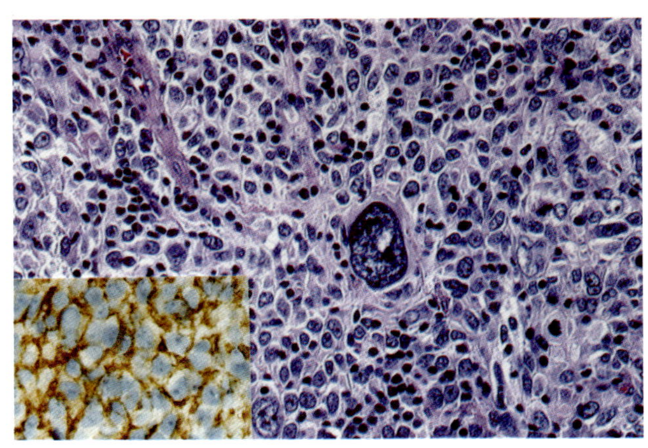

图 4-257 FDCS，见 1 个瘤巨细胞，另有许多小淋巴细胞散在浸润；左下角为 CD21 标记瘤细胞（+）

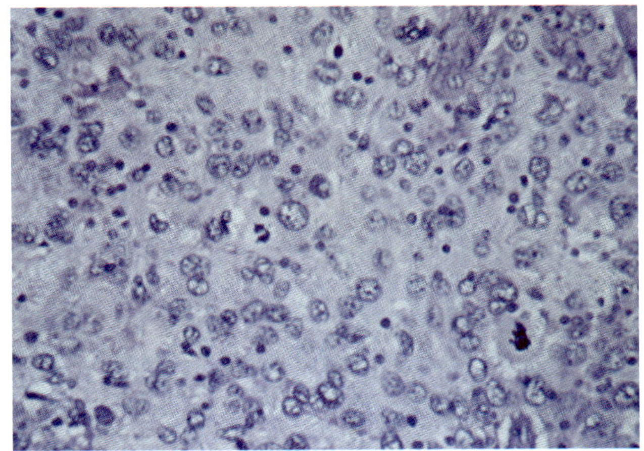

图 4-258 FDCS，瘤细胞呈上皮样，胞浆透明，相互融合，分裂象易见

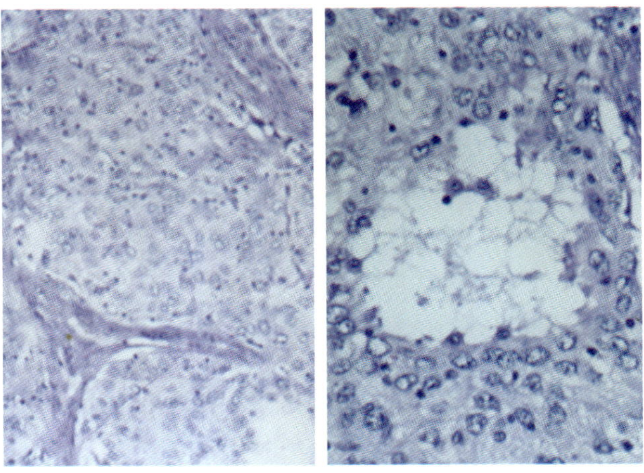

图 4-259 FDCS，（左）瘤细胞区出现明显纤维索分割成不完整巢状；（右）瘤区出现不规则腔隙，其内充无结构物质

◆不常见的间质特点。

(1) 明显的纤维间隔或分叶状（图 4–259 左）。

(2) 明显的间质血管。

(3) 黏液变间质和不规则腔隙（图 4–259 右）。

◆少见的反应性细胞背景。

(1) 明显浆细胞浸润。

(2) 散在破骨细胞样巨细胞。

(3) 结节性富于 B 淋巴细胞，类似 NLPHL。

(4) 炎性假瘤样。

◆炎性假瘤样 FDC 肉瘤（图 4–260）。

(1) 大量上皮样肉芽组织网络瘤细胞。

(2) 大量嗜酸性粒细胞网络瘤细胞。

(3) 大量淋巴、浆细胞浸润（图 4–260~261）。

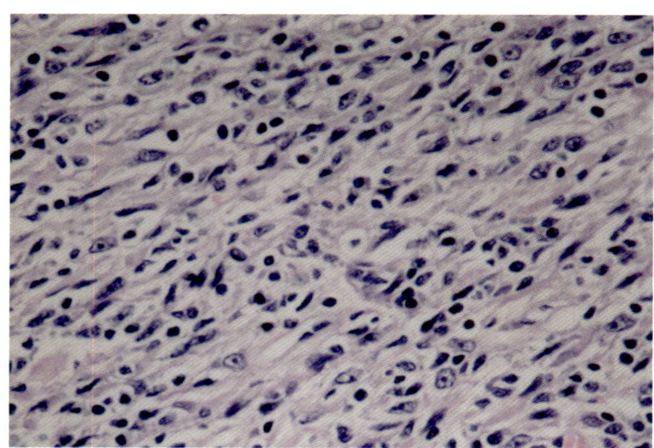

图 4–260　炎性假瘤样 FDC 肉瘤，在大量炎细胞中见梭形瘤细胞

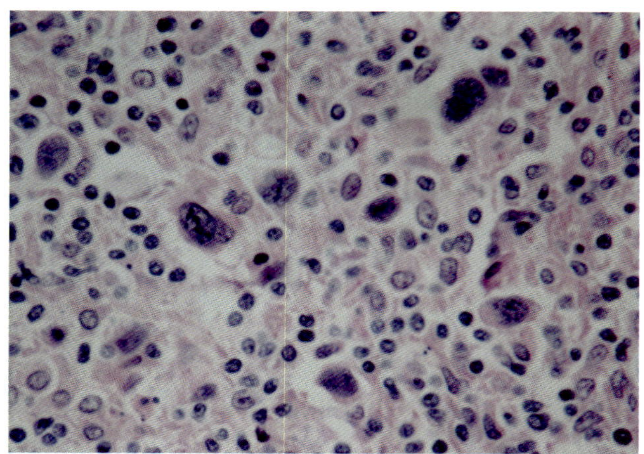

图 4–261　炎性假瘤样 FDC 肉瘤，显示一些异型瘤细胞

免疫组化

◆瘤细胞 CD21、CD35 阳性（图 4–257），CD23 阳性，较新而不够特异的标记抗体 Clusterin，C2–40/podoplanin、CXCL13 阳性/阴性，CD68 阴性/阳性，vim、Fascin、EGFR、HLA–DR 亦可阳性。另外 EMA、CK、S–100、LCA 及 CD20 偶可表达。Ki67 1%~25%阳性。

◆SMA、CD1a、lysozyme、MPO、CD34、CD3、CD79a、CD30、HMB45 均阴性。

◆背景浸润淋巴细胞，可 B 细胞或 T 细胞优势或 T 与 B 细胞混合。

与颅外脑膜瘤鉴别

后者可发生于扁桃体等处，易与 FDCS 混淆。后者：

◆瘤细胞缺乏异型性。

◆瘤区无淋巴细胞浸润。

◆免疫标记 CK 阴性，EMA 阳性，GFAP 阳性，CD21 阴性，CD35 阴性。

与恶性纤维组织细胞瘤鉴别

后者：

◆瘤细胞多形性明显，瘤巨细胞多见。

◆免疫标记 vim 阳性，CD68、CD163 阳性，CD21 阴性，CD35 阴性。

与恶性黑色素瘤鉴别

当 FDCS 多边形胞浆透明瘤细胞明显时，易与恶性黑色素相混，后者：

◆梭形瘤细胞少见。

◆易见黑色素沉积。

◆免疫标记，HMB45 阳性，S-100 阳性，Melan A 阳性，CD21 阴性，CD35 阴性。

与间变性癌鉴别

当 FDCS 多形性异型明显时应与间变性癌鉴别。后者：

◆瘤细胞可见到与正常上皮移行改变。

◆可见巢状癌细胞团。

◆癌区不见淋巴细胞浸润，而淋巴上皮样癌例外。

◆免疫标记 CK 阳性，CD21 阴性，CD35 阴性。笔者偶遇 1 例颈淋巴结鼻咽癌转移未分化癌 CD21、CD35 阳性。

与 A 型胸腺瘤鉴别

当 FDCS 有纤维分隔时可与 A 型胸腺瘤混淆，但后者：

◆瘤细胞缺乏异型变，分化良好。

◆梭形细胞免疫标记 CK 阳性，CD21、CD35 阴性。

与黏液肉瘤鉴别

当 FDCS 出现黏液变时易误为黏液肉瘤。后者：

◆瘤细胞 vim 阳性，SMA 阳性，CD21、CD35 阴性。

发生于胃、肠道和腹腔淋巴结的 FDCS 与胃、肠道间质瘤鉴别

◆FDCS 瘤细胞呈漩涡状排列，有淋巴细胞浸润，CD117 阴性，CD34 阴性，CD21 阳性，CD35 阳性。

◆间质瘤瘤细胞只有编织状，无淋巴细胞浸润，CD117 阳性，CD34 阳性，CD21 阴性，CD35 阴性。

与 Castleman 病（CD）鉴别

后者增生滤泡有相符的 FDC 增生网，形态可很不规则，可与 FDCS 混淆，但后者：

◆增生 FDC 网有边界，不出现于滤泡外区。

◆CD 为特殊的淋巴滤泡而非梭形瘤细胞，无异型变。

◆由 CD 继发的 FDCS，FDC 在滤泡外出现片状增生，并破坏增生淋巴滤泡。

结节性富于B细胞FDCS变型与NLPHL鉴别

前者可为肿瘤性树突细胞散布于小B细胞结节内，似NLPHL，但瘤细胞核大，空泡状，包涵体样大核仁，CD21、CD35阳性，而CD20阴性。

（朱梅刚）

二、指状突树突细胞肉瘤

指状突树突细胞肉瘤（IDCS）是指具有IDC免疫表型的梭形或卵圆形瘤细胞弥漫增生，为十分少见的肿瘤。

临床表现

- 主要发生于成人，男性多于女性。
- 好发于淋巴结，而结外皮肤及软组织也有发生。
- 一般无明显症状，少数有系统性症状及肝、脾肿大。
- 少数病例与先有的低度恶性B细胞淋巴瘤有关。

病理组织学特点

- 梭形瘤细胞编织状、漩涡状排列，轻到中度异型，瘤细胞网界不清（图4-262~263）。
- 瘤细胞间有不定量淋巴细胞浸润。
- 电镜可见瘤细胞表面大量指状突起，相嵌排列。

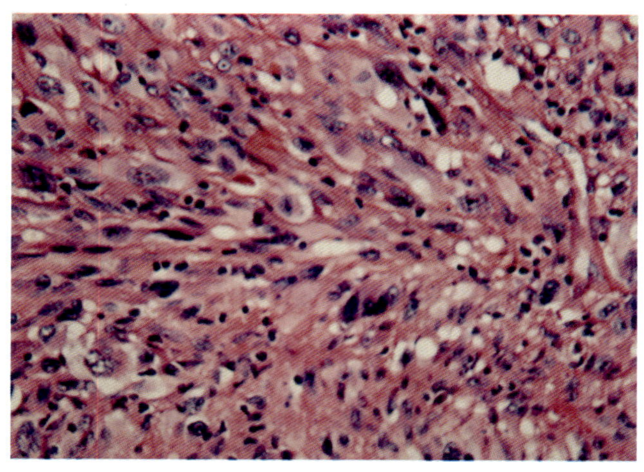

图4-262 淋巴结IDCS，梭形细胞编织状排列

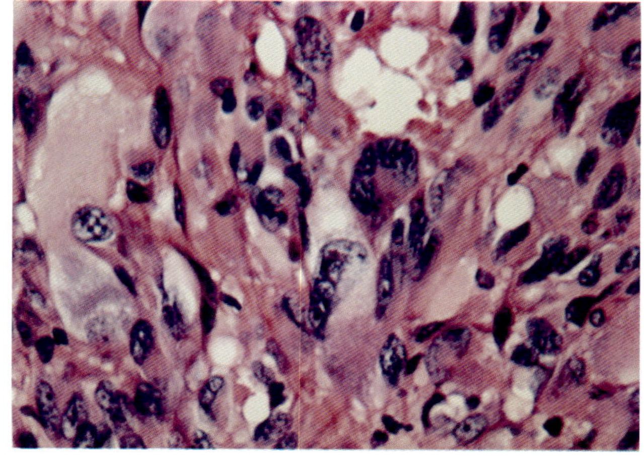

图4-263 淋巴结IDCS，部分瘤细胞显示异型变

免疫组化

- 瘤细胞S-100阳性（图2-264），CD68阳性及CD45RO、CD4、CD43阳性，CD1a阴性，Langerin阴性，CD21阴性，CD35阴性。

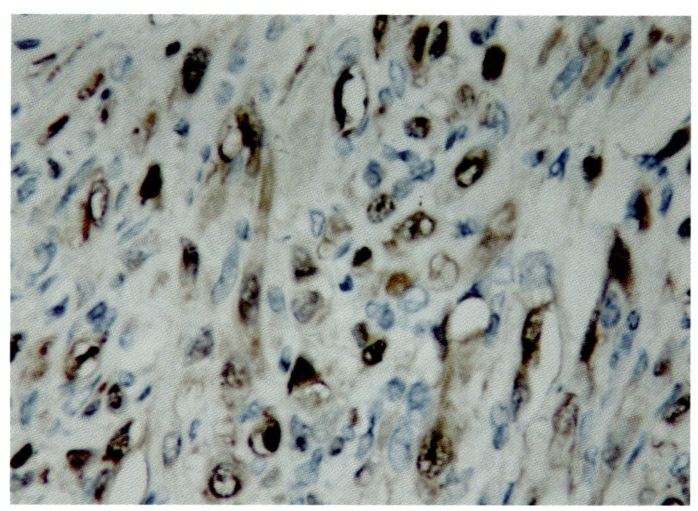

图 4-264　淋巴结 IDCS，S-100 标记瘤细胞（+）

与神经鞘瘤鉴别

后者：

◆瘤区缺乏淋巴细胞浸润，瘤细胞无异型变，栅栏状排列，包膜完整 。

◆免疫标记，除 S-100 阳性外 CD68 阴性。

与 FDCS 鉴别

二者组织形态很相似，主要由免疫组化区别。

◆IDC S 细胞 S-100 阳性，CD68 阳性，而 CD21、CD35 阴性。

与转移性恶性黑色素瘤鉴别

二者 S-100 均阳性，但强调的是应注意 IDCS 瘤细胞 S-100 可见细长的树状突，结合其他形态，后者 HMB45、Melan A 阳性，CD68 阴性。

三、纤维母细胞性树突细胞肿瘤

纤维母细胞性树突细胞肿瘤（FBRCT）是非常少见的 CK 阳性间质网状细胞肿瘤，发生于淋巴结、脾脏或软组织。预后可变，有一些死亡病例报告。

病理组织学特点

◆组织学形态与 FDCS 及 IDCS 相似，但缺乏二者的免疫表型。有一些胶原纤维散在。

◆电镜观察，梭形瘤细胞胞浆有张力微丝和纺锤致密体，桥粒连接，粗面内织网，基底板样结构，类似肌纤维母细胞。

免疫组化

◆瘤细胞不恒定的 SMA 阳性，desmin 阳性，CK 阳性，CD68 阳性，CD4 阳性。

与 FDCS、IDCS 鉴别

◆本瘤组织形态与 FDCS、IDCS 相似，主要由免疫组化进行鉴别。其缺乏后二者的免疫表型，而 SMA 阳性，desmin 阳性，CK 阳性，CD68 阳性，而 CD21、CD35 阴性。

与肌纤维母细胞瘤鉴别

后者：

◆梭形细胞少有漩涡状、席纹状排列，常有黏液背景，免疫标记，SMA、CK 可阳性外，CD68 阴性，ALK 阳性，淋巴结内不易见，主要在结外。

（朱梅刚）

四、病例分析

阑尾旁树突细胞肉瘤误诊为腹腔胃肠间质瘤

临床表现

男性，40 岁，主诉右下腹疼痛 1 天入院。检查右下腹扪及包块。行剖腹探查，将肿块及阑尾部分肠管切除。送检标本体积 13cm×5cm×5cm，近阑尾根部有一肿物，体积为 8cm×5cm×5cm，切面呈鱼肉状。当时免疫组化结果 CD117 阴性，CD34 阴性，S-100 阴性，HHF35 阴性，SMA 阴性，CD68 阳性，P53 阳性，Ki67 80%阳性。C-kit PDGFR 检测，PDGFR 阳性，Exn13 点突变。考虑为胃肠道间质瘤，服用甲磺酸伊马替尼片 6 个月，出现了复发转移。再行手术已不能切除肿瘤，取部分肿瘤组织。

病理诊断：考虑为未分化多形性肉瘤/恶性纤维组织细胞瘤。患者家属借片再请专家会诊。

病理组织学特点

HE 切片显示肿瘤侵犯及阑尾黏膜肌层下，瘤细胞为纤维形，多数呈漩涡状排列，中央细胞较胖，似脑膜瘤（图 4-265~268）。部分区见有多核瘤巨细胞（图 4-269），瘤区还有许多小淋巴细胞、组织细胞散在浸润。局部有成片淋巴细胞。组织学为较典型的滤泡树突细胞肉瘤（FDCS）。进行 CD21、CD35 免疫组化标记，瘤细胞均为强阳性（图 4-270）。诊断得到证实。

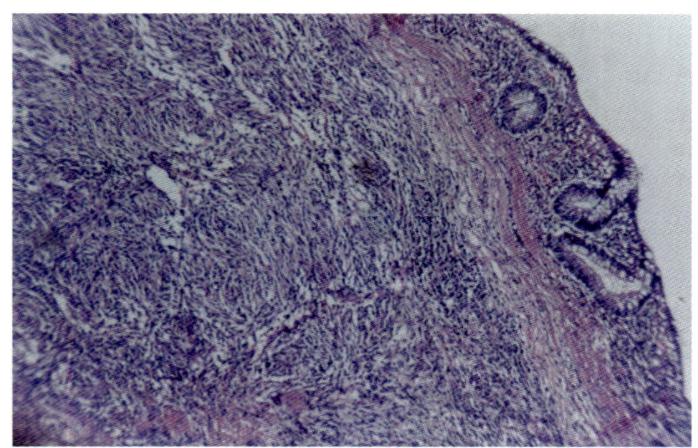

图 4-265 阑尾旁 FDCS 侵及阑尾黏膜肌层下

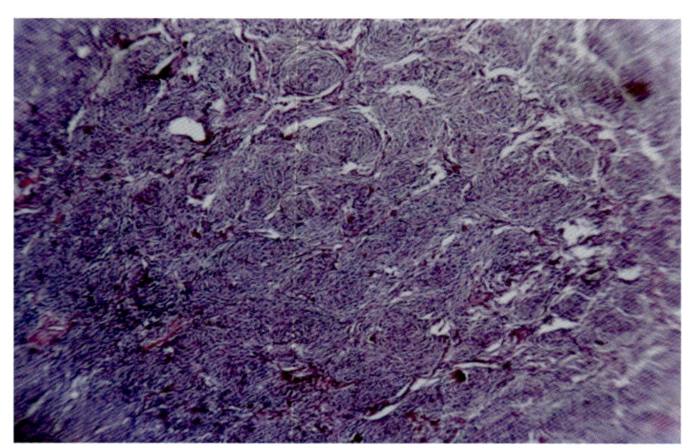

图 4-266 阑尾旁 FDCS，瘤细胞成结节状排列

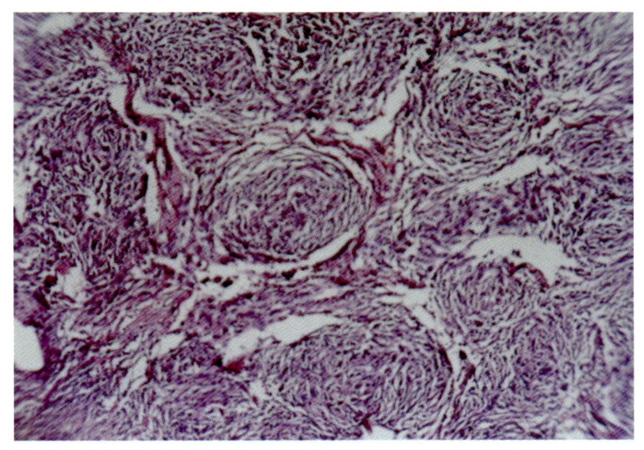

图 4-267　阑尾旁 FDCS，瘤细胞呈漩涡状排列

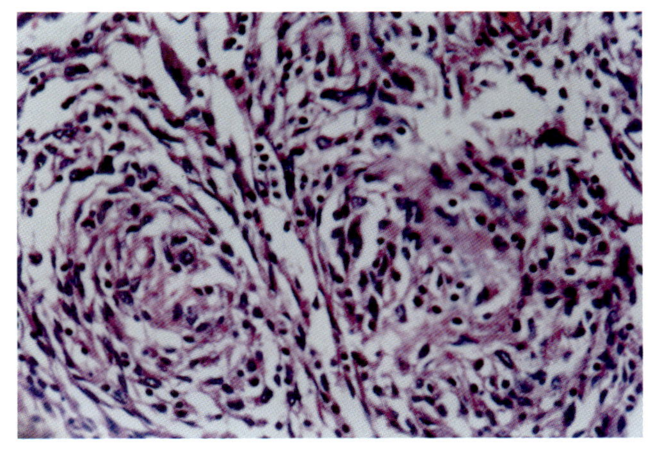

图 4-268　阑尾旁 FDCS，中倍观，瘤细胞间有淋巴细胞浸润

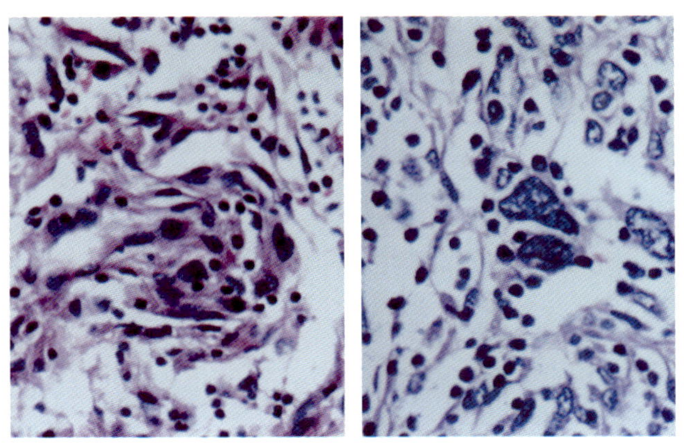

图 4-269　阑尾旁 FDCS，高倍观，瘤细胞有明显异型

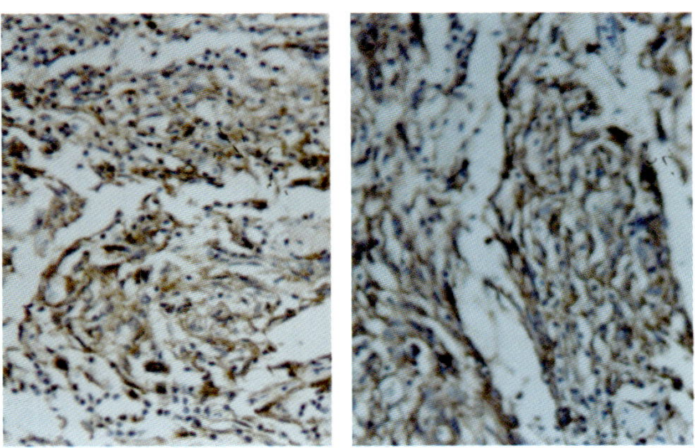

图 4-270　阑尾旁 FDCS，（左）CD21 标记；（右）CD35 标记，瘤细胞（+）

专家点评

第一次切除肿瘤的病理诊断误诊为胃肠间质瘤的原因有：

◆肿瘤的部位位于阑尾旁且侵犯了阑尾肌层，误认为肿瘤发生于阑尾肌层，就往间质瘤方面去考虑。尽管免疫组化不支持，片面抓到基因分析、某支持点，而按间质瘤治疗。

◆对滤泡树突细胞肉瘤的组织学改变缺乏警惕。本例实际上是发生于阑尾旁淋巴结，进而侵犯阑尾。再则本例组织学改变不像胃肠间质瘤，而为较典型的滤泡树突细胞肉瘤，当时就没有考虑到 FDCS 的可能。

◆忽视了组织学改变的特点和免疫组化的主要指标。本例组织学改变除了特有漩涡状改变外。淋巴细胞与组织细胞成片或散在浸润是 FDCS 所特有的改变，而间质瘤无此组织学改变。CD117、CD34、SMA、HHF35、S-100 均阴性，已经排除了间质瘤或平滑肌肿瘤及神经鞘瘤的可能。另外，散在组织细胞或一些瘤细胞可以表达 CD68，加上有多核瘤巨细胞，因此又误诊为恶性纤维组织细胞瘤，这也是应该特别注意的 FDCS 鉴别诊断。特别是胃肠道相关的 FDCS，增加 CD21、CD35 及 CD23 标记，很容易避免以上误诊。这是应吸取的经验教训。

（朱梅刚）

参考文献

◆Swerdlow SH, Campo E, Harris NL, et al. WHO Classification of tumours of haematopoietic and lymphoid tissues [J]. Lyon, 2008: 167-366.

◆朱梅刚，林汉良. 淋巴瘤病理诊断图谱 [M]. 广州：广东科技出版社， 2010：105-339.

◆Staal FJ, Yan Dongen JJ, Langerak AW. Novel insights into the development of T-cell acute lympholastic leukemia [J]. Curr Hematol Malig Rep, 2007, 2: 176-182.

◆Gorczyca W, Tugulea S, Liu Z, et al. Flow cytometry in the diagnosis of mediastinal tumor 5 with emphasis on differentiating thymocytes from plrecursor T-lymphoblastic lymphoma/Leukemia [J]. Leuk Lymphoma, 2004, 45: 529-38.

◆Li S, Juco J, Mann KP, et al. Flow cytometrg in the differential diagnisis of lymphocyte-rich thymoma from precussor T-cell acute lymphoblastic leukemia/lymphoblastic lymphoma [J]. Am J Clin Pathol, 2004, 121: 268-274.

◆Arcaini L, Lucioni M, Boveri E, et al. Nodal marginal zone lymphoma current knowledge and feature directions of a heterogeneous disease [J]. Eur J Haematol, 2009, 83: 165-174.

◆Weisberger J, Wu CD, Liu Z, et al. Differential diagnosis of malignant lymphoma and related disorders by specific pattern of expression of inmunophenotypic markers by multiparameter flow cytometry [J]. Int J Oncot, 2008, 17: 1165-1177.

◆Gopal S, Awasthi S, Efghetany MT. Bilateral breast MALT lymphoma: a case report and review of the literature [J]. Ann Hematel, 2000, 79: 86-89.

◆Rafendlan RR, Palazzo JP, Schwartz GE, et al. Primary mucosa-associated lymphoid tissue lymphoma of the breast [J]. Clin Breast Cancer, 2008, 8: 187-188.

◆Kojima M, Motoori T, Iijima M, et al. Florid monocytoid B-cell hyperplasia resembling nodal marginal zone B-cell lymphoma of mucosa-associated lymphoid tissue type, A histological and inmunohistochemical study of 4 cases [J]. Pathol Res Pract, 2006, 202 (12) : 877-882.

◆Piccaluga PP, Agostinellic, Califano A, et al. Gene expression analysis of angioinmunoblastic T-cell lymphoma indicates derivation from follicular helper T cell and vascular endothelial growth factor desgulation [J]. Cancer Res, 2007, 67: 10703-10710.

◆Grogg KL, Attygate AD, Macon WR, et al. Expression of Cxcl-13 a chemokine highly upregulated in germinal center T-helper cells, distingishes. Angioimmunoblastic T-cell lymphoma from peripheral T-cell lymphoma unspecified [J]. Mod Pathol, 2006, 19: 1101-1107.

◆Lachenal F, Berger F, Ghesquières H, et al. Amgioimmunoblastic T-cell lymphoma clinical and laboratory features at diagnosis in 77 patients [J]. Medicine, 2007, 86: 282-292.

◆Yu H, Shahsafaei A, Dorfman DM. Germinal-center T-helper-cell markers PD-1and Cxcl-13 as both expressed by neoplastic cell in angioimmunoblastic T cell lymphoma [J]. Am J clin Pathol, 2009, 131 (1) : 33-41.

◆Chan JKC. Anaplastic large cell lymphoma, defining its morphologic spectrum and importance of recognition of the ALK-Positive subset [J]. Adv Anat Pathol, 1998, 5: 280-309.

◆Benharroch D, Megnerian-Bedoyan Z, Lamant L, et al. ALK positive lymphoma, a single disease with a broad spectrum of morphology [J]. Blood, 1998, 91: 2076-2084.

◆Pilen SA, Pulford K, Moris, et al. Frequent expression of the NPM-ALK chimeric fusion protein in anaplastic large cell lymphoma, lympho-histiocytic types [J]. Am J pathol , 1997, 150: 1207-1211.

◆Kinney Me, Collins RD, Greer JP, et al. A small cell predominant variant of primary Ki-1 (CD30) +T-cell lymphoma [J]. Am J Surg Pathol, 1993, 17: 859-868.

◆Vassallo J, Lamant L, Brugieresl, et al. ALK-positive anaplastic large cell lymphoma mimicking nodular sclerosis Hodgkin's lymphoma report of 10 cases [J]. Am J Surg Pathol, 2006, 30: 223-229.

◆Chan JK, Buchanan R, Fletcher CD. Sarcomatoid variant of anaplastic large cell Ki-1+lymphoma [J]. Am J Sury Pathol, 1990, 14: 983-988.

◆Cheuk W, Hill RW, Bacchi C, et al. Hypocellular anaplastic large cell lymphoma mimicking inflammatory Lesions of lymph nodes [J]. Am J Surg Pathol, 2000, 24: 1537-1543.